胸外科手术要点与技巧

主 编　［英］达克什什·帕瑞克（Dakshesh Parikh）

　　　　［英］帕拉 B·拉杰什（Pala B. Rajesh）

主 译　毛伟敏　陈奇勋

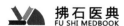

辽宁科学技术出版社
LIAONING SCIENCE AND TECHNOLOGY PUBLISHING HOUSE

拂石医典
FU SHI MEDBOOK

图书在版编目（CIP）数据

胸外科手术要点与技巧／（英）达克什什·帕瑞克（Dakshesh Parikh），（英）帕拉 B·拉杰什（Pala B. Rajesh）原著；毛伟敏，陈奇勋主译 . 一沈阳：辽宁科学技术出版社，2020.7

书名原文：Tips and Tricks in Thoracic Surgery

ISBN 978 - 7 - 5591 - 1582 - 9

Ⅰ.①胸…　Ⅱ.①达…　②帕…　③毛…　④陈…　Ⅲ.①胸部外科手术　Ⅳ.①R655

中国版本图书馆 CIP 数据核字（2020）第 068119 号

First published in English under the title

Tips and Tricks in Thoracic Surgery

edited by D. H. Parikh and Pala Rajesh

Copyright © Springer-Verlag London Ltd., part of Springer Nature, 2018

This edition has been translated and published under licence from Springer-Verlag London Ltd., part of Springer Nature.

著作权号 06 - 2020 - 84

出版发行：辽宁科学技术出版社

北京拂石医典图书有限公司

地址：北京海淀区车公庄西路华通大厦 B 座 15 层

联系电话：010-57262361/024-23284376

E-mail：fushimedbook@163. com

印 刷 者：中煤（北京）印务有限公司

经 销 者：各地新华书店

幅面尺寸：185mm×260mm

字 数：696 千字　　　　　　　　　印 张：28.5

出版时间：2020 年 8 月第 1 版　　　印刷时间：2020 年 8 月第 1 次印刷

责任编辑：舒 畅　李俊卿　　　　　责任校对：梁晓洁

封面设计：潇 潇　　　　　　　　　封面制作：潇 潇

版式设计：天地鹏博　　　　　　　　责任印制：丁 艾

如有质量问题，请速与印务部联系　联系电话：010-57262361

定 价：248.00 元

序

　　每名胸外科医生都需要掌握手术的"要点和技巧"！在每个外科医生的职业生涯中，应该尽可能多地掌握一些手术要点和技巧，说不定在哪一天就会派上用场。

　　本书作者多年来在英格兰伯明翰医院为胸外科医生开设了非常成功的课程。这本教科书在许多方面是该课程的延伸。该课程虽然主要面向实习生，但本书适用于各个级别的医生。本书可作为胸外科日常问题和偶发性问题的参考资料。作者从世界各地选择了杰出的"专家"撰稿人。这个国际外科医生小组对胸外科医生面临的各种问题提供了独特的见解。

　　呼吸衰竭是内科医生和外科医生面临的具有挑战性的问题，经过严格筛选患者后，肺减容术（LVRS）仍具有重要治疗价值。LVRS 是重要的独立手术或作为肺移植的"桥梁"。这两个领域分别由具有丰富经验的 Wood 医生和 Mulligan 医生阐述。

　　在世界许多地方，肺部感染和并发症的处理对胸外科医生都是巨大的挑战。在某些国家中这些问题很少发生，但在其他国家中则很常见。借鉴那些会处理脓胸、肺结核和包虫病的外科医生的经验，对所有医生来说都是无价之宝。创伤处理也是如此。

　　纵隔肿瘤对于大多数外科医生来说并不常见，但是，我们有时会与这类肿瘤不期而遇。了解肿瘤和相关疾病的治疗原则非常有价值。

　　食管外科手术是胸外科手术中最具挑战性的领域。本书涉及食管良性和恶性疾病内容的作者都是著名的专家。他们所写的章节涉及技术方面和重要的管理问题。

　　我希望胸外科界也像我一样期待这本重要专著的出版。不论是实习生还是外科医生，每个人都能从书中找到他们所需要的知识。请慢慢品读享用吧。

Boston，MA，USA

Douglas J. Mathisen

前言

  目前已出版了许多关于成人和儿童胸外科的教科书和图谱，要么是参考书，要么是关于操作技术的描述性图谱，还有些是与手术结果和结局有关的信息发布的文献。胸外科手术的结局和并发症取决于外科医生及其团队的能力。通过基于能力的培训，我们需要将外科实践和手术技术传授给新一代的外科医生。这些外科医生在独立实践的最初几年需要指导和支持。对于那些偶尔进行手术或作为儿科亚专科的医生来说尤其如此。多年来，参与本书撰写的专家们已经通过实践经验掌握了这些技能，他们所分享的知识是手术结果和减少与手术相关并发症的关键。我们相信，本书对于实习生和新入科的胸外科医生都非常有用。

  本书共37章，可作为高年资外科医生，及所有新入科的成人和小儿胸外科医生学习相关知识的有益补充。我们认为，有些作者已在其所撰写的章节中讨论了病理学，这可能对高年资外科医生学习他们专业之外的知识十分有用。胸外科是高风险的专业，需要注意细节。来自经验丰富的外科医生分享的要点和技巧将有助于改善手术结果并减少并发症。

  尽管我们的目标是让作者自由地分享他们的外科手术经验、要点和技巧，但我们仍竭尽全力实现内容风格的统一。作者系全球业界公认的专家，他们为这本教科书付诸出版付出了很多努力，并且令人敬佩。我们衷心希望本书的出版能达到我们的初衷。我们感谢所有撰稿人提供的专业知识以及为此书的付出。我们衷心感谢 *Springer* 高级编辑 Melissa Morton 及其编辑助理和项目经理，特别是 Andre Tournois，Suganya Selvaraj 和 Georgette 在整个项目中的鼓励和帮助。

Birmingham, UK Dakshesh Parikh

Birmingham, UK Pala B. Rajesh

译者前言

这是一部介绍成人及小儿普通胸外科常见疾病手术技巧和要点的专著，侧重于外科技巧方面的阐述是本书特色。正如序中 Douglas J. Mathisen 医生所说：每名胸外科医生都需要掌握些手术要点和技巧，说不定哪天会派上用场。在中国，描述技巧方面的中文胸外科专著不多，而此书把难以描述的经验及技巧用精练的语言表达出来实属不易，相信不论是实习医生还是高年资医生通过阅读本书都能从中受益。

向中国胸外科医生引荐一本实用性强、适用面广的胸外科技巧方面的专著，是我们翻译此书的初衷。我们很荣幸得到本书原作者 Dakshesh Parikh 医生和 Pala B. Rajesh 医生的授权，将其翻译成中文版本。

本书的翻译得到中国科学院大学附属肿瘤医院（浙江省肿瘤医院）胸外科全体医生的支持，非常感谢他们在繁重的临床及科研工作中挤出宝贵时间，合力完成翻译及校对工作，并特别感谢北京友谊医院胸外科王纪文医生的友情工作支持。译者们采用分章节翻译，然后交叉校对的方式，要求尽可能忠于原文，同时要求符合汉语表达习惯。尽管大家倾尽全力，仔细推敲，但由于中英文的差异，可能还是有些不足之处，请读者们见谅，并批评指正。

衷心感谢辽宁科学技术出版社北京拂石医典图书有限公司编辑们的辛勤付出，因为有大家精益求精的努力与合作，本书中文版本才可能如此顺利地与读者见面。

毛伟敏　陈奇勋
2020 年 3 月

目　录

第 1 部分

肺部手术

第 1 章
先天性肺畸形

Jörg Fuchs

摘要

先天性肺部病变大多是通过产前常规超声检查诊断的。虽然多数人在出生后没有立即出现相关症状，但很可能成年后会出现肺部感染症状或持续性病变，易与恶性肿瘤相混淆。外科医生对于是选择性切除这些无症状的病灶还是只有在随访过程中出现感染时才切除一直存在争论。随着胸腔镜手术的出现和微创手术并发症风险的降低，选择性切除变得越来越有吸引力。但如果病变感染需要输血、更广泛的切除、术后漏气和转开胸手术，则并发症风险会相应增加。小儿胸外科的亚专科化可以改善这些小儿胸外科手术的总体治疗结果。

关键词

产前诊断；先天性肺囊性病变；先天性肺气道畸形；先天性囊性腺瘤样畸形；肺隔离症；肺发育不全；支气管肺前肠囊肿；先天性肺气肿；胎儿水肿；电视胸腔镜手术（VATS）；肺叶切除术；局部切除术；亚肺叶切除术

1.1 引言

本章主要描述肺的先天性畸形，如肺发育不全、先天性肺腺瘤样畸形、肺隔离症、支气管肺囊肿和先天性肺气肿。所有这些病症都是罕见的，它们的发生率很难确定。尽管有不同的假设，先天性肺畸形的病因仍不清楚。这些畸形中有许多可以

J. Fuchs
Department of Pediatric Surgery and Pediatric Urology, University of Tuebingen, Tuebingen, Germany
e-mail: Joerg. fuchs@ med. uni-tuebingen. de

在产前常规超声检查中被发现。临床症状从无症状到危及生命各不相同[1]。

对于所有这些死亡率和发病率相对较低的病症，手术治疗起着关键作用[2-4]。

1.2　肺发育不全

肺发育不全非常罕见，包括支气管、肺实质和肺血管的缺失。文献中描述了约200种案例。超过50%的肺发育不全患者可能在生命的最初几年即死亡。然而，一些患有单侧病变的儿童却存活下来，预期寿命正常（图1.1）。相关的生存预后因素与心脏、肠道和泌尿道的异常有关。其主要症状有呼吸困难、胸廓不对称和继发性脊柱侧弯[5]。临床症状取决于单侧或双侧感染的存在，常见有呼吸窘迫综合征，但如果有双侧系统感染者则很难存活。肺动脉高压是判断疾病严重程度的主要标准。

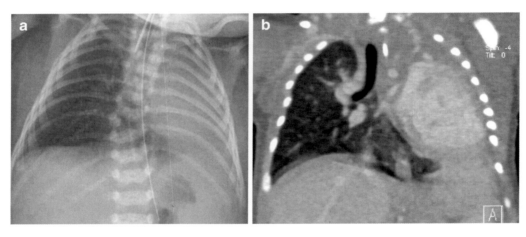

图1.1　新生儿先天性左侧肺发育不全。X线显示纵隔完全向右移位（a）；相应的CT扫描示左侧肺完全缺失（b）

肺发育不全意味着肺泡数量的减少和肺动脉的发育不全。肺发育不全的发生与波特综合征、双侧肾发育不良、先天性膈疝、弯刀综合征、13/15/18三体综合征或重度脊柱侧弯有关[6]。

肺发育不全可通过胸部X线片、CT扫描、超声心动图和支气管镜检查确诊。其初步治疗包括一系列广泛的措施，从支持治疗如简单的氧气应用，到体外膜肺氧合（ECMO）治疗。进一步的治疗方法取决于其潜在的疾病，必须考虑相关先天性畸形的外科矫正[7,8]。

1.3　肺囊性病变

　　孤立性肺囊肿是终末呼吸道的畸形，组织学上包括软骨、平滑肌和腺结构。它们一般以单发或多发囊肿的形式出现（图1.2）。唐氏综合征合并先天性心脏病的发生率较高。

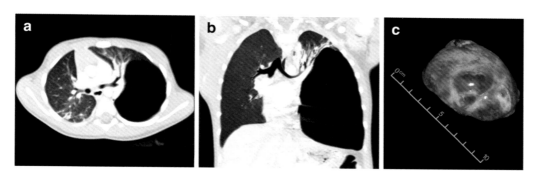

图 1.2　2 岁女童，先天性肺囊肿，因单纯的呼吸道感染后确诊。CT 扫描示孤立囊肿扩张（**a，b**）；胸腔镜下切除的完整标本（**c**）

　　新生儿期的临床症状因病变程度而异，从无症状到患有严重呼吸窘迫综合征不等。囊肿破裂引起的纵隔移位性气胸可为各年龄组的急症。疾病后期，感染（肺炎或肺脓肿）是其主要症状。

　　肺囊性病变的治疗取决于临床症状和囊肿大小。该病变可自愈，但如果有症状，可选择手术切除。在可能的情况下，应行肺保留手术（囊肿摘除或肺楔形切除）。单肺叶多发囊肿可行肺叶切除术。胸腔镜手术（VATS）是优先选择的手术方式。然而，对于行胸腔镜检查时胸腔内压力不耐受或炎症后粘连导致的严重呼吸系统损害或感染，由于难以确定解剖结构，应优先考虑常规开胸手术[10,11]。

1.4　先天性肺气道畸形

　　"先天性肺气道畸形"（congenital pulmonary airway malformation，CPAM）一词新近被引入命名法，用于描述先前的同源囊性腺瘤样畸形（congenital cystic adenomatoid malformation，CCAM）。其发病率为 1:（25 000～35 000）。这种畸形占所有先天性肺畸形的25%，主要位于左侧肺（60%）。双侧受累少见，约占所有病例的6%。在多达25%的病例中，可以发现混合性病变（CCAM + 肺隔离症）。CPAM 有不同的临床和组织病理学分类（表1.1）。

表 1.1 CPAM 分类

	解剖学分级（产前超声）	Stocker 分类法（经典）
囊肿大小	大囊肿：>5 mm	Ⅰ：>2 cm
	微小囊肿：<5 mm	Ⅱ：<2 cm
		Ⅲ：实体瘤
相关畸形	微小囊肿	Ⅱ
预后		
• 良好	大囊肿	Ⅰ
• 不良	微小囊肿	Ⅲ
超声回声		
• 实性	微小囊肿	Ⅲ
• 囊性	大囊肿	Ⅰ，Ⅱ

组织学上，CPAM 主要有四种表现，包括黏膜息肉样改变、黏液分泌细胞的存在、软骨缺失和炎症。

在妊娠中期进行常规超声检查诊断结果比较可靠。MRI 可提高产前诊断先天性肺病变的准确性。在临床风险分级方面，产前超声能够区分大囊肿（直径 >5 mm 的单发或多发囊肿，预后良好）和微小囊肿（囊肿 <5 mm 的实性结节，预后较差）亚型。同时，CPAM 体积与头围的比率（CVR）对风险分级起着额外的关键作用。CVR >1.6 是预测高危险的积水与预后不良的指标。这个参数预示可进行一种产前干预（激光消融，经胸 - 羊膜穿刺），包括产前治疗（ex utero intrapartum therapy，EXIT）过程中的肺切除。然而，在高达 90% 的病例中可首先采用母体类固醇给药，母体类固醇给药可显著提高胎儿存活率[2,3,12]。

产后临床症状包括急性呼吸窘迫综合征（占所有病例的 60% ~ 80%）、CPAM 区域的迟发性复发性肺部感染、发育不良和反应性气道疾病。以前的研究假设 CPAM 的间充质组织具有潜在的成瘤性，其转变成恶性肿瘤（支气管肺泡癌、肺母细胞瘤、横纹肌肉瘤和黏液肉瘤）的发生率为 2% ~ 14%[13-15]。

大多数作者推荐年龄较大的儿童在出生后行对比 CT 扫描或 MRI 成像，以准确描述畸形和鉴别混合病变或非典型血供。

新生儿呼吸衰竭通常是急诊肺叶切除术的适应证，通过传统的肌肉非损伤性（muscle - sparing）开胸术或胸腔镜手术来进行（图 1.3）。在少数多肺叶受累病例中，可能需要行全肺切除或保留肺组织的局部切除术。婴幼儿全肺切除术是一种高危手术，可导致患儿死亡。

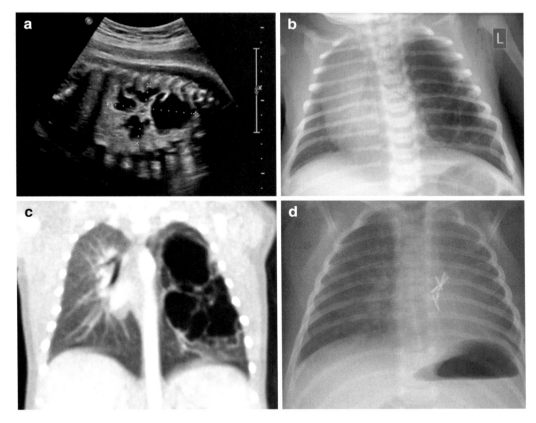

图 1.3　新生儿 CPAM，孕 22 周产前诊断。妊娠期超声扫描（a）；产后胸部 X 线片（b）；产后 CT 扫描示纵隔向右移位（c）；出生后第 8 天胸腔镜下亚肺叶切除术后胸部 X 线片（d）

　　对于无症状病例，外科治疗的作用在文献中存有争议。持应对此类患儿进行随访观察观点的学者认为，患儿自愈的可能性未知[12]；而持应进行手术治疗观点的学者认为，患儿感染风险高，感染后再手术会增加手术难度，即使囊肿发生恶变，也不会出现典型的影像学征象，囊肿破裂会导致气胸的风险，无症状儿童术后恢复快[16]。由于 5 岁前肺可代偿性生长，因此无症状儿童选择手术治疗的最佳时间点是 3 ~ 6 个月[15,17]。

1.5　先天性大叶性肺气肿

　　先天性大叶性肺气肿（congenital lobar emphysema，CLE）以支气管病理学上的肺叶过度扩张为特征。在这种情况下，吸气时气流进入肺叶，而呼气时只有有限的气流排出（空气残留）。支气管病理学改变有多种原因（支气管内黏液阻塞、软骨发育不良、血管异常引起的外部阻塞）。多达 50% 的病例累及左上叶，其次是右中叶和右上叶，下叶罕见。

先天性大叶性肺气肿临床症状差异较大，从散发的极轻微症状到包括胎儿水肿在内的急性呼吸窘迫综合征不等。

产前诊断是通过经典的超声扫描或 MRI 来确诊。采用这些检查可将 CLE 与其他先天性肺畸形相鉴别。25%～50% 的病例是在出生后才确诊的。这时的检查方式是胸部 X 线和 CT 扫描。超声心动图是排除心脏畸形的必要手段；术前支气管镜检查对于阐明 CLE 的内在原因至关重要。

若临床症状较轻，可行非手术治疗。如果患儿出现呼吸困难，应立即行急诊开胸手术[19]。由于病变肺叶过度扩张导致空气滞留，手术过程中的麻醉管理至关重要。选择性插管可防止这一问题的发生，但这取决于儿童的临床耐受性。由于肺叶过度膨胀导致操作空间狭小，胸腔镜手术难度大；可能只有在特定的病例中才可行（图 1.4）。

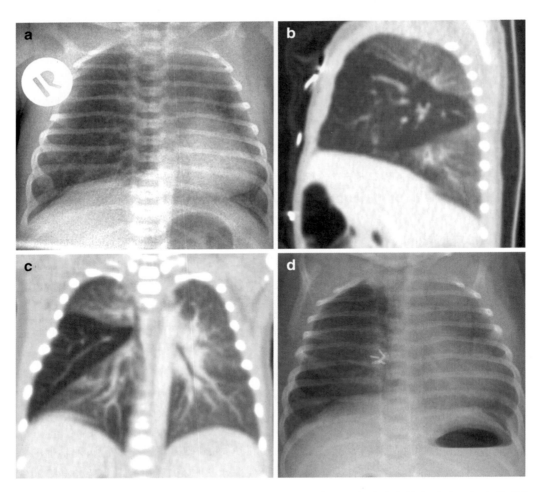

图 1.4　4 周龄新生儿先天性大叶性肺气肿。常规 X 线片表现为右肺过度扩张（a）；相应的 CT 扫描示肺中部病变（b，c）；胸腔镜下右肺中叶切除术后胸部 X 线片（d）

1.6　肺隔离症

　　肺隔离症表现为无功能肺组织的微囊性团块，不与主气管支气管树相通。有两种不同形式的肺隔离症：叶外和叶内隔离。叶外隔离与正常肺组织完全分离，并由独立的脏层胸膜包裹。它可以出现在横膈膜的上方、内侧和下方，并由主动脉发出的独立动脉提供血供（图 1.5）。常合并其他先天畸形［如先天性膈疝（CDH）、先天性心脏病、骨骼异常］。叶外隔离主要发生在男性患者（3:1）[2]。在某些情况下，非典型血供可导致高心排血量衰竭，此时，可能需要行紧急治疗（手术或血管结扎）。静脉回流是全身性的或通过门静脉。

　　相反，叶内隔离通常局限于一个肺叶（主要位于左侧）。在 10% 的病例中可能与食管或胃相通。双侧肺隔离和混合性病变（CPAM + 肺内隔离）并不常见。

　　肺隔离症的静脉回流主要进入肺静脉，但也有改变可能，从诊断的角度看，这是一个具有挑战性的问题（图 1.5）[20]。

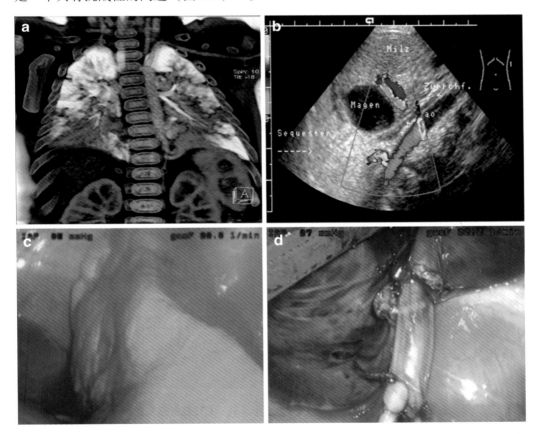

图 1.5　经产前诊断的 6 月龄婴儿的叶外隔离症。CT 扫描（重建）（a）和多普勒超声（b）示非典型腹主动脉供血；术中下肺韧带内血管结扎前（c）及结扎后（d）情况

肺隔离症的临床表现从无症状到反复感染咯血，甚至出现高心排血量衰竭的紧急情况。与 CPAM 类似，在某些情况下可出现由于下腔静脉压迫影响心脏输出，导致胎儿积水。

产前诊断对肺隔离症有重要意义。产前超声的典型表现是多普勒超声检测到非典型血供的均匀密度回声的组织。然而，其与 CPAM、混合性病变或神经母细胞瘤不易鉴别。Adzick 等学者报道，75% 经产前诊断的支气管肺隔离可自行消退[21]。

产后诊断包括胸部 X 线，多普勒超声识别血供，胸部 CT 扫描，以及特定病例的血管造影[22]。

肺叶切除是叶内型肺隔离症的首选治疗方法，而单纯切除（摘除术）是叶外型肺隔离症的首选治疗方法。对于所有叶外隔离症手术，均应选择胸腔镜方式。这是一种安全快速的外科手术，通常不需要胸管。供血动脉主要位于下肺韧带，起源于腹主动脉。因此，必须仔细解剖韧带，以防发生严重出血。

肺叶切除术可以选择开放或胸腔镜手术。其主要依靠外科医生的专业知识。在文献中，肺保留手术（楔形切除）和肺叶切除术之间存在争论（图 1.6）。不规则或非解剖性肺切除常导致反复感染，应注意避免。手术的最佳时间点是在出生后的前 3 ~ 6 个月[2,17]。

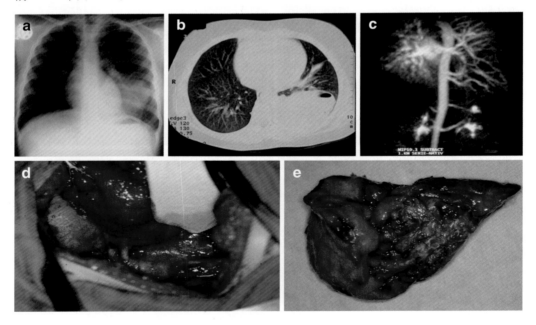

图 1.6　5 岁男童左下肺叶内隔离症。常规 X 线胸片（a）；CT 扫描示健康肺上叶受压（b）；血管重建显示起始于主动脉的 2 条非典型动脉血供（c）；术中观察下肺韧带内 2 条动脉（d）；完全切除后的肺下叶（e）

1.7　支气管囊肿

支气管囊肿由气管支气管树的异常出芽发展而来。它通常位于气管和支气管结构上。然而，所谓的异位也可发生在肺实质内或在舌、颈部或膈下[23]。

组织学上，囊肿壁由纤毛柱状上皮覆盖。有些囊肿可能含有软骨，并可与气管支气管树相通。

其临床表现比较复杂，包括从儿童期无呼吸系统相关症状，到新生儿期即出现感染如肺脓肿、肺不张或出血等并发症。

超声检查可用于产前诊断。在年龄较大的儿童中，也可能是在检查感染或胸部X 线时偶然发现的。CT 或 MRI 显示边界光滑的均质团块可以确诊。

完整切除囊肿是一种治疗选择（图 1.7）。有报道其有恶变倾向。有些肺内囊肿患者需行肺叶切除。大多数受影响的患者可以通过胸腔镜手术来治疗[2,24]。

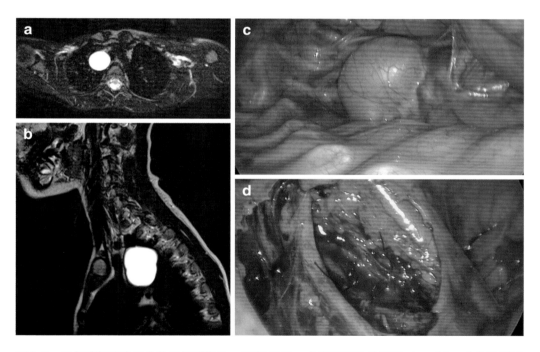

图 1.7　反复肺部感染患儿的支气管囊肿。**MRI** 显示一个充满液体的囊肿（**a**，**b**）；在胸腔镜手术中，切除前（**c**）和切除后（**d**）；由于囊肿与支气管树相通，主支气管已被缝合

1.8　先天性肺畸形胸外科技术要点和技巧

1.8.1　胸腔镜切除术

胸腔镜肺切除术成功的一个重要方面是患者的选择。接受微创（minimally invasive，MI）肺手术的患者应处于临床可耐受状态，无其他主要先天性畸形，如心脏病。既往肺炎是转为开放性手术的一个危险因素[25,26]。在年龄较小的孩子中，由于受肺叶的膨胀或肺组织的结构（如大叶性肺气肿）影响，胸部疾病的微创手术（minimally invasive surgery，MIS）可能受到限制。因为这会导致胸腔内的操作空间狭小；且由于肺压缩和胸腔内压力增加，手术期间的机械通气可能会受到相应阻碍。此外，术中二氧化碳的吸收可能是一个麻醉问题，需要进一步评估[27]。

手术应选择侧卧位，如可能，可采用单肺通气。单肺通气可带来更大的操作空间，婴幼儿和 6 岁以下儿童可通过主支气管插管或使用 Fogarty® 导管阻断同侧支气管来实现。在年龄较大的儿童（体重超过 25kg）中，麻醉医生可使用商用的双腔气管插管[28]。在非炎症性先天性肺畸形中，用双极电凝刀或 LigaSure® 切除受累肺叶可改善操作空间。这在所有 CPAM 或 CLE 病例中几乎都是必要的[29,30]。

对于外科手术，需要 3 个或 4 个操作口。套管针的定位取决于手术过程，对于下/中、上叶的切除是不同的（图 1.8）。不管怎样，对于套管针定位可有不同选择。最终套管针的定位取决于外科医生的个人经验和从前面或后面到达肺裂内解剖结构的入路。首先，胸部应只在低压下充气，以诱导肺塌陷，并使患儿适应。初始压力不应超过 3 mmHg（流量 1.5 L/min），然后慢慢提高到 5 ~ 6 mmHg。应采用单极钩解剖组织结构。此装置可给外科医生一个相对较好的触觉反馈，可以精确地显示不同解剖结构之间的边界，并能充分封闭位于支气管壁周围或供应淋巴结的血管。但也有很多外科医生推荐用 LigaSure® 进行解剖。

与开放入路相比，组织结构的解剖顺序是先肺动脉，然后支气管，最后肺静脉。

对于上叶切除，最好在腋中线放置一个 5 mm 的摄像口。在摄像口的头侧将两个工作套管针分别插入腋后线和腋前线。在确定叶间裂后，必须离断或结扎肺段动脉 A2。接下来，必须确定 A1 和 A3。这可能有些困难，因为必须预先分开其上面的肺静脉 V1 ~ 3。保留 V4 和 V5，以保护从中叶或舌叶引流的静脉。在这一步之后，确定主支气和段支气管 B1 ~ 3。对于支气管离断，婴幼儿可用剪刀离断，年龄较大的儿童可用 5 mm 或 10 mm 吻合装置缝合。分离肺叶可用 LigaSure®[31]。

对于下/中叶切除，摄像口应位于腋前线。操作口定位于摄像机套管针头侧和尾侧的腋中线上。第一步是解剖斜裂，识别出包括动脉 A6、A4/5 和 A2 在内的基底部。在离断或结扎供血动脉后，就可以鉴别出下叶支气管 B6、B4/5 和 B7～10。支气管的处理应与前述方法相同。术中支气管镜检查有助于鉴别所有这些结构，特别是在解剖变异的情况下。在 A4 和 A5[32]中存在着几种典型的变异。然而，胸腔镜肺切除术成功的关键是顺向解剖和识别所有解剖结构，这可以明确特定肺叶的血管和支气管[33]。最后一步是剥离肺下韧带，解剖肺静脉 V4/5 的分支。通过下叶经胸牵引线可以很好地探查下肺静脉，并且可以安全地结扎该静脉（图 1.8）。

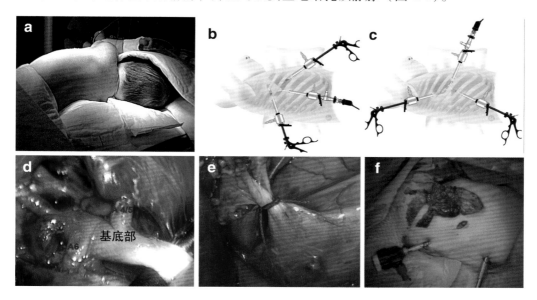

图 1.8　儿童胸腔镜肺切除术的示范体位（a）；上肺叶切除术的套管针定位（b）；中/下肺叶切除的套管针定位（c）；肺裂内的肺动脉探查（d）；解剖和结扎肺静脉（e）；通过 2 cm 套管针切口取出的 CPAM（f）

切除的肺标本通常可以通过扩大切口（2～3 cm）来取出。当然，也可以将切除的肺叶毁损来取出标本。该方法对组织学检查并无不良影响。

微创肺段切除术已被一些作者相继报道，其适用于 S6 段、舌段和上叶肺段的切除。胸腔镜下肺段切除术是一项具有挑战性的手术，与肺叶切除术相比，并发症发生率较高[34]。在切除段支气管后可采用下肺叶通气，以确定受影响节段与健康肺组织的边界[25]。

1.9　肌肉非损伤性开胸术

如条件允许，开胸手术应采取保留肌肉的后外侧式式。根据以往经验，经典的后外侧入路是进入胸腔的金标准。但这也是患者感到最痛苦的手术切口之一。肌肉非损伤性开胸术（muscle-sparing thoracotomy, MST）意味着更少的急性和慢性疼痛，更好的肺功能及肩部活动，恢复更快，美观效果更好[35]。MST 是沿第 4 或第 5 肋间隙行 5 ~ 10 cm 长度的皮肤切口。显露背阔肌和斜方肌，沿背阔肌后缘切开三角筋膜；同样的方法切开锯状筋膜。用一个小的牵开器扩张肋骨，将第二个牵开器以相对垂直方式放置以拉开前面的背阔肌和后面的椎旁肌肉。一般来说，通过第 5 肋间的切口在几乎所有先天畸形中都可以呈现最佳术野。对于左下肺叶内隔离症的患者，第 6 肋间切口可能呈现更好的术野且便于处理异常血管。对这种畸形的治疗始于肺动脉的解剖，然后是肺静脉结扎。此时肺叶的活动度好了，支气管树也很容易处理。一般情况下，外科医生应该小心地封闭支气管，而不缩小邻近的气道。这可以通过单独的支气管亚段手术来实现（如下叶切除 B6 和 B7 ~ 10，以防发生残余支气管 B4/5 狭窄）[36]。

（陈倩　译，汪亮　校）

参考文献

1. Adzick NS. Management of fetal lung lesions. Clin Perinatol. 2003;30(3):481 – 92.

2. Azizkhan RG, Crombleholme TM. Congenital cystic lung disease:contemporary antenatal and postnatal management. Pediatr Surg Int. 2008;24(6):643 – 57.

3. Baird R, Puligandla PS, Laberge JM. Congenital lung malformations: informing best practice. Semin Pediatr Surg. 2014;23(5):270 – 7.

4. Aspirot A, Puligandla PS, Bouchard S, Su W, Flageole H, Laberge JM. A contemporary evalu-ation of surgical outcome in neonates and infants undergoing lung resection. J Pediatr Surg. 2008;43(3):508 – 12.

5. Nazir Z, Qazi SH, Ahmed N, Atiq M, Billoo AG. Pulmonary agenesis—vascular airway compression and gastroesophageal reflux influence outcome. J Pediatr Surg. 2006;41(6):1165 – 9.

6. Page DV, Stocker JT. Anomalies associated with pulmonary hypoplasia. Am Rev Respir Dis. 1982;125 (2):216 – 21.

7. Backer CL, Kelle AM, Mavroudis C, Rigsby CK, Kaushal S, Holinger LD. Tracheal recon-struction in children with unilateral lung agenesis or severe hypoplasia. Ann Thorac Surg. 2009;88(2):624 – 30.

8. Berrocal T, Madrid C, Novo S, Gutierrez J, Arjonilla A, Gomez-Leon N. Congenital anomalies of the tracheobronchial tree, lung, and mediastinum: embryology, radiology, and pathology. Radiographics. 2004;24(1):e17.

9. Lal R, Lama TK, Bhatnagar V. Congenital lung cyst. Eur J Pediatr Surg. 1999;9(5):334 – 6.

10. Mattioli G, Buffa P, Granata C, et al. Lung resection in pediatric patients. Pediatr Surg Int. 1998;13 (1):10 – 3.

11. Rothenberg SS. Thoracoscopic lung resection in children. J Pediatr Surg. 2000;35(2):271 – 4.

12. Tsao K, Hawgood S, Vu L, et al. Resolution of hydrops fetalis in congenital cystic adenomatoid malformation after prenatal steroid therapy. J Pediatr Surg. 2003;38(3):508 – 10.

13. Libretti L,Ciriaco P,Casiraghi M,Arrigoni G,Zannini P. Pleuropulmonary blastoma in the area of a diagnosed congenital lung cyst. Ann Thorac Surg. 2008;85(2):658-60.

14. Priest JR,Williams GM,Hill DA,Dehner LP,Jaffe A. Pulmonary cysts in early childhood and the risk of malignancy. Pediatr Pulmonol. 2009;44(1):14-30.

15. Puligandla PS,Laberge JM. Congenital lung lesions. Clin Perinatol. 2012;39(2):331-47.

16. Laberge JM,Puligandla P,Flageole H. Asymptomatic congenital lung malformations. Semin Pediatr Surg. 2005;14(1):16-33.

17. Beres A,Aspirot A,Paris C,et al. A contemporary evaluation of pulmonary function in children undergoing lung resection in infancy. J Pediatr Surg. 2011;46(5):829-32.

18. Azizkhan RG,Grimmer DL,Askin FB,Lacey SR,Merten DF,Wood RE. Acquired lobar emphysema (overinflation):clinical and pathological evaluation of infants requiring lobectomy. J Pediatr Surg. 1992;27(8):1145-51.

19. Cataneo DC,Rodrigues OR,Hasimoto EN,SchmidtAF Jr,CataneoAJ. Congenital lobar emphysema:30-year case series in two university hospitals. J Bras Pneumol. 2013;39(4):418-26.

20. Alivizatos P,Cheatle T,de Leval M,Stark J. Pulmonary sequestration complicated by anomalies of pulmonary venous return. J Pediatr Surg. 1985;20(1):76-9.

21. Adzick NS,Harrison MR,Crombleholme TM,Flake AW,Howell LJ. Fetal lung lesions:management and outcome. Am J Obstet Gynecol. 1998;179(4):884-9.

22. Saeed A,Kazmierski M,Khan A,McShane D,Gomez A,Aslam A. Congenital lung lesions:preoperative three-dimensional reconstructed CT scan as the definitive investigation and surgical management. Eur J Pediatr Surg. 2013;23(1):53-6.

23. Vaos G,Zavras N,Antypas G. Bronchogenic cyst of the lung mimicking a pulmonary hydatid cyst in a child. Pediatr Surg Int. 2005;21(5):383-5.

24. Rothenberg SS. Thoracoscopic pulmonary surgery. Semin Pediatr Surg. 2007;16(4):231-7.

25. Rothenberg SS,Shipman K,Kay S,et al. Thoracoscopic segmentectomy for congenital and acquired pulmonary disease:a case for lung-sparing surgery. J Laparoendosc Adv Surg Tech A. 2014;24(1):50-4.

26. Vu LT,Farmer DL,Nobuhara KK,Miniati D,Lee H. Thoracoscopic versus open resection for congenital cystic adenomatoid malformations of the lung. J Pediatr Surg. 2008;43(1):35-9.

27. Bishay M,Giacomello L,Retrosi G,et al. Hypercapnia and acidosis during open and thoracoscopic repair of congenital diaphragmatic hernia and esophageal atresia:results of a pilot randomized controlled trial. Ann Surg. 2013;258(6):895-900.

28. Dingemann C,Zoeller C,Bataineh Z,Osthaus A,Suempelmann R,Ure B. Single-and double-lung ventilation in infants and children undergoing thoracoscopic lung resection. Eur J Pediatr Surg. 2013;23(1):48-52.

29. Rothenberg SS. First decade's experience with thoracoscopic lobectomy in infants and children. J Pediatr Surg. 2008;43(1):40-4.

30. Rothenberg SS,Middlesworth W,Kadennhe-Chiweshe A,et al. Two decades of experience with thoracoscopic lobectomy in infants and children:standardizing techniques for advanced thoracoscopic surgery. J Laparoendosc Adv Surg Tech A. 2015;25(5):423-8.

31. Albanese CT,Sydorak RM,Tsao K,Lee H. Thoracoscopic lobectomy for prenatally diagnosed lung lesions. J Pediatr Surg. 2003;38(4):553-5.

32. Seitz G,Warmann SW,Szavay PO,et al. Thoracoscopic lobectomy as a treatment option for persistent middle lobe syndrome in children. Pediatr Int. 2010;52(2):e79-81.

33. Fuchs J, Kirschner HJ, Warmann SW, Schellinger K, Baden W, Szavay P. Thoracoscopic ana-tomical lung resection in children. Zentralbl Chir. 2007;132(3):247 – 50.

34. Johnson SM, Grace N, Edwards MJ, Woo R, Puapong D. Thoracoscopic segmentectomy for treatment of congenital lung malformations. J Pediatr Surg. 2011;46(12):2265 – 9.

35. Kunisaki SM, Powelson IA, Haydar B, et al. Thoracoscopic vs open lobectomy in infants and young children with congenital lung malformations. J Am Coll Surg. 2014;218(2):261 – 70.

36. Mattioli G, Asquasciati C, Castagnetti M, Bellodi S, Rossi G, Jasonni V. Muscle-sparing thoracotomy combined with mechanically stapled lung resection for benign lung disorders: functional results and quality of life. Pediatr Surg Int. 2006;22(6):491 – 5.

37. Adzick NS, Harrison MR, Glick PL, et al. Fetal cystic adenomatoid malformation: prenatal diagnosis and natural history. J Pediatr Surg. 1985;20(5):483 – 8.

38. Stocker JT, Madewell JE, Drake RM. Congenital cystic adenomatoid malformation of the lung. Classification and morphologic spectrum. Hum Pathol. 1977;8(2):155 – 71.

第 2 章
重度肺气肿的肺减容术

Douglas E. Wood

摘要

　　肺减容术（lung volume reduction surgery，LVRS）在 20 世纪 90 年代初出现，其被作为重度肺气肿患者减轻症状和改善生活质量的一种有希望的治疗手段。关于手术的可靠性和风险以及远期耐受性的争论在某种程度上阻止了 LVRS 的最初发展，并导致了历史性的美国肺气肿治疗试验（National Emphysema Treatment Trial，NETT）。目前，根据大型病例对照队列研究、几个小型随机试验和大型随机多中心的 NETT 研究中获得的强有力的数据，证实了其用于特定的重度肺气肿患者的治疗，可改善患者的肺功能、运动能力和生活质量。

关键词

　　肺气肿；肺减容；LVRS

2.1　引言

　　在过去的一个世纪里，人们采取了许多外科干预措施来改善重度肺气肿患者的症状和生活质量，如采用肋软骨切除术和胸廓成形术改变胸腔结构，尝试膈神经消融或诱导气腹膜来复位膈肌曲度。为了解决慢性阻塞性肺疾病的通气问题，人们做了大量的工作，如使用气道去神经化程序或用假体装置支撑气管膜部。胸廓成形术可改善肺血流量。每种手术都在一段时间内适用，但最终都被发现仍考虑不周，因

D. E. Wood, M. D. , F. A. C. S. , F. R. C. S. Ed.
Department of Surgery, University of Washington, Seattle, WA, USA
e-mail: dewood@u. washington. edu

其可导致危及生命的并发症，而对临床益处微乎其微[1]。

马里兰大学的 Otto Brantigan 博士及其同事采用了一种不同寻常的方法来治疗患者，以试图降低肺气肿的恶性膨胀。他们假设手术切除肺容积可以恢复末梢细支气管的径向牵引力，改善呼吸气流阻塞和膈肌偏移。1959 年，Brantigan 博士报道了他治疗 33 名患者的经验[2]。虽然大多数患者的症状有所改善，但由于手术死亡率较高，而未被广泛采用。

现代肺减容术（LVRS）是由华盛顿大学 Joel Cooper 博士和其同事于 1994 年首次提出的[3]。他们采用正中胸骨劈开切口，对异质性肺气肿患者行双侧楔形切除术，肺功能体积描述的证据显示，第一秒用力呼气量（FEV_1）的客观改善率为 82%[3]。这些令人兴奋的结果使得 LVRS 在美国的学术界和社区中心迅速传播。虽然早期的结果令人鼓舞，但也有一些已发表的报告提出了批评，这些批评包括患者人数少、选择标准多变、缺乏患者随机化、随访不完整和缺乏远期疗效。由于担心 LVRS 潜在的过高发病率和死亡率以及临床效益的可靠性和持久性，1995 年 12 月暂停了对 LVRS 的医疗保险覆盖。最终导致于 2003 年发表了大型随机的美国肺气肿治疗试验（NETT）的主要结果。

2.2 美国肺气肿治疗试验

尽管许多医生认为没有随机试验的 LVRS 病例是迫不得已，但这与对 LVRS 评估充分性的批评是相抵触的。首先，大多数报告都是仅涉及少数患者，患者选择标准模糊或多变。其次，由于这些都是没有随机对照的病例评估，因此无法确认这些结果是真正归因于手术，而不是患者选择的其他方面和高度选择患者群体的医疗护理。第三，所有作者都报告了平均结果，其中大多数在客观结果中没有提供标准偏差数据。当提供标准偏差数据时，它们往往好于平均改善，表示患者的结果为阴性或改善程度最低。仔细回顾这些数据不难发现，20%～50% 的患者在最初的系列报道中，FEV_1 的客观改善微乎其微[4,5]。第四，大部分队列由于随访不完整而减少，使得随访选择偏差影响了结果的解释。短期随访可能掩盖了 LVRS 潜在的长期有害影响，有作者认为在 LVRS 患者中，FEV_1 的年下降速度加快[5]。不完整的随访确实可能没有包括结果较差的患者，这些患者要么是晚期死亡，要么是拒绝随访评估。最后，在报告数据时也可能存在无意但系统的选择偏见。虽然主要的学术中心报告了积极的结果和较低的手术并发症率和死亡率，但未报告的结果在很大程度上是未知的。

由于 LVRS 积累了初步经验，NIH 召开了一次会议来评估 LVRS，并得出结论，"有必要系统研究 LVRS 的选择标准和长期疗效"[6]。卫生保健政策和研究机构（the

Agency for Health Care Policy and Research，AHCPR）也得出结论，关于 LVRS 的疗效和风险没有足够的科学数据，"……一项 LVRS 的前瞻性试验……需要兼具伦理支持和科学要素"[7]。

正是在这种情况下，卫生保健财务管理局（Health Care Finance Administration，HCFA），现在被称为医疗保险和医疗补助服务中心（the Center for Medicare and Medicaid Services，CMS），停止了 LVRS 手术的报销。因为患者和他们医生的强烈抗议，医疗保险迫于公众和立法的压力，同意资助美国国立卫生研究院（National Institutes of Health，NIH）和 CMS 首次合作，用原来的国家肺气肿治疗试验（NETT）来评估这个新的外科手术方式。NETT 是一项多机构参与的前瞻性随机临床试验，将重度肺气肿患者的药物治疗和 LVRS 进行比较。整个美国有 17 个临床中心参与了此项试验，完美地描述了试验设计并已发表[8]。NETT 有两个独特的方面值得提及：第一，CMS 和 NIH 的合作是非常少见的，在试验中患者的护理费用由联邦医疗保险（Medicare）报销，而 NIH 提供相关研究问题的费用。第二，这是第一次一项新的外科手术在其发展之初就受到严格的多机构试验。在 LVRS 之前，新的术式和干预措施主要通过改进程序、观察性研究和偶尔的随机对照试验的渐进过程进行评估。随机试验通常在手术开展的后期进行，在大多数适应证和结果被认为是众所周知之后很久才会进行。

联邦医疗保险（Medicare）不予报销 NETT 以外的 LVRS 的决定引发了高度争议，有些人认为这一决定就像由决策者来决定合适的治疗药物那样令人感到不快，另外一些人则认为，医疗保险政策是为了控制医疗支出，而牺牲了一种有望治疗肺气肿的新疗法。医学和外科杂志的述评则认为，支持或贬低 NETT 同样是武断的[9-11]。

NETT 的主要观察指标是随机化后 2 年的生存率和最大运动能力，次要观察指标为生命质量、疾病特异性症状、成本效益、肺功能、气体交换、氧气利用率、影像学评估和精神状况。符合条件的患者包括有肺气肿影像学证据、严重气流阻塞和恶性肺气肿患者，以及能够参与肺康复并达到预定性能目标的患者。

在 NETT 中，数据安全监测委员会（Data Safety Monitoring Board，DSMB）谨慎地评估了早期的结果，以发现不应再进行随机分组的 LVRS 显著受益的患者群体，以及不应挑选入组的 LVRS 高危风险患者。2001 年 4 月，DSMB 的分析发现，在 LVRS 后，一组患者的死亡率增加了。这些分析表明，低 FEV_1（<20% 预计值）合并同质性肺气肿或 DL_{CO} <20% 预计值与 16% 的术后 30 天死亡率相关。同样，在 6 个月的随访中，这些患者的最大运动能力改善较小，而手术患者的术后功能性结果几乎没有改善[12]。

NETT 方案很快进行了更改，以防止被确定为 LVRS 高风险的患者入组。紧接着，《新英格兰医学杂志》发表了一篇关于 NETT 高风险结果的文章[12]。但这些结果在很大程度上被医学界和媒体误解了。甚至国家医学协会的领导人也表示，这表明整体 LVRS 的效果很差，即使对那些所谓适合的一小部分人群来说也是死亡风险增加但功能获益微乎其微。

2003 年 5 月，为期 5 年的 NETT 的主要结果在西雅图举行的美国胸科学会年会上发表，并同时发表在《新英格兰医学杂志》上[13,14]。总计有 1218 例患者随机接受肺减容术或继续进行药物治疗，两组患者的总死亡率均为 0.11 人/年。在 24 个月时运动能力的显著提高被定义为循环肌力测试 >10 W 改善。根据这一定义，手术组患者（16%）较药物治疗组患者（3%）有 10W 或更大的改善（$P < 0.001$）[13]。通过健康质量评分（the quality of well-being score，QWB）测量 FEV_1 和 HRQOL 的次要结局指标，接受手术治疗的患者在 6、12 和 24 个月时较接受药物治疗的患者有显著改善。

对 1078 例非高危人群的进一步分析显示，LVRS 术后 30 天死亡率为 2.2%，90 天死亡率为 5.2%[15]，与之前发表的单一机构病例对照的 LVRS 系列中最好的结果相匹配。然而，NETT 研究表明，在接受 LVRS 治疗的患者中，14% 的患者在随机化后 2 个月仍需住院或进行康复治疗，而接受药物治疗的患者中这一比例为 3.3%（$P < 0.001$）。在随机入组后的 8 个月，两组患者的独立生活能力无显著差异。运动能力、6 分钟步行、FEV_1、生活质量和呼吸困难量表的变化等这些指标在任何时间点里手术治疗组均优于药物治疗组。同时，两组的随访均显示，药物治疗组较基线逐渐下降，而手术治疗组在超过 24 个月的随访中先是逐渐下降随后较基线有所改善[13]。

NETT 的关键组成部分之一是试图确定基线特征，并确定 LVRS 患者获益的不同可能性。虽然检查了大量的特征，但只有肺气肿的上叶优势和基线运动能力与预测主要结果的差异有关。根据这两项特征将患者按照上叶或非上叶肺气肿、低或高基线呼吸功能结合分为四组。上肺叶病变和呼吸功能低下的患者，手术治疗对其呼吸功能和健康相关生活质量的提高有帮助，而且其生存率也有提高[13]。对于上肺叶病变和呼吸功能好的患者来说，死亡率相同，但行手术治疗的患者在 24 个月时呼吸功能和健康相关生活质量均有显著改善。对于非上肺叶病变和呼吸功能低下的患者，无论采用何种治疗，死亡风险均相似，最大呼吸功能无明显改善。然而，接受手术治疗的患者确实显示出健康相关生活质量的改善。对于非上肺叶病变和呼吸功能好的患者，死亡风险更高，手术治疗在提高呼吸功能或生活质量方面没有明显益处。

这些临床结果对许多不太严格的病例对照或随机研究提供的数据进行了确认，尽管有许多非常保守的统计分析。虽然是一项随机研究，NETT 分析将患者与其基线水平进行比较，这与病例对照研究相似，可以提供关于肺减容术后预期变化的数据。然而，当将接受手术治疗的患者与接受药物治疗的患者逐渐下降的肺功能进行比较时，组间差异会更加显著。NETT 还揭示了有关基线呼吸功能意想不到和矛盾的结果关系，那些呼吸功能差的患者从 LVRS 中受益最大。这一结果极有可能与那些肺功能较差和呼吸功能受限的接受药物治疗的患者的不良结局有关。最后，NETT 为上叶肺气肿和低呼吸功能亚组肺气肿的患者中施行 LVRS 的生存获益提供了证据。虽然这只是肺气肿患者的一个亚组，但这是唯一一次除了氧疗之外被证明对严重慢性阻塞性肺病患者生存有益的治疗。

另一项关于肺减容术成本效益的研究与临床 NETT 也同时进行[14]。排除高危患者后，肺减容术与药物治疗的成本效益比为 3 年内每质量调整生命年 19 万美元，10 年内每质量调整生命年 5.3 万美元。与临床论文中描述的亚组分析相平行的是，上叶肺气肿和低呼吸功能亚组的成本效益比为 10 年 21 000 美元。这一分析显示，肺减容术相对于药物治疗来说是昂贵的，但进一步分析表明，如果手术治疗能够长期保持效益，该治疗也许是划算的。

在 Brantigan 的原著和所有的 LVRS 的最新报告中，由于肺实质的脆性，经常和长时间的漏气是其主要并发症。在 LVRS 临床发展的同时，Cooper 博士和其同事建议在外科直线缝合钉基础上增加支撑材料，以减少术后漏气[16]。自此，各种支撑材料，包括牛心包、聚四氟乙烯（Polytetrafluoroethylene，PTFE）、特氟龙和凝胶泡沫，开始在临床使用。Stammberger 等在一项随机研究中证实了支撑材料在肺减容术中对外科直线缝合钉的有益效果。这项研究表明，与单纯的外科直线缝合钉相比，采用牛心包支撑的患者术后漏气时间明显缩短。这些患者的初始漏气发生率也有显著下降，并有缩短住院时间的趋势[17]。

Cooper 博士关于 LVRS 的最初报告是一种双侧手术，通过正中胸骨切开术完成。随着对电视胸腔镜手术（video-assisted thoracic surgery，VATS）的应用，最后将其应用于单侧胸腔镜手术。经验丰富的胸腔镜手术中心报道的单侧肺减容术死亡率和住院时间与 Cooper 报道的相似[15,18]。然而，非随机对照研究显示单侧 LVRS 对 FEV_1 的改善比双侧手术要小。尽管没有进行随机对照，McKenna 和其在洛杉矶的同事报告了他们单侧和双侧 LVRS 手术的回顾性比较研究[19]。本研究显示单侧 LVRS 术后 1 年的死亡率较高，推测是由于术后生理改善不足导致的继发性呼吸衰竭。由于其他许多研究已经证实，双侧 LVRS 术后患者的术前发病率和死亡率没有增加，有其优越的改善生理功能的效果，因此双侧手术已成为大多数 LVRS 患者的选择。

大多临床中心更倾向于采用胸腔镜方法进行 LVRS，由于双侧 LVRS 术后生理功能的改善效果更好，因此开始采用双侧 VATS 肺减容术。正中胸骨切开术与胸腔镜手术的非随机结果比较显示，它们的生理功能改善情况相似。在 NETT 的 17 个临床中心中有 6 个中心进行了随机胸腔镜（VATS）和胸骨正中切开术（MS）之间的手术治疗比较，另外 8 个中心仅行 LVRS 的正中胸骨切开术，其余 3 个中心仅行双侧 VATS 手术。在这两种手术技术的大样本比较中，患者特点和术中结果相似。手术死亡率无显著性差异，MS 组和 VATS 组的 90 天死亡率分别为 5.9% 和 4.6%（$P = 0.67$）[20]。MS 组患者术后需要住 ICU 的天数多于 VATS 组，但如果分析数据仅限于患者随机入组 MS 组或 VATS 组的临床中心时，这一差异没有统计学意义。呼吸系统并发症和其他并发症的发生率也没有差异。然而，MS 组的患者平均住院时间为 9 天，而 VATS 组的平均住院时间为 8 天，前者住院时间更长（$P = 0.05$）[20]。这也与术后 30 天独立生活的患者减少的趋势相对应，MS 组术后 30 天能独立生活的比例为 70.5%，VATS 组为 80.9%（$P = 0.11$）。平均随访 31.4 个月，两组患者的肺功能及生理状况改善结果相似，总体死亡率无差异。这些结果似乎证实，在经验丰富的临床中心，胸骨正中切开术或 VATS 均可获得有效的术后结果，而 VATS 唯一的益处是可获得更快的功能恢复。

2.3　患者评估

许多患者可能会考虑行肺减容术，包括运动时自觉呼吸困难但表现良好的患者，以及极度渴望改善生活质量的依赖氧气和轮椅的呼吸衰竭者。术前呼吸科医生的医疗管理对于确定肺气肿患者的诊断和手术干预前应用最佳的医疗管理非常重要。初步筛查应至少包括肺功能测试（如肺容积）和胸部 CT 扫描。从病史中获得的重要信息包括：吸烟史、功能状况、残疾程度、慢性阻塞性肺疾病（COPD）加重和住院、支气管痉挛性疾病、分泌物/痰液的性质以及反复的肺部感染。

2.3.1　症状

患者通常表现为呼吸功能受限和呼吸困难，包括从劳动时的呼吸困难到休息时的呼吸困难。患者通常主诉简单的动作如俯身或餐后胃胀都可能导致膈肌抬高，从而出现呼吸短促。而且在相对简单的活动中，如洗澡或进行类似的日常生活活动，也有很大的局限性。有些患者能够在平地上行走相当长的距离，但在爬上一个略高的斜坡或几层楼梯时，就会感到极度的呼吸困难。甚至有些患者在休息时即有严重的呼吸困难，进食或说话时呼吸困难可能会加重；这些患者每天的大部分时间都集中在简单的生存活动上。

要点 1：重度终末期肺气肿患者可能会出现严重的症状，并且愿意"尝试任何方法"来改善他们的生活质量。需要注意的是，不要让严重症状患者的绝望情绪影响到肺减容术的客观适应证。

要点 2：确定患者的治疗目标非常重要，既能教育患者，又能确保患者的目标是现实的和可实现的。

2.3.2　术前检查

　　一般来说，符合 LVRS 标准的患者需有肺气肿的临床和影像学诊断，不能与伴随的肺部疾病如哮喘、肺纤维化或支气管扩张相混淆。患者表现为一种中度到非常严重的肺功能损害，经肺功能测定证实，FEV_1 低于预计值的 45%。肺减容术的适应证要求是有影像学上肺过度膨胀的客观证据（图 2.1），以及肺容积测量，包括肺总容量（TLC）≥100% 预计值和残气量（RV）≥150% 预计值。

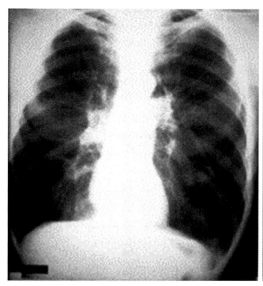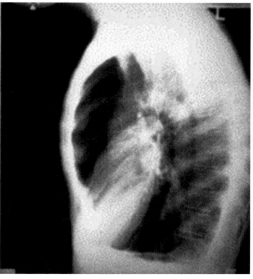

图 2.1　正侧位 X 线胸片上显示肺气肿患者肺部明显过度膨胀。需注意膈肌扁平和 AP 直径增加

　　要点 1：肺容量可以通过氦稀释法或体积描记法来测量。由于严重肺气肿患者的空气残留，氦稀释法可能会严重低估真实的肺容积。虽然氦稀释法更简便易行，需要的设备更少，更便宜，但它不能为肺减容术患者的评估提供足够的准确性。身体体积描记法对于可手术患者评估以获得准确的肺体积是非常必要的。

　　肺气肿的类型在筛选 LVRS 潜在适应证人群时也是一个关键的决定因素。有些人错误地认为符合 LVRS 条件的患者是以肺大疱为切除目标（图 2.2a）。然而，肺减容术的适应证与肺大疱切除术不同；LVRS 候选患者应有广泛的肺气肿，伴或不伴肺大疱改变（图 2.2b）。上叶肺气肿（上叶肺区病情较重）的显著异质性是大多数 LVRS 手术的基本要求，也是术后较好预后的可靠预测因素。

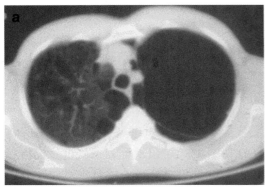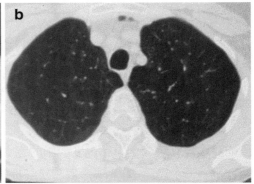

图 2.2   （a）患者的胸部 CT，左肺上叶肺大疱；这可能适合于肺大疱切除术，但肺大疱不适合 LVRS。（b）一般来说上肺叶肺气肿适合行 LVRS

技巧 1：许多医疗中心倾向于使用高分辨率 CT 扫描来确定肺气肿的异质性和潜在切除的目标区域。我们更倾向于采用灌注成像，以提供更准确的肺局域血液流动的影像，这样能更直接地反映肺实质的功能情况。但有时灌注成像在单独 CT 成像的基础上并不能直接匹配出较差肺功能的预测区域。最近，我们采用了 SPECT 灌注成像，可以为肺灌注提供高度准确的解剖细节，以提高 LVRS 的可行性，并适用于基于术前成像的个性化手术方法。

要点 2：如果患者的 CT 扫描显示了上肺叶有明显的异质性并伴有明显的过度充气（一般是 RV≥250%），以下肺为主的肺气肿患者在经过严格选择后偶尔可以考虑行肺减容手术（图 2.3）。

需要确认戒烟至少 4 个月是肺减容术的必要条件。

要点 3：血浆可替宁水平≤13.7 ng/ml（或如果使用尼古丁产品后动脉碳氧血红蛋白≤2.5%）可确认戒烟。

LVRS 的禁忌证包括伴有痰液增加的反复支气管感染病史；心血管合并症包括明显的冠状动脉疾病，近期 MI，CHF 或未控制的高血压或心律失常；肺动脉高压；以及导致严重肺功能受限的非肺部合并症或可能生存期有限。通过术前影像或既往胸部手术或胸膜固定术史证明有明显胸膜粘连的患者不适合行肺减容术。

要点 4：$FEV_1 < 20\%$ 合并异质性肺疾病或 $DL_{CO} < 20\%$ 的患者被认为具有 LVRS 的"高风险"，术后死亡率较高，功能获益可能性较低。这些患者禁用肺减容术，可考虑行肺移植。

肺癌患者不考虑行肺减容术，应优先考虑肿瘤治疗，通常采用以减瘤为主的择期手术。

要点 5：有些肺癌患者可能会长期生存，尤其是那些诊断为原位腺癌的非实性肺结节患者。尽管他们已被诊断为肺癌，但对这些患者进行肺气肿症状改善，也可以考虑行 LVRS。

图 2.3　左下叶 LVRS 的示意图，主要是使用支撑式吻合器进行非解剖性基底段切除术

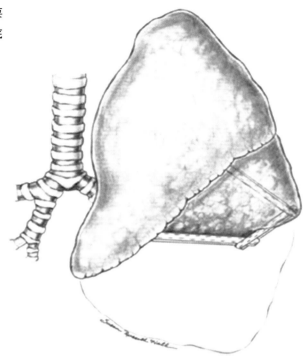

技巧 2：一些疑似或诊断为肺癌的患者由于肺功能较差而不适合进行手术。然而，对于适合行 LVRS 术并且在计划肺减容区域有肿瘤的患者来说，仍然可以考虑治疗性切除，有可能使术后肺功能得到改善。

2.4　患者准备

对于大多数正在考虑行肺减容术的患者来说，安排好肺康复计划已经成为术前的标准要求。这是为了更好地明确手术的适应证，并提供最佳的术前准备。大多数项目要求康复训练后 6 分钟步行测试，并要求患者至少能走 140 m 才能达到 LVRS 的要求。在国家肺气肿治疗试验中，由最大完成周期肌力测试功率确定的运动能力是评估的重要组成部分，并继续被大多数中心用作术前评估的一部分。在这项评估中，低运动能力被定义为在特定性别第四十百分位数以下（女性 25 W，男性 40 W）康复后的最大工作量。

要点 1：非上肺叶肺气肿合并高运动能力（女性 > 25 W，男性 > 40 W），肺减容术死亡率高，获益低，不应考虑 LVRS。

在肺康复训练过程中，应尽可能采用大剂量药物治疗。全身类固醇应该在手术前停用或减少到可能的最低剂量。

要点 2：全身皮质类固醇治疗适用于慢性阻塞性肺疾病（COPD）晚期，尽管临

床数据仅支持其在急性加重期短期治疗中应用。理想情况下，在考虑进行 LVRS 之前，患者应在 20 mg 泼尼松或更低剂量时保持临床稳定。

2.5　手术技巧

肺减容术可通过正中胸骨切开术或双侧 VATS 进行。正如引言中所提到的，虽然最初的肺减容术是通过胸骨切开术完成的，但目前许多外科医生多已采用双侧 VATS。胸骨切开术的优点是双侧手术单个切口，手术时间短，能够手动检查和操作肺部，对术中评估钉线漏气更为可行。胸骨切开术是一种稳定且耐受良好的手术方法，与侧卧位开胸术相比，切口对肺功能的影响相对较小。在切口和手术疼痛方面，这是一个长中线切口和胸骨切开与 VATS 的 6 个双侧肋间切口之间的权衡。VATS 方法的优点是避免了胸骨切开的大切口以及术后对胸骨预防措施的要求。这也避免了潜在的胸骨切开术并发症，如胸骨伤口感染或胸骨骨不连。VATS 的其他优点包括更好的美容效果和更方便的术后活动。大多数评估胸骨切开术和 VATS 结果的研究显示，两种手术方式的并发症发生率和长期功能结果相当。在全国肺气肿治疗试验中，VATS 和胸骨切开术相比，VATS LVRS 患者住院时间缩短了 1 天（8 天对 9 天，$P < 0.05$），但在死亡率、并发症和术后功能恢复方面没有差异。

要点 1：VATS 和胸骨切开术的操作和功能恢复情况基本相同，采用 LVRS 的外科医生应选择他们及其团队最熟悉的方法，并根据患者的解剖结构和预期的手术问题进行调整。

2.5.1　麻醉管理

为避免重症患者在麻醉过程中出现呼吸抑制，谨慎的做法是尽量减少或避免麻醉前使用镇静药。对大多数患者来说，在胸骨切开术和 VATS 术式中都倾向于使用胸段硬膜外导管麻醉，尽可能减少术后全身麻醉剂的使用。标准监测包括侵入性动脉监测、脉搏血氧测定和心脏监测。麻醉诱导、维持以及麻醉药的使用应考虑到在手术结束后按计划在手术室拔管。双腔气管插管对正中开胸术和 VATS 术式都是必要的。重要的是要认识到，正压通气可导致动态过度充气和（或）气胸，其中任何一种都会造成血流动力学不稳定。

要点 1：使用自动呼气末正压通气（PEEP）进行空气隔离来产生低血压，最好的方法是暂时将呼吸机回路与气管导管断开。潮气量小，呼气时间长，可避免动态过度充气及其对静脉回流和全身低血压的影响。

要点 2：正压 - 控制通气可限制气道峰值压力，最大限度地减少气压损伤和肺漏气。

2.5.2　LVRS 的胸骨切开术式

胸骨切开术可采用标准的正中切口和全胸骨切开术。最初，纵隔胸膜的单侧纵向切口是为了在肺减容术中充分暴露肺的前半部分。

技巧 1：在手术的一侧保持对侧纵隔胸膜的完整，有助于约束对侧肺，避免其妨碍手术操作或造成意外伤害。

要点 1：如果两侧肺叶病变程度无差别，从右侧或左侧开始手术并没有太大区别。如果一侧较严重或预期有技术上的挑战，如广泛的胸膜粘连，应先做较轻或较简单的另一侧。如果从病变较严重的一侧开始手术，会因漏气或肺储备不足而危及单肺通气的稳定，则可能更难以完成手术。

要点 2：要特别注意胸膜腔开口的头侧，避免膈神经的意外损伤，因为在胸膜打开时有时膈神经会因太靠前易受到损伤。还应确定并避免损伤头侧的内乳静脉。

要点 3：打开纵隔胸膜时，应使开口靠近胸骨下侧，以避免胸膜"幕帘"部分遮挡手术视野。

需仔细检查肺部，将肺尖、纵隔和胸壁的粘连部分迅速锐性分离，以最大限度地减少潜在的肺实质损伤和术后漏气的可能性。完全分离所有的侧胸壁粘连是必要的，可使在上肺叶切除后的剩余肺在一侧胸腔内重新定位。当肺向头侧移位时，粘连分离不充分可能导致脏层胸膜撕裂，并可能损害预期的功能恢复，其恢复有赖于更小的肺容积和将膈肌重新定位到一个更高和更有利的机械位置。

技巧 2：膈肌基底部粘连不需要分离，因为这些不会限制 LVRS 后肺在一侧胸腔中重新定位的能力。

要点 4：计划切除区的肺尖粘连可以在相对不受影响的情况下去除，因为这样可以切除那些轻微的潜在肺损伤。

要点 5：切除肺尖粘连时，需要避免膈神经和迷走神经损伤（左侧）。

技巧 3：即使是对侧单肺通气，过度膨胀的肺气肿也可能会减缓排气速度。分泌物的吸引和通过气管导管放置同侧吸引可以促进排气。这可以结合外科医生轻柔的手动外部加压。另一种方法是，可以在计划切除区中过度膨胀的上叶上切开一个小口，以便于肺部塌陷和缝合器的使用。

通过胸部 CT 和 SPECT 灌注成像确定计划切除的靶区。对于大多数接受 LVRS 的患者来说，这将是一种相当对称的上肺叶占优势的疾病，主要影响肺尖和上半部的前后段。然而，SPECT 灌注成像可提供重要的细节，可以确定需要保留的重要区域，或者为切除特定区域或更深部的肺提供可能性。手动检查也有助于细化切除的靶区范围。肺部病变最严重的部分膨胀时间最长，有助于外科医生确定最佳的切除组织边界。

要点6：胸骨切开术的优点之一是能够手动操作和触摸肺部。这可以减少器械引起肺实质漏气的可能性，并提供有关严重肺气肿肺最佳界限的手动反馈，以指导和细化切除边界。

技巧4：对于有桶状胸的肺气肿患者，充气的肺可能位于后面较远的地方，很难看到。由于它部分充满空气，最简单和创伤最小的牵引方法是在冲入 1 ~ 2 L 的温水使肺漂浮起来。

典型的上叶 LVRS 从前段开始，吻合器头朝向肺门周围，上叶内侧和外侧表面分别为枪托和钉砧（图 2.4 和 2.5a）。肺减容的平均目标是切除 50% ~ 60% 的左上叶和 60% ~ 70% 的右上叶，可根据疾病的严重程度和过度充气的程度进行调整。例如，对于严重上叶破坏、最小残余功能以及有明显过度充气（RV > 250% 预测值）的患者，我们通常将目标定为切除每个上叶 80% 或以上（不包括左侧舌段）。另一方面，疾病的不对称表现可能会导致切除一侧实质少得多。

要点7：应认识到肺减容术并没有一个"标准"的术式，手术的位置和切除范围应根据术前影像、术中表现以及术前肺体积描记过度充气的程度仔细确定。

右上叶 LVRS 示意图，使用支架式吻合器切除 60% ~ 80% 的右上肺实质

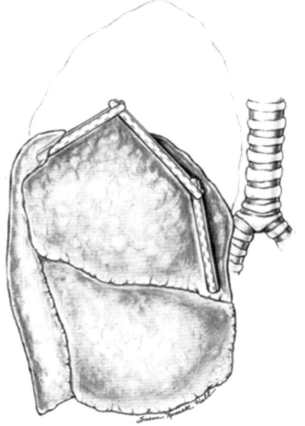

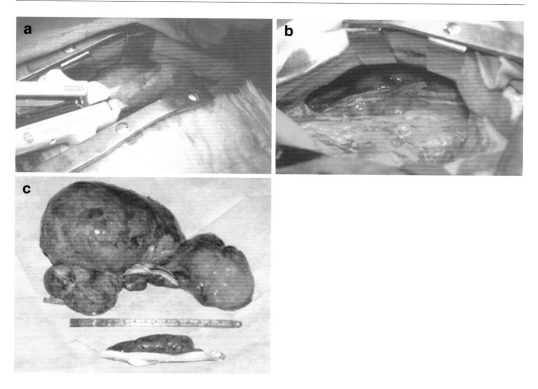

图 2.5　（a）手持式吻合器，通过正中胸骨切开术行右上叶 LVRS；钉线从前段开始，在重复使用吻合器后逐渐延伸到顶端和后部。（b）一个完整的右上肺减容，显示一个有支撑的钉线，并平稳地从一个钉线到下一个钉线。（c）右上肺减容切除标本，切除 60% ~ 70%

要点 8：大多数外科医生在进行肺减容术时首选支撑钉线，因为它们有利于减少钉线漏气。现在有许多商业产品为外科缝合器提供预加载支撑材料。

逐个使用吻合器围绕肺门向上方延伸，向前轻微地收回肺，允许钉线围绕肺门弯曲并向后延伸以包括后段的一部分（图 2.5b，c）。有些外科医生更倾向使用最厚的吻合器，特别是由于支撑材料的厚度增加。然而，中等和粗钉的组合使用，取决于手动触诊的肺薄壁组织的下层厚度。

技巧 5：即使在开放手术中，胸腔镜吻合器也更容易操作，其可以提供更多的自由角度，最小的创伤和最佳的钉线，且不需要更大的胸骨切开。

要点 9：吻合器钉线最薄弱的环节是每两个钉线的交界处。因此，应使用尽可能长的吻合器。此外，使用吻合器时，应小心地将吻合器每一次后续切割与前一次切割的开叉处对齐，以获得平滑的切割线，减少可能导致撕裂和漏气的实质张力区域。

技巧 6：使用吻合器时，用一只手收拢和展开肺实质，有助于避免脏层胸膜和肺实质的"皱纹"，因为其在肺再膨胀时容易撕裂，导致术后漏气。

当一侧肺切除完成后，在评估漏气的同时应控制肺的再膨胀。胸腔内可灌满温水，单侧肺可轻轻再充气。一旦肺部再充气且没有需要解决的漏气，可以在此侧肺的前部放置湿纱巾以帮助将其保持在对侧肺减容的区域之外，以避免手术后半程对肺部造成伤害。然后打开对侧胸膜，进行对侧肺手术，这与前面描述的过程相似。

要点10：为了最大限度地控制肺的再膨胀，麻醉师只能使用同侧单肺通气，暂时将气道固定在对侧肺上。当人工通气压力达到 15 ~ 20 mmHg 时，肺在直视下重新充气。稳定的手动压力提供最温和及最可靠的肺实质膨胀。

技巧7：当肺膨胀时，用手握住钉线，可以手动保护吻合器钉线免于肺快速膨胀和钉线处的过度伸展的影响。这可以用触觉感知肺膨胀的程度；它还有助于将钉线固定在水下进行漏气测试。

要点11：在手术的后半段，要非常小心地避免第一个肺过度膨胀，尤其是在单肺通气阶段。

技巧8：在胸骨切开术中，每侧肺的前部易受损伤。在放置钢丝时用湿纱巾覆盖肺组织和（或）同步肺通气，并在接近胸骨时暂时肺放气，可避免产生意外伤害。

我们一般在手术结束时在每个半胸中各放置 1 根前胸管和 1 根后胸管（无论是采用胸骨切开术还是 VATS，总共 4 根管）。

2.5.3 LVRS 的 VATS 术式

在开放和 VATS 的方法中，肺减容的大多数技术原则是相同的。VATS 为后胸壁粘连分离提供了更好的暴露，但在确定切缘或实质厚度选择钉高时不能受益于触觉反馈。VATS 还需要更好的肺塌陷，以获得足够的视野和吻合器应用，因此，在指定需切除的过度充气的肺组织部分可有针对性地进行通气。通过侧胸入路和避免纵隔胸膜开口，膈神经在 VATS LVRS 中很容易被观察到并得到保护。然而，在手术完成后，用 VATS 来确定肺部充气时漏气的区域可能会有些困难。

有些外科医生采用仰卧位进行双侧 VATS 连续肺减容，既可避免侧入路的重新摆放体位，又可利用重力帮助双侧上叶的最佳入路暴露。然而，仰卧位可能使后胸壁粘连的分离更加困难。更多外科医生倾向于对 VATS LVRS 采用顺序侧方入路，因为他们更偏好暴露程度以及与其他 VATS 肺手术解剖定位的相似性。

当第一侧完成时，手术的肺不会主动复张，需要通过麻醉师温和通气逐渐再充气，类似于开放手术的再充气，但没有钉线的手动支撑。

要点：在手术的后半段，第一侧引流的胸腔引流管不能弯曲或堵塞，以免发生张力性气胸和术中心血管意外或呼吸衰竭。

技巧：将胸腔镜吻合器应用于因空气潴留而扩张的肺实质区域可能比较困难。应用无创伤钳来压缩肺实质，可能有助于在肺内产生折痕，以方便缝合器的应用。

2.6 术后管理

肺减容术并发症发生率高达60%。对术后早期并发症如漏气、呼吸衰竭和心律失常的预测和积极管理是取得长期成功的重要部分。早期气管拔管的优点是避免了正压通气和咳嗽，这可能在脆弱的肺气肿下造成气压伤和漏气。通过适当的硬膜外疼痛控制和仔细的术中麻醉管理，几乎所有的患者在手术结束时都可以在手术室拔管。这些患者通常于术后24小时内在专门的心胸ICU接受治疗；病情稳定的患者在那里过渡到一个专门的有胸管管理和术后严重肺气肿患者护理经验的胸外科病房。

技巧1：许多接受LVRS治疗的患者都有二氧化碳潴留和随后的低氧呼吸驱动。术后监护病房和心胸重症监护病房的护理人员通常会试图达到"正常"的氧合水平，使血氧饱和度在90%以上。然而，这可能导致低氧呼吸动力的丧失和进行性的高碳酸血症。术后LVRS患者应尽可能少地补充氧气，以维持80%～90%的血氧饱和度，这可能会让护理其他手术患者的医生感到非常不舒服，因为他们需要维持高得多的血氧饱和度。

要点1：在术后早期，只要患者正在适当地进行治疗而没有呼吸窘迫，异常高水平的CO_2是可以接受的。在拔管后的最初几小时内尤其如此，这也可能是麻醉对患者的正常呼吸动力产生的残留影响。为了避免术后早期不必要的再次插管，对实验室异常CO_2水平保持适度的接受是值得的。

肺减容术后最常见的并发症是术后漏气，几乎每名患者都有不同程度的漏气。有些外科医生更倾向于不使用胸管负压吸引，因为他们担心这可能会造成、加重或延长漏气。这可能需要接受和容忍相当大的胸膜顶残腔，只要它不会导致呼吸窘迫的恶化。我们中心和许多其他中心一样，更倾向于进行术后早期的胸管负压吸引，其目的是尽量减少胸膜顶的残腔，达到最佳的肺与胸壁贴合，在肺与膈肌粘连固定前实现肺与膈肌的最大头侧偏移。

要点2：开胸肺减容术后7～10天内将两个半胸作为一个单一的连接空间。在手术后的早期阶段，在所有的漏气都得到解决之前，我们对拔除任何胸管都非常谨慎。7～10天后，我们假设在左右半胸之间已经重建了一个独立的区域，这时再进行胸管的陆续拔管应该比较安全。

要点3：对LVRS后的胸管管理应有耐心。过早地夹闭或拔除胸腔导管可能会导致气胸，失去最佳的肺扩张时机，并破坏早期肺粘连的形成。但矛盾的是，这可能会延长胸管的持续使用时间，甚至更糟的是，肺减容术中所期望的潜在功能获益也减少了。

　　技巧2：一旦形成全肺粘连，通常可以拔除所有未漏气的胸管，并将一个单独的胸管与 Heimlich 阀连接，以便更长期地处理漏气。

　　正如预期的那样，该手术会导致术后肺部并发症的发病率上升。术前药物的维持，包括吸入器和支气管呼吸器，可辅以短期皮质类固醇治疗支气管痉挛或 COPD 急性加重。积极的肺吸痰配合刺激性肺活量测定、咳嗽、深呼吸练习和早期活动可以帮助减少分泌物滞留或术后肺炎的发生。虽然未明确需要预防性应用抗生素，但术后护理应包括肺部感染的积极监测和明确使用抗生素的起始阈值。

　　要点4：早期将 LVRS 患者从 ICU 转移到标准胸外科病房有助于其早期活动，因为这是重症监护病房外手术恢复的常规程序的一部分。

　　心血管并发症是 LVRS 术后常见的并发症之一。其中最常见的是心律失常，高达25%的患者会出现这种情况。目前还没有常规术后预防措施来预防房性心律失常，但如果发生了，可以按照心血管治疗指南的指导使用钙通道阻滞药、β 受体阻滞药、地高辛和胺碘酮来控制。心肌梗死和心脏骤停在 LVRS 后并不常见，部分得益于术前有效的筛查和管理。

2.7　重度肺气肿的替代干预措施

　　由于大多数严重肺气肿患者为混合性疾病、不适合的疾病类型、混合性肺病，或有早期死亡风险极高的严重疾病或其他合并症，不适合进行肺减容术。即使进行相当仔细的预筛查，最终也只有约 1/3 应行肺减容术的患者可以接受手术。肺移植为患有严重肺部疾病的患者提供了替代性的外科手术方式，尤其是 FEV_1 和 DL_{CO} 较低的患者，或没有切除目标区域的同类疾病患者。一些病情严重的患者可能同时成为 LVRS 或肺移植的候选者。在这种情况下，考虑每个手术的利弊和患者适应证可以帮助指导最终的治疗选择。

　　要点：将肺减容术与同一中心的肺移植计划紧密协调，可实现最精简、最协调的评估和最佳的患者管理。

　　甚至随着 NETT 的开始，世界各地的多组研究人员开始寻找侵入性较低的支气管内干预措施，这种干预措施可能达到与肺减容术相同的生理效益，且创伤小和病症较少。较好的方法是植入单侧支气管内瓣膜，以产生局部肺不张和类似于 LVRS 的肺体积缩小。支气管内瓣膜的使用经验表明，在非均匀性肺气肿中，肺叶通气可被隔离，且仅有少量侧支通气，效果最佳。随机试验已经显示出具有统计学显著意义的肺功能客观改善，但其微小的改善临床意义不大[21,22]。虽然支气管内瓣膜在欧洲已经被批准用于临床使用，但在美国还没有得到食品和药品管理局（FDA）的批准，只能在正在进行的临床试验中使用。其他支气管内治疗方法包括线圈植入物导致邻近肺组织受压，生物 LVRS 和支气管热蒸汽消融术产生炎症巩固反应，气道搭桥支架在支气管和肺气肿叶之间建立通道以减少过度充气。其中每一项都还在临床试验中，并期待持久的有效证据，以获得官方批准，并为患者和医生寻求缓解严重肺气肿的选择性干预措施推广使用[23]。

（陈倩　译，汪亮　校）

参考文献

1. Deslauriers J. History of surgery for emphysema. Semin Thorac Cardiovasc Surg. 1996;8:43−51.

2. Brantigan O, Kress M, Mueller E. A surgical approach to pulmonary emphysema. Am Rev Respir Dis. 1959;39:194−202.

3. Cooper JD, Trulock EP, Triantafillou AN, et al. Bilateral pneumectomy (volume reduction) for chronic obstructive pulmonary disease. J Thorac Cardiovasc Surg. 1995;109:106−16.

4. Flaherty KR, Martinez FJ. Lung volume reduction surgery for emphysema. Clin Chest Med. 2000;21:819−48.

5. Fessler HE, Wise RE. Lung volume reduction surgery. Is less really more? Am J Respir Crit Care Med. 1999;159:1031−5.

6. Weinmann GG, Hyatt R, et al. Am J Respir Crit Care Med. 1996;154:1913−8.

7. Holohan FV, Handelsman H. Lung volume reduction surgery for end-stage chronic obstructive pulmonary disease. Washington, DC: Health Technology Assessment. US Department of Health and Human Services 1996, AHCPR, Publication #96−0062.

8. The National Emphysema Treatment Trial Research Group. Rationale and design of the National Emphysema Treatment Trial. A prospective randomized trial of lung volume reduction surgery. Chest. 1999;116:1750−61.

9. Wood DE, DeCamp MM. The national emphysema treatment trial: a paradigm for future surgical trials. Ann Thorac Surg. 2001;72:327−9.

10. Cooper JD. Paying the piper: the NETT strikes a sour note. Ann Thorac Surg. 2001;72:330−3.

11. Wood DE. Lung volume reduction surgery: tempest in a teapot. J Thorac Cardiovasc Surg. 2003;125:457−9.

12. National Emphysema Treatment Trial Research Group. Patients at high risk of death after lung-volume-reduction surgery. N Engl J Med. 2001;345:1075−83.

13. National Emphysema Treatment Trial Research Group. A randomized trial comparing lung volume reduction surgery with medical therapy for severe emphysema. N Engl J Med. 2003;348:2059−73.

14. National Emphysema Treatment Trial Research Group. Cost effectiveness of lung-volume-reduction surgery for patients with severe emphysema. N Engl J Med. 2003;348:2092−102.

15. Naunheim KS, Keller CA, Krucylak PE, et al. Unilateral video-assisted thoracic surgical lung reduction. Ann Thorac Surg. 1996;61:1092−8.

16. Cooper JD. Technique to reduce air leaks after resection of emphysematous lung. Ann Thorac Surg. 1994;57:1038−9.

17. Stammberger U, Klepetko W, Stamatis G, et al. Buttressing the staple line in lung volume reduction surgery: a randomized three-center study. Ann Thorac Surg. 2000;70:1820 − 5.

18. Keenan RJ, Landrenau RJ, Sciurba FC, et al. Unilateral thoracoscopic surgical approach for diffuse emphysema. J Thorac Cardiovasc Surg. 1996;111:308 − 16.

19. McKenna RJ Jr, Brenner M, Fischel RJ, et al. Should lung volume reduction for emphysema be unilateral or bilateral. J Thorac Cardiovasc Surg. 1996;112:1331 − 8.

20. National Emphysema Treatment Trial Research Group. The National Emphysema Treatment Trial: safety and efficacy of median sternotomy versus VATS for lung volume reduction surgery. J Thorac Cardiovasc Surg. 2004;127:1350 − 60.

21. Wood DE, Nader DA, Springmeyer SC, Elstad MR, Coxson HO, Chan A, Rai NS, Mularski RA, Cooper C, Wise RA, Jones PW, Mehta AC, Gonzalez X, Sterman DH. The IBV valve trial: a multicenter, randomized, double-blind trial of endobronchial therapy for severe emphysema. J Bronchology Interv Pulmonol. 2014;21:288 − 97.

22. Sciurba FC, Ernst A, Herth FJF, et al. A randomized study of endobronchial valves for advanced emphysema. N Engl J Med. 2010;363:1233 − 44.

23. Neder JA, O'Donnell DE. Update on nonsurgical lung volume reduction procedures. Can Respir J. 2016;2016:6462352.

第 3 章
原发性肿瘤

Lawrence Okiror, Maninder Singh Kalkat, and Pala B. Rajesh

摘要

　　肺癌仍然是全球癌症死亡的主要原因之一。在发达国家，随着吸烟率的下降，肺癌发生率也随之下降。外科治疗在肺癌患者中应用广泛，包括诊断、分期、根治性切除、晚期疾病的姑息治疗及部分患者的多学科治疗。影像学和内镜分期技术的进步使得可以更好地选择可能受益于手术切除的患者，这也减少了对侵入性手术分期的需求。尽管外科医生处理的患有多种合并症的老年患者越来越多，但微创手术的出现、多学科方法的选择以及最适合手术的选择使得围术期死亡率有所下降。大型数据库风险分层模式可用于指导手术患者的选择。多项随机试验有助于阐明手术在多学科治疗局部晚期肺癌患者中的作用。

　　尽管取得了这些进展，但肺癌的生存率和治愈率依然较低。最新的治疗策略包括筛查高危人群和及早对患有持续性胸部症状的患者进行影像学检查，可以使更多患者早期发现自己的癌症并有可能进行治疗性手术。随着我们对肿瘤生物学以及针对进展期患者的有效靶向治疗的进一步了解，联合可能的外科姑息减症手术和多模式治疗，可能会改善进展期肺癌患者的预后。

关键词

　　肺癌外科；患者选择

L. Okiror (✉) · M. S. Kalkat, MBBS, MCh, FRCS(CTh) · P. B. Rajesh
Regional Department of Thoracic Surgery, Birmingham Heartlands Hospital,
Birmingham, UK
e-mail: Maninder. kalkat@ heartofengland. nhs. uk

3.1　引言

肺癌是全球癌症死亡的主要原因之一，其死亡人数超过结肠癌、乳腺癌和前列腺癌的总和[1]。大多数肺癌在组织学上属于非小细胞类型（85%），其余为小细胞肺癌（small cell lung cancer，SCLC）。非小细胞肺癌（non-small cell lung cancer，NSCLC）的手术切除仅适用于 25%～30% 的早期疾病患者[2]。对于少数局部晚期以及转移性 NSCLC 患者，手术切除可作为多学科治疗的一部分[3]。手术切除对 SCLC 的作用存在争议，目前的指南建议切除早期病灶仅作为多学科背景下临床试验的一部分[4]。

3.2　手术风险评估

胸科麻醉、围术期管理和手术技术的最新进展已经改善了目前常规行肺癌手术的老年患者和伴有显著合并症患者的结局。然而，谨慎地术前优化评估合并症至关重要，尤其是对患有心血管疾病的患者。大不列颠及北爱尔兰联合王国心胸外科联合学会和大不列颠胸科学会（The Joint UK Society for Cardiothoracic Surgery and British Thoracic Society，SCTS/BTS）关于手术切除风险评估的指南推荐，采用第三方方法筛查心血管疾病并且评估围术期死亡和术后呼吸困难的风险[4]。

围术期心脏事件风险的判断始于获得仔细的临床病史。任何重大心脏病的病史都应该立即进行详细的心血管评估，包括心电图、超声心动图和压力测试。如果在心脏评估后发现存在明显的冠状动脉疾病，则应在行肺切除术前早期采取经皮冠状动脉介入治疗或外科再血管化治疗为宜。

> 识别心脏危险因素应进行肺切除术前心脏评估并进行干预。

肺切除术后围术期和医院内死亡的估计是肺切除术前患者评估的一个重要方面。据报道，2003 年英国肺癌肺叶切除术后院内死亡率为 2.6%[5]。最近报道，这一数字为 2.3%，而肺切除术后死亡的风险为 5.8%。最新的研究结果表明，肺癌肺切除术后 30～90 天的死亡率翻一番[6,7]。由于肺切除术后院内死亡率较低，因此需要来自多个机构的大型数据库来开发一个能提供高度的可区分性和可重复性的强大模型。目前可用的模型包括欧洲胸外科医师协会（European Society of Thoracic Surgeons，ESTS）风险模型，该模型来源于 3426 例患者，其中 66 例死亡；另一模型为退伍军人事务风险模型，该模型来源于 3516 例患者，其中 184 例死亡[8,9]。大规模的胸部手术评分系统（Thoracoscore）来源于 15 000 例患者，其中 338 例死亡，现在被推荐应用于 SCTS/BTS 指南。然而，在应用于评估肺癌手术患者时，该评分系统存在局限性[10]。最近，有人提出了一种预测肺癌切除术后 30 天和 90 天死亡率的模型，该模型的优点在于不仅可预测住院期间的风险，而且有助于预警患者术后 3 个月的外科并发症和死亡[6]。

肺功能测试可以评估围术期呼吸系统并发症和长期术后呼吸困难的风险。肺活量测定法价廉且简便易行。过去，人们认为 FEV_1 >40% 预计值，就可耐受肺叶切除[11]。当把切除范围纳入计算预计术后 FEV_1（$ppoFEV_1$）时，FEV_1 的值在预测术后并发症方面的作用就很低了。肺一氧化碳弥散功能（DL_{CO}）可用于评估肺泡-毛细血管界面的情况，包括其完整性、厚度和表面积以及可用于气体交换的肺毛细血管血容量。在多变量分析中，它已被证明是肺切除术后发病率和死亡率的独立预测因子[12]。低 DL_{CO} 不仅预示着术后并发症发生风险高，还预示着肺切除后 1 年内长期需要氧气和因呼吸系统问题而再次入院[13]。DL_{CO} 可以独立预测肺切除术后的死亡预后，而 FEV_1 不能。此外，FEV_1 值正常的患者可能具有非常低的 DL_{CO} 值[14]。正基于此，BTS 和 ERS/ESTS 在他们的算法中推荐所有的肺癌患者在进行大部肺切除前作 DL_{CO} 和 FEV_1 评估。

心肺运动试验（CPET）被认为是术前评估心肺储备的金标准试验。CPET 中最常用和最有效的参数是最大耗氧量（VO_2max）。VO_2max 是术后并发症的强预测指标，可准确预测术后运动能力[15]。但是，何时进行 CPET 各家推荐有所不同。BTS 和美国胸科医师协会（American College of Chest Physicians，ACCP）推荐仅对有中度至高度术后呼吸困难风险[4]或低 ppo 值（<30%）的患者进行 CPET[16]。而 ERS/ESTS 则推荐对所有肺功能降低的患者（FEV_1 或 DL_{CO} <80%）进行 CPET[17]。一般来说，VO_2max >20 ml/（kg·min），FEV_1 >75% 预计值的患者被认为是术后并发症的低风险人群，并且预计这些患者甚至可以耐受全肺切除。相反，预测的 VO_2max <10 ml/（kg·min）或 FEV_1 <35% 预计值被认为是术后并发症的高风险人群，推荐这些患者选择接受肺癌的微创手术、亚肺叶切除术或非手术治疗等治疗方案[4,16]。

其他一些简易的 CPET 测试包括：穿梭步行测试（SWT）、6 分钟步行测试（6MWT）和爬楼梯测试。SWT、6MWT 和爬楼梯测试的 cut-off 值分别 <25 次穿梭，<400 m 和 <22 m 提示手术风险高，推荐这些患者进行 CPET[16]。

3.3 手术方法和肺切除范围

传统肺切除术是通过开胸进行的外科手术。虽然开胸手术有时也采用前胸或保留肌肉开胸手术，但最常用的方法还是后外侧切口开胸手术。后外侧切口开胸手术在行肺上叶手术和下叶手术时所采用的肋间隙有所不同。一般来说，上叶手术采用第 4 肋间或第 5 肋间开胸手术较好，而中叶和下叶最好采用第 5 肋间开胸手术。

20 世纪 90 年代早期首次报道了电视胸腔镜手术（video-assisted thoracoscopic surgery，VATS）用于肺叶切除。由于担心其安全性、肿瘤学等效性以及为了保证手术安全而进行的内镜技术学习中遇到的技术性难点，这一技术最初推广缓慢。最近，VATS 肺叶切除术则已成为主流。目前有证据表明，对于 I 期 NSCLC 和肺功能较差的患者，与开胸切除术相比，VATS 手术可能更具优势[18-20]。

3.4　肺切除范围

每例肺癌手术都有三个基本组成部分：术中确定或确认肿瘤，完全切除肿瘤，以及肿瘤部位潜在淋巴引流区的所有同侧淋巴结站点的系统性淋巴结采样或切除。手术治疗的目标是完全切除。肉眼可见大体残留的不完全切除（R2）无治疗优势。相比之下，尽管进行了适当的术前评估和术中检测（冰冻切片分析），R1 切除术后支气管切缘显微镜下肿瘤残留，或更常见的肿瘤的亚临床淋巴结转移有时还是难以避免的。

如果术前尚未明确诊断，则术中必须对冰冻切片进行分析诊断，然后进行术中分期和可切除性评估。接着，外科医生继续进行适合的肺切除术和系统淋巴结取样或淋巴结切除术。手术的目的应该是解剖性切除。对于有足够肺功能的患者，标准术式包括肺叶切除术、支气管成形肺叶切除术、解剖性肺段切除术及全肺切除术。

肺叶切除术是病变局限于单叶肺实质的肺癌的标准手术。该手术一般耐受性良好，现在大宗病例报道的 30 天死亡率为 2.5%～3%[6,7]。

对于右侧跨斜裂或水平裂的肺肿瘤或上、下叶肿瘤侵及右中肺支气管血管结构时，应行双肺叶切除术。

袖状肺叶切除术是切除邻近主干支气管的环周节段的肺叶手术（图 3.1）。该手术是替代全肺切除术保留肺实质的手术。它通过近端和远端支气管切缘的吻合来恢复支气管的连续性。为此，已经介绍了几种技术。我们推荐使用可吸收缝合线（4-0 聚二噁烷酮或 4-0 聚乙交酯）作为膜性支气管的连续缝合线和前端软骨性支气管的间断缝合线。袖状切除可能涉及一节段肺动脉和支气管（支气管血管或"双袖式"）。作为全肺切除术的替代手术，袖状切除术的疗效现在已得到充分证实[21-23]。

> 对于支气管袖状切除术，我们赞成使用可吸收缝合线（4-0 聚二噁烷酮或 4-0 聚乙交酯）作为膜性支气管的连续缝合线和前端软骨性支气管的间断缝合线。

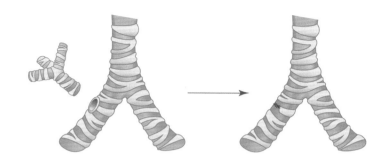

A.采用楔形"支气管成形术"进行右上肺叶切除

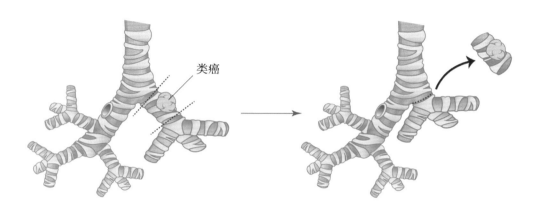

B.左主干肺癌的单纯袖状切除术

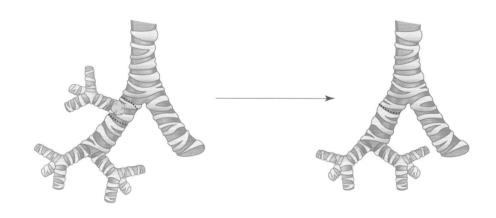

C.左上肺叶的袖状切除术

图 3. 1　支气管袖状切除术伴或不伴肺实质切除

全肺切除术是在肺叶切除或其改良手术不足以切除所有局部肿瘤时进行的。这是一种根治性手术，可导致患者超过一半的肺功能或肺血管床丧失。它适用于累及主支气管、叶间肺动脉或跨叶间裂的中央型肿瘤。有报道称，全肺切除术的死亡率是肺叶切除术的 2 倍，而右全肺切除术的死亡率高于左全肺切除术，这主要归因于支气管胸膜瘘[24,25]。许多需要进行全肺切除以实现完全切除的患者，特别是有淋巴结受累的患者，现在已先接受化疗和（或）放疗的诱导治疗。这有助于通过肿瘤降期来降低全肺切除率，从而减少全肺切除。诱导治疗后的全肺切除术，特别是右侧，死亡率很高。Albain 等进行了一项 429 例 T1～3、N2 和 M0 非小细胞肺癌患者的随机试验，这些患者单独接受化放疗或术后化放疗，报道的全肺切除死亡率为 26%[26]。虽然 Daly 等报道的化放疗后全肺切除术后死亡率较低，但并发症发生率仍然非常高[27]。

当遇到中央型肿瘤时，肺血管的心包内部分可提供更好的切除边缘和更长的节段，这样进行全肺切除时可以安全地分离血管。

> 为中央型肺癌患者实施全肺切除时，肺血管的心包内部分可提供更好的切除边缘和更长的解剖距离。

隆突或袖状全肺切除术包括切除低位气管、隆突和一段主支气管及其相关的肺，以及随后剩余肺（通常为左侧）的气管 – 支气管吻合术。这一术式指征是肿瘤侵及隆突，可通过此方法完全切除者。

3.4.1 亚肺叶切除术

目前，肺叶切除术是可切除肺癌患者的标准手术方式。亚肺叶切除是以解剖性肺段切除或楔形切除方式切除肿瘤。1995 年，由 Ginsberg 等进行的里程碑式的肺癌研究组随机试验确定，肺叶切除术优于亚肺叶切除，是治疗肺癌的金标准。这项试验显示，与肺叶切除术（局部复发率 0.022）相比，亚肺叶切除术的局部复发率更高（肺段切除术为 0.44，楔形切除术为 0.86），该报告是基于每人每年的复发率[28]。最近，人们越来越关注小的外周肿瘤亚肺叶切除术的作用，特别是随着 CT 筛查的出现，越来越多的此类肿瘤患者被确诊。癌症和白血病 B 组（CALGB）140503 是一项关于小的（≤2cm）周围非小细胞肺癌肺叶切除术与亚肺叶切除术的Ⅲ期随机试验。这项试验的目标是累积达到 692 名患者，但要实现这一目标还有很长的路要走。本试验的结果将对指导外周小肿瘤的手术治疗具有重要意义。

3.5 广泛性淋巴结清扫对比系统性淋巴结采样

系统性肺门和纵隔淋巴结采样与根治性淋巴结切除术的效果孰优孰劣仍有争议。美国外科医师协会肿瘤学组（American College of Surgeons Oncology Group，ACOSOG Z0030）的随机试验比较了 N0 和非肺门 N1 NSCLC 肺切除术的淋巴结切除和淋巴结采样的效果[29]。作者发现两组的总生存率、5 年无病生存率和复发率没有差异[30]。对于影像学良性的纵隔和肺门淋巴结及周围小肿瘤（T1 和 T2）患者，我们在手术切除时进行系统的淋巴结采样。

对纵隔、肺门淋巴结及周围小肿瘤（T1、T2）行放射学检查，手术切除时系统性淋巴结采样与淋巴结切除术效果相当。

3.6 早期非小细胞肺癌外科治疗（Ⅰ期和Ⅱ期）

外科手术是Ⅰ期和Ⅱ期非小细胞肺癌患者的治疗选择。采用系统淋巴结采样或淋巴结切除术的肺叶切除术是早期非小细胞肺癌的现行标准外科治疗方法[6,7,31]。ACOSOG Z0030 随机试验报道了早期非小细胞肺癌切除患者 5 年无病生存率为 68%[29]。然而，肺切除术风险高，37% 的患者会发生某种形式的术后并发症[32]。大部分术后发病率由肺部并发症引起，并增加了肺切除术后早期和中期死亡率的风险[33]。

3.6.1 电视胸腔镜手术对比开放肺叶切除

电视胸腔镜手术（VATS）方法是在肺癌肺切除术中打 1 ~ 4 个孔，包括一个较大的多功能切口（通常为 3 ~ 6 cm）。它可免于扩张肋间隙，并提供完全胸腔镜视野。VATS 肺叶切除术中解剖可以从后向前进行，就像通过后外侧开胸（后入路）进行手术时一样，或更常见的是，患者侧卧位，术者站在患者腹侧，从前往后解剖（图 3.2）。最佳的患者体位对于 VATS 肺叶切除术很重要。患者处于侧卧位时，通过手术台的角度使胸椎侧屈有助于打开肋间隙。

患者处于侧卧位时，通过手术台的角度使胸椎侧屈有助于打开肋间隙。

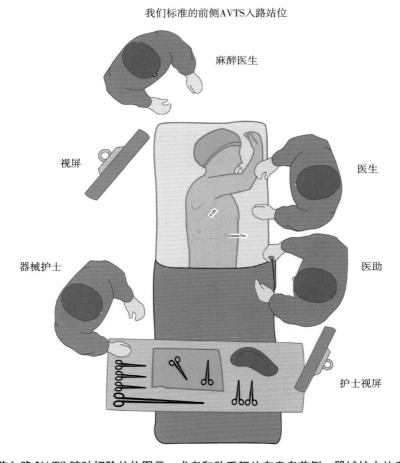

图3.2　前入路 VATS 肺叶切除站位图示，术者和助手都站在患者前侧，器械护士站患者背侧

　　我们倾向于采用前入路，如图 3.3 所示打 3 个孔。支气管血管结构的解剖和分离是在肺门内进行的，不分离叶间裂，最后用直线性切割闭合器（所谓的叶间裂不分离技术）进行分割。这项技术类似于哥本哈根小组所描述和推广的技术[34]。大部分的肺门解剖是通过多功能切口进行的，因此重要的是将其置于上肺静脉的水平。

　　我们在上肺静脉的水平做多功能切口用于 VATS 肺叶切除术，因为这样有助于肺门解剖。

图 3.3　前入路 VATS 肺叶切除操作孔图示。在第 4 肋间隙沿背阔肌前缘前方作 4cm 操作切口

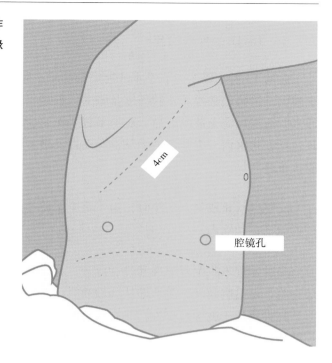

肺门淋巴结转移（N1）虽不是 VATS 肺叶切除的绝对禁忌证，但安全切除肺动脉分支和完整的肿瘤清除仍很困难，尤其转移淋巴结位于肺动脉分支之间时更加如此。

对于肺门淋巴结转移，特别是淋巴结在肺裂的肺动脉分支之间时，完整的肿瘤清除以及安全地分离肺动脉分支 VATS 很难完成，这可能是肺叶切除的指征。

由于 VATS 是一种独特的治疗手术，肺癌手术必须像开胸手术一样完成，特别是系统性淋巴结清扫。几个大型的系列报道 VATS 肺叶切除与开放肺叶切除相比，其优点是并发症更少，恢复更早，生活质量更好，疼痛更少，可更早出院以及可提高辅助化疗的效果[35-42]。此外，人们关注到了 VATS 肺叶切除术的教学，有几篇文献的作者报道了胸外科受训者实施 VATS 肺叶切除的安全性[43-45]。

3.7　局部进展期 NSCLC 的外科治疗（ⅢA 期）

ⅢA 期 NSCLC 是由多样化的患者群构成的宽泛的疾病谱，这些患者需要多学科治疗。对该期患者行外科切除的作用是有争议的。目前推荐以多学科方法治疗这些患者。可手术切除的ⅢA 期非小细胞肺癌患者分为三类：T3N1、非大块性单区 N2 的 T1～T4、可切除的 T4N0～N1 患者。

3.7.1 T3N1 的外科治疗

大的 T3 肿瘤需要开胸手术才能完全切除。完全淋巴结切除对于精确分期以及完全淋巴结清扫是必要的。肿瘤侵及胸壁一般是可切除的。侵及肋骨时应该分离出几厘米的边缘以完全清除肿瘤。对于多数病例来说，肿瘤上下一个肋骨以及肋间肌应该包括在切缘内。为防止胸壁反常运动以及美容原因，切除肿瘤后造成的组织缺损应该重建。

> 当进行整块胸壁切除时，为了完全清除，肿瘤上下一个肋骨以及肋间肌应该包括在切缘内。

当肿瘤侵入胸壁及肌肉和骨性成分，应该将胸壁全层切除。如果肿瘤仅侵及壁层胸膜，可沿胸膜外切除，即从胸内筋膜剥离肺和壁层胸膜。

肺尖癌位于胸廓入口处，具有独特的临床、解剖和外科特征，具有挑战性，是一种独特的胸壁肿瘤。当肿瘤侵及第 1、2 肋骨以及下部支气管，获得完全切除的边缘非常困难。如果患者为潜在可切除的肺上沟瘤，可诱导性化放疗后再行手术治疗。外科切除包括切除肺尖结构，第 1、2 肋以及 T1 神经根，整块切除肺叶。后方肿瘤采取高后外侧开胸，前方肿瘤采取前颈胸切口。Dartevelle 等进行的切除椎骨体及锁骨下血管并重建取得了较好的效果[46]。Rusch 等报道了肺上沟瘤的多学科治疗结果显示，完全切除率 76%，5 年生存率 44%；Kunitoh 等报道完全切除率 68%，5 年生存率 56%[47,48]。

肿瘤侵犯膈肌时需要切除受累膈肌，要求有广泛的切缘并重建。除非缺损小时才进行直接修补。

3.7.2 T4

T4 肿瘤表现为卫星肿瘤在不同的肺叶，或原发性肿瘤侵及重要的纵隔结构。这些肿瘤一般认为不能切除。但仍有报道称经验丰富的医生做此类手术效果好[46]。

3.7.3 T1 ~ T3N2

大多数 ⅢA 期 NSCLC 有同侧纵隔淋巴结或隆突下淋巴结转移。该期患者如果只行外科手术治疗则预后较差。2008 年的 LACE 协作组 meta 分析显示，此期患者辅助化疗可获益[49]。然而，1/3 的患者没有完成辅助治疗，2/3 的患者有严重的 3 ~ 4 级不良反应。最近的研究结果显示，如果实施肺叶切除（而不是全肺切除）能获得更好的生存，5 年生存率可达 50%[27,50]。这些实验数据强调治疗这些患者包括下列原则：多模式治疗是必要的，纵隔区有大肿瘤的患者预后比局限于单区域的患者预后差，完全 R0 切除是关键。

小结

随着微创技术的广泛采用，NSCLC 的外科治疗在不断进展中。更好的临床分期改善了患者的选择，临床试验的数据可帮助明确哪一类局部进展期疾病最能通过手术获益。多学科治疗方法是肺癌治疗的关键，肺癌一直是人类的第一大癌症杀手，手术仍然是实现治愈的最有效方法。

（赵宏光　译，陈倩　校）

参考文献

1. www. cancer. org. Accessed 22 Nov 2015.

2. Le Chevalier T. Adjuvant chemotherapy for resectable non-small cell lung cancer：where is it going? Ann Oncol. 2010；21（Suppl 7）：vii196 − 8.

3. De Ruysscher D，Wanders R，van Baardwijk A，et al. Radical treatment of non-small cell lung cancer patients with synchronous oligometastases：long-term results of a prospective phase Ⅱ trial （NCT 01282450）. J Thorac Oncol. 2012；7：1547 − 55

4. Lim E，Baldwin D，Beckles M，et al. Guidelines on the radical management of patients with lung cancer. Thorax. 2010；65（Suppl 3）：iii1 − 27.

5. Treasure T，Utley M，Bailey A. Assessment of whether in-hospital mortality for lobectomy is a useful standard for the quality of lung cancer surgery：retrospective study. BMJ. 2003；327：73.

6. Powell HA，Tata LJ，Baldwin DR，Stanley RA，Khakwani A，Hubbard RB. Early mortality after surgical resection for lung cancer：an analysis of the English National Lung cancer audit. Thorax. 2013；68（9）：826 − 34.

7. Pezzi CM，Mallin K，Mendez AS，Greer Gay E，Putnam JBJr. Ninety-day mortality after resection for lung cancer is nearly double 30-day mortality. J Thorac Cardiovasc Surg. 2014；148（5）：2269 − 77.

8. Berrisford R，Brunelli A，Rocco G，et al. The European Thoracic Surgery Database project：modelling the risk of in-hospital death following lung resection. Eur J Cardiothorac Surg. 2005；28：306 − 11.

9. Harpole DH Jr，MM DC Jr，Daley J，et al. Prognostic models of thirty-day mortality and morbidity after major pulmonary resection. J Thorac Cardiovasc Surg. 1999；117：969 − 79.

10. Bradley A，Marshall A，Abdelaziz M，et al. Thoracoscore fails to predict complications following elective lung resection. Eur Respir J. 2012；40：1496 − 501.

11. Armstrong P，Congleton J，Fountain SW，et al. BTS guidelines：guidelines on the selection of patients with lung cancer for surgery. Thorax. 2001；56：89 − 108.

12. Liptay MJ，Basu S，Hoaglin MC，et al. Diffusion lung capacity for carbon monoxide （DLCO） is an independent prognostic factor for long-term survival after curative lung resection for cancer. J Surg Oncol. 2009；100：703 − 7.

13. Bousamra M 2nd, Presberg KW, Chammas JH, Tweddell JS, Winton BL, Bielefeld MR, Haasler GB. Early and late morbidity in patients undergoing pulmonary resection with low diffusion capacity. Ann Thorac Surg. 1996;62(4):968 − 74.

14. Ferguson MK, Vigneswaran WT. Diffusing capacity predicts morbidity after lung resection in patients without obstructive lung disease. Ann Thorac Surg. 2008;85:1158 − 64.

15. Licker M, Schnyder JM, Frey JG, Diaper J, Cartier V, Inan C, Robert J, Bridevaux PO, Tschopp JM. Impact of aerobic exercise capacity and procedure-related factors in lung cancer surgery. Eur Respir J. 2011;37(5):1189 − 98.

16. Brunelli A, Kim AW, Berger KI, Addrizzo-Harris DJ. Physiologic evaluation of the patient with lung cancer being considered for resectional surgery:diagnosis and management of lung cancer,3rd ed:American College of Chest Physicians evidence-based clinical practice guide-lines. Chest. 2013;143(5 Suppl):e166S − 90S.

17. Brunelli A, Charloux A, Bolliger CT, et al. ERS/ESTS clinical guidelines on fitness for radical therapy in lung cancer patients (surgery and chemo-radiotherapy). Eur Respir J. 2009;34:17 − 41.

18. Chen FF, Zhang D, Wang YL, Xiong B. Video-assisted thoracoscopic surgery lobectomy versus open lobectomy in patients with clinical stage I non-small cell lung cancer:a meta-analysis. Eur J Surg Oncol. 2013;39(9):957 − 63.

19. Zhang R, Ferguson MK. Video-assisted versus open lobectomy in patients with compromised lung function:a literature review and meta-analysis. PLoS One. 2015;10(7):e0124512.

20. Klapper J, D'Amico TA. VATS versus open surgery for lung cancer resection:moving toward a minimally invasive approach. J Natl Compr Canc Netw. 2015;13(2):162 − 4.

21. Schirren J, Bölükbas S, Bergmann T, et al. Prospective study on perioperative risks and functional results in bronchial and bronchovascular sleeve resections. Thorac Cardiovasc Surg. 2009;57:35 − 41.

22. Tronc F, Grégoire J, Rouleau J, et al. Long-term results of sleeve lobectomy for lung cancer. Eur J Cardiothorac Surg. 2000;17:550 − 6.

23. Yildizeli B, Fadel E, Mussot S, et al. Morbidity, mortality and long-term survival after sleeve lobectomy for nonsmall cell lung cancer. Eur J Cardiothorac Surg. 2007;31:95 − 102.

24. Shapiro M, Swanson SJ, Wright CD, et al. Predictors of major morbidity and mortality after pneumonectomy utilizing the Society for Thoracic Surgeons General Thoracic Surgery Database. Ann Thorac Surg. 2010;90:927 − 34.

25. Kozower BD, Sheng S, O'Brien SM, et al. STS database risk models:predictors of mortality and major morbidity for lung cancer resection. Ann Thorac Surg. 2010;90:875 − 81.

26. Darling GE, Abdurahman A, Yi QL, et al. Risk of a right pneumonectomy:role of broncho-pleural fistula. Ann Thorac Surg. 2005;79:433 − 7.

27. Albain KS, Swann RS, Rusch VW, Turrisi AT 3rd, Shepherd FA, Smith C, Chen Y, Livingston RB, Feins RH, Gandara DR, Fry WA, Darling G, Johnson DH, Green MR, Miller RC, Ley J, Sause WT, Cox JD. Radiotherapy plus chemotherapy with or without surgical resection for stage Ⅲ non-small-cell lung cancer:a phase Ⅲ randomised controlled trial. Lancet. 2009;374(9687):379 − 86.

28. Daly BD, Fernando HC, Ketchedjian A, Dipetrillo TA, Kachnic LA, Morelli DM, Shemin RJ. Pneumonectomy after high-dose radiation and concurrent chemotherapy for nonsmall cell lung cancer. Ann Thorac Surg. 2006;82(1):227 − 31.

29. Ginsberg RJ, Rubinstein LV. Randomized trial of lobectomy versus limited resection for T1 N0 non-small cell lung cancer. Lung Cancer Study Group. Ann Thorac Surg. 1995;60(3):615 − 22.

30. Darling GE, Allen MS, Decker PA, Ballman K, Malthaner RA, Inculet RI, Jones DR, McKenna RJ,

Landreneau RJ, Rusch VW, Putnam JB Jr. Randomized trial of mediastinal lymph node sampling versus complete lymphadenectomy during pulmonary resection in the patient with N0 or N1 (less than hilar) non-small cell carcinoma: results of the American College of Surgery Oncology Group Z0030 Trial. J Thorac Cardiovasc Surg. 2011;141(3):662 - 70.

31. Manser R, Wright G, Hart D, et al. Surgery for early stage non-small cell lung cancer. Cochrane Database Syst Rev. 2005;1:CD004699.

32. Allen MS, Darling GE, Pechet TT, Mitchell JD, Herndon JE 2nd, Landreneau RJ, Inculet RI, Jones DR, Meyers BF, Harpole DH, Putnam JB Jr, Rusch VW, ACOSOG Z0030 Study Group. Morbidity and mortality of major pulmonary resections in patients with early-stage lung can-cer: initial results of the randomized, prospective ACOSOG Z0030 trial. Ann Thorac Surg. 2006;81(3):1013 - 9.

33. Lugg ST, Agostini PJ, Tikka T, Kerr A, Adams K, Bishay E, Kalkat MS, Steyn RS, Rajesh PB, Thickett DR, Naidu B. Long-term impact of developing a postoperative pulmonary complication after lung surgery. Thorax. 2016;71(2):171 - 6.

34. Hansen HJ, Petersen RH, Christensen M. Video-assisted thoracoscopic surgery (VATS) lobectomy using a standardized anterior approach. Surg Endosc. 2011;25(4):1263 - 9.

35. McKenna RJ Jr, Houck W, Fuller CB. Video-assisted thoracic surgery lobectomy: experience with 1,100 cases. Ann Thorac Surg. 2006;81(2):421 - 5; discussion 425 - 6.

36. Onaitis MW, Petersen RP, Balderson SS, et al. Thoracoscopic lobectomy is a safe and versatile procedure: experience with 500 consecutive patients. Ann Surg. 2006;244(3):420 - 5.

37. Shaw JP, Dembitzer FR, Wisnivesky JP, et al. Video-assisted thoracoscopic lobectomy: state of the art and future directions. Ann Thorac Surg. 2008;85(2):S705 - 9.

38. Swanson SJ, Herndon JE II, D'Amico TA, et al. Video-assisted thoracic surgery lobectomy: report of CALGB 39802—a prospective, multi-institution feasibility study. J Clin Oncol. 2007;25(31):4993 - 7.

39. Ali MK, Mountain CF, Ewer MS, Johnston D, Haynie TP. Predicting loss of pulmonary function after pulmonary resection for bronchogenic carcinoma. Chest. 1980;77(3):337 - 42.

40. Demmy TL, Curtis JJ. Minimallyinvasive lobectomy directed toward frail and high-risk patients: a case-control study. Ann Thorac Surg. 1999;68(1):194 - 200.

41. Sugiura H, Morikawa T, Kaji M, Sasamura Y, Kondo S, Katoh H. Long-term benefits for the quality of life after video-assisted thoracoscopic lobectomy in patients with lung cancer. Surg Laparosc Endosc Percutan Tech. 1999;9(6):403 - 8.

42. Petersen RP, Pham D, Burfeind WR, et al. Thoracoscopic lobectomy facilitates the delivery of chemotherapy after resection for lung cancer. Ann Thorac Surg. 2007;83(4):1245 - 9.

43. Billè A, Okiror L, Karenovics W, Choudhuri D, Routledge T. Thoracoscopic lobectomy: is a training program feasible with low postoperative morbidity? Gen Thorac Cardiovasc Surg. 2013;61(7):409 - 13.

44. Billè A, Okiror L, Harrison-Phipps K, Routledge T. Does previous surgical training impact the learning curve in video-assisted thoracic surgery lobectomy for trainees? Thorac Cardiovasc Surg. 2016;64(4):343 - 7.

45. Konge L, Petersen RH, Hansen HJ, Ringsted C. No extensive experience in open procedures is needed to learn lobectomy by video-assisted thoracic surgery. Interact Cardiovasc Thorac Surg. 2012;15(6):961 - 5.

46. Yildizeli B, Dartevelle PG, Fadel E, Mussot S, Chapelier A. Results of primary surgery with T4 non-small cell lung cancerduring a 25-year period in a single center: the benefit is worth the risk. Ann Thorac Surg. 2008;86(4):1065 - 75.

47. RuschVW, Giroux DJ, Kraut MJ, Crowley J, Hazuka M, Winton T, Johnson DH, Shulman L, Shepherd F, Deschamps C, et al. Induction chemoradiation and surgical resection for superior sulcus non-small-cell lung carcinomas: long-term results of Southwest Oncology Group Trial 9416 (Intergroup Trial 0160). J Clin Oncol. 2007; 25(3): 313 − 8.

48. Kunitoh H, Kato H, Tsuboi M, Shibata T, Asamura H, Ichinose Y, Katakami N, Nagai K, Mitsudomi T, Matsumura A, Nakagawa K, Tada H, Saijo N, Japan Clinical Oncology Group. Phase Ⅱ trial of preoperative chemoradiotherapy followed by surgical resection in patients with superior sulcus non-small-cell lung cancers: report of Japan Clinical Oncology Group trial 9806. J Clin Oncol. 2008; 26 (4): 644 − 9.

49. Pignon JP, Tribodet H, Scagliotti GV, Douillard JY, Shepherd FA, Stephens RJ, Dunant A, Torri V, Rosell R, Seymour L, Spiro SG, Rolland E, Fossati R, Aubert D, Ding K, Waller D, Le Chevalier T, LACE Collaborative Group. Lung adjuvant cisplatin evaluation: a pooled analysis by the LACE Collaborative Group. J Clin Oncol. 2008; 26(21): 3552 − 9.

50. Kim AW, Liptay MJ, Bonomi P, Warren WH, Basu S, Farlow EC, Faber LP. Neoadjuvant chemoradiation for clinically advanced non-small cell lung cancer: an analysis of 233 patients. Ann Thorac Surg. 2011; 92(1): 233 − 41.

第 4 章
肺转移瘤

Cheng He, Cliff K. C. Choong, and Paul E. Van Schil

摘要

肺转移瘤是指在原发于其他部位的恶性肿瘤转移到肺组织。胸部 X 线检查往往可以发现可能是转移瘤的肺结节，并排除其他远处转移及原发部位复发的可能。胸外科医生切除肺转移瘤的方法多种多样。近年来电视胸腔镜技术得到了广泛应用，但对于病灶较深、不明显、中心转移等情况的肺转移瘤仍存在一定的局限性。双侧和复发性肺转移瘤也可以进行手术切除。

关键词

肺转移瘤；转移灶切除术；软组织肉瘤；电视胸腔镜手术

4.1 引言

由于缺乏前瞻性随机对照研究，手术切除肺转移瘤仍有争议[1]。其确切作用尚未确定。1927 年皇家布朗普顿医院的 Tudor Edwards[2] 报道了对 1 例肺转移瘤进行的

C. He, M. B. B. S.
Department of Cardiothoracic Surgery, The Prince Charles Hospital,
Chermside, QLD, Australia
C. K. C. Choong, M. B. B. S. , F. R. C. S. , F. R. A. C. S.
School of Rural Health, Monash University, Latrobe Regional Hospital,
Traralgon, VIC, Australia
P. E. Van Schil, M. D. , Ph. D. (✉)
Department of Thoracic and Vascular Surgery, Antwerp University Hospital,
Edegem, Belgium
e-mail: paul. van. schil@uza. be

肺叶切除手术，这名患者之前因软组织肉瘤已进行了截肢手术。Barney 和 Churchill 报道了 1 例转移性肾细胞癌患者肺转移切除术后的首次长期生存[3]。较早期的小范围的关于肺转移瘤切除的系列报道，包括肉瘤和癌的病例，如果患者能够承受手术，并且没有发现其他转移，有良好的预期结果，可采用手术切除[4]。Mannix 首次描述了为一名胫骨骨软骨瘤患者切除了多个肺转移瘤[5]。1965 年，N. Thomford 发表了 205 例肺转移瘤切除术后患者的大规模研究，5 年生存率为 30.3%[6]。

尸检研究表明，约 1/3 的癌症患者死于肺转移，其中仅有一小部分患者的转移部位局限于肺部。成骨和软组织肉瘤的转移通常局限于肺实质（图 4.1）[7]。对于患有结肠癌、乳腺癌或黑色素瘤等实体肿瘤的患者来说，孤立性肺转移比较少见，如果是孤立性肺转移瘤，也可能代表了肿瘤具有相对良好的肿瘤生物学特性。对于同时有肝转移和肺转移的患者，原发灶的切除和所有转移瘤的完全切除可能使患者受益。在一项回顾性研究中，对许多原发肿瘤的单发和多发肺转移瘤进行了切除，长期生存率为 20% ~ 40%[8]。只有通过选择患者，排除其他同期转移并且控制原发灶，才能使患者获得长期存活并最大限度提高生活质量。但也有人认为肺转移的不可切除性应该是唯一的手术排除标准[9]。手术前必须用正电子发射断层扫描（PET-CT）检查所有患者是否存在肺外病灶（图 4.2）。术前检查也必须确保有足够的心肺储备以进行任何切除。手术的目的是确定所有实质性的病灶，并确保完全切除恶性肿瘤，同时尽量减少正常肺组织的切除。

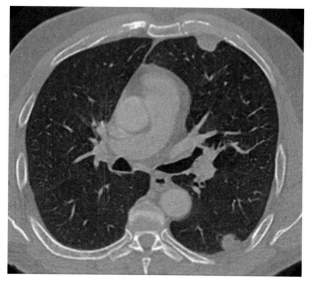

图 4.1 患有左腿肌纤维肉瘤患者的肺转移，转移瘤紧贴胸壁

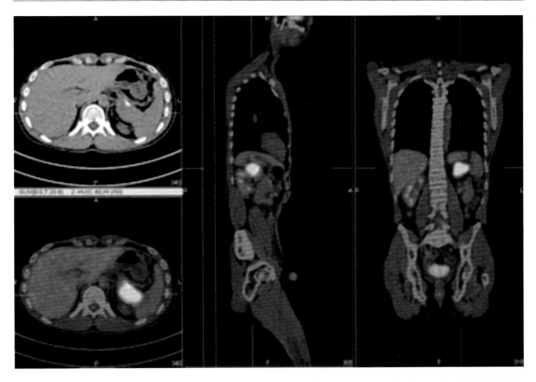

图 4.2 左侧胫骨骨肉瘤，双侧肺转移。借助 PET-CT 扫描显示经双侧肋下切口转移的较大的胰腺转移瘤

总的来说，与长期存活相关的预后因素是肿瘤完全切除、转移瘤的数量、无病生存期和组织学特异性[8]。必须进行多学科评估，以形成最佳的诊断和治疗策略。理论上来讲，有效的全身治疗可以治疗肿瘤微转移，从而提高切除后的总体生存率。

肺转移瘤的再次切除是可行的，并能达到长期存活的效果。但是，转移瘤的进展将减少肺功能的储备，从而可能导致呼吸困难、呼吸功能不全，严重降低患者的生活质量。

4.1.1 并非每个肺结节都是转移瘤

恶性肿瘤患者出现新的肺部病变，可能是转移瘤、肺原发性肿瘤或肺良性病变。由于灵敏度高，胸部 CT 仍然是首选的检查工具（图 4.3）。目前还没有明确的影像学特征来鉴别转移瘤和其他肺部疾病。但是，转移性肺结节往往位于胸膜下，在肺周边，通常边缘光滑。存在多发结节则提示转移瘤的可能性增加。

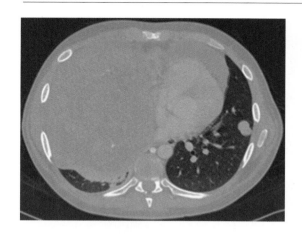

图4.3　患者男性，21岁，患有较大的性腺外生殖细胞肿瘤，其对侧结节被证实为肺转移瘤

而且，在先前已接受癌症治疗的患者中，新的孤立性肺病变的恶性概率（特异性）会更高。在接受了手术切除的1104例孤立性肺结节（SPN）患者中，63%先前无癌症患者的SPN为恶性，而有肺癌或肺外癌症病史的患者分别为82%和79%[10]。这项研究还关注了先前患有胸外恶性肿瘤患者的病变大小与恶性可能的相关性。在直径≤1 cm的结节中，67%属于恶性；结节>3 cm时，91%为恶性。另外，如果结节>3 cm，更可能存在原发性肺癌；而≤3cm的病变，原发性肺癌或转移的概率相同。

4.1.2　手术方法：切除肺转移瘤的不同方法

手术方法的选择取决于以下几方面：

- 病变特征：部位，大小，涉及的是单侧或双侧肺
- 能否进行成像
- 患者身体状况

手术方法有多种，如胸骨正中劈开术、蛤壳式胸廓切开术、侧胸廓切开术，以及电视胸腔镜手术（VATS）。侧胸廓切开术可让特定半胸暴露良好，并通过双手触诊肺部来检测未知病变。这种方法的缺点是术后会出现肌肉骨骼疼痛和呼吸困难。正中胸骨劈开术因为可进入两肺，与胸廓切开术相比，术后疼痛少，一直受到部分人的青睐，但是，要暴露两肺的后部和进入左下叶的外侧部分可能会有一定困难。同样，蛤壳式开胸术通过单次手术即可进入两肺，但术后疼痛明显。虽然对两侧半胸的双手触诊可能会发现术前CT扫描所遗漏的隐匿性疾病，但其与单侧胸廓切开术相比似乎没有任何生存优势[11,12]。

由于淋巴结受累意味着已知的血源性转移患者存在进一步淋巴扩散，预示着预后不良，建议进行规范的系统性淋巴结清扫，以确定正确的分期[13-16]。

4.1.2.1 VATS 是否适用于切除肺转移瘤?

VATS 具有微创性,并能加快术后恢复并改善生存率,因此采用 VATS 进行切除优势明显。但是,其用途通常局限于肺外 1/3 的病变和没有支气管内受累的情况。如果无法确定病变或无法触及更深的病变,可能需要转为开胸手术。不建议采用 VATS 的主要观点是,其无法通过双手触诊全面检查萎缩的整个肺部。与胸廓切开术相比,该缺陷会导致漏掉许多结节。最近在丹麦进行的一项单盲试验评估了 89 名患者,他们采用胸部 CT 发现存在 140 个可疑结节,但 VATS 仅发现了 87% 的病变。在开胸手术中,又发现了 67 个结节,其中 22 个(33%)属于转移[17]。欧洲胸外科医师协会(ESTS)的一项调查显示,65% 的外科医生认为触诊是充分切除肺转移瘤的必要手段[18]。尽管多项研究表明,胸腔镜手术会遗漏数量众多的结节,但目前没有前瞻性对照研究的证据表明,切除通过双手触诊检查到的这种隐匿性结节可延长生存期。

需要指出的是,VATS 仅代表特定的胸腔入路,胸外科医生的目标应是完全切除所有可识别的病变,同时进行系统性的淋巴结清扫[19,20]。肺转移瘤切除术工作组也建议进行系统的淋巴结清扫术,并指出电视纵隔镜检查可帮助对肺转移患者进行更准确的分期[21]。

4.1.3 VATS 方法

● 一般采用三孔方法。在单肺通气下,观察孔插入第 9 或第 10 肋间隙的腋前线,并且可以在之后作为引流部位。在需要转换时,可以沿着胸廓切开术的切口线设计另外两个切口。这里仍然适用通过顶点处的观察孔对病变进行三角定位的原则。

● 一旦进入胸膜,可以通过烧灼分离肺粘连,以检查肺部。病变的范围可能超过胸膜隆起的范围。在分开胸膜粘连后,借助 Duval 牵开器进行手指触诊。在可视情况下,借助牵开器小心将相关的肺部区域牵拉到外科医生的手指停留等待的另一个端口。或者,借助长而直的仪器小心触诊肺部,以帮助定位病变。确认后,用烧灼笔或记号笔标出病变,并使用吻合器切除。

● 切除样本应在封闭装置中移走,以避免切口部位的肿瘤种植。一个 7 号的无菌手套通常就足够了,这是一个有效的和经济的替代专用取标本袋的选择。

4.1.4 寻找难以发现的病变

在 Suzuki 等的一项研究中,在病变 < 10 mm 或距离胸膜表面超过 5 mm 时,由于无法定位结节而将 VATS 方法转为胸廓切开术的概率为 63%[22]。在视觉查看或手指触诊难以定位病变时,还有许多其他定位办法来尽量降低转换为开胸手术的需要。

使用胸腔镜超声探头进行术中成像可准确识别和切除深层病变。Sortini 证明，该办法可定位在术前 CT 扫描中看到的所有结节，可成功切除距胸膜表面深达 5 cm 的病变[23]。

经皮放置钩线和线圈会有气胸、肺出血和明显的胸膜疼痛等风险（图 4.4a，b）[24,25]。在开始行单肺通气前，切记要切断皮表的定位针以防止移位。人们报道了各种经皮放置的对比剂/染料、基准标志物和放射性示踪剂以及支气管镜放置的定位器，这些都有其自身特定的局限性[26-31]。这些材料虽然可以作为胸腔镜切除术的辅助手段，但其使用取决于相关的医院和外科医生。

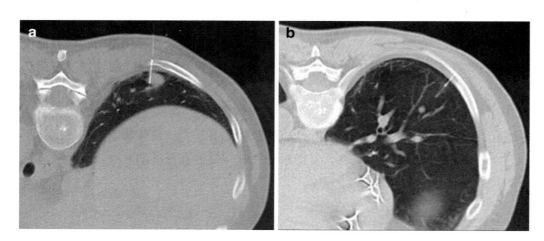

图 4.4 在右下叶被证明是恶性黑色素瘤转移灶的两个病变（a，b）中插入定位针

4.1.4.1 开放手术入路：单侧病变

经典的单侧开胸手术包括一个大的后外侧切口，目前在大多数中心已被一个前外侧保留肌肉的开胸手术切口所取代，即向后拉背阔肌，开胸手术允许手动触诊整个肺实质。

4.1.5 胸廓切开术

- 使用双腔气管内导管。
- 患者侧卧位。
- 通过第 5 肋间隙进行标准的前外侧胸廓切开。
- 分开下部肺韧带以及所有粘连，以增加肺活动度。
- 肺由 Duval 牵开器小心地托起，以便仔细地双侧触诊肺实质。
- 所有可触及的病变应与术前成像准确关联起来，并用缝线标记。
- 由于在吻合器工作时肺组织会扭曲，因此必须密切留意病变的边界。这可以在切除之前用组织标记笔勾勒出来，同时应注意距离吻合器预定的切除起点处最远的边界。

- 目标 1 cm 切除范围，平衡切除的完整性和肺的保留。

- 根据开胸手术的大小，吻合器的最佳位置以达到所需的角度，可能需要将吻合器通过计划的胸管位置孔。使用铰接式内镜吻合器可以进一步帮助获得理想的切除角度。

- 较小的病变可以通过放置一把血管钳来移除转移瘤，并在血管钳下方连续用聚丙烯缝线来缝合肺实质（图 4.5a－c）。其他方法包括电凝和激光消融，但这些方法不能进行完整的病理检查。

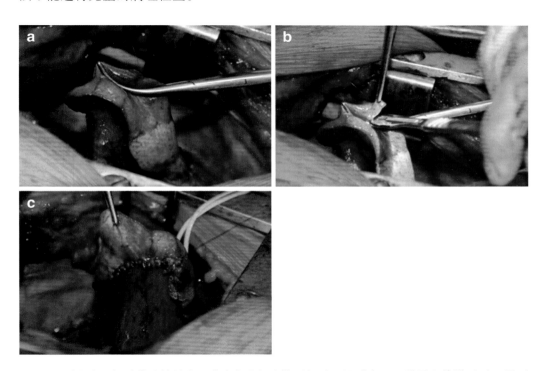

图 4.5　对患有可疑肺转移的结直肠癌患者进行小楔形切除。通过在下面放置血管钳（a），用手术刀片进行清晰的切割（b），并用连续聚丙烯缝合线缝合肺实质来移除该结节（c）。病理学显示为肺内淋巴结

4.1.6　中央型病变

- 术前仔细进行影像学检查可以发现主要肺门结构毗邻。切除线不应损害任何主要血管结构。如果存在任何不确定性，应解剖叶间裂以确定肺动脉分支的确切位置并确保吻合器的安全放置。也有可能需要进行解剖性切除。

4.1.7　开放手术法：双侧病变

- 已知患有双侧病变的患者可进行胸骨切开术、双侧前胸廓切开术（蛤壳切口）或双侧顺序胸廓切开术，时间相隔 4~6 周。

4.1.8　正中胸骨劈开

正中胸骨劈开术以常规的方式（比如心脏手术）进行。两侧胸膜广泛打开。通过分开两侧的肺韧带来提高肺的移动性。左肺暴露可通过向胸腔中灌注温水或在肺门后放置无菌纱布而改善。

- 用于胸腔引流的操作孔部位可以用来更好地调整吻合器的角度。

4.1.9　双侧前胸廓切开术

- 将患者置于仰卧位，并且能在不需要重新调整姿势的情况下接触两侧肺。
- 每一侧胸腔是通过一个乳房下切口通过第 4 肋间空间进入，单肺通气。进一步暴露，如果需要，可能涉及横断胸骨，从而转化为蛤壳切口。

4.2　是否可重复进行转移瘤切除术？

回顾性证据表明，53% 的患者在转移瘤切除术后复发[8]。重复接受复发性转移瘤手术的患者 5 年生存率为 44%，远超过未接受进一步切除的患者为期 8 个月的中位生存期[32]。似乎某些患者重复接受转移瘤切除术会实现一定程度的疾病控制。然而，随着每一次复发，通过额外切除实现持久的胸部疾病控制的能力迅速降低[32]。这些回顾性报告支持了这样一种观点，即肺转移瘤切除术可能只局限于放射学上可见的病灶，而无需双侧触诊。

小结

对于肺转移瘤切除术，选择特定的患者有重要的作用，它提供了改善长期生存的可能性，优于当前单独接受全身治疗的效果。这时，手术的目标是切除所有可识别的肺部病变，同时尽可能保留正常的肺实质，以维持肺功能并应对未来出现复发时可能的切除手术。虽然近年来的重点已转向微创方法，将发病率降到最低，但许多外科技术依旧可用。胸腔镜手术不能对肺部进行全面的手动触诊，限制了对术前影像未发现的病变进行切除的可能性。但是，与胸腔镜转移瘤切除术相比，目前的证据并未表明胸廓切开术有任何生存优势，也没有现成的随机对照研究。当然，精确的监测成像对于发现新出现的疾病至关重要，因此可以考虑重复切除。

（汪亮　译，陈倩　校）

参考文献

1. Treasure T, Internullo E, Utley M. Resection of pulmonary metastases: a growth industry. Cancer Imaging. 2008;8:121 − 4. Epub 2008/04/30.

2. Pastorino U, Treasure T. A historical note on pulmonary metastasectomy. J Thorac Oncol. 2010;5(6 Suppl 2):S132 − 3. Epub 2010/06/05.

3. Barney JD, Churchill E. Adenocarcinoma of the kidney with metastasis to the lung cured by nephrectomy and lobectomy. J Urol. 1939;42:269 − 76.

4. Alexander J, Haight C. Pulmonary resection for solitary metastatic sarcomas and carcinomas. Surg Gynecol Obstet. 1947;85(2):129 − 46. Epub 1947/08/01.

5. Mannix EP Jr. Resection of multiple pulmonary metastases fourteen years after amputation for osteochondrogenic sarcoma of tibia; apparent freedom from recurrence two years later. J Thorac Surg. 1953; 26(5):544 − 9. Epub 1953/11/01.

6. Thomford NR, Woolner LB, Clagett OT. The surgical treatment of metastatic tumors in the lungs. J Thorac Cardiovasc Surg. 1965;49:357 − 63. Epub 1965/03/01.

7. Potter DA, Glenn J, Kinsella T, Glatstein E, Lack EE, Restrepo C, et al. Patterns of recurrence in patients with high-grade soft-tissue sarcomas. J Clin Oncol. 1985;3(3):353 − 66. Epub 1985/03/01.

8. Pastorino U, Buyse M, Friedel G, Ginsberg RJ, Girard P, Goldstraw P, et al. Long-term results of lung metastasectomy: prognostic analyses based on 5206 cases. J Thorac Cardiovasc Surg. 1997;113(1): 37 − 49. Epub 1997/01/01.

9. Putnam JBJr, Roth JA. Prognostic indicators in patients with pulmonary metastases. Semin Surg Oncol. 1990;6(5):291 − 6. Epub 1990/01/01.

10. Mery CM, Pappas AN, Bueno R, Mentzer SJ, Lukanich JM, Sugarbaker DJ, et al. Relationship between a history of antecedent cancer and the probability of malignancy for a solitary pulmonary nodule. Chest. 2004;125(6):2175 − 81. Epub 2004/06/11.

11. Roth JA, Pass HI, Wesley MN, White D, Putnam JB, Seipp C. Comparison of median sternotomy and thoracotomy for resection of pulmonary metastases in patients with adult soft-tissue sarcomas. Ann Thorac Surg. 1986;42(2):134 − 8. Epub 1986/08/01.

12. Younes RN, Gross JL, Deheinzelin D. Surgical resection of unilateral lung metastases: is bilateral thoracotomy necessary? World J Surg. 2002;26(9):1112 − 6. Epub 2002/06/05.

13. Veronesi G, Petrella F, Leo F, Solli P, Maissoneuve P, Galetta D, et al. Prognostic role of lymph node involvement in lung metastasectomy. J Thorac Cardiovasc Surg. 2007;133(4):967 − 72. Epub 2007/03/27.

14. Szoke T, Kortner A, Neu R, Grosser C, Sziklavari Z, Wiebe K, et al. Is the mediastinal lymphadenectomy during pulmonary metastasectomy of colorectal cancer necessary? Interact Cardiovasc Thorac Surg. 2010;10(5):694 − 8. Epub 2010/02/23.

15. Pfannschmidt J, Klode J, Muley T, Dienemann H, Hoffmann H. Nodal involvement at the time of pul-

monary metastasectomy: experiences in 245 patients. Ann Thorac Surg. 2006;81(2):448 − 54. Epub 2006/01/24.

16. Loehe F, Kobinger S, Hatz RA, Helmberger T, Loehrs U, Fuerst H. Value of systematic mediastinal lymph node dissection during pulmonary metastasectomy. Ann Thorac Surg. 2001; 72 (1): 225 − 9. Epub 2001/07/24.

17. Eckardt J, Licht PB. Thoracoscopic or open surgery for pulmonary metastasectomy: an observer blinded study. Ann Thorac Surg. 2014;98(2):466 − 9;discussion 469 − 70. Epub 2014/06/15.

18. Internullo E, Cassivi SD, Van Raemdonck D, Friedel G, Treasure T. Pulmonary metastasectomy: a survey of current practice amongst members of the European Society of Thoracic Surgeons. J Thorac Oncol. 2008;3(11):1257 − 66. Epub 2008/11/04.

19. Graham AN, Chan KJ, Pastorino U, Goldstraw P. Systematic nodal dissection in the intrathoracic staging of patients with non-small cell lung cancer. J Thorac Cardiovasc Surg. 1999; 117 (2): 246 − 51. Epub 1999/01/27.

20. Rami-Porta R, Wittekind C, Goldstraw P. Complete resection in lung cancer surgery: proposed definition. Lung Cancer. 2005;49(1):25 − 33. Epub 2005/06/14.

21. Garcia-Yuste M, Cassivi S, Paleru C. Thoracic lymphatic involvement in patients having pulmonary metastasectomy: incidence and the effect on prognosis. J Thorac Oncol. 2010;5(6 Suppl 2): S166 − 9. Epub 2010/06/05.

22. Suzuki K, Nagai K, Yoshida J, Ohmatsu H, Takahashi K, Nishimura M, et al. Video-assisted thoracoscopic surgery for small indeterminate pulmonary nodules: indications for preoperative marking. Chest. 1999;115(2):563 − 8. Epub 1999/02/23.

23. Sortini D, Carrella G, Carcoforo P, Pozza E, Sortini A. Sonographic evaluation for peripheral pulmonary nodules during video-assisted thoracoscopic surgery. Surg Endosc. 2004;18(3):563;author reply 4. Epub 2004/04/30.

24. Ichinose J, Kohno T, Fujimori S, Harano T, Suzuki S. Efficacy and complications of computed tomography-guided hook wire localization. Ann Thorac Surg. 2013;96(4):1203 − 8. Epub 2013/07/31.

25. Powell TI, Jangra D, Clifton JC, Lara-Guerra H, Church N, English J, et al. Peripheral lung nodules: fluoroscopically guided video-assisted thoracoscopic resection after computed tomography-guided localization using platinum microcoils. Ann Surg. 2004; 240 (3): 481 − 8; discussion 488 − 9. Epub 2004/08/21.

26. Watanabe K, Nomori H, Ohtsuka T, Kaji M, Naruke T, Suemasu K. Usefulness and complications of computed tomography-guided lipiodol marking for fluoroscopy-assisted thoracoscopic resection of small pulmonary nodules: experience with 174 nodules. J Thorac Cardiovasc Surg. 2006; 132 (2): 320 − 4. Epub 2006/07/29.

27. Nomori H, Horio H, Naruke T, Suemasu K. Fluoroscopy-assisted thoracoscopic resection of lung nodules marked with lipiodol. Ann Thorac Surg. 2002;74(1):170 − 3. Epub 2002/07/18.

28. Sancheti MS, Lee R, Ahmed SU, Pickens A, Fernandez FG, Small WC, et al. Percutaneous fiducial localization for thoracoscopic wedge resection of small pulmonary nodules. Ann Thorac Surg. 2014;97 (6):1914 − 8;discussion 1919. Epub 2014/04/15.

29. Bellomi M, Veronesi G, Trifiro G, Brambilla S, Bonello L, Preda L, et al. Computed tomography-guided preoperative radiotracer localization of nonpalpable lung nodules. Ann Thorac Surg. 2010;90 (6):1759 − 64. Epub 2010/11/26.

30. Endo M, Kotani Y, Satouchi M, Takada Y, Sakamoto T, Tsubota N, et al. CT fluoroscopy-guided bronchoscopic dye marking for resection of small peripheral pulmonary nodules. Chest. 2004;125(5):

1747 - 52. Epub 2004/05/12.

31. Iwasaki Y, Nagata K, Yuba T, Hosogi S, Kohno K, Ohsugi S, et al. Fluoroscopy-guided barium marking for localizing small pulmonary lesions before video-assisted thoracic surgery. Respir Med. 2005; 99(3):285 - 9. Epub 2005/03/01.

32. Jaklitsch MT, Mery CM, Lukanich JM, Richards WG, Bueno R, Swanson SJ, et al. Sequential thoracic metastasectomy prolongs survival by re-establishing local control within the chest. J Thorac Cardiovasc Surg. 2001;121(4):657 - 67. Epub 2001/03/30.

第 5 章
肺移植

Mike Mulligan

摘要

我们认为，单肺或双肺移植的良好结果取决于良好的供体评估和管理、供体与受体的正确匹配以及正确的手术方法。因此，本章将从对供体和受体的评估与管理以及对受体进行手术开始，讨论有关外科医生肺移植的一些"要点"和"技巧"。

在我们医院，大多数患者接受双侧肺移植时，首选方法是蛤壳切口。由于我们医院所处地理位置和相对有限的供体库，患者等待移植的时间相对较长，且接受者多病情严重，移植时肺部分配评分（LAS）很高。因此，我们经常采用心肺分流术进行移植手术。这样，我们对移植手术的讨论本身也是基于我们对移植患者群体的调查数据。

关键词

肺移植；蛤壳切口；供体管理；心肺分流术；提示；技巧

5.1 引言

肺移植是公认的终末期肺病有效的治疗方法，对于许多患有晚期肺病的患者来说，也是改善其生活质量和生存唯一可行的方法。

1983 年首次成功进行单肺移植手术后，接受肺移植手术的患者数量稳步增加，2013 年以来每年进行 4000 多例手术[1]。肺移植最常见的适应证是慢性阻塞性肺疾

M. Mulligan
University of Washington, Seattle, WA, USA
e-mail: msmmd@u. washington. edu

病（COPD）、特发性肺纤维化（IPF）、囊性纤维化（CF）、α1-抗胰蛋白酶缺乏引起的肺气肿和肺动脉高压（PAH），总共占每年在世界范围内进行的肺移植手术的85%。束缚肺移植数量的主要原因是缺乏合适的肺供体，因为根据目前公认的标准，只有不到20%的尸体供体适合进行肺捐赠。由于缺乏供体，肺移植的等待中位时间增加，等待名单上的死亡人数也相应增加[2-4]。为了增加供体的数量，人们提出使用边际供体或"放宽"供体标准，这在当选择性地应用时，有着跟用于COPD的受体时的理想供体相似的结果[5]。围术期管理和手术技术的进步降低了移植后死亡率和发病率，国际心脏移植协会（ISHLT）登记所报告的1，3，5年生存率分别为78%、55%和48%，成人肺移植接受者的中位生存期为5.7年。

5.2　供体的评估和管理

ISHLT制定了有关理想供体的良好标准——供体小于55岁，$pAO_2 > 300$，胸片清晰，支气管镜检查中无感染或误吸证据，无明显胸外伤或既往胸腔手术，以及不到20包·年的吸烟史。但并非所有供体都满足这些标准，积极的供体管理对于优化潜在供体和最大化供体群至关重要。

肺水肿：肺水肿是潜在供体pAO_2不理想的最常见原因之一，脑死亡可加重其发生。神经源性肺水肿是一种已知的现象，由细胞因子和儿茶酚胺的释放引起毛细血管渗漏和随后的间质性水肿而导致脑死亡，进而引发的全身炎症反应引起[6]。在供体创伤性死亡和失血性休克时，液体复苏和由此引起的血量增多也扮演着重要角色。

要点1：经过进一步调查，无论电子病历所预示的是什么，在初始评估时供体经常会出现容量超负荷。在与高血容量或神经源性肺水肿相关的肺水肿病例中，我们更倾向于开始大剂量的呋塞米（速尿）静脉注射，然后再进行呋塞米输注，这样可以持续、稳定地利尿。对FiO_2 100%和PEEP 5以及$8 \sim 10cm^3/kg$潮气量的动脉血气，至少应每4小时查看，以评估变化或改善情况。

CXR结果异常：仅根据CXR结果就有多达12%的潜在肺移植供体不合格[7]。最常见的结果是肺实变或挫伤，其次是胸腔积液。

要点2：当CXR没有明确的病因导致pAO_2持续不佳时，CT结合肺血管造影可以帮助阐明其他导致缺氧的原因，如肺栓塞、潜在的肺部疾病、挫伤或肺炎。我们倾向于对所有潜在的肺供体进行支气管镜检查，并且无论是否存在临床肺炎的体征或症状，通常都会针对任何阳性的革兰染色开始使用经验性广谱抗生素。中到大量的积液应通过胸管引流治疗，以促进肺膨胀，减轻压迫性肺不张。

放宽供体标准：为扩大肺供体库，人们提倡引入"放宽的供体标准"或"边缘"供体。放宽的供体标准包括：CXR 结果异常，年龄 > 55 岁，吸烟史 > 20 包·年。机械通气时间延长，痰液阳性或 BAL 革兰染色阳性。文献一致表明，在选择性使用边缘供体时对术后发病率或死亡率无明显影响[5,8]。

要点 3：在考虑边缘供体时，由经验丰富的外科医生进行采集和对供体 - 受体谨慎匹配至关重要。在怀疑吸入性肺炎或肺炎的情况下，仔细鉴定供体分泌物的质量和数量是关键。如果存在脓性分泌物但仅限于节段性甚至肺叶水平而不会通过吸气重新累积，则通过对患有 COPD 或肺气肿的双肺接受者进行轻度肺炎治疗是可行的。如果供体有明确的吸烟史，同样重要的是不要被充分的氧合作用和清晰的胸部 X 线片所欺骗。在这种情况下，自动 PEEP 可能导致虚假的 pAO$_2$，应获取胸部 CT 来评估不能在 X 线片上识别的肺气肿征象。

供体 - 受体匹配：供体 - 受体的成功匹配涉及多种因素，对于避免随后的胸膜间隙问题或匹配不当的术后并发症至关重要。除 ABO 和大小匹配外，还必须考虑潜在肺部疾病受体的病因。这很重要，因为对患有囊性纤维化或严重肺动脉高压的患者所预期的术后管理难度与患有 COPD 或间质性肺病的患者的预期大相径庭。必须尽可能在术前发现这些潜在的管理问题。

要点 4：一般来说，供体 - 受体大小差异 15% 是可接受的。可能会出现的棘手情况是：将大小差异与其他供体特征相结合，例如将来自男性的过大的同种异体移植物移植到具有间质性肺病的女性受体，或供体过小的同种异体移植物移植到患有 COPD 的男性受体时。在评估大小时，除了要查看肺的高度、胸廓的宽度和预测的总肺容量之外，评估胸围等其他形态测量值也是有用的辅助手段，这可以在评估供体和预定的受体时轻松完成。

要点 5：在对患有高 LAS、化脓性肺病或右心室功能障碍的受体进行匹配时，我们的目标是选择最佳供体，即无水肿、感染或挫伤证据的供体，否则可能会使受者的术后管理复杂化。我们认为，对于这些病情已经极为严重的接受者，其生理储备不足以承受术后来自供体的同种异体移植物的功能障碍。此时，对于在采集时体积状态、氧合作用或感染可能性未明的供体，如果认为供体肺属于边际质量，我们往往转向候补受体。

5.3　手术技巧

受体肺切除术：根据对受体的诊断，对原生肺的切除有时相当简单，但有时也充满挑战。对患有化脓性疾病或慢性感染以及由此导致的粘连或淋巴结病患者的解剖可能尤为困难。另外，对患有间质性肺病的患者，升高的膈膜会阻碍肺门和下肺动脉韧带和静脉的显示。

要点：对于胸膜粘连或因慢性感染引致的致密粘连的患者，谨慎的做法是最初将解剖集中于肺门血管的分离，而不是肺的松动，因为这通常会导致实质和胸壁出血。另外，通过避免由于解剖困难导致的肺实质撕裂，能够避免随后的漏气并提高远离旁路进行解剖的可能性。这也可避免在供体肺同种异体移植物到达之前进行对侧肺门切除时胸壁和肺本身的过度失血。一旦供体肺到达并且肺门血管已经结扎，就可以移走原生肺，并使用氩束凝固器实现止血。

技巧1：对于在肺门解剖期间不能耐受单肺通气的患者，如果助手能在再扩张期间对肺部保持充分的侧向回缩，在同侧肺通气时仍可进行肺门游离。

要点1：应避免淋巴结的过度切除，因为这些淋巴结通常血管化良好，过度切除会导致大量出血。后纵隔腔出血可以通过结扎后纵隔胸膜来减轻，从而有效地填塞出血组织。必须注意避免深度切开，以免损伤食管。

要点2：在控制支气管附近的淋巴管和细支气管出血时，要避免使用血管钳，因为时间长了可能会使气道受损。

技巧2：保留缝线放置在膈膜膜性腱膜上，并通过胸壁引出，可以在解剖的早期放置，以帮助暴露下肺动脉韧带和静脉。这个开胸切口可以在手术结束时用于置入胸腔导管。

肺门血管分离：在进行原生肺肺切除以及将肺静脉和动脉分开时，注意几个小细节，可以提高供体同种异体移植的易用性。

要点3：在对下肺静脉和上肺静脉进行吻合时，应尽量试着平行并在同一平面上结扎血管。通过注意这个小细节，可确保在随后移走吻合线时肺静脉袖套的对称。同样，在对合适的供体肺进行切除时，也需要将肺动脉干前支和叶间动脉分开；它们也应该在同一个平面上，并且彼此平行。

技巧3：如果对共干前分支的分离较早，可能需要对肺叶间 PA 进行肺动脉吻合术。此时，必须在共干源头结扎，以防止淤滞和潜在的血栓形成。

受体植入：供体肺的同种异体植入的关键在于植入的配置。我们已经讨论过在膈膜中使用保留缝合线来帮助可视化，这不仅有助于原生肺切除，还有助于植入。

要点4：我们目前采用硬壳静脉储液器，以改善体外循环时的引流，并在必要时为引流提供真空辅助。

技巧4：出于增加引流目的，可计划一个肺动脉出口，这也很容易做到。

技巧5：尽管在正中胸骨切开术中更容易使用，但当两段静脉插管不够时，增加 SVC 插管也可以改善引流。

要点5：如果心脏体积较大或向左倾，对左心室的暴露可通过将心尖从心包抬高来改善。这可让心包向上和向内进一步收缩，以更好地暴露肺静脉。

技巧6：在胸骨切开术上方、心包游离边缘和膈神经中间放置一指宽的心包收缩缝线是理想的暴露方式。缝线应该在胸部收窄，以便于在这个抬高的位置支撑心脏。

要点6：应在心脏和胸骨切面之间放置一块折叠的热海绵和任意收缩缝合线，以防止对左心室的损伤或阻塞冠状动脉。

要点7：在抬高心脏时应小心，因为这可能会导致静脉导管被推入到下腔静脉的更深处，引流可能会受到影响。通常可以通过在静脉导管上轻柔地牵拉头部来纠正，以确保在右心房内的适当位置。

支气管吻合术：支气管吻合术的正确操作和圆满完成是减少术后并发症发生的关键。避免供体和受体支气管残端断流是常识。

技巧7：应避免沿着供体和受体支气管过度解剖，或切除过多支气管周围筋膜和软组织包膜。因为这些筋膜和软组织有时可充当支气管和动脉吻合之间的一个小"皮瓣"组织。

要点8：确保缝合时每针都要充分吻合供体和受体膜通气道，这样吻合的复原性更好。过于致密的缝合可能会使吻合口张力太大，容易引起缺血，更有可能撕裂。我们倾向于采用4 – OPDS® 来完成后膜气道吻合，接着是软骨气道，以多个"8"字形完成[9]。

要点9："8"字形缝合应同时拉紧，这将有助于避免气道扭曲和支气管吻合术后的愈合不变形。一般不进行套叠，除非存在尺寸差异——此时让较小的支气管套叠进入较大的气道。

血管长度不足：偶尔会存在受体的心房袖套或肺动脉残端不足以进行适当的吻合术的情况。这可能是由于供体心脏的过度切除或继发于明显的肺门瘢痕形成的缩短。

要点10：如果供体心房袖套或肺动脉对受体来说太短，可将供体心包带缝合到供体的心房或动脉上。可能部分血管需要扩张。

血管损伤：如果在心房和肺动脉使用夹钳时不小心，也会发生医源性损伤。另外，低质量的组织、血管上的侵入性收缩或每个针脚位置的撕裂都会损伤吻合。

要点11：当组织质量或血管长度不足，导致夹持器无法完成吻合时，可以取下夹持器，以开放的方式进行吻合。在肺动脉吻合术中移走钳夹时，可能需要放置一个肺动脉通气口来辅助观察。在移走夹子进行动脉吻合术时，关键是通过吻合术和主动脉根部出口进行充分的排气。

要点12：在左心房准备肺静脉吻合术时，观察心电图追踪 ST 段抬高情况。钳夹位置太近可能会损害左冠状动脉。

止血：在肺移植期间能否实现令人满意的止血不一而定，可根据术前受体的潜在疾病以及他们是否曾进行过胸部手术来预判。

要点 13：预防出血的最简单方法是首先不要引起出血。极为常见的是，那些初次参与移植手术的新手在植入后评估胸壁出血或肺不张时，回缩供体的同种异体移植物的动作会过大。肺门结构上的不适当的扭力和张力会因吻合扯动和针孔扩展或脆弱的内膜接合区域而导致出血。

技巧 8：当回缩肺部时，助手位于手术台对侧，张开手掌向内侧缩回肺部最为容易，手掌捧肺并缓慢转向肺门。这可让外科医生从后提升肺部边缘并查看肺门和胸壁。

技巧 9：一旦关闭旁路，我们的做法是在吻合口周围注射 Floseal®。最有效的办法是，将涂药器的尖端插入肺动脉和静脉之间进行注射。这样 Floseal® 可从后递送到吻合口，否则其不容易到达或查看。

要点 14：在肺再复张之前，沿着下肺韧带灼烧供体心包的剩余边缘和所有剩余的组织。

要点 15：准备好一个氩气束凝结器，应对可能较大面积浅表出血的情况。

胸腔闭合：蛤壳式切口的闭合本身就是一个手术，特别是在凌晨时分。

技巧 10：在将胸腔闭合之前，将纤维蛋白基密封剂应用于肺门和纵隔可以帮助封闭小淋巴管，这可能有助于持续的胸管引流，同时减少出血。

要点 16：我们经常在胸部闭合前缝合内乳血管的断端，以防止延迟性出血。

要点 17：对于患有化脓性疾病的患者，优选使用可吸收的肋骨缝合线，这样可降低发生缝合部位感染的概率。

要点 18：当胸骨线就位并准备闭合时，将肋骨前的缝线拉紧以重新贴近胸壁，并在扭拉/收紧胸骨线之前将其放松。

技巧 11：如果切开的胸骨边缘向外半脱位或骨质量较差，可用钛板支撑胸骨闭合并帮助分散张力。我们使用的是线而不是螺钉，通过钛板上的孔向下穿过胸骨，然后再次穿过钛板。接着以常规方式使用索环固定线。然后可再用螺钉将钛板固定到位。

技巧 12：对乳房大而下垂的女性受体，在胸骨切开术两侧切口的上、下切缘各放置一根皮肤钉，可以帮助在手术结束时将切口进行适当的拉近。

要点 19：如果由于凝血功能异常导致大量失血而需要在术后进行持续引流，应沿着整个后胸壁放置一条带凹槽的硅引流管，以帮助引流积血。在引流积血时，长的凹槽引流管比短的 PVC 管引流更有效。

技巧 13：如果由于原发性移植物功能障碍或继发于凝血功能障碍的出血需保持胸腔开放时，可以通过手术盐水巾和 GORE-TEX® 方便快捷地形成封闭的抽吸系统。胸管沿着横膈膜和前纵隔放置，并沿胸壁向后放置，就像关闭胸腔一样。然后将一片 2 mm 的 GORE-TEX® 薄片放在肺上，塞进胸腔。然后用同样折叠并横向塞入胸腔中的手术巾覆盖，最后用 Ioban™ 封闭、密闭层将其固定到位。接着可将胸腔引流管连接到心房并像往常一样在 $-20\ cmH_2O$ 下抽吸。该方法可在没有限制的情况下方便地对肺进行通气，而我们在放置商用负压伤口治疗系统后会经常遇到各种限制。

要点 20：当考虑到供体与受体不匹配，以及同种异体移植体出现过大时，保持胸腔开放 24 ~ 48 小时，直到患者恢复正常，并且同种异体移植体的依从性得到改善。这可避免进行削减肺体积的操作。

（汪亮　译，陈倩　校）

参考文献

1. Yusen RD, Edwards LB, Kucheryavaya AY, et al. The registry of the International Society for Heart and Lung Transplantation：thirty-first adult lung and heart-lung transplant report—2014；focus theme：retransplantation. J Heart Lung Transplant. 2014；33：1009 – 24.

2. Hertz M, Taylor D, Trulock E, et al. The Registry of the International Society for Heart and Lung Transplantation：nineteenth official report—2002. J Heart Lung Transplant. 2002；21：950 – 70.

3. Fisher AJ, Dark JH, Corris PA. Improving donor lung evaluation：a new approach to increase organ supply for lung transplantation. Thorax. 1998；53：818 – 20.

4. Sundaresan S, Trachiotis GD, Aoe M, et al. Donor lung procurement：assessment and operative technique. Ann Thorac Surg. 1993；56：1409 – 13.

5. Sundaresan S, Semenkovich J, Ochoa L, et al. Successful outcome of lung transplantation is not compromised by the use of marginal donor lungs. J Thorac Cardiovasc Surg. 1995；109：1075 – 80.

6. Wood K, Becker B, McCartney J, et al. Care of the potential organ donor. N Engl J Med. 2004；351：2730 – 9.

7. Alvarez A, Moreno P, Espinosa D, et al. Assessment of lungs for transplantation：a stepwise analysis of 476 donors. Eur J Cardiothorac Surg. 2010；37（2）：432 – 9.

8. Bhorade A, Vigneswaran W, Mccabe M, Garrity M. Liberalization of donor criteria may expand the donor pool without adverse consequence in lung transplantation. J Heart Lung Transplant. 2000；19：1199 – 204.

9. Fitzsullivan E, Gries CJ, Phelan P, et al. Reduction in airway complications after lung transplantation with novel anastomotic technique. Ann Thorac Surg. 2011；92（1）：309 – 15.

第 2 部分

感　染

第 6 章

脓胸

Dakshesh Parikh

摘要

脓胸是由肺炎或胸膜腔的继发感染使脓性物质在胸膜腔积聚而成。脓胸的发病机制是一个连续的过程，取决于宿主对感染细菌的类型和毒力的免疫应答以及调控能力。支气管胸膜瘘引起的坏死性肺炎越来越常见。脓胸可以通过超声检查诊断，但 CT 扫描对胸腔物质积聚、肺和纵隔病变的显示更加准确。

脓胸治疗不当会导致肺萎陷合并坏死性肺炎。脓胸的临床表现取决于胸腔脓液积聚的多少和肺大叶实变的程度，与下呼吸道感染有关，表现为吸气困难、发热和不同程度的呼吸功能损伤。脓胸治疗的原则是充分引流，以实现肺的完全扩张。不当的治疗策略使脓胸疾病进展为肺组织病理改变。积极监测治疗策略、及早发现肺复张不全和持续感染可以避免发生脓胸相关的疾病和猝死。

许多研究证实，各医疗机构会根据自己的治疗经验采取各种脓胸的治疗策略。在超声引导下置入猪尾导管并注入纤溶剂是脓胸的主要治疗方法之一。然而，这一方法需要密切监测，出现任何失败都应行外科干预。最近许多研究表明，使用胸腔镜技术进行早期干预有更好的疗效并能减少住院时间。伴发支气管胸膜瘘的复杂性脓胸应早期干预，具体可行胸膜纤维板剥除术并移植适当肌瓣堵瘘填腔。本章讨论双侧脓胸、继发性脓胸和结核性脓胸的治疗方法。

关键词

脓胸；肺炎；坏死性肺炎；双侧脓胸；肺囊肿；支气管胸膜瘘；尿激酶；纤溶

D. Parikh, MBBS, MS, FRCS（Ped.）, MD
Department of Pediatric Surgery, Birmingham Women's and
Children's Hospital NHS FT, Birmingham, UK
e-mail：dakshesh. parikh@nhs. net

剂滴注；胸腔镜清创术；胸膜纤维板剥除术；前锯肌指状皮瓣；结核性脓胸

6.1　引言

　　脓胸是胸膜腔内化脓性物质的积聚，最常见的原因是细菌性大叶性肺炎。胸膜腔的继发感染也发生在穿透性损伤、创伤性挫伤和血胸、开胸术和肺叶切除术后、医源性或意外性食管损伤以及急性胰腺炎或膈下脓肿的交叉感染。先天性或恶性肺疾病的感染、阿米巴肺脓肿或包虫囊肿的破裂是引起脓胸的其他罕见原因[1]。

　　尽管脓胸有明显的三个阶段的病理表现，但其发病机制是一个连续的过程。其病理表现不依赖时间而变化，而取决于感染细菌的类型和毒力、宿主的免疫应答以及治疗的情况[1]。在西方国家，人们越来越多地发现相关性坏死性肺炎与脓胸有关，并且成为脓胸症状期间或治疗期间引起自发性支气管胸膜瘘的原因之一[2,3]。

　　脓胸治疗的原则应该是充分引流，以实现肺的完全扩张。引流不足和未能发现持续的感染必然会导致脓胸疾病进展为肺组织病理改变。积极监测、识别和干预脓胸治疗策略中的治疗失败可以避免发病和猝死。

6.2　电视胸腔镜下脓胸清创术的技术要点和技巧

　　实现脓胸的充分引流和肺的完全扩张需要早期干预和静脉注射适当的抗生素。胸腔镜清创术能在直视下完成清创和脓腔引流[4]。一旦经超声或增强 CT 诊断脓胸，最好在胸膜开窗后插入胸腔镜。

6.2.1　放射学证据回顾

　　1. 恰当的药物治疗是儿童脓胸治疗成功的一部分（即：静脉注射抗生素、补液、营养支持、退热、镇痛和呼吸理疗）。雾化吸氧，保持氧饱和度高于95%以上。

　　2. 最佳的引流部位是能使脓液顺利引出的切口。另一种方法是在增厚的胸膜部位行胸腔切口引流。若未在胸膜增厚部位行胸腔引流，可能会穿入粘连的肺实质而导致漏气。故应避免在无胸膜腔间隙时盲目行胸腔引流。

　　3. 沿同一肋间隙做第二切口，并用 Yohan 钳打通所有脓腔分隔。再灌入温生理盐水反复冲洗有助于松解粘连、吸净出血和化脓性物质，以改善术野。低压注入 CO_2（流量约 2 L/min）使术区充分暴露便于去除增厚的纤维脓性物质和缩窄性纤维脓性膜。

4. 用 Yohan 钳夹住脓性膜并从外侧扭转可以有效地剥离纤维脓性膜。

5. 如果早期干预脓胸，通常两切口引流就已足够。而在纤维膜韧厚的情况下，可能需要打三个切口才能使压缩的肺摆脱缩窄性纤维脓性膜或脓壳的牵制而膨胀起来。

充分清创并看到牵制的肺膨胀后，在切口处放置引流管后再缝合。

6.3　术中预期或非预期并发症的规避及处理要点

1. 出血：出血与清除化脓性物质后炎性渗出有关，通常随肺膨胀而停止。来自肋间血管的出血需立即采取措施，直接通过电凝或双极电凝刀可以有效止血。应仔细识别有无动脉出血，并在胸管引流和缝合前采取止血措施。

2. 漏气：在胸腔镜下清创时，最好不要损坏肺组织表面看似坏死的区域，因为可能造成镜下难以控制的漏气。偶尔发现自发性漏气通常是由于脏层胸膜破裂所致的外周肺泡破裂，但不需要手术干预。在存在明显的漏气情况下，最好行电视胸腔镜手术（VATS），可以塞入带蒂肌瓣来处理支气管胸膜瘘[1,2,5]。明显的坏死性肺炎也可能会发生漏气（图 6.3b）。

3. 清创不彻底：这可能与术野不佳、出血过多、胸膜机化增厚或明显漏气有关。盐水灌洗和注入最低压力的 CO_2 在一定程度上可改善术野。增厚机化的胸膜可以通过 VATS 技术而非单纯的胸腔镜下清创术切除。利用组织分离钳通过一个肋间小切口就可以实行钝性分离。

4. 有手术史、引流不充分和持续的脓液积聚：胸腔闭式引流史、尿激酶使用史、胸腔镜和（或）开胸手术史会增加随后清创术或剥脱术的难度（图 6.1a，b）。这可能是由于纤维粘连、肺塌陷和尿激酶抗凝作用引起的出血所致。行第一切口时要非常小心，以免损伤粘连的肺实质。创建一个胸膜切口需切开引流。存在大的多房性脓胸时，先用针抽吸脓液并在脓液积聚处行第一个切口有助于随后打孔而无需开放下分离。通过胸腔镜钝性分离增加胸膜腔空间以便后续行胸腔引流。有时，塌陷肺部出血、纤维化或漏气可能需要行开胸手术以充分清创或剥脱纤维板。

5. 漏气过多可能导致正压通气氧合不足，进而需要转开胸术、胸膜纤维板剥脱术及移植肌瓣填充支气管胸膜瘘。

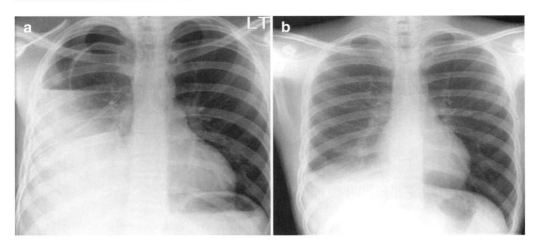

图 6.1　尿激酶治疗失败。（a）肋间胸管引流并行多种尿激酶灌注：肺下再扩张失败，持续感染合并自发性支气管胸膜瘘和脓气胸；（b）开放手术植入前锯肌指状皮瓣后拍的胸片

6.4　治疗脓胸的其他方法

1. 对于儿童和部分成人脓胸患者，许多研究中心提出置入小口径猪尾导管并灌注尿激酶的治疗方式。适量的尿激酶灌注后留置 1.5 小时，再从引流管低压抽吸出来，每日两次。其优点是在超声引导下操作，并且引流管口径很小。英国的一个多中心随机试验已证实其有效性[6,7]。然而这一结果因其他某些试验及成人患者的研究而存有争议[8-10]。该疗法的缺点是需要麻醉尤其是年幼的儿童患者，引流可能不够彻底，需要积极监测，并且对脓胸后期的患者疗效不佳。

2. 小切口开胸术：保留肌肉的小切口或侧切口开胸有时可以进行清创术和胸膜纤维板剥脱术。该方法在无法使用胸腔镜技术或其他治疗均失败的情况下仍是"金标准"。开放手术本可以暴露良好、游离覆盖的纤维化脏层胸膜，最终完成剥脱术和肺实质充分膨胀；但其出血风险更大，术后需要密切关注。相比之下，胸腔镜手术需要专业技术和团队来完成。虽然中转开胸的可能一直存在，附加肌瓣的植入只能在开放下完成，但微创技术能达到同样的目的，且降低了缓解疼痛的需求，并减少了开放手术的并发症发生率。

6.5　脓胸的变化和复杂表现

6.5.1　尿激酶治疗失败

据 2004 年研究的报道[5]，早期支气管胸膜瘘肌瓣植入和局部胸膜纤维板剥脱术能使肺尽快复张，随后证实其疗效长期有效[2]。该手术在儿童患者更容易操作，因为儿童的胸肌所占胸内空间更少，并且沿着切口很容易得到肌瓣。并不是所有尿激酶治疗失败的患者都需要行开胸手术；大部分可以通过胸腔镜技术实现充分的引流/清创/剥脱和塌陷肺的扩张而得到良好治疗。相比先行胸腔镜手术，先灌注尿激酶有可能造成更多的出血。

6.5.2　胸腔镜下脓胸清创不充分

胸腔镜下可能未完全打通所有小腔，导致清创不彻底。这是除不恰当使用抗生素之外可能造成术后肺扩张不全的原因（图 6.2）。脓胸的任何治疗都应在术后合理监测，以达到治疗的基本目的。术后应继续进行适当的镇痛、理疗和抗生素应用。若有持续脓毒血症和肺实质塌陷相关的胸膜腔积脓的证据，应采取干预措施。胸外科医生可以再次进行 VATS 的引流和胸膜纤维板剥脱术。然而，这需要仔细的评估，若通过 VATS 技术无法达到治疗目的，开胸剥脱是必要的。

图 6.2　胸腔镜下清创失败。增强 CT 示左下肺持续压缩（箭头）；气胸可见

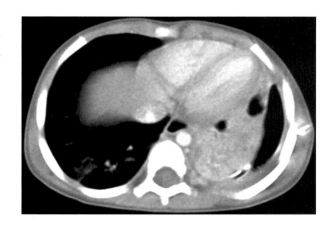

6.5.3　脓气胸和坏死性肺炎

自发性张力性气胸和脓气胸可以一开始就出现，需要紧急处理，因为它是危及生命的急症（图 6.3a）。另外，如果患者需要正压通气，则支气管胸膜瘘和肋间引流会首先使氧气泄露。在这种情况下，选择性对侧支气管插管或选择性高频振荡通气可以实现充分氧合。虽然这种情况很少见，但需要仔细的内外科处理才能成功治疗支气管胸膜瘘、脓胸和潜在的坏死性肺炎。

即使在成功治疗脓胸后，与坏死性肺炎相关的脓胸也会发生。实变性肺是否存在潜在性坏死只能通过增强 CT 扫描来准确诊断。在这组病例中，需要延长抗生素的应用。当肺实质有明显损伤时，术前和术后都需要通气支持。

　　有学者提倡的切除手术，包括全肺切除术是必要且根本的手段，可以降低术后发病率甚至死亡率[11,12]。但手术很难区分并明确实变性和塌陷性肺的恢复程度。因此，明智的做法是在脓胸急性期不行切除术而仅进行充分清创和剥脱，之后再考虑是否需要切除。根据我们的经验，大部分坏死性肺炎的儿童患者无须行切除术（图6.3b）。然而，在不发达的国家，除了良好的内科治疗，切除病肺可能是一种挽救生命的手术[12]。

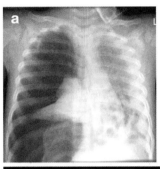

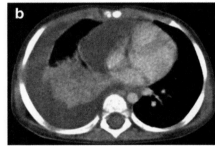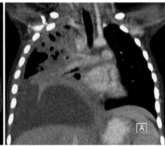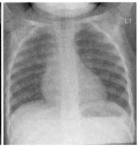

图 6.3　脓气胸。（a）胸片示张力性气胸；（b）脓气胸：增强 CT 示脓气胸和坏死性肺炎。胸片示侧切口开胸术后和支气管胸膜瘘成功植入前锯肌肌瓣后的情况

6.5.4　实变性肺中肺囊肿

　　脓胸合并肺囊肿的预后取决于术后肺充分的扩张和适当的抗生素治疗。在脓胸清创或剥脱术后，肺囊肿通常会消退（图 6.4）。

6.5.5　双侧脓胸

　　双侧脓胸可能是坏死性纵隔炎的并发症，后者发生在扩张狭窄的食管导致的损伤之后。双侧脓胸偶尔发生在婴儿、免疫功能不全的患者和反复误吸的贪食症青少年身上。VATS 清创术可以成功治疗双侧脓胸。CT 可见的多发性肺脓肿可以通过VATS 清创术和适当抗生素治疗（图 6.5）。

图 **6.4** 脓胸清创术后残余肺膨出。**CT** 扫描示实变性肺中的肺囊肿

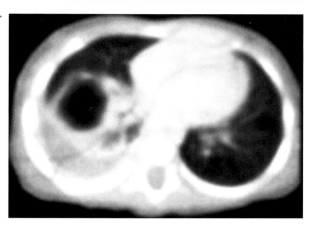

图 **6.5** 双侧脓胸。增强 **CT** 扫描示双侧脓胸和多发性脓肿

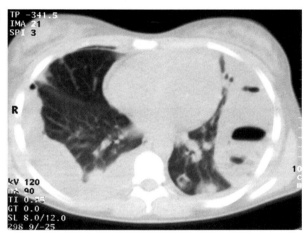

6.5.6 结核性脓胸

　　某亚洲女孩有肺结核接触史和体温突增，需要胸腔镜引流和胸膜活检来确诊肺结核（图 6.6）。在大多数肺结核病例中，胸腔积液因继发感染会引起脓胸。此时，常规治疗脓胸即可。

6.5.7 继发性脓胸：球囊扩张术后食管破裂

　　食管狭窄用球囊或硬质 Savary-Gilliard 探条扩张后导致的损伤，会造成纵隔炎、唾液或食物漏入胸膜腔，最终导致脓胸（图 6.7a，b）。儿童意外吞入纽扣电池、腐蚀剂（如漂白剂）会导致食管破裂。由颈部损伤或穿透性胸部损伤引起的下行纵隔炎也可引起脓胸。早发现、早处理是食管损伤和穿透伤继发感染预后的关键。钝性创伤性肺挫伤和继发感染可能导致脓胸。对于此类病例，应该早期发现并通过

VATS 胸膜腔清创术治疗。

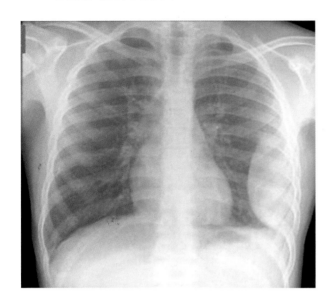

图 6.6   结核性脓胸。胸片为亚洲某结核杆菌接触史儿童的胸腔积液

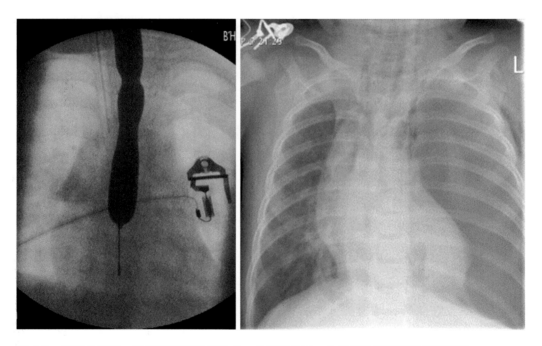

图 6.7   继发性脓胸。透视下行球囊扩张术，术后胸片示：含乳状物和唾液的胸腔积液

6.5.8   胸部肿瘤、先天性肺损伤及其他表现为脓胸的情况

许多胸部肿瘤、先天性肺损伤的感染和寄生虫病的细菌感染都可能表现为脓

胸[1,13]。它们的临床特征、炎症参数及胸片与脓胸无法分辨。增强 CT 是唯一可以发现潜在病理改变的术前检查（图 6.8）[14]。在干预前仅依靠超声检查可能会遗漏肺实质和纵隔的病理变化。先天性肺损伤合并感染不能与合并空洞性病变的肺实变相鉴别，因为它们在术前 CT 影像上表现相似。在急性感染期，除非很早期且炎症反应很小，否则这些病理病变应在第一时间单独处理。在后续影像学检查中，空洞性病变的持续存在是行切除术的一个指征。

图 6.8 胸部肿瘤表现为脓胸。增强 CT 扫描示纵隔畸胎瘤和脓胸

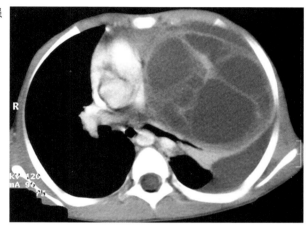

如果在脓胸治疗过程中发现实性肿块，应活检，以进行组织学诊断。图 6.8 为良性畸胎瘤伴脓胸，在开放性手术中已切除。由于纵隔肿瘤的囊性特质，不应行活检而应完整切除。

小结

脓胸治疗的基本原则是彻底引流和复张塌陷肺。尽管存在证据不足的争议，许多研究试图革新过去的经验，但最好的治疗策略应该体现在最终的疗效上。要使一种脓胸治疗策略合理地适应于所有病理阶段是不可能的。然而，早期 VATS 清创效果好，并发症少。超声引导下置入猪尾导管并灌注纤溶药可以在脓胸的早期阶段起治疗作用，但必须密切观察这些患者，若疗效不佳应中转外科治疗。

（王江峰　译，冯一丁　校）

参考文献

1. Parikh DH. Empyema thoracis. In:Parikh DH,Crabb DCG,Auldist A,Rothenberg S,editors. Pediatric thoracic surgery. London:Springer;2009. p. 109 − 27.

2. Jester I,Nijran A,Singh M,Parikh DH. Surgical treatment of bronchopleural fistula in paediatric empyema:efficacy of the serratus anterior digitation flap. J Pediatr Surg. 2012;47(7):1358 − 62.

3. Ramphul N,Eastham KM,Freeman R,Eltringham G,Kearns AM,Leeming JP,et al. Cavitatory lung disease complicating empyema in children. Pediatr Pulmonol. 2006;41:750 − 3.

4. Bishay M,Short M,Shah K,Nagraj S,Arul S,Parikh D,Jawaheer G. Efficacy of video-assisted thoracoscopic surgery in managing childhood empyema:a large single centre study. J Pediatr Surg. 2009;44(2):337 − 42.

5. Hallows MR,Parikh DH. Surgical management of children with pyopneumothorax: serratus anterior digitation flap. J Pediatr Surg. 2004;39(7):1122 − 4.

6. Thomson AH,Hull J,Kumar MR,Wallis C,Balfour-Lynn IM. Randomised trial of intrapleural urokinase in the treatment of childhood empyema. Thorax. 2002;57:343 − 7.

7. Balfour-Lynn IM,Abrahamson E,Cohen G,et al. BTS guidelines for management of pleural infection in children. Thorax. 2005;60(Suppl 1):i1 − 21.

8. Avansino JR,Goldman B,Sawin RS,Flum DR. Primary operative versus nonoperative therapy for pediatric empyema:a meta-analysis. Pediatr. 2005;115(6):1652 − 9.

9. Maskell NA,Davies CWH,Nunn AJ,Hedly EL,Gleeson FV,Miller R,et al. UK controlled trial of intrapleural streptokinase for pleural infection. N Engl J Med. 2005;352(9):865 − 74.

10. Heffner JE. Multicenter trials of treatment for empyema after all these years. Editorials. N Engl J Med. 2005;352(9):926 − 7.

11. Hacimustafaoglu M,Celebi S,Sarimehmet H,Gurpinar A,Ercan I. Necrotizing pneumonia in children. Acta Paediatr. 2004;93:1172 − 7.

12. Ayed AK,Al-Rowayeh A. Lung resection in children for infectious pulmonary disease. Pediatr Surg Int. 2005;21(8):604 − 8.

13. Parikh DH. Empyema thoracis. In: Burge DM,Griffiths DM,Steinbrecher HA,Wheeler RA,editors. Paediatric surgery. 2nd ed. London:Hodder Arnold;2005. p. 283 − 9.

14. Sharif K,Alton H,Clarke J,Desai M,Morland B,Parikh DH. Paediatric thoracic tumours presenting as empyema. Pediatr Surg Int. 2006;22(12):1009 − 14. Epub 13 Oct 2006.

第 7 章

支气管扩张症

Rajan Santhosham

摘要

发展中国家支气管扩张症的发病率仍然很高。抗生素耐药性细菌的出现、免疫功能低下的患者、医院获得性/社区获得性肺炎、化脓性肺病、反复发生的肺结核是发生支气管扩张的主要原因。更好地了解疾病进程、早诊断和有效的内科治疗可以使支气管扩张症患者避免手术及其相关并发症。对局限性支气管扩张伴肺储备良好的患者进行外科手术，并发症发生率低，远期疗效好。术前准备充分、麻醉评估良好是外科手术成功的关键。给支气管扩张患者行 VATS 切除术需要熟练的胸腔镜技术。

关键词

支气管扩张；复发性肺部感染；肺炎；肺结核；肺叶切除术；支气管镜检查；物理治疗

7.1　引言

支气管扩张症这一术语源于希腊语，主要描述支气管的异常和永久性扩张。早在抗生素时代之前，化脓性肺病和肺结核是导致死亡的重要原因，存活者则遭受其后遗症——支气管扩张症之苦。如今，卫生保健、免疫计划、对疾病进程的认识、细菌等病原体特异性抗生素的使用等都有了改善，使下呼吸道感染的并发症显著减少。据统计，西方国家社区获得性肺炎和脓胸有所增加，而支气管扩张症的发病率

R. Santhosham
Santosham Chest Hospital, Chennai, India

持续降低[1,2]。在发展中国家，诸多因素如治疗不当、下呼吸道感染、营养不良、肺结核、HIV、贫穷、人口过密等是造成胸膜肺化脓性疾病和支气管扩张的原因[3]。

支气管树有天然的黏液纤毛和免疫防御机制来抵御吸入的细菌病原体。反复发生的肺部感染会削弱支气管的防御能力，导致支气管壁的破裂和瘢痕化。支气管壁弹性和肌肉成分的破坏通常先从段支气管开始，因为支气管树下段的软骨支持最少，易致支气管扩张和黏液淤积。随着支气管扩张和呼吸道黏膜纤毛脱落的发展，呼吸道黏膜上皮被立方上皮和鳞状上皮所取代；发生支气管腺体肥大、淋巴结炎和血管炎。这些变化进一步削弱了气道防御能力，促进细菌的反复入侵，导致持续感染的恶性循环。根据受累区域的不同，所致支气管扩张可能是局灶性的，也可能是弥漫性的。

反复发作的呼吸道感染、大量恶臭痰和咯血是最常见的临床特征。支气管扩张可能是多种病因引起的，这些病因可以是遗传性的、先天性的或获得性的。移植或肿瘤治疗导致免疫功能低下病例的增加、耐药性病原体的出现、药物滥用、肺结核和HIV发病率增加、由经济原因导致的人口迁移和人口过密都会造成反复的下呼吸道感染和支气管扩张。在此，建议读者可以从胸外科教科书或综述中了解支气管扩张的原因。感染事件后的支气管扩张通常位于肺中叶和下叶的基底段；相反，先天性或遗传性病因所致的支气管扩张倾向于弥散或双侧。由支气管外阻塞（淋巴结结核）或支气管内阻塞（未知的吸入性异物）引起的支气管扩张仅限于受影响的肺叶[4]。

7.2 分类

病理类型在学术上比较关注，因为这些描述性的解剖变异与临床症状几乎没有联系。

1. 干性 干性支气管扩张症——结核后支气管扩张合并咯血症状。在印度很常见。

2. 湿性

● 圆柱状或梭状——支气管均匀扩张，轮廓规则。

● 囊状——外周支气管广泛性损伤而扩张，形成囊状结构。在X线片中通常可以看到气液平。

● 混合性/不规则状——支气管不同程度的不规则串珠状改变。

温夫人综合征是指支气管扩张伴小叶中央结节，最终导致肺瘢痕化和容积减少，多发生在肺中叶和舌叶。这一综合征是由鸟分枝杆菌复合体（MAC）感染引起的。

内外科治疗方法基于其临床症状，外科切除范围则基于支气管扩张的解剖位置。

仅依据放射学影像不能进行切除手术。

若没有恰当的治疗，支气管扩张通常会进展。

气道暂时性扩张伴邻近实质塌陷，有时被称为"假性支气管扩张症"或"前支气管扩张症"，可完全恢复，但有时会进展为永久性改变[5,6]。这些变化在儿科病例中更为常见。

早期症状可能是非特异性的，但有反复发作的胸部感染，伴随慢性咳嗽和大量痰，通常在早晨加重，并出现相对无症状期。

用力呼吸困难提示广泛的病变。可能会出现咯血和胸痛，有时是主要症状。临床表现为非特异性：营养不良、发育停滞、杵状指、听诊可闻支气管呼吸音和粗捻发音。支气管扩张的轻、中和重度与临床症状关系密切，可根据其来分度。

有研究通过高分辨率 CT（HRCT）扫描诊断支气管扩张的病因、评估支气管扩张的范围和严重程度。胸片检查的诊断价值有限且缺乏特异性，如肺不张改变、代偿性充气过度、轨道征或蜂窝状环形囊腔均可提示支气管扩张。

支气管造影术现已很少进行。支气管镜检查有助于诊断儿童吸入性异物，并可获得细菌学标本，有效地指导抗生素应用。如果怀疑贲门失弛缓症或胃食管反流病是支气管扩张的原因，则可通过上消化道钡剂造影诊断。通气血流扫描有助于在考虑局限性疾病前明确肺功能和保护健肺。

7.3　内科治疗

轻度支气管扩张虽然可以有放射学表现，但症状较轻，在急性加重期易通过药物、体位理疗及抗生素控制。

中度支气管扩张的临床症状明显，会影响生活质量和干扰日常生活习惯。采用特定抗生素和体位理疗进行积极的内科治疗，可以改善分泌物的引流，减少下呼吸道感染的复发，是控制症状的主要方法[7]。然而，若症状没有明显改善，反复地出现感染其他未受影响的肺叶，应考虑手术。

在严重疾病中，症状无法通过积极的非手术治疗控制。外科治疗被认为是在局限性疾病中保护影响较少区域的选择。

应充分查找支气管扩张症的潜在病因，因为针对病因的有效治疗可以减少急性加重期的发作。若有效，支气管扩张症患者的病情可以保持稳定，并有较长的无症状期，可在门诊复查时定期行放射学检查来随访观察。为了使体位引流有效，患者和患儿家长应接受健康教育和培训。

治疗急性下呼吸道感染时，大量长疗程使用基于痰培养或上呼吸道分泌物药敏选择的抗生素，可以减缓疾病进展。进一步用广谱抗生素口服治疗几周可以清除分泌物和细菌的过度生长。有些医生经常在冬季让患者预防性使用抗生素，以防止感染蔓延到下呼吸道。免疫接种对避免病毒和肺炎球菌感染来说是必需的。化痰药和雾化吸入重组脱氧核糖核酸酶能使囊性纤维化患者受益[8]。支气管扩张药对支气管痉挛有效。

7.4 外科治疗

支气管扩张症在行外科切除术前，外科医生应确保对所有潜在的病因已进行了调查，确认支气管损害是不可逆的且无任何活动性感染。症状正在影响患者的生活方式、学校教育和成长；这不单是放射学的诊断，已进行过足够长时间的内科治疗。重要的是，外科医生要确保疾病正如 HRCT 所显示的一样是可以切除的[9]。

- 应安全地切除支气管扩张段或肺叶，保护功能正常的肺实质，不要损害肺功能储备。
- 局限性支气管扩张患者最有可能从切除手术中获益。
- 手术切除对充分强化内科治疗后仍有复发症状的儿童有利。
- 手术对由吸入性异物、胃食管反流和贲门失弛缓症等病因引起的慢性复发性吸入性肺炎的治疗至关重要。

7.4.1 术前注意事项

众所周知，全面规范的术前准备工作很重要，可以减少术中及术后并发症。术前强化静脉用敏感性抗生素、术前支气管镜检查（如认为有必要从支气管扩张段中吸出尽可能多的分泌物）和物理疗法是改善术前状态的重要步骤。

7.4.2 麻醉注意事项

插管时应取半仰卧位，尤其是有大量分泌物的患者。

双腔管或支气管阻滞药是必要且必须使用的，可避免术中对侧肺的污染。患儿不宜使用双腔管，可通过柔性支气管镜选择性地在支气管扩张的肺叶中插入 Fogarty 导管并予气囊充气来实现阻塞。如果患儿左侧支气管需要手术，可选择右侧插管。

插入支气管镜前，尽可能清除分泌物，确保在看到异物时不被干扰，因为异物移除可能会造成脓性分泌物在支气管树泛滥。

术前予胸硬膜外预先镇痛，可减少术后咳嗽和肺不张。

7.4.3 外科手术要点和技巧

术前胸部 HRCT 检查是为了在切除前熟悉肺段或叶的解剖。

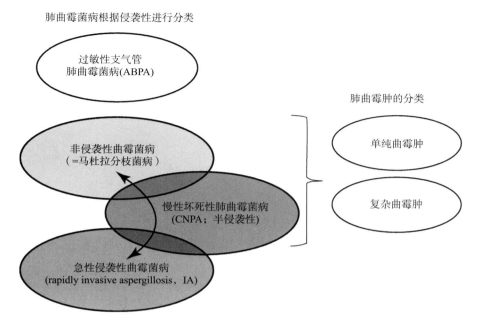

图 8.1　胸外科肺曲霉菌病和曲霉肿的实用分类

　　曲霉菌病的过敏形式，如图 8.1 所示为过敏性支气管肺曲霉菌病（ABPA），不是外科手术干预的指征。然而，ABPA 有时在临床上与其他形式的肺曲霉菌病重叠，这需要手术治疗。

　　非侵袭性曲霉肿是一种常见的曲霉肿；它们通常起源于先前存在的、引流不畅的无血管腔，一般发生在结核病之后或与许多其他肺部疾病相关，如进展期的结节病、大疱性肺气肿、支气管扩张和肺脓肿以及放射后肺腔（图 8.2）。曲霉肿也被称为"真菌球"，因为它们是由坏死的菌丝、炎症细胞、纤维蛋白和血液组成。它们是大咯血的常见原因，据报道其发病率为 54%～88%；在高达 10% 的病例中，咯血可能危及生命[3]。系统性抗真菌药物在减轻症状或治疗疾病过程方面没有取得始终如一的成功[3]。

　　慢性坏死性肺曲霉菌病（CNPA）也称为半侵袭性肺曲霉病，是一种惰性、空洞的肺实质感染过程，继发于曲霉属菌种的局部侵袭，最常见的是烟曲霉（图8.3）。CNPA 倾向于发生在由于潜在的肺部疾病或免疫缺陷引起肺部防御机制异常的患者[4]。尽管观察到 CPNA 的最终结果与非侵袭性曲霉肿相似，但涉及不同的过程（比较图 8.2 和 8.3）。与后者所见的定植于先前存在的腔相反，CNPA 代表了一种侵袭性的曲霉病形式，最终会发生中央坏死和空洞，形成自己的腔。组织侵袭的发现将 CNPA 与更常见的非侵袭性曲霉肿区分开来。

　　急性侵袭性曲霉菌病通常被称为"侵袭性肺曲霉菌病"或血管侵袭性曲霉菌

病，通常出现在免疫功能低下的患者（如移植受者、接受化疗的患者）中。晕环征
——一个直径≥1cm的微型模块，周围有磨玻璃密度，通常是急性侵袭性曲霉菌病
的早期指标（图8.4a）[5]。如果没有有效的内科治疗，这种形式的肺曲霉病往往会
迅速发展成弥漫性肺炎（图8.4b）。尽管抗真菌药物是急性侵袭性曲霉菌病的主要
治疗方法，但经选择的病例需要进行外科手术（如后面所述）。

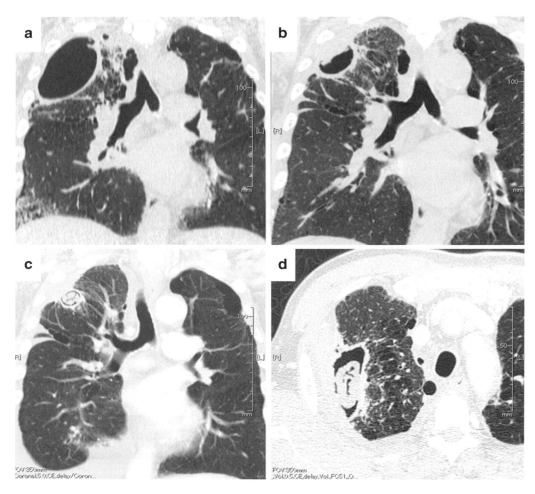

图8.2　继发于肺气肿的先前存在的空洞病变中出现的肺曲霉菌病。（a）右上叶的大疱性病变；
（b）大疱壁增厚伴有轻度发热和全身炎症反应；（c，d）腔内形成曲霉肿

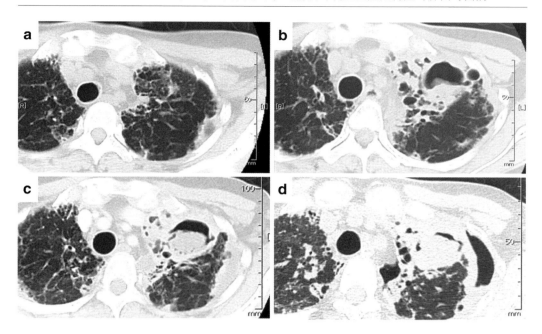

图 8.3 存在潜在肺纤维化时出现的慢性坏死性肺曲霉菌病（CNPA）病例。（a）左上叶的局灶性侵袭性肺曲霉菌病（注意没有预先存在的腔）；（b）经历中心坏死的曲霉菌病；（c）继发于中央坏死的曲霉菌的形成；（d）坏死进入周围肺组织的慢性进展。从（a）到（d）的过程用了 1.5 年，说明了 CNPA 的半侵袭性。尽管在给定时间点［如（c）或（d）］的最终结果与非侵袭性曲霉菌病相关的结果无法区分，但时间过程能够区别它们，这在选择最佳外科手术干预方面可能很重要

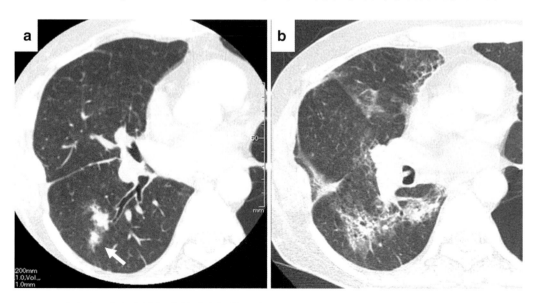

图 8.4 肺移植后发生急性侵袭性肺曲霉菌病的病例。（a）观察到多个新出现的肺结节伴有晕环征（箭头）。患者表现出轻度发热和呼吸窘迫。（b）1 周后，疾病过程迅速发展为弥漫性肺炎，导致致命的结果

8.2.2　曲霉肿的分类

曲霉肿是最常见的外科手术目标。除了根据潜在的曲霉菌病的侵袭性对它们进行分类之外，另一个有用的分类是 Belcher 和 Plummer 提出的：单纯曲霉肿和复杂曲霉肿[6]。单纯曲霉肿是薄壁囊肿，周围的肺实质病变很少。复杂曲霉肿是厚壁腔，周围有实质性疾病和（或）相关的浸润，通常通过厚的和极度血管化的粘连连接到胸壁（图 8.1）。复杂曲霉肿通常与 CPNA 重叠，代表更具侵袭性的曲霉菌病。区分单纯和复杂形式对于确定特定的曲霉肿是否具有外科治疗指征（如切除术或更保守的治疗）非常重要；如下所述，这种区别还有助于在需要手术时选择进行肺切除的范围。

8.3　曲霉肿的外科治疗

虽然关于曲霉肿的最佳治疗存在争议，但内科治疗（抗真菌药物）的作用有限。因为曲霉肿的大小和相关的临床特征都无法预测危及生命的咯血的发展，因此是否采用积极的方法并不取决于患者的症状[1]。Babatasi 及其同事在为期 39 年的 80 例患者中得出的结论是，无论何时确诊曲霉肿并且患者适合手术，肺切除术都是最佳选择[7]。然而，实际上，许多患者的肺储备有限，而肺切除术往往不是最佳的选择。在这种情况下，应考虑更保守的选择（图 8.5）。

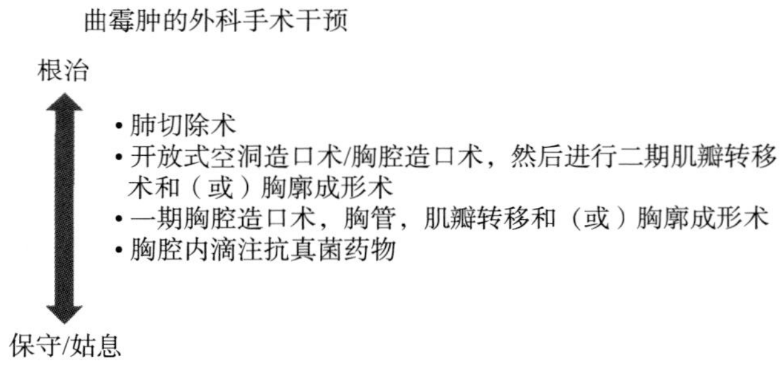

图 8.5　肺曲霉肿的外科手术干预示意图。 针对特定案例的最佳干预应根据患者的肺储备和一般情况选择

曲霉肿的外科手术干预

根治 ↑

- 肺切除术
- 开放式空洞造口术/胸腔造口术，然后进行二期肌瓣转移术和（或）胸廓成形术
- 一期胸腔造口术，胸管，肌瓣转移和（或）胸廓成形术
- 胸腔内滴注抗真菌药物

↓ 保守/姑息

8.4　曲霉菌肺切除术的技术要点和技巧

针对肺曲霉肿进行肺切除的目标与肺癌切除相关的目标相似：尽可能完全切除疾病并保持肺功能。肺曲霉肿患者的功能储备，特别是复杂曲霉肿，通常受限于潜在的肺部疾病。肺组织中残留的曲霉菌感染可导致疾病复发和胸腔污染（即曲霉菌

脓胸）。每种类型的切除都有其优点和缺点。举例来说，有限的切除，如楔形切除术或肺段切除术，可能会使受感染的肺组织被留下，特别是如果该疾病与 CNPA 一样具有侵袭性。有限的切除还需要对患肺进行钉合或切开，易于导致长时间的空气泄漏并最终造成脓胸。相反，大范围的切除术，如肺叶切除术和肺切除术，对肺功能有害，并在胸腔留下很大的空腔。应特别注意肺切除后患病肺部扩张不良的存在，这会进一步加重术后留在胸腔内的空腔问题[1]。由于支气管瘘是危及生命的并发症，因此提倡使用支撑缝线和（或）一期肌瓣转移来加强支气管残端[1]。

一般来说，复杂曲霉肿患者更容易发生术后并发症，如上所述[8]。据报道，曲霉肿肺切除术的死亡率为 0 ~ 44%[1]。在患有慢性纤维化和严重胸膜纵隔粘连的高风险患者中，死亡率可能超过 25%，与出血、支气管胸膜瘘和脓胸有关的并发症可能影响 60% 的患者[9]。然而，在过去的 20 年中，结核病的减少也降低了复杂曲霉肿的发病率，减少了手术的挑战并使术后死亡率和发病率显著降低。尽管如此，一些患者和手术类型仍然极具挑战性。应尽可能避免全肺切除术和胸膜全肺切除术[1]；全肺切除术适用于整个肺部被破坏的患者（图 8.6），胸膜全肺切除术仅适用于严重、弥漫性胸膜粘连和（或）污染的胸膜腔。

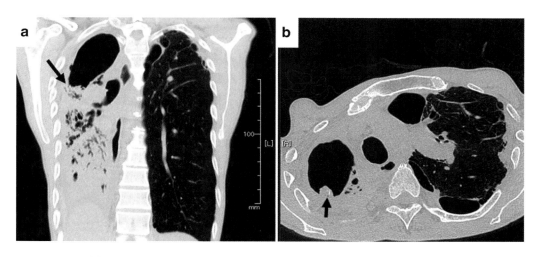

图 8.6　伴随肺部受损的曲霉肿病例。患者表现出因多重耐药铜绿假单胞菌反复支气管肺炎导致的右肺进行性破坏。最终，在一个空洞病变中形成了一个曲霉肿。患者体重逐渐减轻，一般状况恶化，需要进行右肺切除术。尽管已采用背阔肌瓣转移到右主支气管残端上进行修复，但患者出现支气管瘘及对侧肺假单胞菌的肺炎，导致死亡

8.5　二期空洞造口术

二期空洞造口术，即开放性空洞造口术之后施行二次闭合，结合肌瓣转移和

（或）胸廓成形术，是一种"半根治"手术，可以实现根除感染以及完全愈合[10]。一期的手术基本上与脓胸开胸手术结合空洞造口术一样：解剖空洞病变所在的胸膜和肺实质，移除真菌球，尽可能地清理胸腔。每天用纱布进行填充持续数周至数月，然后进行二期手术，其中进行肌瓣转移和（或）胸廓成形术来消除空腔，与脓胸的二期手术完全一样。因为在确认根除真菌感染并且胸腔被充分清洁时选择性地进行第二次手术，所以该过程被认为是半根治的并且可能对曲霉菌感染有效。

有以下几点需要考虑：

1. 胸膜在打开时需要牢固地贴在腔体周围，否则，该手术可能污染胸膜腔，导致脓胸。如果预期有可能出现黏附情况（如在图 8.2c，d 中存在胸膜液积聚的情况下），用胸管同时引流可有效消除胸膜腔并排除先前存在的曲霉菌脓胸。

2. 需要在胸膜表面准确预测空洞造口术的点；虚拟 3D 成像，术前 CT 标记和（或）术中超声可能有助于给此过程提供便利。

3. 建议在两期手术之间以及关闭胸腔后的至少几周内给予抗真菌药物。

在一期手术之后，支气管瘘通常存在于开放空间中。因为在二期手术中支气管瘘的持续存在可能会增加其失败率，所以我们选择在计划的二期手术前几周通过支气管镜应用支气管内支架[11]来闭合这种瘘管。即使肺实质的轻微漏气持续存在，该程序也可消除支气管的直接漏气（图 8.7）。

然而，与曲霉肿的肺切除术不同，二期空洞造口术只能消除真菌球，使周围的肺组织留下；因此，对侵袭性活跃的肺真菌疾病，则该手术的效果有限。换句话说，该方法仅用于治疗在先前存在的肺腔病变中产生的非侵袭性曲霉肿或已被抗真菌药物控制的 CNPA。

8.6 一期空洞造口术

尽管一期空洞造口术是一种避免肺切除术的半根治性策略，但该过程通常需要患者长期住院和胸外科医生的介入。如果有一种更缓和的方法是合适的，或者如此冗长的手术治疗是不可承受的，那么一期空洞造口术应该是一种可以长期控制曲霉菌感染的选择[12]。一期空洞造口术与二期手术中描述的基本相同。但一期肌瓣转移和（或）胸廓成形术可以适当调整胸廓[12,13]。即使没有采用肌瓣转移或胸廓成形术，也可以通过在腔内留下胸管来完成一期空洞造口术[14]。虽然报道的复发率相对较高，但许多姑息患者和外科医生认为这种选择是可以接受的。

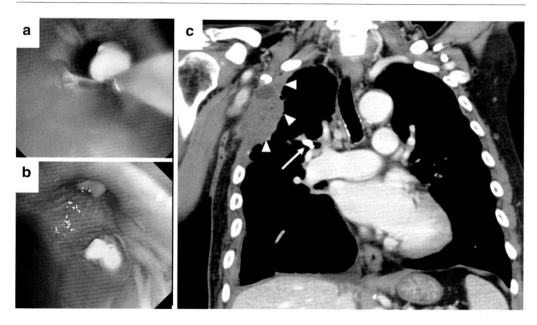

图 8.7　支气管内渡边栓（endobronchial Watanabe spigot，EWS）在曲霉肿二期空洞造口术之间的应用。（a）在图 8.2 所示的同一患者中，在开放性空洞造口术/胸廓切开术后使用支气管镜钳在右上叶支气管中进行支气管镜放置 EWS。（b）将两个 EWS 放置在右上叶的子段支气管中。该过程明显减少了空气漏入胸腔。（c）第二次手术后的 CT 扫描，其中将胸大肌瓣转移到腔内并用不可吸收缝线（箭头）固定。长箭头表示内支架植入的 EWS

8.7　腔内给予抗真菌药物

已有报道可通过经皮放置的导管或支气管镜直接腔内给予两性霉素 B、咪康唑、米卡芬净和其他药物。据报道，这种保守治疗可以在短期内控制咯血[15]。甚至有报道称，有一半以上的患者实现了曲霉肿的消除[16]。由于也有报道称此种方法咯血复发率高[15,16]，因此这种保守治疗更适合于不能进行手术的高风险患者。

8.8　手术在急性侵袭性曲霉菌病中的作用

侵袭性曲霉菌病的主要治疗方法是给予抗真菌药物，如伏立康唑和脂质体两性霉素 B[17]。而手术切除曲霉菌侵犯的肺组织可能对经过选择的患者有用。手术切除与大血管或心包相邻的病变可以防止肺部病变侵蚀大血管和心包腔。此外，切除从邻近肺部区域侵入胸壁的病变可以缓解疼痛并预防胸膜皮肤瘘[17]。

咯血是侵袭性肺曲霉菌病危及生命的并发症，它通常是由支气管动脉的侵蚀引起的。相关血管的栓塞和烧灼可以减少出血并稳定患者病情，但由于通常涉及的新血管化血管的复杂网络，出血的复发相对频繁。由于已接受抗真菌治疗的患者经常被报道发生危及生命的咯血，因此，手术切除可能是成功根治的唯一选择[17]。

8.9   关于曲霉菌病和肺移植的特殊考虑

8.9.1   曲霉菌病患者肺移植的适应证

虽然高抗性或高毒力真菌的定植是肺移植的相对禁忌证，但是曲霉菌本身的定植并不被认为是肺移植的禁忌证[18]。然而，关于肺曲霉菌病患者肺移植结果的信息有限。Hadjiliadis 等报道了 9 例患者的移植结果，这些患者本身的肺部含有曲霉肿[19]。潜在的肺部诊断是结节病（6 名患者）、肺气肿、特发性肺纤维化和尘肺病。移植后第 1 个月有 4 名患者（44%）死亡。然而，值得注意的是，这 4 名患者中只有 1 名接受过积极的预防并且使疾病局限，这表明在精心挑选的患者中给予充分的移植前治疗，移植后存活率是可以接受的[19]。Vadnerkar 等也报道了移植前支气管肺曲霉菌病患者的预后相对较差[20]。然而，本研究中只有 1 例患者死亡归因于侵袭性曲霉菌病；大多数死亡被认为是患者合并症和相关的继发性感染（如其他真菌）的结果[20]。根据我们的个人经验，肺移植在选定的曲霉肿患者中取得了成功（图 8.8）。

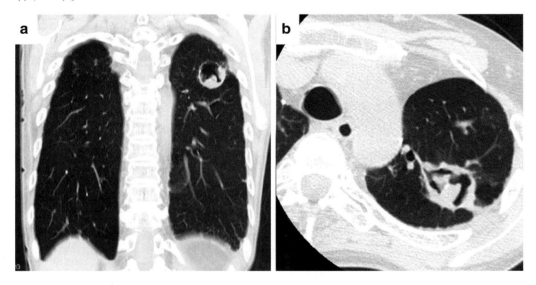

图 8.8   首次移植受肺曲霉肿危害的患者因细支气管炎综合征行肺再移植病例。完全切除肺部和围术期预防性应用抗真菌药物使患者在第二次双侧肺移植后成功长期存活

总之，临床数据表明肺曲霉菌病并不是肺移植的绝对禁忌证。具有曲霉菌感染的肺移植受者的选择标准应该包括患者对移植前和移植后侵袭性的预防性治疗的耐受性（理想情况下，在移植前对气道进行灭菌），影像上局限的可在移植过程中移除的病灶以及最小的合并症。此外，单肺移植可能无法充分去除真菌，应该避免。

8.9.2　移植后支气管肺曲霉菌病

肺移植受者易患支气管肺曲霉菌病，主要有三种形式：气道定植、支气管曲霉菌病（通常在支气管吻合术中）和侵袭性肺曲霉菌病。

在移植后 6 个月内，多达 30% 的患者可能发生临床上无症状的气道定植[21]，并且被提示会增加侵袭性曲霉菌病和慢性肺同种异体移植物功能障碍的发生率。由于气道定植的严重潜在后遗症，通常建议监测痰培养（有或没有血清半乳甘露聚糖和沉淀抗体的测量）和抗真菌药物的预防性治疗。

支气管曲霉菌病倾向于在支气管吻合口愈合时生长，导致支气管内并发症，如坏死、裂开、支气管动脉瘘和（或）过度肉芽和支气管狭窄[21]。相反，支气管吻合口愈合过程的异常，如缺血、坏死和裂开，使这些部位易受曲霉菌感染。建议对支气管气道结构异常的患者进行密切监测和预防性行抗真菌治疗[21]。大多数支气管吻合口感染发生在移植后 3 个月内。在之前的一项研究中，尽管支气管吻合口曲霉菌病患者的早期死亡率与没有曲霉菌病的患者无显著差异，但曲霉菌病患者的长期存活率降低[22]。虽然导致的气道狭窄可通过气道扩张（有或没有支架置入）治疗，但通常不会对气道曲霉菌感染本身进行外科手术干预；可选择全身和局部抗真菌药物（如吸入的两性霉素 B）治疗。

侵袭性或播散性肺曲霉菌病往往发生在肺移植后的慢性期（平均移植后 2.8 年），并且通常影响严重免疫功能低下的患者，如图 8.4 所示[20]。在肺移植受者中，侵袭性曲霉菌病的总发病率高达 17%，并且在该人群中死亡率高达 9%[23]。降低免疫抑制的强度和给予抗真菌药物是首选的治疗方法。

8.9.3　肺移植术后的预防

鉴于侵袭性曲霉菌病的高死亡率和肺移植受者中曲霉菌定植后移植物功能障碍的风险，人们越来越重视预防性使用抗真菌药物。因此，大多数进行肺移植的中心采用了广谱或有针对性的抗真菌药物预防措施，如数个月的口服伏立康唑或伊曲康唑或吸入两性霉素 B（脱氧胆酸盐或脂质复合物）[24]。然而，最近的一项荟萃分析未发现预防性使用广谱抗曲霉菌可使相关的侵袭性曲霉菌病或曲霉菌定植显著减少。由于分析研究的异质性，作者警告不要过度解释这些结果。一项多中心随机对照试验对于准确评估抗真菌药物预防治疗在肺移植受者中的疗效是必要的[25]。

8.10 小结

曲霉菌感染仍然是对普通胸外科和肺移植外科医生的重大挑战。完全了解这种复杂的疾病过程和可用的多维治疗策略，对于实现肺曲霉菌病患者的最佳治疗非常重要。

8.11 儿科视角

在大多数情况下，儿童胸膜肺的机会性真菌感染可以用适当的抗真菌药物来控制。然而，可能会要求外科医生提供组织诊断，排除恶性肿瘤，并切除导致并发症（如咯血、气胸或脓胸）的患肺[26]。据报道，存活的癌症儿童、感染艾滋病病毒的儿童和接受器官移植的儿童中，机会性真菌感染的发病率上升。

由于吸入土壤中和家禽以及蝙蝠的粪便中的真菌孢子，组织胞浆菌病在世界某些地区（撒哈拉以南非洲、澳大利亚和东亚）流行[26]。虽然它在多数情况下呈现良性病程，但应通过强化抗真菌药物治疗来控制免疫功能低下儿童的进行性传播组织胞浆菌病。如果在确诊为持续性孤立性肺结节或肺门淋巴结病有困难时，需要进行外科手术。

曲霉菌感染在上面的章节中有充分的介绍。过敏性支气管肺曲霉菌病（allergic bronchopulmonary aspergillosis，ABPA）多见于患有哮喘和囊性纤维化的儿童，其IgE水平高，对皮质类固醇反应良好。

肺念珠菌病见于长期需要呼吸机并接受反复和长期静脉注射抗生素的早产儿、接受强化化疗方案的儿童和不得不长期使用中心静脉导管的儿童。

球孢子菌和芽生菌病都可引起肉芽肿和空洞病变，可能具有与曲霉菌病相似的表现，并且需要手术干预来诊断和肺切除手术治疗复杂病变。

（冯一丁　译，曾剑　校）

参考文献

1. Passera E,Rizzi A,Robustellini M,Rossi G,Della Pona C,Massera F,et al. Pulmonary aspergilloma: clinical aspects and surgical treatment outcome. Thorac Surg Clin. 2012;22(3):345-61.
2. Barnes PD,Marr KA. Aspergillosis:spectrum of disease,diagnosis,and treatment. Infect Dis Clin North

Am. 2006;20(3):545-61.

3. RaffertyP,Biggs BA,Crompton GK,Grant IW. What happens to patients with pulmonary aspergilloma? Analysis of 23 cases. Thorax. 1983;38(8):579-83.

4. Nam HS,Jeon K,Um SW,Suh GY,Chung MP,Kim H,et al. Clinical characteristics and treatment outcomes of chronic necrotizing pulmonary aspergillosis:a review of 43 cases. Int J Infect Dis. 2010;14 (6):e479-82.

5. Greene RE,Schlamm HT,Oestmann JW,Stark P,Durand C,Lortholary O,et al. Imaging findings in acute invasive pulmonary aspergillosis:clinical significance of the halo sign. Clin Infect Dis. 2007;44 (3):373-9.

6. Belcher JR, Plummer NS. Surgery in bronchopulmonary aspergillosis. Br J Dis Chest. 1960; 54: 335-41.

7. Babatasi G,Massetti M,Chapelier A,Fadel E,Macchiarini P,Khayat A,et al. Surgical treatment of pulmonary aspergilloma:current outcome. J Thorac Cardiovasc Surg. 2000;119(5):906-12.

8. Kim YT,Kang MC,Sung SW,Kim JH. Good long-term outcomes after surgical treatment of simple and complex pulmonary aspergilloma. Ann Thorac Surg. 2005;79(1):294-8.

9. Chen JC,Chang YL,Luh SP,Lee JM,Lee YC. Surgical treatment for pulmonary aspergilloma:a 28 year experience. Thorax. 1997;52(9):810-3.

10. Regnard JF,Icard P,Nicolosi M,Spagiarri L,Magdeleinat P,Jauffret B,et al. Aspergilloma:a series of 89 surgical cases. Ann Thorac Surg. 2000;69(3):898-903.

11. Kurihara M,Kataoka H,Ishikawa A,Endo R. Latest treatments for spontaneous pneumotho-rax. Gen Thorac Cardiovasc Surg. 2010;58(3):113-9.

12. Grima R,Krassas A,Bagan P,Badia A,Le Pimpec Barthes F,et al. Treatment of complicated pulmonary aspergillomas with cavernostomy and muscle flap:interest of concomitant limited thoracoplasty. Eur J Cardiothorac Surg. 2009;36(5):910-3.

13. Ono N,Sato K,Yokomise H,Tamura K. Surgical management of pulmonary aspergilloma. Role of single-stage cavernostomy with muscle transposition. Jpn J Thorac Cardiovasc Surg. 2000;48(1): 56-9.

14. Iuchi K,Tanaka H,Shirahasi K,Okura E,Katsura H,Matsumura A,et al. Cavernostomy and simultaneous removal of fungus ball of pulmonary aspergilloma. Nihon Kokyuki Gakkai Zasshi. 2001;39 (12):903-9.[In Japanese].

15. Kravitz JN,Berry MW,Schabel SI,Judson MA. A modern series of percutaneous intracavitary instillation of amphotericin B for the treatment of severe hemoptysis from pulmonary aspergilloma. Chest. 2013;143(5):1414-21.

16. GironJ,Poey C,Fajadet P,Sans N,Fourcade D,Senac JP,et al. CT-guided percutaneous treatment of inoperable pulmonary aspergillomas:a study of 40 cases. Eur J Radiol. 1998;28(3):235-42.

17. Walsh TJ,Anaissie EJ,Denning DW,Herbrecht R,Kontoyiannis DP,Marr KA,et al. Treatment of aspergillosis:clinical practice guidelines of the Infectious Diseases Society of America. Clin Infect Dis. 2008;46(3):327-60.

18. Orens JB,Estenne M,Arcasoy S,Conte JV,Corris P,Egan JJ,et al. International guidelines for the selection of lung transplant candidates:2006 update—a consensus report from the Pulmonary Scientific Council of the International Society for Heart and Lung Transplantation. J Heart Lung Transplant. 2006;25(7):745-55.

19. Hadjiliadis D,Sporn TA,Perfect JR,Tapson VF,Davis RD,Palmer SM. Outcome of lung transplantation in patients with mycetomas. Chest. 2002;121(1):128-34.

20. Vadnerkar A,Clancy CJ,Celik U,Yousem SA,Mitsani D,Toyoda Y,et al. Impact of mold infections in explanted lungs on outcomes of lung transplantation. Transplantation. 2010;89(2):253 − 60.

21. Solé A,Salavert M. Fungal infections after lung transplantation. Transplant Rev (Orlando). 2008;22 (2):89 − 104.

22. Hadjiliadis D,Howell DN,Davis RD,Lawrence CM,Rea JB,Tapson VF,et al. Anastomotic infections in lung transplant recipients. Ann Transplant. 2000;5(3):13 − 9.

23. Husain S,Paterson DL,Studer S,Pilewski J,Crespo M,Zaldonis D,et al. Voriconazole prophylaxis in lung transplant recipients. Am J Transplant. 2006;6(12):3008 − 16.

24. Neoh CF,Snell G,Levvey B,Morrissey CO,Stewart K,Kong DC. Antifungal prophylaxis in lung transplantation. Int J Antimicrob Agents. 2014;44(3):194 − 202.

25. Bhaskaran A,Mumtaz K,Husain S. Anti-Aspergillus prophylaxis in lung transplantation:a systematic review and meta-analysis. Curr Infect Dis Rep. 2013;15(6):514 − 25.

26. Gupta DK,Sharma S. Chronic pleuro-pulmonary and chest wall infection. In:Parikh DH,Crabb DCG, AuldistAW,Rothenberg SS,editors. Paediatric thoracic surgery. London:Springer;2009. p. 179 − 90.

第 9 章

肺结核的外科治疗

Rajan Santosham

摘要

抗结核药物改变了结核病（tuberculosis，TB）治疗的视角，因为有效的内科治疗显著减少了对外科手术干预的需求。然而，对 HIV 感染免疫功能低下且药物依从性和耐药性差的患者进行结核病治疗最近已成为一项挑战。人类结核分枝杆菌耐药性逐渐增强，发展中国家对多药耐药（multidrug resistance，MDR）和极端耐药（extreme drug resistance，XDR）病例的手术需求正在增加。现代外科医生应该从以往经典的术式中学习胸腔结核手术，而不是做无用功。对于有手术适应证的肺结核患者，应采取手术治疗，并且需要通过医疗保健专业人员监测和患者及其亲属的健康教育来减少这种全球性疾病的传播。在西方国家中的发展中国家，结核病具有不同的表现形式，容易与许多疾病相混淆，手术可以更好地进行鉴别诊断。在已成功进行内科治疗的需要切除瘢痕性肺实质的病例中，应考虑行保留实质的手术。

关键词

结核；剥脱术；肺段切除术；胸廓成形；球囊扩张术；支气管胸膜瘘；肺切除术

9.1 引言

随着化学治疗结核病（TB）和早期诊断的出现，手术治疗的作用已经在减小。

R. Santosham，M. S.，M. Ch.，F. R. C. S.
Department of Thoracic Surgery，Santosham Chest Hospital，Chennai，India

但在一些发展中国家，手术仍可以发挥作用，在这些发展中国家伴有并发症的活动性或已治愈的结核病例以及免疫功能低下和具有耐药性的病例非常多。据世界卫生组织（World Health Organization，WHO）报道，结核病是一个全球性公共卫生问题，对标准抗结核化疗耐药的菌株正在不断被分离出来[1]。令人担忧的是，印度、中国、撒哈拉以南非洲、印度尼西亚和玻利维亚等人口稠密国家的结核病发病率正在上升[2]。在西欧和其他发达国家，每10万人中就有10人患结核病，而在东欧国家则更为普遍。有学者注意到英国的结核病发病率正在增加，报告显示发病率为12.9/10万人[3]。

在化疗出现之前，结核病一般采用疗养院治疗，其中包括新鲜空气、饮食营养、阳光治疗，及各种肺塌陷术治疗。与其他形式的肺结核相比，气胸或胸腔积液患者疗效似乎更好，人们因此意外发现了手术肺塌陷治疗[4]。在历史上，使用以下方法实现肺塌陷，其中胸廓成形术在部分选择过的病例中仍然有用。

1. 膈神经麻痹术
2. 人工气胸
3. 气腹术
4. 充填术
5. 胸廓成形术
6. Jacobeus 胸腔镜——用于切除胸膜粘连以实现塌陷

9.2　可以提升手术经验并改善结果的技术要点和技巧

9.2.1　诊断

结核病的细菌学诊断较为困难，因为即使在最佳条件下，临床标本中分枝杆菌的分离检出率也很低。较新的诊断检测有助于临床标本的微生物学研究，其中包括酶联免疫吸附测定（enzyme-linked immunosorbent assay，ELISA）和干扰素 $-\gamma$ 释放测定，单克隆抗体技术，聚合酶链反应（polymerase chain reaction，PCR）和血清学诊断扩增核酸。在非流行区域开始抗结核化疗之前，需要进行组织病理学诊断，通过细针抽吸淋巴结或胸膜或肺活检以确认结核病的诊断。

影像学检查：胸部 X 线平片、CT 和 MRI 有助于探查与实质病理相关的肺门淋巴结肿大，还有助于监测和评价疗效。

9.3 内科治疗

- 大多数肺结核病例一线抗结核治疗有效，通常是督导短程化疗（directly ob-served treatment short-course，DOTS）：初始强化期，然后是持续期。

- 治疗结束时的临床分析和治疗期间的监测对于提高依从性和降低耐药性至关重要。

- 有效的药物治疗方案不仅可以预防产生耐药性，还可以预防结核病的传播，并且不良反应风险极低。

- 皮质类固醇的应用指征为中枢神经系统受累，有时支气管内和粟粒性肺结核也是应用皮质类固醇的指征。

- 外科医生应该从传染病或结核病专家那里获得内科治疗的指导。提交给外科医生的疑难病例总是来自内科专家，或是为了获得组织学标本以确诊，或为了在复发病例中诊断 MDR，抑或是进行了有效的药物治疗但病情仍在进展的病例。

9.4 手术治疗

结核病手术的适应证有许多种，所以表 9.1 中并没有列出所有适应证。在精心挑选的 MDR 或 XDR 或药物治疗出现并发症的结核病患者中，手术切除可以将治愈率提高到 90%。

- 术前必须进行详细的影像学评估。

- 术前支气管镜检查用于评估病变范围，记录支气管内疾病并预测手术难度和对侧肺的状态。

- 手术切除可减少细菌负荷，特别是在 MDR 病例中，有助于药物治疗。支气管扩张节段的切除可控制症状。

- 淋巴结压迫会导致儿童喘鸣，可能需要进行手术减压以缓解症状。应该通过抽空其内容物来减轻淋巴结压迫，并且这样比切除更好，因切除可能会导致气道损伤。

- 胸腔积液可能需要引流或剥脱术以促进肺膨胀。

9.4.1 结核病手术并发症的预防

- 手术前应进行充分评估，如果可能应术前进行一段时间的抗结核治疗，术前应与包括麻醉师在内的其他专家进行会诊。

表 9.1   手术治疗结核的适应证[4]

1. 药物治疗失败

   - 疾病进展，肺部损坏

   - 肺坏疽

   - 合并曲霉菌的治疗

2. 手术诊断

   - 原因不明的肺部病变

   - 可疑癌症

   - 原因不明的纵隔淋巴结病变

3. 瘢痕形成的并发症

   - 大量咯血

   - 海绵状血管瘤

   - 支气管扩张

   - 结核性淋巴结阻塞气道

   - 支气管内狭窄

4. 肺外胸外科疾病

   - 缩窄性心包炎

   - 胸壁冷脓肿和骨髓炎

   - Pott 病

5. 胸膜结核

   - 胸腔积液／脓胸

   - 支气管胸膜瘘

6. 结核杆菌以外的分枝杆菌感染（mycobacteria other than tubercle bacilli, MOTT）

7. 先前手术引起的并发症

- 双腔管或支气管封堵的单肺麻醉对于肺结核手术至关重要。
- 术前支气管镜检查和分泌物抽吸将减少术中对侧正常肺部的污染。
- 由于许多患者存在营养不良，因此改善其营养状况至关重要。体位引流——是对痰液较多患者的物理治疗方法，对减少术后并发症至关重要。
- 继发性细菌感染应在围术期进行适当的抗生素治疗。
- 有些外科医生更倾向于俯卧位手术，以防止对侧肺部受到污染。

9.4.2 获取组织进行诊断

1. 经多次诊断疑诊为结核病，除非有家庭病史或接触过活动性感染病例的病史和（或）痰液、胃灌洗液或支气管灌洗液等分泌物分离出结核分枝杆菌，否则，如果疑诊为肺结核，需要多次进行组织学诊断。但仅在 20%～50% 的病例中分离出了结核分枝杆菌，取决于细菌负荷。结核病可以与许多已知的先天性异常、慢性感染、其他肉芽肿病症和肿瘤（见附图）相混淆。

2. 可以使用胸腔镜技术或通过开放式组织活检获得组织诊断。从特定区域取得的小活检更有可能从组织学上揭示典型的肉芽肿病变，干酪样坏死，也可采用 ZN 染色或用于结核杆菌或其他形式的肉芽肿的 PCR 方法。胸腔镜检查可以在不进行胸廓切开术的情况下接触纵隔淋巴结或肺实质的表面。

3. 如果发现炎性息肉或白色/黄色结节，可以完成支气管镜组织诊断（见附图）。

9.4.3 胸膜结核的外科治疗

1. 胸腔积液的引流和持续的抗结核治疗有时就已足够。

2. 反复出现积液需要插入肋间引流管。

3. 继发感染或慢性多房性胸膜结核包裹肺部须如"脓胸"章所述的进行剥脱术。

4. 如果伴有严重的肺部疾病或支气管胸膜瘘，可能需要联合肌瓣转移或胸廓成形术的肺实质切除术。必须继续抗结核药物治疗并持续监测。

5. 慢性复发性脓胸病例中，可能很少需要进行胸廓造口术。

9.4.4 剥脱术技术

• 术前无法判断胸膜下方肺部的粘连情况，剥脱术应通过手指钝性和利器分离，在尽量减少漏气的情况下完成。

• 在有褶皱和不健康肉芽组织的区域，最好避免剥开脏层胸膜，因为它不可避免地会导致漏气和支气管胸膜瘘。

• 对于有脓胸的早期病例，VATS 是一个很好的选择，通过较好的剥脱，可以有效地松解被包裹的肺组织。

9.5 肺结核手术

如果经化疗治愈和治愈的结核病灶开始出现诸如大量咯血、曲霉肿、肺损伤和

MDR-TB 等问题，这必须进行外科手术。或者由于细菌广泛耐药，出现复发或治疗失败概率较高的病例也需要外科治疗。在术前进行进一步的化学药物治疗有利于让病灶局限化，利于手术切除，并且可以减少分枝杆菌负荷。手术时应考虑保留所有有功能的肺实质，特别是在结核病没有得到有效的药物治疗的情况下。在先前经良好的药物治疗的结核病患者，如果存在瘢痕相关的肺实质损伤，应在瘢痕支气管扩张的节段行肺叶切除术或肺段切除术，以预防未来的感染性并发症。

防治肺切除术术中预期和意外并发症的要点和技巧如下。

9.6 手术技巧

- 细致的止血。
- 避免在支气管附近使用烧灼法。
- 如果有严重的血管粘连，必要时采用胸膜外入路。
- 用手指进行肺段剥离。
- 使用 staplers/sweets 技术进行支气管闭合（这是一种将支气管夹紧，一点一点地切割到钳子近端，并使用间断缝合线进行闭合的方法。这是在双腔气管插管单肺通气出现之前进行的）。
- 用肌瓣/网膜加固支气管。
- 任何肺部手术的成功取决于保持最小/无漏气。

9.6.1 肺段切除术

- 炎症性病变常见于上叶的尖段和后段以及下叶靠上的肺段。
- 这些肺段具有独立的肺动脉、静脉和支气管。
- 理想情况下，动脉和静脉结扎，支气管夹紧并结扎，并通过手指折断技术剥离。
- 切断平面的选择应尽可能保证保留段间静脉和最小的漏气。
- 笔者认为，应避免使用吻合器进行肺段切除术，因为它会干扰肺部的均匀扩张。

9.6.2 处理术后并发症的要点和技巧

- 支气管胸膜瘘（早/晚）

支气管胸膜瘘最初采用肋间引流管和抗结核药物治疗。如果瘘管很大，一旦感染得到控制，就必须使用网膜或肋间肌蒂或其他大肌瓣来封闭/包埋瘘管以填充肺叶切除后的空间。

- 肺叶切除术后脓胸

此种情况与持续的感染有关，这种感染或是因为未进行正确的特异性抗生素有效治疗，或是因为引流不畅，或是因为被包裹或瘢痕化的肺不能膨胀，或是因为未诊断出的残端缝线问题引起的支气管胸膜瘘。应通过肌肉胸廓成形术来控制这些情况的发生，在清创后转移带蒂的大块肌瓣来填充空间。

- 胸膜腔问题

良性——无发热/毒性

恶性——发热/毒性

9.6.3 胸廓成形术

胸廓成形术的基本原理是松弛腔壁以允许纤维化和腔体塌陷愈合。在发展中国家，胸廓成形术对挽救不适合切除的患者仍有重要作用。

9.7 胸廓成形术的适应证

- 具有支气管内结核病的耐药性空洞性疾病
- 呼吸储备不良的咯血
- 结核/化脓后脓胸
- 支气管胸膜瘘
- 肺切除术后感染

9.8 结核空洞的胸廓成形术

- 有潜在肺功能。
- 作为分期手术完成——不要在一期手术上移除 5 根以上肋骨。
- TB 腔通常存在于上叶的尖 – 后段和下叶靠上的肺段。
- 肋骨横突切除术和肺尖萎陷术是必不可少的。

9.9 胸廓成形术治疗肺切除术后脓胸

- 无潜在肺功能
- 一次完成

- 对病情严重的患者进行胸腔造口术，必要时后续进行胸廓成形术。

9.9.1　曲霉肿手术

- 曲霉肿最常见于糖尿病患者已愈合的结核腔。
- 在复发性咯血中，支气管动脉栓塞的作用有限。
- 如果没有手术禁忌证，手术切除是可选的治疗方法。
- 由于曲霉肿的支气管胸膜瘘发生率很高，我们一般用肋间肌加固支气管残端。

小结

　　尽管抗结核化疗在治疗结核病这一全球性疾病方面效果明显，但形势依然严峻，对于贫困和过度拥挤的地区来说，耐药菌株和艾滋病病毒感染并发的结核病，依然是许多国家普遍存在并需要控制的问题。未来的目标必须是有效的抗结核化疗，有效地管理结核病人，以及控制活动性结核病例的传播[5]。

附录：肺结核咯血

- 咯血可能是肺结核的首发症状
- 活动期 Rasmussen 动脉瘤
- 痊愈的烧伤瘢痕
  ——支气管扩张症
  ——曲霉肿
  ——支气管结石

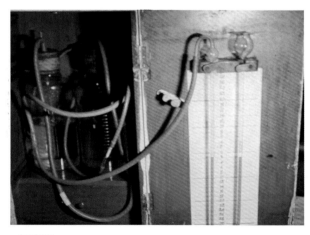

气腹器

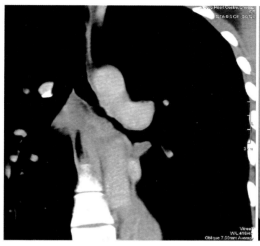
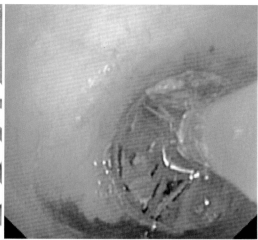

球囊扩张术治疗左主支气管结核

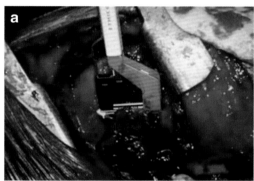
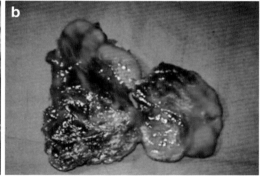

（a）支气管动脉栓塞失败——咯血；（b）右上叶和中叶切除标本

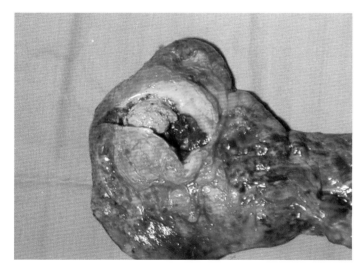

肺结核腔内曲霉肿

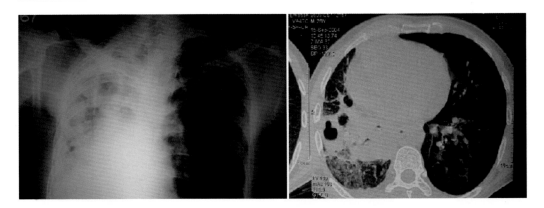

受累的右肺大量咯血，右全肺切除

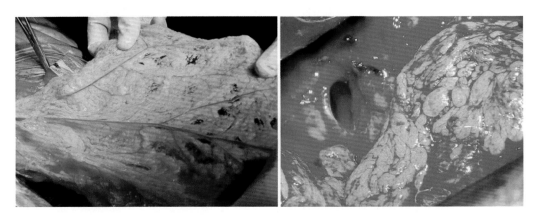

支气管胸膜瘘——网膜瓣覆盖和闭合

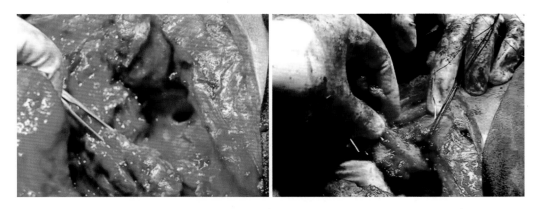

支气管胸膜瘘——肋间肌瓣覆盖和闭合

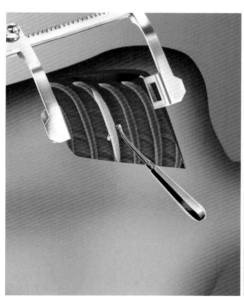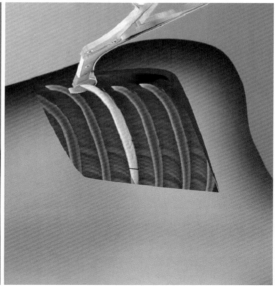

胸廓成形术的步骤

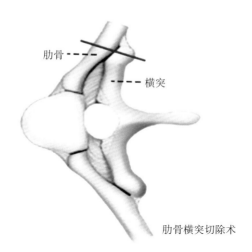

肋骨 -----
----- 横突

肋骨横突切除术

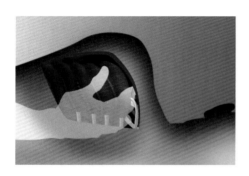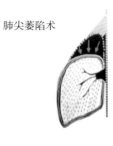

肺尖萎陷术

肋骨横突切除术和肺尖萎陷术

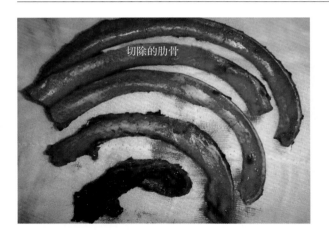

切除的肋骨

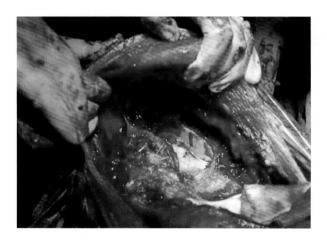

胸廓成形术——胸膜完全塌陷，看到第 1 肋骨

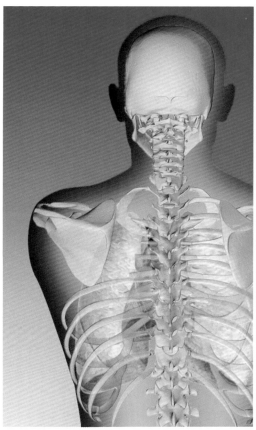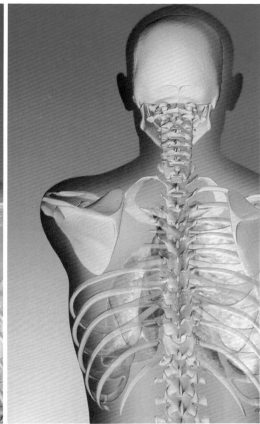

显示胸廓成形术后肺部塌陷

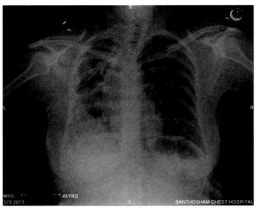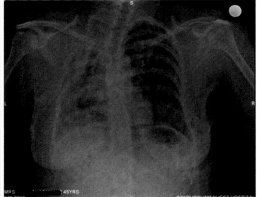

胸廓成形术术前和术后

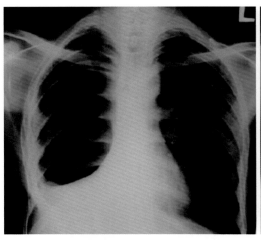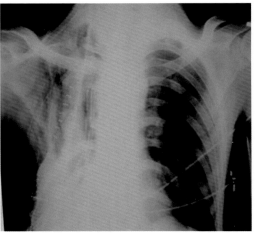

肺切除术后脓胸（胸廓成形术术前和术后）

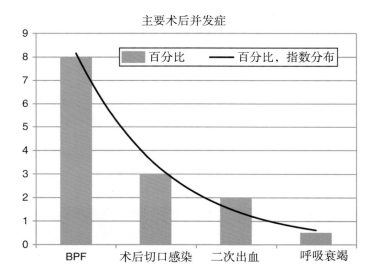

（冯一丁　译，曾剑　校）

参考文献

1. Busillo CP，Lessnau KD，Sanjana V，et al. Multi-drug resistant Mycobacterium tuberculosis in patient with immunodeficiency virus infection. Chest. 1992；102；797.

2. Global Tuberculosis control—surveillance，planning，financing. WHO Geneva. 2007. http：//www. who. int/tb/publications/global_report/en/

3. Wright A，Atkinson P，Maguire H. Communicable disease surveillance in London 2000. London；Communicable Disease Surveillance Centre；2001.

4. Parekh P. Pulmonary tuberculosis. In: Parikh DH, Crabbe DCG, Rothenberg S, Auldist A, editors. Pediatric thoracic surgery. London: Springer; 2009. p. 129 – 43.
5. STOP TB partnership. The global plan to stop TB 2006 – 2015. The executive summery available at: www. stoptb. org/globalplan/assets/documents/GP_ES_Eng. pdf. Full document available at http: // www. who. int/tb/publications/global_plan_to_stop_tb/en/index. htm/

第 10 章
肺脓肿

Dragan Subotic

摘要

肺脓肿可由原发性坏死性下呼吸道感染或继发性转移感染、先天性或获得性肺损伤、空洞性肺结核或创伤性肺挫伤引起。随着抗生素的出现和良好的早期医疗支持管理，免疫功能正常的患者很少需要外科介入。然而，由于细菌耐药性增强，免疫功能低下的患者数量增多，艾滋病的发病率升高，有时需要对肺癌进行鉴别诊断，在特定情况下外科手术仍是必要的。考虑到术后继发感染的可能性，手术应尽可能多地保留肺组织。对于肺功能储备不足和全身软组织广泛受累的患者，术后并发症发生率及死亡率会较高，患者的选择和充分的术前准备对于治疗结果至关重要。

关键词

肺脓肿；坏死性肺炎；慢性肺脓肿；真菌感染；肺癌；吸入异物；支气管扩张；肺叶切除术；肺叶切除术后和肺切除术后脓肿

10.1 引言

肺/肺源性脓肿是肺实质内的局部脓肿，主要与坏死性肺部感染有关[1]。虽然很少有手术指征，但由于引发肺脓肿的病因、影像学表现和手术方式很多，加上患者围术期麻醉管理问题，即便是对于经验丰富的外科团队，肺脓肿也是一个具有挑战性的问题。

通过研究肺脓肿的历史，我们可以学到很多。因为现代外科医生正面临着越来

D. Subotic, M. D. , F. C. C. P.
Clinic for Thoracic Surgery, Clinical Center of Serbia, University of Belgrade School
of Medicine, Belgrade, Serbia

越多具有耐药性的细菌感染，以及引发肺脓肿的坏死性肺炎的病例，这些情况尤其容易出现在免疫功能异常的患者身上。之前，手术和麻醉对这类患者而言被认为是无法耐受的；近年来不少学者的创新性工作使这一观念逐渐改变。Lilienthal 在 1910年进行了历史上第一次在气管内全身麻醉状态下的开胸手术；此后在 1914 年，在一名因误吸入坚果导致肺脓肿的儿童身上尝试引流未果后，他又在一名 55 岁罹患肺脓肿的男子身上成功实施了右肺下叶切除术[2]。Neuhof 提出了一期开放引流术的新概念，由于这一治疗方法的并发症发生率和死亡率更低，因此被学界广泛接受[3]。其原理就是根据脓肿的位置，从胸壁暴露脓肿以及排出其化脓的内容物，然后用纱布进行腔内填塞。如遇到继发性的支气管胸膜瘘，可采取自然疗法，通过开放式引流来治疗。在 Neuhof 个人以及其他学者的报道中，这一方式能够明显降低死亡率[4-6]。

　　在抗生素出现之后，急性肺脓肿的生存情况显著改善；此时临床管理已开始标准化，对保守治疗无效的慢性肺脓肿可采取手术治疗[5,7]。这一思路在现代仍然在继续，当肺脓肿呈慢性，或潜在肿瘤无法排除时，可进行手术治疗[8-10]。近年来，随着细菌耐药性的增强和侵袭性坏死性肺炎导致形成的腐烂性脓肿增多，Neuhof 的处理方法又开始重新获得重视。

10. 2　分类和鉴别诊断

　　肺脓肿分为原发性（发生在健康个体）和继发性（发生在如肺癌和系统性疾病等基础疾病的个体）。

　　原发性肺脓肿最常见的原因是吸入性肺炎，而支气管内梗阻（肺癌，异物）是继发性脓肿最常见的原因。易继发感染的原发性肺部空腔并非真正的脓肿，但可能与肺脓肿具有相同的临床特征和类似的影像学特征。

表 10. 1　肺脓肿的鉴别诊断

传染病
曲霉菌病，组织胞浆菌病，诺卡菌病，隐球菌病，球孢子菌病，肺结核，非典型分枝杆菌病，坏死性细菌性肺炎，分隔性脓胸
肿瘤
支气管肿瘤，转移瘤，淋巴瘤
主要疾病
韦格纳肉芽肿，类风湿结节
其他

肺梗死，气胸，结节病（罕见），硅肺
发育型损伤
支气管源性囊肿，肺隔离症，囊肿腺瘤样畸形，膈疝

根据症状持续时间，肺脓肿可分为急性（症状持续时间少于 4～6 周）和慢性（持续时间较长）两类。根据早期的一些分类，急性、亚急性和慢性肺脓肿分别被定义为病程小于 4 周、4～8 周和大于 8 周。

10.3　诊断

患者常有发热及与严重的下呼吸道感染/肺炎相似的咳出大量脓性痰等症状，由于脓肿导致支气管通气障碍，可闻及支气管呼吸音。胸部 X 线检查发现有或无水平液面的圆形阴影可提示肺脓肿的发生。但更重要的是确定导致肺脓肿发生的病因。

伴有静脉造影的计算机断层扫描（CT）在胸部 X 线表现典型的患者中并不是很常用，但却能提供较多有价值的信息。根据我们的经验，CT 扫描能够准确确定肺脓肿的位置，并可能有助于诊断潜在的病因。由于在脓肿较大的患者中，仰卧位可能会诱发大量的咳痰，所以在进行 CT 扫描时，应关注患者的体位。

对部分患者可行支气管镜检查，以排除支气管内梗阻并收集分泌物进行微生物学分析。重要的是不要去除异物，因为这一过程可能会使脓性液体在支气管内广泛播散。在进行检查时，功能良好的抽吸装置是必不可少的。

10.4　急性肺脓肿的处理

在医学上，给予具有特异性的适合的抗生素是治疗急性肺脓肿的主要手段，其他支持疗法如理疗、退热镇痛、给氧、充分的水合作用和营养有助于患者从感染中恢复。目前只有 11%～21% 的患者对抗菌治疗没有反应，需要手术或其他形式进行引流[11,12]。

●对于怀疑致病菌为革兰阳性菌的患者，应早期经验性使用静脉注射抗生素。

●对于免疫功能受损的患者，以及在血液或支气管镜灌洗液中发现具有耐药性微生物的患者，应咨询医院的药理学家，多种抗生素联合应用是至关重要的。

●细菌药敏检查发现的特异性抗生素优于广谱抗生素，在开始使用抗生素前应尽量获得培养标本，尤其是对免疫力低下的移植患者。

● 对各种革兰阳性菌、革兰阴性菌以及其余致病微生物，都有大量的抗生素可供使用。参与败血症患者管理的每一名医务人员都必须意识到应合理使用抗生素。为避免耐药性的发生，抗生素管理是强制性的。

● 需要通过常规的临床评估、败血症血液学标志物和必要的影像学检查来监测疾病的变化情况。

● 治疗持续时间取决于患者对药物的反应、患者自身因素、细菌耐药性以及对患者各项指标的跟踪监测情况。通常需要至少 6 ~ 8 周的抗生素治疗。脓腔闭合通常需要至少 4 周，有时还可能需要更多时间[13,14]，脓腔周边肺组织浸润性炎症的退散可能需要 8 周左右。

● 先前健康的患者通常比那些有潜在病因的继发性脓肿患者恢复得更快。

10.4.1　手术管理

手术治疗很少被采用。但对于进行性脓毒血症合并肺脓肿的患者，可能需要介入科医生的介入以进行抽吸引流。对进展较快或对内科治疗无反应的脓肿进行置管引流有助于呼吸系统损伤的改善。即使使用了合适的抗生素，但如果患者病情仍然严重，和（或）临床状况恶化，则必须考虑置管引流作为最后的手段。经证明，介入科所做的引流可以显著缓解症状。介入经皮穿刺引流比传统的开放式引流更有效，且并发症更少。在咳嗽欠佳的患者中，内引流可能很危险，应尽早开始经皮外引流。外引流联合抗生素治疗肺脓肿的成功率为 90%。

在治疗的同时应查找肺脓肿的病因。

对于急性肺脓肿和继发性脓胸患者，充分引流脓肿和使受压缩肺实质复张是必要的。持续使用抗生素和肺部再扩张可使肺脓肿有效地消退。对于脓肿破裂脓液进入胸腔的患者，可能需要适当的脓胸引流/剥离，并使用肌瓣填补肺破损处，而不仅仅是行切除手术。

急性肺脓肿很少需要手术切除，但在一些保守治疗无效的患者中应考虑手术切除。

手术切除指征：

● 脓肿较大，且保守治疗无效。

● 脓肿出现大出血。

● 存在肿瘤或异物阻塞。

● 由多重耐药性细菌或真菌引起的感染。

肺切除手术后的生存率为 89% ~ 95%。

10.5　慢性肺炎的治疗

在确诊肺脓肿后，保守治疗的最佳持续时间尚不明确，但除非患者病情迅速恶化，否则不应少于 4～6 周。即使在脓腔较大，治疗前预计对保守治疗反应不佳的患者，在抗生素治疗 4～6 周后，脓肿仍可能缩小（图 10.1）。

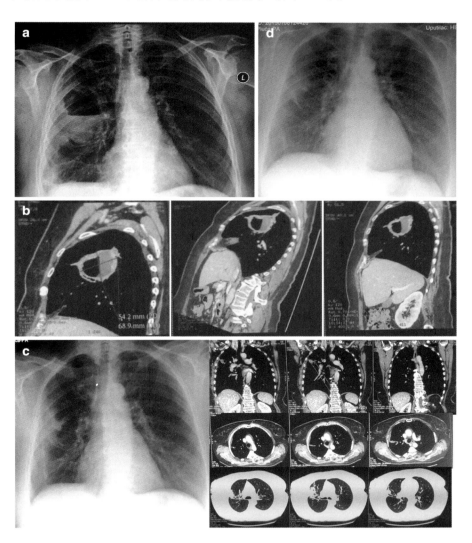

图 10.1（a-d）　患者女性，63 岁。既往有糖尿病、脑血管损伤、高血压病史，咳嗽 22 个月，无痰，伴有高热。入院时胸部 X 线显示右上叶空腔（a），经 2 周抗生素治疗后空腔无明显变化（b）。支气管镜检查见黏膜充血伴脓性分泌物。再行 3 周抗生素治疗之后，胸部 X 线（c）和 CT 扫描证实治疗反应明显。尽管病变面积缩小，仍可见固体成分，但长期随访后，在影像（d）上发现疾病完全缓解（图 10.9）

对于持续性存在的肺部占位而言，由于无法排除恶性可能，定性总是比较困难。图 10.1 所示的患者，由于病变可通过支气管镜检查取得活检，或通过荧光、CT 引导下穿刺取得活检，所以不用依靠治疗效果来对占位性质进行判断。而对于其余一些保守治疗的患者，则需要定期进行后续影像学检查。当病灶未明显变化时，可能需要通过手术取得病理；但炎症和支气管周边组织的纤维化可能使术中解剖更困难，术后并发症发生率更高（图 10.2）。

图 10.2　存在肺部空腔和感染时的血管周边纤维化。**1.** 右下叶；**2.** 中叶；**3.** 上叶；**4.** 游离的第 6 段动脉、基底段动脉，曲线指示解剖和提起血管旁组织、淋巴结的方向

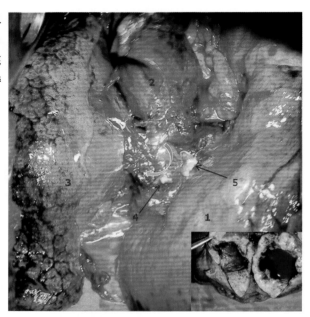

10.6　提高手术效果的技巧、经验和改进效果

肺脓肿作为手术指征的临床过程至少可遵循两个原则：

1. 在一些患者中，肺脓肿是在手术后通过病理获得诊断的。对于肺部空腔占位持续性存在的患者，可以考虑通过手术来明确潜在病因。对该患者而言，无法排除占位的恶性可能是手术指征（图 10.3a ~ c）。

2. 伴有轻微或无下呼吸道症状，且脓肿样病变逐渐增大，也可能需要行手术治疗（图 10.4a，b）。

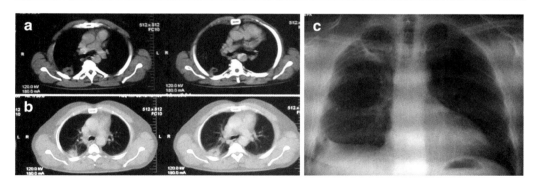

图 10.3   患者男性，54 岁。既往史无特殊，咳嗽 3 周，无咳痰，轻微呼吸困难，突发高热（高达 40℃），在抗生素治疗 2 ~ 3 天后，症状有所改善。抗生素治疗 1 周后胸部 CT 显示右上叶（a）后段 4 cm × 3 cm 厚壁空化。支气管镜检查未见明显异常，可见非特异性炎症。2 周后，胸部 X 线检查仍可见类似大小的持续性卵圆形病变（b）。在施行经右胸开放性手术，并切除了右上肺后段后，病理提示病变为慢性脓肿。最终患者康复（c）

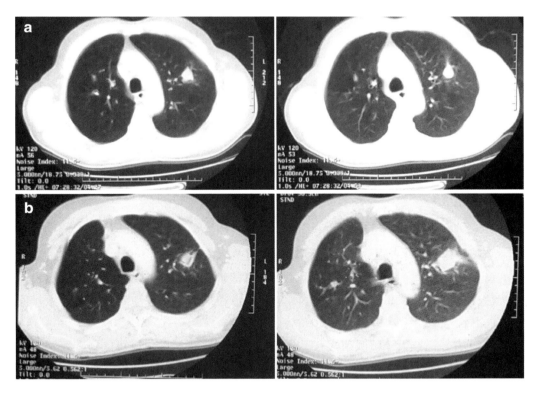

图 10.4   患者男性，64 岁，CT 扫描示右中肺叶持续性存在浸润性病变，在施行了右中叶切除术后，病理提示为支气管扩张。术前 CT 检查还发现左上肺叶也出现了卵圆形病变（a），患者无特异性症状，经过持续随访，发现病灶大小增加。因此又在左侧进行了一次开胸手术以切除病变。病理同样提示支气管扩张，未见恶性依据

10.6.1 肺脓肿和肺癌

疑似肺脓肿患者的主要问题之一是排除肺癌。Ameuille（1923 年）首次观察到合并于肺脓肿发生的肺癌。在 8% ~ 17% 的患者中，潜在的肺癌是引起气空腔性肺浸润或肺脓肿的原因。对于年龄超过 45 岁的患者，这一概率可上升至 33%[15]。在临床实践中，区分良性感染性病灶和癌性坏死性肺脓肿较为困难。胸部 X 线检查只能提示空腔的存在，而无法证实占位的病理性质（图 10.5a，b）。CT 扫描的两个征象可以提示肺癌：①腔壁不规则（图 10.5c）；②相关肺门部组织密度接近肺组织密度（图 10.5d）[16]。

缺少组织学依据，不利于对肺部占位的诊断，尤其是在经过内科保守治疗后占位变化不明显的情况下（图 10.6）。如果病变在初始发现 1 个月后大小未见明显改变，手术是一项合理的选择；但如果患者基础状况较差，手术风险较大，则应慎重选择。

一些患者的影像学和临床症状都强烈提示急性肺脓肿，同时伴有全身性脓毒血症，但同时恶性肿瘤可能仍无法排除。在某些情况下，对于一般情况较差和免疫功能不全的患者，肺叶切除术可以作为病情快速恶化的败血症患者的挽救治疗（图 10.7 中讨论的患者）。

对于支气管阻塞继发炎症和脓肿的患者，可以通过支气管镜获取病理依据。治疗方案应根据患者的具体情况和脓毒血症被控制的可能性来制订。成功培养出致病菌，从而采用针对性较强的抗生素能够缩小手术范围，降低术后并发症发生率。在急性感染期进行手术，由于血管和支气管管壁组织肿胀，术中出血概率更高，术后发生支气管残端瘘的概率也很高。

在一项持续 8 年纳入 1148 例接受肺叶切除术患者的大型临床研究中，76 例术前即存在肺部感染的患者，有 4 例（5.3%）发展为术中感染。共有 76 例患者出现了术后脓胸（6.65%），而其中 3/4 的脓胸继发于支气管胸膜瘘[17]。

原发性支气管癌患者发热的常见原因是肺脓肿或感染分泌物堵塞支气管，这一情况的发生率据报道为 21.1%[18,19]。影像学在区分良性占位和恶性病变方面并不可靠。超声引导下从腔中取活检，有助于进行病理诊断或行细菌药敏试验[19]。经药敏培养后选用敏感抗生素，可以减少紧急手术及降低相关术后并发症的发生率。对肺脓肿患者应尽量行支气管镜检查，有助于支气管内梗阻性肿瘤的病理诊断和药敏培养材料的收集[16]。

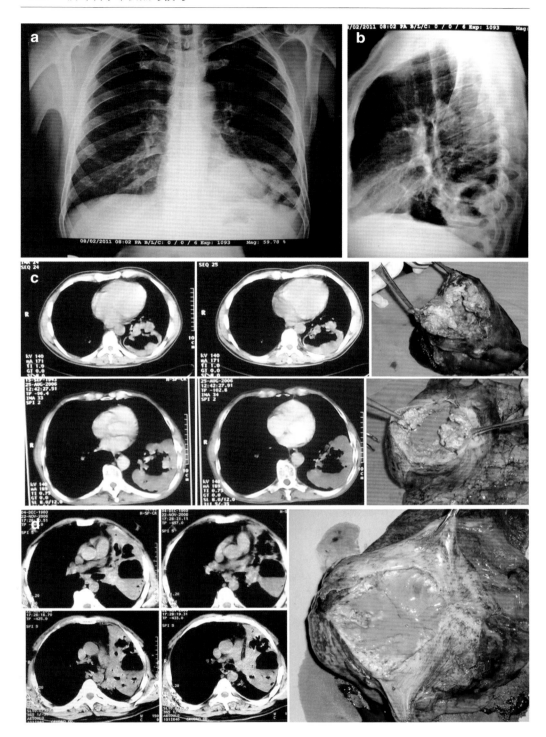

图 10.5　经胸部 X 线片正位（a）和侧位（b）诊断的左下叶空洞；胸部 CT 示腔壁不规则，提示肺癌，手术标本显示腔内实性病变，病理证实为肺癌（c）；肺门密度接近肺实质，也提示可能为肺癌（d）

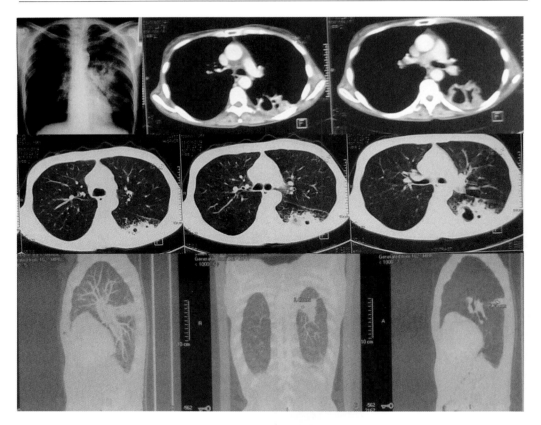

图 10.6　左下肺空腔，对治疗反应不佳。上两排图像，治疗前；下排图像，治疗后

10.6.2　与急性肺脓肿或寄生虫感染相似的坏死性肺癌

如图 10.8 病例所示，慢性包虫囊肿继发感染后表现为脓肿。此时须考虑行囊肿剥除术及肺叶切除术。

10.6.3　人免疫缺陷病毒（HIV）感染与肺脓肿

在发展中国家和发达国家中，HIV 感染者数量不断升高，成为导致肺脓毒症的一个重要原因。抗逆转录病毒治疗使社区中机会性感染肺炎的发生率逐步下降。在机会性感染患者中，肺脓肿的发生率较肺炎的发生率明显降低。肺孢子虫和其余病原体的共同感染可能导致肺脓肿的发生。在免疫缺陷患者中，脓毒血症可能发生得非常快，所以需要尽早对肺脓肿行外科或置管引流等干预，同时加以敏感抗生素的内科治疗和足够的营养支持治疗。从 HIV 相关的专家处获取支持并开始超活性抗逆转录病毒治疗，都是非常重要的。

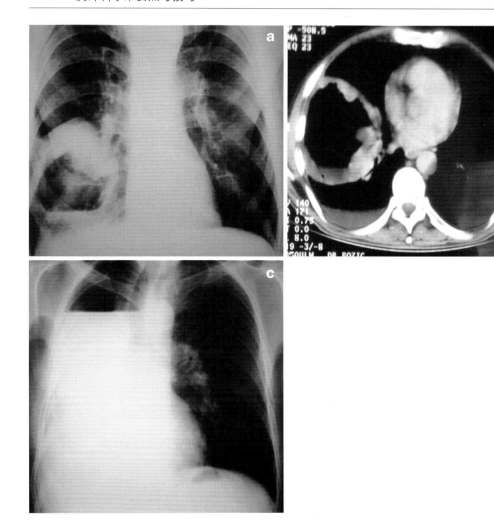

图 10.7 患者，男，60 岁。在出现高热、咳嗽、咳痰等症状后被诊断为肺脓肿，并接受抗生素治疗（a）。支气管镜检查发现右下叶支气管黏膜下肿瘤，侵犯中间支气管，活检提示鳞状细胞癌。胸部 CT 显示一个 12 cm 的空洞。壁不规则，部分充满液体，伴有少量胸腔积液（b）。临床上尽管给予了特异性抗生素治疗，但患者的病情仍在恶化。手术被认为是控制脓毒血症的唯一可行选择，但患者同时还有右下叶肿瘤，侵犯中叶和中间支气管。实施了中下肺叶切除术。患者术后脓毒血症情况明显改善，恢复良好（c）

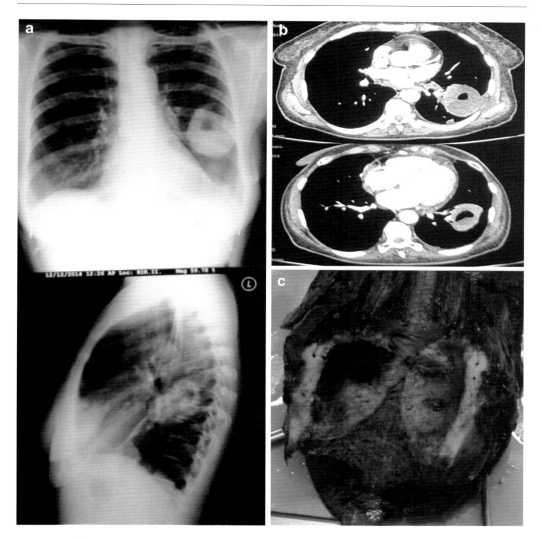

图 10.8 患者，女，长期与许多动物共居一室，主诉为体重快速下降。术前胸部 X 线（a）提示空腔存在不规则腔壁和液平。CT 扫描示左下叶可见空腔，伴液气平和不规则腔壁，考虑棘球蚴病可能（b）。术中打开囊腔后，发现并不是棘球蚴病，重新闭合囊腔，并行肺叶切除术。术后病理提示为鳞状细胞癌（c）

10.7 术中突发状况处理技巧

在肺脓肿手术中，治疗结果同样取决于麻醉和手术的质量。术中麻醉师的作用不容小觑。

10.7.1　麻醉注意事项

预防肺脓肿手术并发症的最佳方法是避免脓液污染健康的肺，尤其是那些有大量化脓性痰液或大咯血症状的患者。

- 术前请麻醉师评估。
- 术前良好的体位引流，必要时适当使用抗生素。
- 对有呼吸困难、咳脓性痰或咯血的患者进行术前支气管镜检查。
- 可考虑通过阻断气管腔将患侧肺叶与主支气管或其余肺叶支气管隔离（图 10.9）。

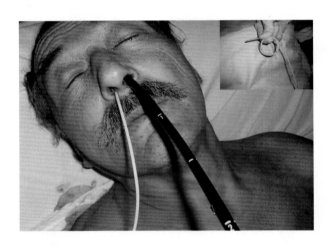

图 10.9　使用 Fogarty 导管临时性隔离主支气管

- 手术过程中，对肺叶进行的操作可能导致突然大量化脓性痰液或大咯血流入主气道，发生危及生命的紧急情况。因此，使用双腔管（DLT）或某些气管隔离方法是必需的[20]。外科医生和麻醉师都应该注意这一紧急情况，做好紧急支气管镜检查和气道抽吸的准备，以保证充分的氧合。

1. 患者坐位或半坐位时，可以实现肺支气管隔离吗？

- 我们建议在手术和插入 DLT 麻醉时取半坐位，在麻醉师给予肌松药物后再重新调整体位。直到 DLT 就位，球囊充气之前都要避免通过气道给气[21]。

2. DLT 置管的首选方式是什么？

- 除了常见的仰卧位下 DLT 直观外，还有一些研究小组建议让患者坐在手术台的水平下半部分（以中间断裂部分为界）进行麻醉。患者的胸腔呈斜位，向脓肿侧倾斜，与上半身呈陡峭角度。一旦患者进入麻醉状态，有利于维持气道。麻醉状态下，患者向脓肿侧斜躺，必要时可以减小头向上倾斜的角度，以便于支气管镜检查和气管插管。

3. 如何保护手术侧的健康肺不受痰液感染？

● 建议通过病变侧的 DLT 管腔吸痰，在手术过程中时常清除气道分泌物。

此外，应尽量保持含脓肿肺不通气。如果在进胸之前就进行单肺通气，未通气的肺会塌陷，环境空气和氮气进入肺组织。但是，如果未通气肺的气道与气囊相通，则上述情况将得到预防[22]。在这种情况下，分流肺血流氧合良好，但只有在与气囊中的二氧化碳分压达到平衡后，血二氧化碳分压才会开始下降。所以，在进入胸腔和肺部塌陷之前，应根据动脉血气的情况来指导小容积通气。

10.7.2　手术注意事项

从手术的角度来看，肺脓肿手术有三个主要问题：①避免脓肿腔的开放；②最大限度地保留剩余肺；③预防和安全处理对血管的损伤。

实现前两个目标的最好方法是在必要时通过 CT 引导，在脓腔外侧行胸膜外切开术。因为粘连最明显的部位也可能位于未受影响的肺叶外侧，故必要时切口可向健康肺叶方向延伸。

至于第三个问题，对左肺而言，在叶间裂解剖困难，尤其是叶间裂发育不全甚至无发育的情况下，应首先游离左肺动脉主干；在右侧，如果发现血管周围组织纤维化或与淋巴结粘结紧密，应毫不犹豫地进行右肺动脉主干的心包内游离。当发生出血时，可以及时阻断动脉，挽救生命。

由于在一些情况下，肺门和心包周边可能存在粘连，所以在结扎血管之前，要非常小心地辨认两条静脉。严重的炎症可能会导致医生对两条直径相似、解剖结构正常的静脉的汇合点辨识不清（图 10.10）。

图 10.10　正常的肺静脉。LUL，左上叶；LLL，左下叶；1，上叶静脉；2，下叶静脉；3，共同静脉；p，心包

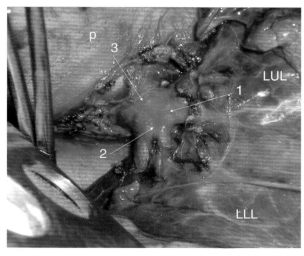

同样，因为炎症的存在，对叶间裂的解剖也很困难。在这种情况下，裂隙暴露不清会带来一些重大风险。在右侧，背段动脉可能明显向近段收缩，这可能导致基

底节动脉被误认为背段动脉。同样，在有严重炎症的情况下，中叶动脉从基底段动脉发出，或存在两支中叶动脉的情况也可能被忽略（图 10.11）。在左侧，舌动脉位置的变化也可能因叶间裂解剖不充分而被忽略（图 10.12）。以上情况不仅可能存在于肺脓肿患者，在肺部存在炎症的患者体内也可能发生。

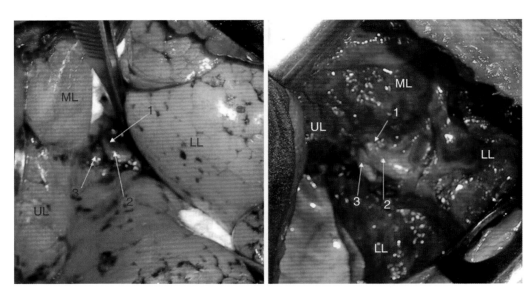

图 10.11 中叶动脉解剖变异（左，肺通气状况；右，肺未通气状况）。LL，下叶；UL，上叶；**ML**，中叶；**1**，中叶动脉；**2**，基底动脉；**3**，Ⅵ段动脉

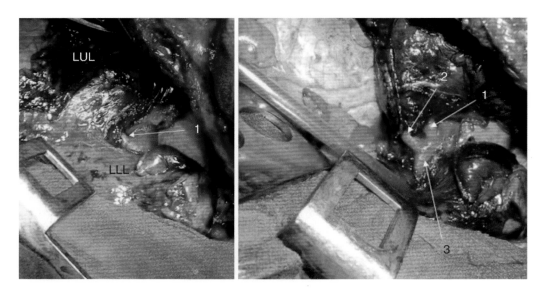

图 10.12 舌动脉解剖变异（左，叶间裂部分发育；右，裂隙全部发育）。**1**，第一舌段动脉；**2**，第二舌段动脉；**3**，基底动脉

10.8 手术的替代方法：优点和缺点

如前所述，肺切除术是非手术治疗失败后的常见治疗选择。在一些患者中，经皮胸腔引流或内镜下脓肿引流可作为替代方案。

10.8.1 经皮胸腔引流（PTD）

根据最近对 21 项共纳入 124 例患者（14 例继发性，110 例原发性肺脓肿）研究的回顾，以下几种情况可以考虑经皮引流：

1. 无法耐受肺叶切除术的重症患者。

2. 出现脓肿腔的均匀卵圆形病变时，腔内未见气液平。

在这种情况下，空腔内可能存在一定的张力，有突然的、可能致命的支气管内减压的风险[23]。

3. 肺脓肿和大咯血患者。在这种情况下，如果患者不适合行肺叶切除术，引流能迅速清除脓肿内容物，并阻止脓腔的进一步扩大[24]。

Weissberg 报道的 7 例病例中有 1 例描述了这种情况[25]。此外，一篇由 Wali 等发表的文章也证实了经皮引流治疗脓毒症和大咯血的效果[26]。

4. 患者在重症监护室中接受机械通气治疗，或患者体质虚弱，咳嗽咳痰较差时。

Weissberg 等[25]和 Shim 等[27]报道认为，这种治疗的主要优点是临床恢复迅速。此外，这一方法还能避免长期非手术治疗造成的并发症；van Sonnenberg 等[28]报道 19 例对非手术治疗无反应的患者，在经皮引流后 100% 治愈，平均引流时间为 9.8 天。Ha 等[29]报道的 6 例患者中，有 4 例采用了细导管引流，在平均引流时间为 15.5 天后，脓肿完全消退。

高并发症发生率是该治疗方式的主要缺点。根据 Yunus[30]对 19 例患者的报道，治疗成功率为 79%，而并发症发生率为 60%。在 Hirshberg 等的系列研究中，在技术上只有 8/11 的患者成功完成了操作，其中 5 人死亡[31]。穿刺可能造成脓液播散至胸腔。

可能导致 PTD 失败的因素包括：

- 继发性肺脓肿
- 肺脓肿并发疾病
- 病原体致病性强
- 多发脓腔
- 脓腔边界不清
- 脓腔腔壁较厚

10.8.2　内镜引流

内镜引流是经皮引流的一种替代方法。这一方法最早由 Metras 等[32] 于 1954 年报道了 49 例患者，其中 9 例治疗失败[33-36]。在下列情况下，可考虑内镜引流：

- 凝血障碍患者。
- 在中央型脓肿患者中，由于经皮引流需要穿过很深的肺组织，可能很危险。脓腔被部分解剖结构（通常为肩胛骨）遮挡的患者，经皮引流也不适用。

当 CT 明确提示有主要气道与脓肿相通，或考虑有气管内占位阻碍了脓肿引流时，也可以考虑内镜引流。

小结

即使对于经验丰富的外科医生，肺脓肿也可能是一项具有挑战性的任务。越来越多的 HIV 感染者、恶性肿瘤、癌症化疗患者和器官移植者是发达国家中肺脓肿的主要致病因素，给医疗管理带来重大挑战。尽管手术并非对所有肺脓肿患者都必要，但在需要时，进行充分的术前准备和术中操作很关键，可使并发症发生率降至最低。坏死性肺癌患者可能出现继发性感染，导致诊断困难。因此，在影像学诊断困难时，进行手术切除是必要的。经皮引流是重症脓毒症患者呼吸储备不良时的一种有效治疗方法。

（曾剑　译，王江峰　校）

参考文献

1. Bartlett JG. Lung abscess. In: Baum GL, Wolinsky E, editors. Textbook of pulmonary diseases. 5th ed. Boston: Little Brown; 1994. p. 607 – 20.
2. Lilienthal HIV. The first case of thoracotomy in a human being under anaesthesia by intratracheal insufflations. Ann Surg. 1910; 52: 30 – 3.
3. Lilienthal HIX. Pulmonary abscess and bronchiectasis: a clinical report. Ann Surg. 1914; 59: 855 – 83.
4. Neuhof H, Hurwitt E. Acute putrid abscess of the lung: Ⅶ (Relationship of the technic of the one-stage operation to results). Ann Surg. 1943; 118: 656 – 64.
5. Schweppe HI, Knowles JH, Kane L. Lung abscess (An analysis of the Massachusetts General Hospital cases from 1943 through 1956). N Engl J Med. 1961; 265: 1039 – 43.
6. Shaw RR. Pulmonary abscess: value of early one-stage drainage. J Thorac Surg. 1942; 11: 453 – 66.
7. Neuhof H, Touroff AS, Aufses AH. The surgical treatment, by drainage, of subacute and chronic putrid abscess of the lung. Ann Surg. 1941; 113: 209 – 20.

8. Shaw RR,Paulson DL. Pulmonary resection for chronic abscess of the lung. J Thorac Surg. 1948;17;
514 − 22.

9. Myers RT, Bradshaw HH. Conservative resection of chronic lung abscess. Ann Surg. 1950; 131;
985 − 93.

10. Waterman DH,Domm SE. Changing trends in the treatment of lung abscess. Dis Chest. 1954;25;
40 − 53.

11. Merritt RE,Shrager JB. Indications for surgery in patients with localised pulmonary infection. Thorac
Surg Clin. 2012;22;325 − 32.

12. Athanassiadi K, Jakovic R, Siafakas N. Abscess of the lung; current therapeutic options. Eur Res
Mono. 2013;61;81 − 9.

13. Davis B, Systrom DM. Lung abscess; pathogenesis, diagnosis and treatment. Curr Clin Top Infect
Dis. 1998;18;252 − 73.

14. Hood MR. Bacterial diseases of the lung. In; Shields TW, editor. General thoracic surgery. 4th ed.
Philadelphia;Lea and Febiger;1989. p. 751 − 71.

15. Wallace RJ Jr, Cohen A, Awe RJ, Greenberg D, Hadlock F, Park Carcinomatous SK. lung ab-
scess. Diagnosis by bronchoscopy and cytopathology. JAMA. 1979;242(6);521 − 2.

16. Honda O,Tsubamoto M,Inoue A,et al. Pulmonary cavitary nodules on computed tomography; diffe-
rentiation of malignancy and benignancy. J Comput Assist Tomogr. 2007;31(6);943 − 9.

17. Yamada Y,Sekine Y,Suzuki H,et al. Trends of bacterial colonisation and the risk of postoperative
pneumonia in lung cancer patients with COPD. Eur J Cardiothorac Surg. 2010;37;752 − 7.

18. Sethi S, Evans N, Grant BJ, et al. New strains of bacteria and exacerbations of COPD. N Engl J
Med. 2002;347;465 − 71.

19. Chaudhuri MR. Primary pulmonary cavitating carcinomas. Thorax. 1973;28;354 − 66.

20. Benumof JL,Alfery DD. Anesthesia for thoracic surgery. In; Miller RD, editor. Anesthesia. 5th ed.
Philadelphia;Churchill Livingstone;2000. p. 1665 − 75.

21. Pfitzner J,Peakock MJ,Tsirgiotis E,Walkey H. Lobectomy for cavitating lung abscess with haemop-
tysis; strategy for protecting the contralateral lung and also the non-involved lobe of the ipsilateral
lung. Br J Anaesth. 2000;85;791 − 4.

22. Pfitzner J,Peacock MJ,McAleer PT. Gas movement in the non-ventilated lung at the onset of single-
lung ventilation for video-assisted thoracoscopy. Anaesthesia. 1999;54;437 − 43.

23. Parker LA,Melton JW,Delany DJ,Yankeskas BC. Percutaneous small bore catheter drainage in the
management of lung abscesses. Chest. 1987;92;213 − 8.

24. Mengoli L. Giant lung abscess treated by tube thoracostomy. J Thorac Cardiovasc Surg. 1985; 90;
186 − 94.

25. Weissberg D. Percutaneous drainage of lung abscess. J Thorac Cardiovasc Surg. 1984;87;308 − 12.

26. Wali SO, Shugaeri A, Samman YS, Abdelaziz M. Percutaneous drainage of pyogenic lung ab-
scess. Scand J Infect Dis. 2002;34;673 − 9.

27. Shim C,Santas GH,Zelefsky M. Percutaneous drainage of lung abscess. Lung. 1990;168;201 − 7.

28. vanSonnenberg E,D'Agostino HB,Casola G,Wittich GR,Varney RR,Harker C. Lung abscess;CT-
guided drainage. Radiology. 1991;178;347 − 51.

29. Ha HK,Kang MW,Park JM,Yang WJ,Shinn KS,Bahk YW. Lung abscess; percutaneous catheter
therapy. Acta Radiol. 1993;34;362 − 5.

30. Yunus M. CT-guided transthoracic catheterdr ainage of intrapulmonary abscess. J Pak Med Assoc.
2009;59;703 − 9.

31. Hirshberg B, Sklair-Levi M, Nir-Paz R, Ben-Sira L, Krivoruk V, Kramer MR. Factors predicting mortality of patients with lung abscess. Chest. 1999;115:746 – 50.

32. Metras H, Chapin J. Lung abscess and bronchial catheterization. J Thorac Surg. 1954;27:157 – 9.

33. Herth F, Ernst A, Becker HD. Endoscopic drainage of lung abscesses: technique and outcome. Chest. 2005;127:1378 – 81.

34. Connors JP, Roper CL, Ferguson TB. Transbronchial catheterisation of pulmonary abscess. Ann Thorac Surg. 1975;19:254 – 60.

35. Rowe LD, Keane WM, Jafek BW, Atkins JP Jr. Transbronchial drainage of pulmonary abscesses with the flexible fiberoptic bronchoscope. Laryngoscope. 1979;89:122 – 8.

36. Schmitt GS, Ohar JM, Kanter KR, Naunheim KS. Indwelling transbronchial catheter drainage of pulmonary abscess. Ann Thorac Surg. 1988;45:43 – 7.

第 11 章
包虫病

Mustafa Yuksel and Nezih Onur Ermerak

摘要

肺包虫病自古以来就是一个临床常见疾病。它是由细粒棘球绦虫引起的一种寄生虫病，目前仍在世界各地流行，尤其是地中海和中东国家。相对于成人来说，肝包虫病和肺包虫病更常见于儿童。实验室诊断有助于临床和放射学评估。肺包虫病提倡外科治疗。开放手术的死亡率和发病率均低，是标准的治疗方法。电视辅助胸腔镜手术是肺包虫囊肿摘除术的一种新方式。阿苯达唑和美苯达唑等驱虫药常被用于治疗包虫病。手术最常见的并发症是胸膜感染和长期漏气。在适当的手术和药物治疗下，该病预后良好且复发率低。

关键词

包虫病；包虫囊肿；棘球绦虫；肺；囊腔闭合术；囊肿切除术；外科；吸引术；预后；VATS

11.1 引言

医学文献有详细介绍，包虫病是由细粒棘球绦虫引起的一种疾病。人类是这种寄生虫的偶然宿主，目前此病仍在地中海和中东国家流行[1]。西欧和北美的胸外科医生很少碰到因旅行和迁徙而感染的包虫病病例。

细粒棘球绦虫的终宿主是犬科动物，主要是狗。包虫囊在终宿主的肠道内发育和繁殖，虫卵与终宿主的粪便一起排泄出来。中间宿主（绵羊、山羊、猪等）摄入

M. Yuksel, M. D. (✉) · N. O. Ermerak, M. D.
Department of Thoracic Surgery, Marmara University Hospital, Istanbul, Turkey
e-mail: myuksel@marmara.edu.tr

受虫卵污染的蔬菜、草和水，成为带虫状态，然后虫卵开始幼虫阶段的发育。幼虫经胃肠道通过门静脉系统或淋巴循环侵入。一旦进入器官，主要是肝脏或肺，就会发展成典型的包虫囊肿。肝是包虫病最常见的寄生部位（60%～80%），其次是肺（10%～30%）。肺包虫病最常见于右肺，特别是双侧下叶[2,3]。该病75%～90%是孤立的。与成人相反，儿童肺包虫病较肝包虫病更为常见[4]。

包虫囊肿由囊壁和包虫液组成（图11.1）。囊壁有三层，用于组成完整的囊肿和提供虫体营养。包虫液是无臭、透明的液体。囊肿破裂可以是囊周膜内破裂或破入胸膜、邻近器官、支气管或血管。囊破裂可以是自发性的，也可以是由于创伤或驱虫药造成的。此并发症有不同的临床结局，如过敏性休克、疾病扩散、囊肿感染、窒息和咯血。囊肿很少因感染而钙化，并且这些囊肿通常与支气管树相连。

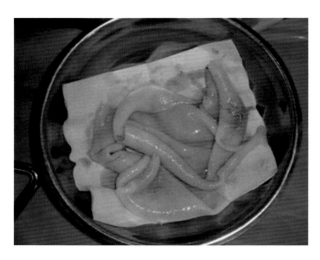

图 11.1　切除标本：囊肿膜

肺包虫病的临床表现因囊肿的完整或破裂而异。完整的囊肿没有任何特殊症状，取决于其大小和定位。有症状的患者中，咳嗽和痰血是最常见的，部分甚至有胸痛和胸部压迫感。囊肿破裂患者（图11.2）表现可有不同，如严重呼吸困难、含囊肿碎片的痰（镜检可检出寄生虫）、高热、瘙痒和过敏反应。

患者主要可以通过临床可疑和常规胸部 X 线检查发现异常来诊断。影像学检查示囊肿密度均匀、边界清楚（图11.3）。有时囊肿压迫支气管树，影像学上表现为肺不张和肺炎。位于中央区的囊肿可引起支气管血管结构受压，受压部位表现出凹陷。囊肿多位于右肺下叶，多为孤立型。在影像学上，囊肿破裂可表现为张力性气胸或部分局限性气胸。CT 扫描对小囊肿或囊肿破裂的早期诊断有价值[5]，还有助于对经手术或药物治疗的患者进行随访，可以做进一步研究来评估心包/心脏或肝囊肿。

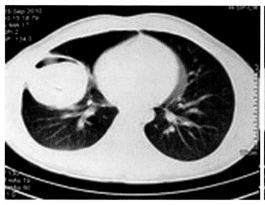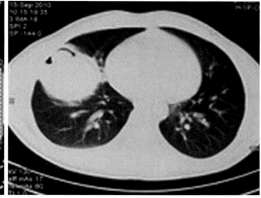

图 11.2　CT 示包虫囊肿穿孔

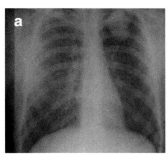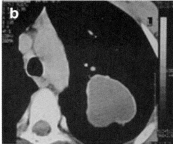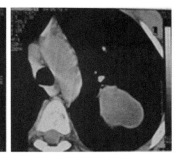

图 11.3　（a）X 线检查左肺上叶球蚴囊肿；（b）CT 示肺上叶包虫囊肿

该疾病的实验室诊断有助于临床和影像学评价。卡索尼皮内试验和温伯格补体结合试验有临床意义，过去经常使用。但由于它们的诊断价值有限，现在这些试验不再是首选。新的血清学检测被改进用于诊断，最常见的是间接血凝试验和间接免疫荧光试验。应用结果表明，这些试验的诊断率高达 94%。尽管如此，血清学检测阴性并不能排除诊断，但切除术后仍有必要进行血清学随访，可以发现复发。

肺包虫病基本上通过手术治疗。阿苯达唑和美苯达唑等驱虫药被用于治疗包虫病。但这些药剂有使囊肿破裂的可能性[3,6]。

11.2　包虫病外科治疗的技术要点和技巧

手术是肺包虫病的主要治疗方法。

大多数外科医生更倾向于保留肺，故常行囊肿摘除术、囊肿切除术和囊腔闭合术，或行外囊摘除术（Perez-Fontana 技术），后者包括封闭支气管开口和必要时闭合囊腔[7-9]。重要的是不切除肺组织，因为萎陷的肺会在囊肿切除术后膨胀。

术前和围手术期

1. 术前准备与所有因单纯包虫囊肿或其他健康原因而接受开胸手术的患者相似。巨大化脓性病变患者应包括术前使用抗生素、体位引流和其他支持治疗。

2. 双侧囊肿——一期或二期手术。二期手术适应证：①囊肿数目多；②需要肺叶切除；③心肺储备不足；④不能代偿的慢性疾病。在二期手术中，应首先切除囊肿较大或较多的肺。对侧病变可在第一次手术后2~4周切除。许多研究者建议单纯性囊肿和健康患者的双侧囊肿可以通过双侧胸骨切开术或正中胸骨切开术行一期切除[10,11]（图11.4）。

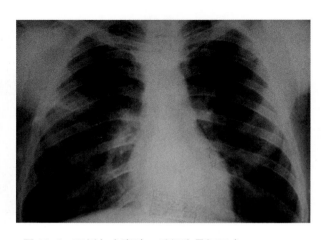

图11.4　双侧包虫囊肿，后行胸骨切开术

3. 双腔气管内导管用于防止囊肿破裂进入气管支气管树或化脓性内容物溢至健肺。后外侧切口开胸术经第5、6肋间隙进入。术中应防止囊肿破裂。

4. 摘除完整的囊肿时，针吸法可根据情况使用（图11.5）。在不行针吸摘除时，应小心地将囊周区和棘球蚴角皮层（内囊壁）分离。这样分离小囊肿并不困难，但较大的囊肿则有些困难，因为更有可能在分离时破裂。由于囊肿破裂这一潜在的并发症，应用高渗盐水浸润的纱布覆盖术区以防囊内寄生物污染。尽管采取这一预防措施，囊液仍有可能污染胸腔并引发过敏反应。

5. 找到囊肿后，分离包绕囊肿的组织时要极其小心。暴露囊肿，对角切开囊周区，使其和内囊壁之间产生空隙。

6. 在分离囊周区和内囊壁的过程中，降低气道压力非常重要。这一操作可以避免内囊壁通过囊周区的开口突出，发生囊肿破裂的危险。当完全分离后，增加气道压力有助于推出囊肿。

7. 移除囊肿后，必须检查剥离面是否有支气管开口和缝线上的漏气。残余囊周区须用一种可靠的折叠术缝合。我们首先缝合支气管开口，再切除游离的囊周区和

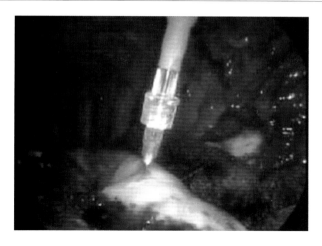

图 11.5　电视胸腔镜下针吸囊液

封闭囊腔，最后连续缝合切缘。

8. 囊腔闭合术：在这种方法中，我们用高渗盐水浸润的纱布填塞胸腔，固定含囊肿的肺叶。肺部充气，准备好两个可用的吸引系统，再用 9 号针穿刺抽吸囊肿。尽量吸干囊内容物，再切除一小部分囊壁，使吸引管能吸净剩余物。当一根吸引管在囊肿内部吸引时，另一根吸引管可吸引从囊肿切口溢出的包虫液。在清除所有寄生物的过程中，应保持肺充气状态以防囊内容物经过支气管开口进入支气管树。最后内囊被摘除。残腔用高渗盐水反复冲洗，空洞和支气管开口以上述方式关闭。

9. 另一种方法是用针吸完囊内容物，再用杀虫剂（高渗盐水）灌洗来预防包虫液溢入胸腔。我们倾向于用高渗盐水而不是其他杀虫剂，是因为高渗盐水不影响组织愈合。灌洗液要在胸腔留存至少 10 分钟以起到最佳效果[12,13]。

10. 复杂性囊肿：如果囊肿破裂进入支气管、胸腔或继发细菌感染称为复杂性囊肿。为防止囊内容物扩散入支气管树或胸腔造成的并发症，一开始就应采取预防措施。可以进行经口气管吸引或支气管镜检查，以吸出分泌物和囊性内容物。急性期后，患者必须进行紧急手术摘除胸腔中囊性物。

11. 当囊肿感染时，小心切开囊肿，以免损伤周围实变的肺实质[14]。囊腔用高渗溶液反复灌洗。由外科医生判断支气管开口是否需要行囊腔闭合术来关闭。复杂性囊肿可导致肺实质或胸膜纤维化，这时可能需要行进一步的手术如胸膜纤维板剥脱术、肺段切除术或肺叶切除术[15]。

12. VATS 是切除肺包虫囊肿的新方法[16]。该手术的主要原则与上述提及的开放手术相似。Findikcioglu 等[17]报道了 12 例无死亡或复发的系列病例。Parelkar 等[18]报道的 5 例患者中，3 例患者接受 VATS 治疗，另外 2 例需要中转开放手术。

11.3　处理包虫病手术并发症的要点和技巧

术后并发症因囊肿大小和数量、手术类型及感染程度不同而有所区别。给予适当的护理和手术，该病的预后良好。

1. 最常见的并发症是胸膜感染和长期漏气。Aubert 等[19]曾报道在 8384 例患者中，胸膜感染占 2.54%，长期漏气占 2.19%。

2. 死亡率和发病率都很低。Turkyilmaz 等[20]报道称在 35 例儿科病例中无死亡情况，Topcu 等[24]也曾有 128 例无死亡发生的儿科病例，而 Solak 等[22]从 460 例患者中统计出 0.6% 的死亡率和 0.4% 的复发率。该病的复发率也很低。某份包括儿童和成人患者的 301 例报告中，Dincer 等[23]得出儿科组和成人组的复发率分别为 4.5% 和 4.3% 的结果；而 Ayuso 等[24]报道他们系列病例的复发率是 2.7%。

小结

手术是延缓和治疗肺包虫病的主要选择。药物治疗可以帮助恢复及降低术后疾病复发的风险。以往开胸术是传统术式，但近年来 VATS 在治疗包虫病方面得到了广泛的应用。通过手术及药物治疗，包虫病的预后总体良好且复发率低。

（王江峰　译，冯一丁　校）

参考文献

1. Orueta A,Fau LF,Montero A,Prieto J,Duarte PG. Surgical treatment of hydatid cysts of the lung. Br J Dis Chest. 1974;68:183 - 92.

2. Burgos R,Varela A,Castedo E,Roda J,Montero CG,Serrano S,Tellez G,Ugarte J. Pulmonary hydatidosis:surgical treatment and follow-up of 240 cases. Eur J Cardiothorac Surg. 1999;16(6):628 - 35.

3. Dogan R,Yuksel M,Cetin G,Suzer K,Alp M,Kaya S,Unlu M,Moldibi B. Surgical treatment of hydatid cysts of the lung:report on 1055 patients. Thorax. 1989;44:192 - 9.

4. Balci AE,Eren N,Eren S,Ulku R. Ruptured hydatid cysts of the lung in children:clinical review and results of surgery. Ann Thorac Surg. 2002;74:889 - 92.

5. SaksoukFA,Meheddin HF,Ghassan KR. Computed tomography of pulmonary hydatid disease. J Comput Assist Tomogr. 1986;10(2):226.

6. Kurul IC,Topcu S,Altinok T,Yazici U,Tastepe I,Kaya S,Cetin G. One-stage operation for hydatid disease of lung and liver:principles of treatment. J Thorac Cardiovasc Surg. 2002;124(6):1212 - 5.

7. Ugon CV. Therapy of hydatid cysts of the lungs and their complications. J Int Chir. 1952;12(3):155 - 78.

8. Barrett NR. The treatment of pulmonary hydatid disease. Thorax. 1947;2:21.

9. Perez-Fontana V. Le traitement des kystes hydatique du poumon. La method Uruguayenne ou extirpation du perikyste. Arch Int Hydatid. 1951;12:469.

10. Cetin G,Dogan R,Yuksel M,Alp M,Ucanok K,Kaya S,Unlu M. Surgical treatment of bilateral hydatid disease of the lung via median sternotomy:experience in 60 consecutive patients. J Thorac Cardiovasc Surg. 1988;36(2):114 − 7.

11. Petrov DB, Terzinacheva PP, Djambazov VI, Plochev MP, Goranov EP, Minchev TR, Petrov PV. Surgical treatment of bilateral hydatid disease of the lung. Eur J Cardiothorac Surg. 2001;19(6): 918 − 23.

12. Shalabi RIY, Ayed AK, Amin M. 15 years in surgical management of pulmonary hydatidosis. Ann Thorac Cardiovasc Surg. 2002;8(3):131 − 4.

13. Kuzucu A,Soysal O,Ozgel M,Yologlu S. Complicated hydatid cysts of the lung:clinical and therapeutic issues. Ann Thorac Surg. 2004;77(4):1200 − 4.

14. Ramos G,Orduna A,Garcia-Yuste MG. Hydatid cyst of the lung:diagnosis and treatment. World J Surg. 2001;25(1):46 − 57.

15. Shehatha J, Alizzi A, Alward M, Konstantinov I. Thoracic hydatid disease:a review of 763 cases. Heart Lung Circ. 2008;17(6):502 − 4.

16. Alpay L,Lacin T,Atinkaya C,Kıral H,Demir M,Baysungur V,Okur E,Yalcinkaya I. Video-assisted thoracoscopic removal of pulmonary hydatid cysts. Eur J Cardiothorac Surg. 2012;42(6):971 − 5.

17. Findikcioglu A,Karadayi S,Kilic D,Hatipoglu A. Video-assisted thoracoscopic surgery to treathydatid disease of the thorax in adults:is it feasible? J Laparoendosc Adv Surg Tech A. 2012;22(9): 882 − 5.

18. Parelkar SV,Gupta RK, Shah H, Sanghvi B,Gupta A,Jadhav V,Garasia M,Agrawal A. Experience with video-assisted thoracoscopic removal of pulmonary hydatid cysts in chil-dren. J Pediatr Surg. 2009;44(4):836 − 41.

19. Aubert M,Viard P. Etude statistique sur l'hydatidose pleuro-pulmonaire dans le basin Mediterraneen en 1982:a propos de 8384 cas. Ann Chir. 1983;37:74.

20. Turkyilmaz Z, Sonmez K, Karabulut R, Demirogullari B, Gol H, Basaklar C, Kale N. Conservative surgery for treatment of hydatid cysts in children. World J Surg. 2004;28(6):597 − 601.

21. Topcu S,Kurul IC,Tastepe I,Bozkurt D,Gulhan E,Cetin G. Surgical treatment of pulmonary hydatid cysts in children. J Thorac Cardiovasc Surg. 2000;120(6):1097 − 101.

22. Solak H,Ozgen G,Yuksek T,Eren N,Solak N,Kırca NK,Akkoc O,Goktogan T,Ozpinar C. Surgery in hydatid cyst of the lung:a report of 460 cases. J Thorac Cardiovasc Surg. 1988;22(2):101 − 4.

23. Dincer IS,Demir A,Sayar A,Gunluoglu ZM,Kara HV,Gurses A. Surgical treatment of pulmonary hydatid disease:a comparison of children and adults. J Pediatr Surg. 2006;41(7):1230 − 6.

24. Ayuso LA,de Parelta GT,Lazaro LB,Stein AJ,Sanchez JA,Aymerich DF. Surgical treatment of pulmonary hydatidosis. J Thorac Cardiovasc Surg. 1981;82(4):569 − 75.

第 3 部分

创　伤

第 12 章

钝性胸部创伤

Edward J. Caruana and Sridhar Rathinam

摘要

钝性胸部创伤（blunt thoracic trauma，BTT）在胸部损伤中占比较大，它既可能单独存在，也可合并有其他多发伤。有鉴于此，关于钝性胸部创伤有两个明确的定义来描述这两组患者：

● 高能量致伤的患者往往有多发伤且伤情较重。治疗这些患者的目的是识别危及生命的潜在伤害，并考虑在胸外科手术之前尽可能地稳定患者病情。偶尔需要由胸外科医生进行手术，但在大多数情况下，可以在院前抢救和急诊室（emergency department，ED）进行小手术以实现临床的稳定性。一旦达到临床稳定性，可能需要熟练的心胸外科医生在特定条件下进行专业治疗。

● 孤立性的低能量致伤的患者有胸部创伤伴有肋骨骨折和一些潜在并发症。对于这些患者的治疗主要集中于呼吸支持和有效的镇痛治疗。对于有明显骨折和连枷胸的患者，应进行肋骨骨折的早期手术固定，以实现更好的镇痛、更快的恢复和防止长时间通气功能障碍。

本章旨在概要介绍钝性胸部创伤，并提供钝性胸部创伤外科治疗的实用技巧和要点。

关键词

钝性胸部创伤；胸部；创伤；肋骨固定；切除术；膈肌损伤

E. J. Caruana，M. D. ，M. R. C. S. Ed. ·S. Rathinam，FRCSEd（CSiG），FRCSEd（CTh）（✉）
Department of Thoracic Surgery，Glenfield Hospital，University Hospitals of Leicester NHS Trust，Leicester，UK
e-mail：srathinam@ rcsed. ac. uk

12.1　引言：流行病学和转归

胸部创伤仍然是全球急诊科（ED）就诊和死亡的主要原因之一。钝性胸部创伤（BTT）占各中心胸部创伤的绝大部分，其余部分是穿透性胸部创伤。BTT 可以表现为孤立性损伤，也可以是多发性损伤的一部分。[1]

根据伤害是否单独存在或与其他伤害相关以及是否存有合并症，治疗标准差异较大。

1. 大部分钝器伤是由道路交通碰撞（road traffic collisions，RTC）、工伤事故、军事爆炸伤或城市恐怖主义袭击造成的。创伤患者的治疗通常涉及多学科，包括急诊医生、创伤外科医生和专科护理（如神经外科、心胸外科、普外科、介入放射学和重症监护）。RTC 仍然是意外伤害死亡的常见原因之一。创伤导致的患者死亡包括以下三个模式：

（1）即刻（院前）死亡（0~30 分钟）：占道路交通意外（RTA）死亡的半数，并且死亡原因通常是心肌破裂或胸主动脉横断以及高位脊髓和头部损伤。[3]

（2）早期（30 分钟~3 小时）死亡：包括可治疗的原因，如气胸、心脏压塞、气道阻塞和不受控制的出血。如果能及时有效地治疗这些状况可以挽救生命。对于此类患者，一些胸部外科干预可以在院前和急诊进行，可以改善预后。

（3）多器官衰竭和败血症导致延迟（数小时至数天）死亡：早期进入专业的大型创伤治疗中心对于改善患者的预后至关重要。

2. 低能量损伤机制导致的孤立性 BTT 常表现为肋骨骨折、连枷胸、气胸、血胸和肺挫伤。这些患者面临的挑战是危及生命的呼吸系统并发症，特别是在多发肋骨骨折患者中，对于老年患者，则须注意既往存在的心肺疾病和生理储备的不足。

本章概述了 BTT 的基本评估和治疗，并提供了外科干预和 BTT 治疗的技巧和要点。

12.2　创伤机制

钝性胸部创伤的致伤原因是：由于压缩、加速或减速以及通常在交通意外、攻击和跌倒中持续存在的剪切力导致器官损伤。然而，在老年人中，即使是轻微的创伤（如站立时摔倒）也会导致严重的伤害。这些机制通常根据伤害模式划分如下：

- 安全带或安全气囊在交通意外中的直接冲击可能导致心脏挫伤、肺挫伤、胸骨或肋骨骨折（伴或不伴连枷胸）和胸椎骨折。

- 加速或减速损伤：通常由高能量交通意外或高空跌落引起，导致主动脉破裂、主要气道损伤和膈肌破裂。
- 胸部和腹部突然严重压迫性创伤引起的挤压和窒息损伤，持续 2~5 分钟，常见于摩托车交通事故。

了解个体创伤所涉及的具体致伤机制至关重要，因为各种损伤模式在病理生理学和临床表现上存在显著差异，并且通常会遗漏没有明显外部体征但危及生命的损伤。

12.3　钝性胸部创伤的死亡机制

BTT 的主要后果是呼吸和心血管衰竭，导致组织缺氧和死亡。这可能是由于：

- 由于大量失血导致的低血容量，随后是低灌注和休克
- 肺挫伤的通气/灌注失衡
- 胸腔内负压降低，如张力性气胸或开放性气胸

BTT 的即刻死亡通常与心脏或主动脉破裂有关。

12.4　诊断、分诊的要点和技巧

BTT 患者应根据高级创伤生命支持（ATLS）评估和复苏指南进行管理，该指南依赖于系统地诊断危及生命的疾病[4]，并通过初步和再次评估同时提供必要的干预措施。

初步评估侧重于 ABCDE 方法：

- A——气道维护和颈椎固定
- B——呼吸和通气
- C——循环和控制出血
- D——功能或精神状态评估
- E——暴露和环境控制

需要识别的主要损伤包括：

- 气道阻塞
- 张力性气胸
- 开放性气胸
- 连枷胸和肺挫伤
- 严重的血胸

● 心脏压塞

再次评估包括初步评估和治疗危及生命的伤害后的重点病史问诊和从头到脚的检查。在评估胸部损伤时，详细了解创伤机制对于即时损伤管理和最终结果转归非常重要。诊断依赖于院前急救团队的准确病史记录，以便制定临床评估和调查策略以识别和排除各种损伤。

相关信息包括碰撞速度、碰撞车辆位置、车内患者位置、安全带使用和车辆损坏程度（是否有外物侵入、挡风玻璃损坏程度、解救难度和持续时间、气囊弹出与否）等，这些信息对于诊断具有辅助作用。

同样地，对于高空跌落伤患者，坠落的高度、击中的物体（栏杆或脚手架）、着陆表面情况、身体受伤侧的情况以及跌倒的原因（工业、药物或酒精、癫痫）都会影响到临床决策和治疗。[5]

12.5　影像学检查的要点和技巧

12.5.1　胸部 X 线检查

胸部 X 线摄影是胸部创伤中最常用的一线检查方法，因为它可以在复苏区域进行，同时不影响积极治疗危重患者。虽然它提供的信息有限，但有助于诊断和指导进一步的影像学检查。前 2 根肋骨损伤意味着高速创伤并且需要进行胸部 CT 检查以排除血管损伤。下 4 根肋骨骨折意味着需要排除腹部器官损伤的可能性，提示必须进行腹部超声或腹部 CT 检查。

纵隔增宽需要警惕主动脉损伤的可能性，球状心脏阴影提示心脏压塞的可能性。胸部 X 线片还可以显示出主动脉横断的特征，包括主动脉瓣缺失、鼻胃管向 T4 棘突右侧移位、左心尖胸膜帽、椎旁线增宽、右侧气管旁间隙增宽 >5 mm 以及失去下行主动脉线。然而这些并不是主动脉横断的特征性表现，主动脉破裂的唯一诊断标志是主动脉结部纵隔增宽 >8 cm。[6]

纵隔气肿的存在表明可能有食管穿孔或气管支气管损伤，而在膈肌损伤时，可能在胸部出现肠气阴影（图 12.1）。气管支气管破裂由"肺部下降"征证实，气胸伴有萎缩的肺门低于正常肺门位置。这些特征需要通过进一步影像学检查予以明确。

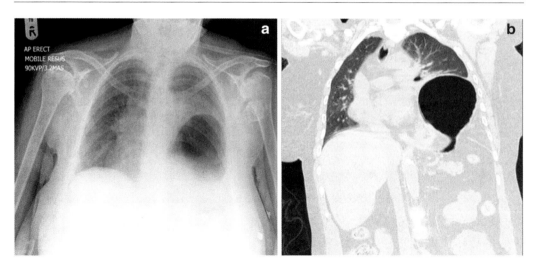

图 12.1　胸部 X 线片和 CT 扫描显示膈肌破裂

12.5.2　CT

　　CT 是血流动力学不稳定的多发伤患者管理的重要监测方式之一。虽然 CT 曾经被认为效果欠佳并且在历史上被称为"死亡的甜甜圈"，但这种检查方式的速度和质量能够保证提供关于骨骼损伤、显示肺部状态的胸膜腔积液积气以及纵隔结构的丰富信息。最近的 CT 重建技术可以更好地显示肋骨骨折、连枷胸和膈肌损伤（图 12.1b）。CT 的使用并不会增加血流动力学不稳定患者的死亡率，同时可减少不必要的手术[7]。REACT－2 随机对照试验研究对比了全身 CT 扫描与选择性 CT 扫描的"标准检查"的作用，结果显示没有生存获益，只有在相对偶然的病例中有适度的改善。使用常规 CT 扫描筛查主动脉损伤仍然存在争议，因为主动脉造影是诊断主动脉损伤的金标准。CT 优点明确，因为它可能显示其他意料之外的胸内损伤；阴性扫描结果可以避免主动脉造影检查，主动脉造影相关的发病率和死亡率为 1.7%，而且检查费用高昂。然而，其缺点是阳性扫描结果可能使主动脉造影检查和手术延迟。螺旋 CT 对主动脉损伤的检测灵敏度为 95%，但特异性仅为 40%，需要进行进一步的检查。最后，确定主动脉损伤的标准存在差异[8]。

12.5.3　心电图

　　十二导联心电图（ECG）可显示非特异性 ST 段和 T 波变化、窦性心动过速、室上性心动过速和传导异常，随着心肌挫伤中导电组织周围出现水肿，可能进展至心脏完全阻滞。

12.5.4　腹部创伤定点超声检查

腹部创伤超声重点评估检查（focused abdominal sonography for trauma，FAST）是一种便携式非侵入性检查，可在 3 分钟内轻松完成，已成为创伤评估不可或缺的一部分，主要用于评估心脏压塞、血气胸和胸腹部损伤。[9]

12.5.5　主动脉造影

主动脉造影是对疑似主动脉横断的选择性检查。导管隆起或先前存在动脉瘤可能导致检查结果出现假阳性，但如果 CT 显示没有纵隔血肿可以排除诊断。主动脉造影的敏感性为 73%～100%，特异性为 99%。[14]

12.6　危及生命的征象的处理要点和技巧

有各种各样的情况表明，从受伤现场到最终治疗中心，都可由院前治疗临床医生和急诊科临床医生处理。然而，在某些特定领域，胸外科医生的专业知识非常宝贵（表 12.1）。

表 12.1　心胸外科医生的介入[5]

	机制	检查	操作
大量漏气	肺实质裂伤、气管支气管损伤	胸部 X 线、CT、诊断性胸腔穿刺引流	胸腔镜评估稳定性撕裂伤
气管－支气管损伤	由于肺的重量以及对右主支气管先天保护不足，右侧比左侧更常见	肺坠落征、胸部 X 线、胸部 CT	
主动脉横断	快速减速时的骨擦音和钟声效应	增强 CT、主动脉造影	钳夹和缝合或体外循环下修复
心脏破裂	胸骨突然减速和压迫	临床恶化、FAST 检查	修复心室，止血（在体外循环下并经食管超声引导）
连枷胸	多处骨折导致反常呼吸运动、显著的疼痛	胸部 X 线、CT 与影像重建	根据临床情况使用辅助措施使肋骨固定
大量/凝血的血胸	常见原因是粘连部位、肋间血管、内乳动脉出血；少数情况下是肺门、肺实质和心脏出血	胸部 X 线、临床检查、胸部 CT	如果患者情况稳定，则行胸腔镜评估；如果持续出血，经肺门控制；通过烧灼法去除血凝块，缝合血管或包裹止血

续表

	机制	检查	操作
膈肌破裂	左侧比右侧更常见；如有突然的压力变化应考虑胸腔内腹部内容物破裂的风险	胸部 X 线（带 NG 管）、胸部 CT	胸腔镜评估和修复，开胸手术和初次闭合或使用支撑材料
食管破裂	高空跌落伤，交通意外	胸部 X 线、口服对比剂 CT、水溶性对比食管造影、吞咽试验	用肌瓣修复、胸腔闭式引流

12.6.1　气道损伤

血液、牙齿、义齿和碎片会导致气道阻塞，必须移除堵塞物，并通过基本生命支持操作和使用适当的气道辅助装置保持气道通畅。如果发现气道损伤，应立即在受伤部位远端放置气管导管。如果气管损伤部位靠近近端或有相关的颌面部损伤，则需要行环甲膜切开术。远端气管支气管破裂需要立即麻醉，予以双腔插管。

12.6.2　环甲膜切开术

通过使管状物穿过环甲膜（在环状软骨上方可触及的凹陷处），可以在紧急情况下实现经气管通气[11]。颈部略微伸展，手动稳定甲状软骨，便于识别和操作。

目前尚无充足证据证明文献中描述的各种手术和经皮操作的优越性[12]。根据经验，手术插入被认为比经皮手术更安全。[13]

12.6.3　环甲膜穿刺术

在没有专用设备的情况下，可以使用大口径（14 号或更大）静脉内插管进行环甲膜穿刺术。

在适当的皮肤准备之后，将装满一半水的注射器的针头上安装导管，通过环甲膜在中线45°向前推进，同时保持注射器内的负压。通过回抽的空气确认进入呼吸道，此时应通过针头将导管推到底。

通过三通接头将高流量（15L/min）的氧气连接到导管上，可以实现给氧。三通接头的侧方周期性地间歇关闭（1 秒）和打开（3 秒），以方便给氧和一定程度的通气，可以作为更确定的气道开放措施前的临时方案。

12.6.4　经皮环甲膜切开术

可以采用标准的 Seldinger 术式，使用专门制造的市售套装盒。

在针对上述环甲膜切开术所描述的气道插管之后，将导丝旋入到位并移除套管。在固定到位之前，进行小的皮肤切口并同时或相继进行管道扩张和气道导管插入，根据所使用的套装的不同而定。

12.6.5　外科环甲膜切开术

紧急外科环甲膜切开术可以使用手术刀、弯曲的钝性解剖钳（如 Kelley 钳）、胶弹性探针和小型（6 号）气管内插管或气管造口管进行。

在皮肤准备和标志识别之后，通过环甲膜上方的皮肤和软组织做一长约 2 cm 水平切口。用手术刀沿水平切口切入环甲膜（同时注意不要损伤气道的后壁）。然后使用钝性解剖钳和插入气管的胶弹性探针扩张。再将尺寸合适的管套在探针上并固定。

12.6.6　张力性气胸

脏层胸膜或上呼吸道损伤可导致胸膜腔内空气迅速积聚和肺部塌陷。肺实质的皮瓣裂伤可能产生单向活瓣，导致胸腔内压力持续上升并推压纵隔结构，从而使静脉回心血流受到影响。典型的症状和体征是胸痛、严重或极度呼吸困难、呼吸窘迫、心动过速、低血压、气管向对侧偏移、叩诊呈过清音、单侧没有呼吸音和颈静脉怒张。

这种病症的诊断主要依靠临床表现，而不是影像学检查。通过锁骨中线第 2 肋间立即进行胸腔穿刺，将张力性气胸转换为单纯气胸，随后应进行胸腔闭式引流治疗。如果发生双侧张力性气胸，可能不存在单侧体征，需要行双侧胸腔穿刺术或胸腔内置管，然后进行双侧闭式引流。

12.6.7　胸廓造口术

胸腔引流[14]可以在紧急情况下安全地实现，穿刺点可以选择以下任一位置。

"安全三角"的前界是胸大肌的外侧边（腋前线），后界是腋中线（通常在背阔肌的前缘，即腋后线，但此处的胸长神经在插入操作时有可能被误伤），下界是乳头线。但因疏忽而在胸部较低的位置置管却很常见[15]。

前侧胸引流可以放置在锁骨中线第 2 或第 3 肋间隙，或放在锁骨中线的侧面。应注意，尽量避免在这些部位以上的区域置管，以减少锁骨下血管损伤的风险。

应注意的是，肋间血管神经束位于肋骨下方，切口和插管时应紧贴下位肋骨的上缘，以尽量减少出血和疼痛等并发症。

在可能的情况下，应避免插入已知肋骨骨折或外伤的部位。床旁超声引导可以指导向其他部位操作，但应仅用于病情稳定的患者。

患者经典体位是半卧位，呈 45°角。手臂应外展并向外旋（将手放在患者头部上方和后方）以便于引流管插入安全三角区。病情稳定的患者可取仰卧位，手臂的外展或伸展有助于侧向插入。

12.6.8　胸腔穿刺术

在上述安全部位的前方或侧面将长的大口径针头导管插入胸膜腔内，然后拔出针头[16]，将软导管留在原位。一次即操作成功率很低，导管扭结或移位导致早期失败的发生率也很高[17]。

使用较长的专用胸膜腔穿刺针可以增加这种操作的成功率和使用时限。如有必要[18]，可以尝试重复操作（逐渐放置在锁骨中线的侧面）进行临时放气。特制的减压针里面有内置的单向阀，有助于快速减压（图 12.2a）[19]。

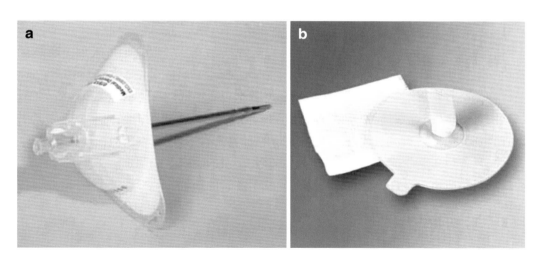

图 12.2　（a）**ThoraQuik** 针头减压装置；（b）**Asherman** 胸部密封装置

尽管如此，胸腔穿刺术仅是一种减压干预措施，而不是一种明确的胸腔引流系统，因此应接着进行胸腔置管引流[20]。

12.6.9　开胸造口术

可以使用"开胸"或"手指法"胸廓造口术来实现胸膜腔的减压，快速排出血液和空气。手术刀和弯曲的钝性解剖钳可以用于此项操作。双侧开胸造口术只能在接受正压通气的患者中进行。

在用抗菌溶液消毒皮肤后，对于清醒患者，造口之前应通过组织（特别是皮肤和壁层胸膜）注入大量局部浸润麻醉剂（20ml 1%利多卡因）。沿着肋骨的方向通过皮肤和皮下组织做一大的（至少3cm）全层切口。沿着肋骨上缘钝性解剖（Roberts或Kelly钳）形成胸壁和肋间肌肉的解剖通道，间歇性手指触诊以确定位置。解剖形成垂直于胸壁的单一通道，避免形成过长的或多个皮下盲道使操作复杂化。在可控的情况下，使用紧闭的解剖钳进行胸膜穿刺；在从胸部退出之前打开解剖钳，可以通过胸壁扩张胸膜缺损和管道。

将一根手指插入胸膜腔并沿胸壁内侧向周围扫动，以确保安全进入胸膜腔并打开肺部的松散粘连。如果不能确定安全进入的深度或者肋间隙空间不足，可能需要换个位置重新操作。

需要注意，软组织可能会因复位重新封闭造口处，需要用手指反复进行分离或钝性解剖，患者和设备定位的位置也可能遮挡造口部位。开胸造口术也可以是入院前或创伤急救复苏时的临时措施，但应在适当时候转为胸腔造口置管术。

12.6.10　胸腔置管术

在解剖钳上钳夹大口径（至少28Fr）胸管，靠近其尖端，并插入如上所述的管道[21]。

确保所有胸管开口均位于胸膜腔内，并根据患者不同的皮下组织厚度进行调整。当试图排空空气时，引流管通常应该指向顶部；引流液体时则需指向下方。夹紧引流管直到其连接到引流系统上，减少可能出现的污染，特别是在引流液体时。

一旦就位，胸管应连接到水封瓶上，并使用粗的编织缝线固定。

如果临床情况允许，应摄普通胸片确认引流管的放置。

12.6.11　开放性气胸

这是胸壁开放与胸膜腔相通的结果。如果开口的直径超过气管直径的2/3，优先通过缺损的气流将会使得胸腔无法产生扩张肺所需的胸腔内负压。最初的处理包括覆盖缺口、形成单向活瓣以排除胸膜腔中的空气。可以使用Asherman胸部密封系统（图12.2b）完成。如果没有的话，可以在三面贴上敷料贴，然后尽快在远离伤口的部位放置胸腔引流管。

12.6.12　大量血胸

胸膜腔积聚1500ml以上血液称为大量血胸，可导致低血容量和低血压。治疗包括扩容和减压。将胸腔引流管更换为较大型号的（>28 FG），如果短时间内引流 1500 ml 血液可能需要紧急开胸和手术止血[22]。如果初始引流量小于 1500 ml，然后在接下来的几小时内失血量超过 200 ml/h，则仍可能需要进行开胸手术。在做出此决定之前，必须在治疗及监护水平均较高的环境中密切监测患者。

12.6.13　心脏压塞

虽然心脏压塞大多与穿透性创伤相关，但是在钝性创伤中它也并非罕见。这可能是由肋骨骨折引起的心包或心肌撕裂以及由交通事故中碎片引起的弹道损伤造成心肌破裂引起的。

12.7　紧急手术中的要点和技巧

12.7.1　开胸手术和胸腔镜手术

在开始手术之前，应对患者进行镇静、麻醉和插管。双腔插管或使用支气管封堵管可用于实现选择性肺隔离；然而，这在技术上具有一定的挑战性并且通常较为耗时。如果需要，可以选择进行具有短暂呼吸暂停功能的单腔管，以更好地显露视野利于操作。可以通过选择性地将单腔管向下推进到右主支气管来隔离左肺[23]。

患者仰卧位，将手臂固定在患者头部上方的弯曲位置（在可行的情况下）。

准备好手术刀、解剖剪、肋骨撑开器（如 Finochietto）和重型创伤剪刀，用于开胸手术。

注意胸壁和内乳血管大量出血的风险，这些血管在急诊开胸时有医源性损伤的风险。出血通常发生在自主循环恢复以后，术中应积极查看，谨慎止血。

12.7.2　前切口开胸手术

在临床病情不稳定的情况下，前胸入路手术是治疗胸部创伤的首选方法。所有心脏骤停患者均采用左侧入路，允许进行胸内心脏按压。右侧胸廓切开术适用于患者自主循环正常的右侧创伤患者。

在适当的（双侧）皮肤准备完成后，通过皮肤、皮下组织和肌肉（背阔肌的前缘）行弯曲的乳房下切口，从胸骨边缘延伸到腋中线（图 12.3a）。

使用解剖钳（Roberts）在第 4 肋间（在第 5 肋骨上方，避免损伤肋间血管神经束）直接进入胸腔，然后插入手指以避免损伤肺组织，同时沿着切口长径方向用剪刀横向剪开肋间肌肉。打开胸膜时短暂的呼吸暂停可以使肺萎陷，从而降低医源性损伤的风险。

改良切口：将切口延伸穿过对侧胸骨边缘并使用重型剪刀或锯（如 Gigli）水平方向分开胸骨和（或）通过向后截断第 5 肋骨。

12.7.3 经胸骨开胸手术

在需要进入胸腔两侧的情况下，可以进行双侧前胸廓切开术并通过水平胸骨切口连接以形成"蛤壳"式切口。用双侧肋骨牵开器（或放置在胸骨处的单个牵开器）将上胸部抬起，提供良好的暴露（图 12.3b）。

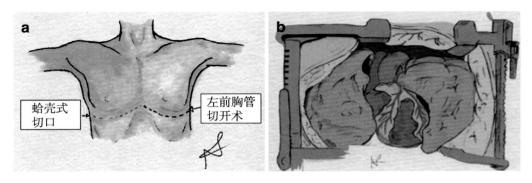

图 12.3 （a）前外侧切口和蛤壳式切口；（b）暴露胸腔的蛤壳式切口

12.8 钝性胸部创伤相关损伤的处理要点和技巧

12.8.1 肋骨骨折

肋骨骨折的发生率尚不完全清楚，因为胸部 X 线片上 50% 有可能不显示[24]。患者很少有孤立的肋骨骨折，大多伴有胸腔内损伤。特别需要注意的是第一肋骨骨折。这是一种不常见的损伤，因为第一肋骨具有刚性结构且处于相对受保护的位置。一旦发生第一肋骨骨折，意味着创伤严重，提醒医生需要寻找相应的内脏损伤。

12.8.2 连枷胸

连枷胸是由于多个节段性肋骨骨折导致一部分胸壁自由浮动的情况，发生在约 5% 的胸部创伤患者中。随之而来的肺功能不全是由以下三个病理生理过程引起的：

1. 由于连枷胸的反常运动，不能维持胸腔内负压。

2. 在受伤时持续的肺挫伤导致连枷胸下面的肺出血和水肿。

3. 与多个骨折肋骨相关的严重疼痛导致通气不足。

通过动脉血气分析可以发现连枷胸所产生的通气不足。治疗包括适当的镇痛，以保证更有效的胸壁运动，如果可能的话可以采用通气支持。治疗这些呼吸系统受损的患者应考虑早期固定，以防止长时间通气不足。可以通过使用 Stratos 扣紧装置或 Synthes 板与螺钉来完成，以稳定骨折并将其固定在一起。

12. 8. 2. 1　肋骨固定

通过外侧开胸手术切口入路，医生可根据自己的偏好选择垂直腋窝切口或侧面开胸皮肤切口。将背阔肌肌纤维分开以暴露前锯肌。将前锯肌肌腱膜分开以暴露肋骨。确定骨折部位，去除局部骨膜以显露肋骨轮廓，用稳定器稳定肋骨。辅助设备的选择视外科医生习惯及下面肋骨的情况而定。

Synthes 系统使用板和螺钉，因此，必须保证周围的骨骼是健康的，因为当安装螺钉时骨质疏松的骨可能会发生崩解。先用卡尺测量健康的骨骼以确定肋骨高度，以便于选择正确尺寸的螺钉。建议在骨折的两侧各放置 3 个螺钉。在拧上自锁螺钉之前，需要钻孔。有不同的钢板可供选择，挑选与肋骨大小一致的型号，或者也可选择小一号的钢板。没有必要固定每一处骨折，通常交替固定肋骨就可以足够稳定并减轻疼痛（图 12.4a）。

Stratos 系统使用扣紧的辅助装置，包裹在骨折周围以提供稳定性。在放置这些附件时，要注意避免损伤肋间血管神经束。如果存在多处骨折，则有长杆可以使扣环相互连接（图 12.4b）。

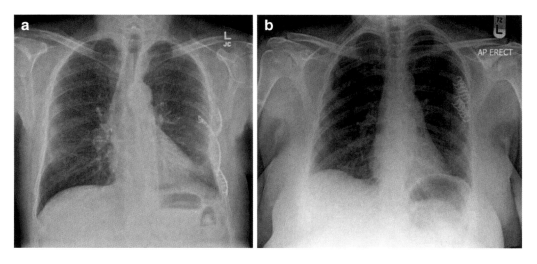

图 12. 4　（a）用钢板和螺钉固定肋骨（Synthes）；（b）用钢板和螺钉固定肋骨（Stratos）

12.8.3　心脏压塞

虽然心脏压塞在穿透性创伤中更为常见，但钝性胸部损伤也可能导致心腔破裂和随后的心脏压塞。心脏或心包血管的损伤导致血液在心包腔内积聚。心包内压力增加压迫心房和腔静脉会使静脉回流减少，从而导致血流动力学不稳定，临床上表现为贝克（Beck）三联征：颈静脉怒张、低血压和心音遥远。治疗包括立即手术引流积液，修复血管。可以通过剑突下开窗打开心包腔，暂时缓解症状。液体复苏和心包穿刺已被证明作用有限[26]。

12.8.4　胸骨骨折

66%的创伤性胸骨骨折是由方向盘的撞击造成的。Wojcik 和 Morgan[27]报道伴有心脏挫伤的发生率为6%。患者通常不需要应用正性肌力药物，也很少发生心律失常，通常采用保守治疗。但如果胸骨不稳定，可以使用辅助材料来固定胸骨骨折。

12.8.5　肺损伤

钝性创伤通常易引起肺挫伤，但如果由钝性机制引起肋骨骨折，则会出现肺部裂伤和气胸。

钝性肺挫伤可导致血液积聚。在没有活动性出血的情况下，如果患者的临床表现很差，应该想到容量挫伤的可能性，因为这可能导致肺活量减少。钝性创伤的另一个并发症是肺血肿。尽管在初始影像上很难区分，但在后续时间的胸片上血肿将显示为一个被包围的区域。

大多数撕裂伤和肺漏气可能会通过胸腔引流和保守治疗而停止。但如果持续漏气，可能需要进行外科手术。在患者病情稳定的情况下大多可择期手术。

胸腔镜或开放式入路的选择取决于患者耐受单肺通气的稳定性和外科医生的专业经验。

12.8.6　裂伤

辨识肺裂伤并用可吸收缝线缝合。或者，可以将裂伤部分用钉合器钉合后切除。最好避免使用封闭胶和辅助剂，因为会增加感染的风险。

12.8.7　切断术

对贯穿伤必须打开并进行探查（切断术），并且应对主要血管和支气管进行探查或修复。可以通过用一对钳子进行切开或使用线性切割缝合器，将砧座放置在轨道中并将钉仓放置在肺表面，击发后使得轨道打开同时密封边缘。

12.8.8 肺切除术

如果肺门主要血管损伤，修复时可能需要用钳子控制肺门，有时可能需要打开心包。如果弹片或玻璃碎片破坏了肺叶，唯一的选择可能只有肺叶切除术，尽管发病率和死亡率都较高。

12.8.9 钝性心脏创伤

钝性胸部创伤患者的心肌损伤发生率为 15% ~ 75%。然而，由于心肌损伤通常在没有外部体征的情况下发生，因此要高度警惕。对心脏的钝性伤害一般是继发于交通事故伤的快速减速过程，减速导致心脏在胸骨和脊柱之间被挤压，直接挤压事故或前胸壁直接受伤也可导致同样的伤害。

钝性心脏损伤会导致瓣膜装置受损、心肌挫伤或心腔破裂。心电图检查结果变化较多，并且肌酸激酶同工酶的测量已被证明是心肌损伤的敏感标志物，总 CK-MB 的升高超过 6%，这可预测随后的心肌事件。升高的肌钙蛋白 I 与 ECG 变化相关并且提示心肌损伤。超声心动图在评估心肌挫伤时非常价值。

12.8.10 主动脉横断

胸主动脉的钝性破裂多数与交通事故伤的快速减速相关。一般由两种机制引起：①骨质收缩效应，因为减速或冲击将胸骨向后推向脊柱，主动脉夹在两者之间；②钟声效应，主动脉中的血流持续向前推进，像叮当作响的钟声一样冲击主动脉，而在峡部水平主动脉位置较为固定。主动脉横断患者大多数在现场即死亡，只有不到 25% 的患者到医院时仍然存活，患者通常有钝性减速损伤的病史。主动脉损伤的临床表现通常是非特异性的，20% ~ 50% 的患者出现休克和呼吸困难，30% ~ 50% 的患者有肩胛间或胸骨后疼痛。7% ~ 40% 的患者臂部测得血压比腿部测得结果低，这一点高度提示急性主动脉横断。主动脉损伤的治疗策略超出了本章的范围，其大概原则是在部分或完全体外循环下钳夹、缝合或修补。

12.8.11 膈肌损伤

钝性创伤可以因压力突然变化而导致膈肌破裂，这在左侧更常见，因为右侧有肝脏支撑。目前的 CT 扫描可以识别膈肌撕裂和破裂（图 12.1a，b）。然而，确定性的诊断方式仍然是胸腔镜探查，因为它可以同时清除血肿、评估以及修复膈肌。修复取决于裂口的大小，如果裂口较小主要是用不可吸收缝线封闭，较大则用网状支撑物。由于腹部内容物疝在左侧比右侧较为多见，因此可能会出现漏诊膈肌损伤。这可能会导致胸内梗阻或穿孔，从而导致危及生命的后果。

12.8.12　气管－支气管损伤

钝性创伤患者的气管－支气管损伤发生率为 0.85%～2.8%，有严重气道损伤的患者大多在事故现场当即死亡。在交通事故伤的减速过程中，当过伸的颈部撞击在仪表板或方向盘时，将气管压向椎体从而伤及气管－支气管。因为右主支气管缺乏保护（不像左侧支气管有主动脉和肺动脉包围），且右肺重量大于左侧，所以右侧损伤更为常见。

12.8.13　食管损伤

由于食管在纵隔内的位置较深，钝性胸部外伤中的原发性食管损伤非常罕见。然而它可以是由气压伤引起的二次伤害的一部分。如果为钝性破裂伤，用支撑材料快速完成修复可达到最佳效果；但如果出现延迟和局部污染，分流和胸腔引流可稳定患者病情，以便转移到专科中心。

12.9　伤后护理和管理

胸部理疗、镇痛、连续观察和影像学检查对于患者的伤后管理非常重要。胸部创伤患者可以非常迅速地发生临床稳定性的改变，因此，加强监测是很必要的。疼痛管理，特别是如果有多处肋骨骨折或连枷胸，可以给患者提供自控镇痛、肋间阻滞和硬膜外麻醉。良好的练习、运动和呼吸锻炼对预防肺部塌陷和严重感染至关重要，尤其是年老体弱的患者。护理老年患者时，在老年护理医生的协助下治疗胸部创伤的同时处理合并症非常重要。最后，从临床和法医学的角度来看，需要影像学复查以排除任何迟发的血气胸。

12.10　胸外伤的迟发表现和并发症

患者可能会因胸部钝性创伤而再次出现或迟发性出现并发症。这些通常包括持续存在的、延迟出现的或复发性的血胸，然后出现继发感染，导致 1/4 的患者出现脓胸[28]和隐匿性膈肌损伤，后者可能由于腹部内容物疝入胸腔或膈肌麻痹导致晚期呼吸困难[29]。

12.11　电视胸腔镜手术（VATS）在胸外伤中的作用

微创手术可能是部分患者首选的治疗方法。它可以在部分常规手术难以探查的区域提供更好的视野，同时将任何与外科手术干预相关的额外生理损伤最小化。应该同时认识到这种方法的诊断价值和治疗价值[30]。

电视胸腔镜已成功用于以下几种情况且无明显并发症：急性出血（可以成功止血）、迟发性血胸和创伤后脓胸（可以成功清除胸腔积血、积脓，且肺复张令人满意）、膈肌损伤（可以完成明确的修复）和持续的漏气（包括腔镜下修复和部分肺组织切除）[31]。肋骨骨折固定也可以通过 VATS 辅助的方式进行。据文献报道，VATS 中转开胸比例为 10% ~ 20%[32,33]。早期 VATS 干预也可以减少患者的住院时间和相关费用[34,35]。

可以采用常规的 VATS 切口位置，同时需要注意拟切口的部位局部是否有相应的软组织损伤和潜在的骨损伤，以及解剖结构发生改变后手术增加内脏损伤的可能性。

小结

平民钝器伤是大多数急救医疗机构面临的常见问题。创伤急救网络和良好的院前护理可以使这些患者被送至适当的医疗机构。复苏和胸腔引流可以使大多数胸部创伤患者得到良好的治疗；然而，镇痛、抗生素和胸部理疗对最终结果均有不可估量的作用。复苏和急诊开胸探查术对于参与创伤急救的医护人员来说仍然是非常宝贵的技能，因为这些技术可以挽救生命。适当转诊到专科中心和随访对于避免延迟并发症的发生也至关重要。

（王纪文　译，王长春　校）

参考文献

1. Al-Koudmani I, Darwish B, Al-Kateb K, Taifour Y. Chest trauma experience over eleven-yearperiod at al-mouassat university teaching hospital-Damascus: a retrospective review of 888 cases. J Cardiothorac Surg. 2012;7:35.

2. Sobrino J, Shafi S. Timing and causes of death after injuries. Proc (Bayl Univ Med Cent). 2013;26 (2):120 – 3.

3. Bulger EM, Arneson MA, Mock CN, Jurkovich GJ. Rib fractures in the elderly. J Trauma. 2000;48 (6):1040 – 7.

4. Gwinnutt CL, Driscoll PA. Advanced trauma life support. Eur. J. Anaesthesiol. 1996;13(2):95 – 101.

5. Fallouh H, Dattani-Patel R, Rathinam S. Blunt thoracic trauma. Surgery. 2017;35(5):262 – 8. Oxford International Edition.

6. Kram HB, Appel PL, Wohlmuth DA, Shoemaker WC. Diagnosis of traumatic thoracic aortic rupture: a 10-year retrospective analysis. Ann. Thorac. Surg. 1989;47(2):282 – 6.

7. Ordonez CA, et al. Computed tomography in hemodynamically unstable severely injured blunt and penetrating trauma patients. J. Trauma Acute Care Surg. 2016;80(4):593 – 7.

8. Steenburg SD, Ravenel JG, Ikonomidis JS, Schonholz C, Reeves S. Acute traumatic aortic injury: imaging evaluation and management. Radiology. 2008;248(3):748 – 62.

9. Kirkpatrick AW, et al. Hand-held thoracic sonography for detecting post-traumatic pneumothoraces: the Extended Focused Assessment with Sonography for Trauma (EFAST). J. Trauma. 2004;57(2):288 – 95.

10. Bruckner BA, et al. Critical evaluation of chest computed tomography scans for blunt descending thoracic aortic injury. Ann. Thorac. Surg. 2006;81(4):1339 – 46.

11. Ellis H. Applied anatomy of cricothyrotomy and tracheostomy. Br J Hosp Med (Lond). 2006;67(9): M168 – 9.

12. Langvad S, Hyldmo P, Nakstad A, Vist G, Sandberg M. Emergency cricothyrotomy—a systematic review. Scand J Trauma Resusc Emerg Med. 2013;21(1):43.

13. Schober P, Hegemann MC, Schwarte LA, Loer SA, Noetges P. Emergency cricothyrotomy—a comparative study of different techniques in human cadavers. Resuscitation. 2009;80(2):204 – 9.

14. Laws D, Neville E, Duffy J. BTS guidelines for the insertion of a chest drain. Thorax. 2003;58(Suppl 2):ii53 – 9.

15. Elsayed H, Roberts R, Emadi M, Whittle I, Shackcloth M. Chest drain insertion is not a harmless procedure—are we doing it safely? Interact. Cardiovasc. Thorac. Surg. 2010;11(6):745 – 8.

16. Inaba K, et al. Cadaveric comparison of the optimal site for needle decompression of tension pneumothorax by prehospital care providers. J. Trauma Acute Care Surg. 2015;79(6):1044 – 8.

17. Kaserer A, Stein P, Simmen H-P, Spahn DR, Neuhaus V. Failure rate of prehospital chest decompression after severe thoracic trauma. Am. J. Emerg. Med. 2017;35(3):469 – 74.

18. Clemency BM, Tanski CT, Rosenberg M, May PR, Consiglio JD, Lindstrom HA. Sufficient catheter length for pneumothorax needle decompression: a meta-analysis. Prehosp Disaster Med. 2015;30(3): 249 – 53.

19. Rathinam S, Grobler S, Bleetman A, Kink T, Steyn R. Evolved design makes ThoraQuik safe and user friendly in the management of pneumothorax and pleural effusion. Emerg. Med. J. 2014;31(1):59 – 64.

20. Rottenstreich M, Fay S, Gendler S, Klein Y, Arkovitz M, Rottenstreich A. Needle thoracotomy in trauma. Mil. Med. 2015;180(12):1211 – 3.

21. Inaba K, et al. Does size matter? A prospective analysis of 28 – 32 versus 36 – 40 French chest tube size in trauma. J. Trauma Acute Care Surg. 2012;72(2):422 – 7.

22. Evans BJ, Hornick P. Penetrating injuries to the chest. Surgery. 2005;23(11):406 – 9.

23. Biere SS a Y, et al. Minimally invasive versus open oesophagectomy for patients with oesophageal cancer: a multicentre, open-label, randomised controlled trial. Lancet. 2012;379(9829):1887 – 92.

24. Carrero R, Wayne M. Chest trauma. Emerg. Med. Clin. North Am. 1989;7(2):389 – 418.

25. Marasco SF, et al. Prospective randomized controlled trial of operative rib fixation in traumatic flail chest. J. Am. Coll. Surg. 2013;216(5):924 – 32.

26. Smith MD, et al. Transesophageal echocardiography in the diagnosis of traumatic rupture of the aorta. N. Engl. J. Med. 1995;332(6):356 −62.

27. Wojcik JB, Morgan AS. Sternal fractures—the natural history. Ann. Emerg. Med. 1988; 17 (9): 912 −4.

28. DuBose J, et al. Development of posttraumatic empyema in patients with retained hemothorax: results of a prospective, observational AAST study. J. Trauma Acute Care Surg. 2012;73(3):752 −7.

29. Thiam O, et al. Traumatic diaphragmatic injuries: epidemiological, diagnostic and therapeutic aspects. Springerplus. 2016;5(1):1614.

30. Abolhoda A, Livingston DH, Donahoo JS, Allen K. Diagnostic and therapeutic video assisted thoracic surgery (VATS) following chest trauma. Eur. J. Cardiothorac. Surg. 1997;12(3):356 −60.

31. Manlulu AV, Lee TW, Thung KH, Wong R, Yim APC. Current indications and results of VATS in the evaluation and management of hemodynamically stable thoracic injuries. Eur. J. Cardiothorac. Surg. 2004;25(6):1048 −53.

32. Milanchi S, Makey I, McKenna R, Margulies DR. Video-assisted thoracoscopic surgery in the management of penetrating and blunt thoracic trauma. J. Minim. Access Surg. 2009;5(3):63 −6.

33. Gabal A, Alghorori M. Role of emergency VATS in blunt chest trauma patients. J Cardiothorac Surg. 2013;8(Suppl 1):O73.

34. Chou Y-P, Lin H-L, Wu T-C. Video-assisted thoracoscopic surgery for retained hemothorax in blunt chest trauma. Curr Opin Pulm Med. 2015;21(4):393 −8.

35. Smith JW, Franklin GA, Harbrecht BG, Richardson JD. Early VATS for blunt chest trauma: a management technique underutilized by acute care surgeons. J Trauma. 2011;71(1):102 −7.

第 13 章
穿通伤

Eshan L. Senanayake and Timothy R. Graham

摘要

　　大多数穿通伤是由于刀刺或枪伤造成的伤害引起的，其他穿通伤不太常见。了解损伤的机制对于诊断和随后排除穿通性创伤引起的其他胸部损伤至关重要。胸廓穿透性损伤会危及生命，并可导致所有危及生命的胸外伤：气道破裂、张力性气胸、开放性气胸、大量血胸、连枷胸和心脏压塞。潜在的危及生命的损伤如食管损伤和主动脉破裂也可能发生于胸腔穿透性损伤时。应根据创伤高级生命支持原则采用系统方法处理这些损伤。应在专业的诊疗中心，在适当的环境中，使用必要的专业知识和设备进行治疗与术后管理。

关键词

　　心脏压塞；刺伤；胸腔引流；胸部创伤；血胸；气胸；主动脉损伤；开胸手术；胸骨正中切开术；枪伤

13.1　引言

　　穿通伤在广义上可分为刺伤（stab wound，SW）和枪伤（gunshot wound，GSW），可以影响胸腔的任何部位，按解剖可分为胸壁、肺、气管和主要支气管、心脏、大血管或其他主要血管结构、食管或膈肌损伤。根据创伤高级生命支持（advanced trauma life support，ATLS）管理原则，应在初步评估中进行上述损伤的辨识。存活率

E. L. Senanayake・T. R. Graham（⊠）
Queen Elizabeth Hospital，University Hospital Birmingham NHS FT，Birmingham，UK
e-mail：tim. graham@uhb. nhs. uk

取决于快速评估、诊断和适当的早期手术治疗。胸部穿通伤范围广泛，从轻微的软组织撕裂到广泛的枪伤都有，穿通伤入口的部位和大小并不一定能够反映受伤的程度——刀刺伤可以穿过多个方向而不一定垂直于进入点，枪伤入口通常小于出口伤口。同样地，应该高度警惕容易产生交界伤的部位，包括膈肌、颈根部和腋窝，因为这些损伤可能跨越多个解剖结构。

刺伤局限于行进的深度和方向（穿透轨迹），并且仅能将手动动能传递到周围组织。相反，枪伤会将行进子弹的动能（动能 $= 1/2$ 质量 $\times$ 速度^2）和径向损伤传递给周围组织。通常，手枪伤口具有低能量传递伤害，而高速步枪具有高能量传递伤害的特点。

包括爆炸伤在内的其他形式的穿通伤较为罕见，但也可以引起类似的破坏性伤害，因此损伤机制在评估组织损伤的程度上是非常重要的。

13.2 影像学检查

外伤后胸腔影像学检查应根据创伤的机制和程度来进行。通常患者为多发性创伤，特别是在钝性创伤后，也可能与胸腔穿透伤有关。因此，应进行包括胸腔在内的一系列影像学检查。然而，如果存在胸腔的孤立性穿通伤，则 X 线摄片就能评估，然后再根据情况采用胸部 CT 等更复杂的评估方法。进一步的影像学检查是基于这些初步检查结果。在手术干预之前是否进行 CT 检查，需要根据患者临床稳定性和损伤程度来确定。

13.3 开胸复苏手术

开胸复苏手术是需立即进行的开胸手术，可作为初始复苏的组成部分，在受伤现场、急诊室或手术室进行。进行开胸复苏手术是为了实现以下一项或多项治疗目的：
- 解除心脏压塞
- 控制胸内血管局部出血
- 控制心脏局部出血
- 控制大量气道局部出血
- 开放心脏按压
- 控制大量空气栓塞
- 下行胸主动脉阻塞（交叉钳夹）

依据患者的临床稳定性，一般在比较可控的环境下进行紧急或急诊开胸术，这不是初始复苏过程的组成部分，但如果有指征，应在初始复苏后早期进行。应保持患者临床和生理的稳定性，但需符合紧急或急诊开胸指征。该手术可以在急诊室进行。但如果患者临床稳定性，可以转移到手术室，则可使用更好的设备和更合适的环境以便有效地进行该手术。

　　开胸术后刺伤比枪伤的存活率高，这一结论在过去的 20 年中没有变化。刺伤后急诊复苏开胸术后存活率为 18%～25%，枪伤后存活率仅为 4.7%～7.3%[1-3]。类似地，与枪伤相比，刀刺穿透性创伤后的总体存活率更高，并且得益于此，心脏的孤立性刺伤后的存活率更高。

13.3.1　开胸复苏手术的适应证

　　开胸复苏手术的适应证（和禁忌证）主要来自于几项回顾性分析数据和一部分个案病例报道，还存在一定的争议。因此，很难从这些研究中得出明确的结论[4]。

　　绝对适应证

　　●孤立性胸腔穿通伤后心脏停搏，曾明确出现过的心输出量（脉搏、血压、意识）不足的证据，院前 CPR <15 分钟。

　　●在胸部穿通伤后，出现无反应性低血压（尽管已经进行大量的液体复苏，仍然 <70mmHg）。

　　推荐适应证

　　●在钝性或穿透性胸部损伤后，从胸腔引流出大量血液（ >1500 ml）。

　　●在钝性胸部损伤后，出现无反应性低血压（尽管已经进行大量的液体复苏，仍然 <70mmHg）。

　　相对适应证

　　●没有明确的心输出量降低证据的情况下出现穿透性胸外伤伴创伤性心脏停搏。

　　●有明确的心输出量降低证据，非胸部穿透性损伤，有创伤性停搏。

　　●钝性胸部损伤伴创伤性停搏，有明确的心输出量降低证据，入院前心肺复苏 <5 分钟。

13.3.2　开胸复苏手术的禁忌证

　　绝对禁忌证

　　●心输出量不足和低血压，但对液体复苏有反应的患者。

　　●没有明确心输出量减低证据的钝性创伤（院前 CPR >5 分钟）。

　　●穿透性腹部创伤，无心输出量不足。

　　●现场和抵达时没有生命迹象（院前 CPR >15 分钟）。

- 缺乏训练有素的团队和专业知识。
- 头部严重受伤。
- 严重的多系统损伤。
- 设备不足。

相对禁忌证

- 已有的患者因素，包括高龄、生活质量问题、既往疾病史。

13.4 穿透性创伤的外科手术治疗

13.4.1 复苏或急诊开胸手术

通过第 4 或第 5 肋间隙进行紧急前外侧开胸手术，切口可以延伸穿过胸骨到达对侧，转换为双侧前胸廓切开术或向后延伸。用手术刀切开胸大肌，用弯曲的 Mayo 剪刀切穿肋间肌，也可以交替使用坚韧切割（创伤）剪刀。用 Gigli 锯或坚韧剪刀剪切胸骨。切断内乳动脉并随后结扎。用一个大的自固定肋骨牵开器开放入路，在双侧前胸廓切开术中也可以在两侧使用两个牵开器以提供最大的暴露。在膈神经前方头侧 – 尾端方向打开心包。尽管前外侧胸廓小切口也可用于缓解压塞，但纵隔和肺门的进一步暴露时将受到限制。因此，在穿透性创伤的情况下优选双侧前胸廓切开术。

一旦打开心包，就可以清除血液和凝块（缓解压塞）并且直视心脏。如果需要，可以使用单手或双手进行胸内心脏按压。在单手胸内心脏按压时应注意不要对右心室造成医源性损伤。

下行胸主动脉可以通过手动按压或用末端纱布包裹的 Rampleys 钳（或等效物）夹紧，以辅助手动非创伤性压迫。因为时间紧迫、急诊环境有限，如果想从下行胸主动脉上解剖壁层胸膜和钝性解剖主动脉以获得完全控制较为困难。

13.4.2 紧急进入胸腔的方式

在更紧急的情况时，手术进入胸腔取决于损伤的类型，并且手术修复所需的最佳入路通常在手术室进行。中位胸骨切开术仍然是进行纵隔、心脏和大血管手术的最佳入路，并允许使用其他辅助设备，如体外循环术；然而，需要电锯和潜在的专业知识缺乏仍然是一个限制因素。可以通过基于损伤位置的前外侧或后外侧入路来治疗孤立性肺损伤。电视胸腔镜手术（VATS）有助于修复局限的肺实质损伤，评估胸部损伤程度或治疗单纯性血胸。

13.4.3　心脏损伤

心脏损伤的处理是一个重大挑战[5]，并且心脏损伤通常与心脏压塞有关。心脏刺伤后的心脏压塞可以密封入口部位，因此允许在有限的时间内进行一定的治疗。然而，心脏压塞的程度将决定患者的代谢和生理状况以及存活能力。与那些需要复苏或急诊开胸手术的患者相比，能够活着转移到手术室的人死亡率更低[6]。心脏损伤以右心室受伤常见，左心室受伤不常见[7]，多室损伤较少见。超声心动图评估有助于诊断[8]。胸部 CT 可以帮助识别纵隔弹片和异物。

心脏损伤的处理主要是外科修复心脏裂伤。首先使用轻柔的手动压迫方式控制出血。或者用 Foley 导管穿过裂伤，气囊轻轻地膨胀，然后轻轻牵引以使出血停止。在裂伤处使用 2-0 或 3-0 Prolene 或 Ethibond 全层褥式缝合修复心室壁的撕裂。用特氟龙或心包脱脂棉防止心肌裂伤。同样，通过在缺损周围放置褥式缝合线或荷包线，可以使用带有或不带有衬垫的 4-0 Prolene 来修复心房裂伤。

应注意冠状血管附近的撕裂伤——在冠状动脉下方行走的水平褥式缝线可用于控制出血。如果冠状动脉有裂伤，最初的近端和远端控制应通过手动压迫或在冠状动脉周围放置橡胶环来限制血流和直接修复，或最好使用大隐静脉进行冠状动脉旁路移植术。冠状动脉内分流可以作为临时措施。

经食管超声心动图（transoesophageal echocardiography，TOE）术中评估可用于确认和（或）排除其他瓣膜损伤并评估局部室壁运动异常，应常规使用。如果有灌注师辅助，可以使用血液回输技术。非显著性的瓣膜或室间隔损伤可以选择性修复，取决于患者的血流动力学状态和是否有其他危及生命的损伤的存在，如果确实血流动力学状态不佳或有危及生命的其他损伤，首先要进行体外循环（cardiopulmonary bypass，CPB）。

13.4.4　大血管损伤

心包内大血管损伤很少见，但可发生在长穿通伤引起严重纵隔损伤时。大部分大血管损伤是由穿通伤引起的[9]，这些可能很难修复。如果怀疑有纵隔血管损伤时，最佳的手术入路是通过正中胸骨切开；如果需要，切口可以延伸到颈根部。救治胸部损伤最好通过开胸手术进行处理。由于放射成像在创伤情况下中可能不可靠，因此应该做好诸如 CPB 和 TOE 等辅助准备以防万一[10]。由于抢救时间对于大血管穿通伤至关重要，因此放射影像学检查可能难以实现，经常需要紧急/急诊手术。

初步外科处理是控制损伤部位的近端和远端血管的出血。确保前壁和后壁的所有血管都彻底检查，因为后壁撕裂（来自穿透性损伤）只能在前部撕裂延长并从内部检查时才能看见（在没有良好的术前成像情况下），或当体外循环（如果使用）停止出现大量出血时发现。低温停循环可用于帮助彻底检查主动脉并辅助手术修复[10,11]。或者，心脏停搏用于提供舒张性停搏并获得无血视野。如果肺动脉难以进入，则横切主动脉可以提供更好的肺动脉手术通路。上述技术需要使用体外循环。

下行胸主动脉损伤可以通过交叉钳夹主动脉并置入间置移植物进行修复，需注意总缺血时间（下肢、内脏器官和脊髓灌注不足）。在修复升主动脉或主动脉弓损伤时，可使用间置移植物，在修复过程中使用选择性顺行脑灌注来维持持续的脑灌注是有必要的。这种广泛的主动脉修复需要周密的手术计划，包括 CPB 插管部位、CPB 模式、心肌保护、脑灌注、内脏灌注、脊髓灌注等，因此最好由具有主动脉外科相关专业知识的外科医生来进行。

大血管的简单撕裂可以使用直接手术修复的标准血管技术进行治疗。孤立性的血管损伤可以用 3 – 0 或 4 – 0 Prolene 缝线进行缝合。侧向血管钳可有效地控制血管近端和远端出血。SVC 或 IVC 损伤的修复可能受到手术入路的限制，因为心脏操作会导致血流动力学不稳定。在这些情况下，重启体外循环有助于实现稳定性。只有在有可能进一步分流的情况下才考虑结扎 SVC 和 IVC。相反，如果需要，可以结扎无名静脉。

血管交界处的外伤很难修复，如颈部和锁骨的根部。再次强调，在完全暴露损伤部位，使用 Foley 导管进行轻柔牵引控制是有用的。暴露可以通过延伸到颈部的正中胸骨切开术或“瓣状”切口（上胸骨切开术和第 4 肋间隙前胸廓切开术）或锁骨/锁骨下切口。应根据外科医生的熟练程度和患者的受伤程度来确定使用何种方法。有些血管损伤可以直接修复，有些则可以通过插入或旁路移植来修复[12]。

肺门内血管结构的损伤也很难修复，通过后外侧胸廓切开术或双侧前胸廓切开术进入是有帮助的。肺动脉和静脉可以通过放置橡胶环并收紧以控制血流量。应首先尝试直接修复，肺切除术则是最后的手段。

13.4.5　胸壁损伤

单独胸壁穿通伤可以通过较小的外科手术修复，如用单丝缝线（减少感染）间断缝合（如果部位被感染则可以引流），也可以通过插入肋间胸腔引流管治疗相关的气胸或血胸。血胸可能是由肋间或乳内血管损伤引起的；持续出血需要结扎或电灼。

13.4.6　气道受伤

气管或支气管的穿通伤很少见（1% ~2% 的胸部损伤），但却是毁灭性的[13]。气管损伤通常发生在颈部刺伤时。如果气管内插管难以进行，喉气管区域的损伤可能需要进行手术（气管切开术或气管造口术）。枪伤是中心气道受伤最常见的原因。与之相关的肺部损伤应立即进行肋间胸腔引流术；如果有大量漏气，应警惕是否有主要支气管损伤。

初步处理应包括成功和安全的插管，然后进行支气管镜检查，以彻底评估损伤和整个支气管树。近端气管损伤可以通过远端插管来控制。主支气管的损伤可以通过双腔插管来控制，以防止未受伤肺部受到血液和碎屑的污染，或者使用支气管阻滞剂或 Fogarty 导管来阻塞受伤的支气管。

最终治疗是切除和修复受伤气管节段，手术入路取决于损伤部位，如颈部、上胸骨切开术或后外侧开胸术。在修复支气管损伤时，需要控制肺门以帮助处理那些未预料到的血管损伤。如果需要，在肺动脉和静脉周围放置橡胶环可以获得快速控制。气道的修复应遵循袖状切除的标准原则，即无张力而不影响血液供应。较大的气道缺损可能需要相应的肺切除术，如肺叶切除术或全肺切除术。全肺切除术是最后的手段，因为创伤后肺切除术预后欠佳。

13.4.7　肺实质损伤

与所有穿通伤一样，有些肺组织的穿通伤可能较简单，不需要外科手术干预，也有的比较严重，特别是深度穿通伤或枪伤。对于病情稳定的患者，胸部 X 线检查通常就足够了，常见的气胸或血胸可以通过简单的肋间胸腔引流来控制。随后的治疗是根据胸管引流、是否有漏气和肺复张情况来定。即使在枪伤之后，大多数肺实质损伤也可以这种非手术的方式进行治疗，而无须行开胸术[14]。

对于所有创伤患者，即便是小气胸或胸腔积液，也建议放置大口径 28Fh 胸管，因为患者有可能发生病情恶化。对于初始胸片正常的患者，连续评估很重要，取决于患者的临床状况和损伤的性质[15]。

如果根据患者病情需要行开胸术，如持续大量漏气或持续出血（总失血量 > 1.5 L），则应优先采取后外侧开胸术，以便在单肺通气时充分暴露肺门。通常需要控制肺门的血管。如果有健康的肺组织，在获得足够的切缘后，非解剖性肺切除术将可能使更多的肺实质得以保留。可以使用标准切割缝合装置进行切除。如果存在大量组织损失/损伤，则可能需要解剖性肺切除术。切除术可以进行肺实质深度止血。应避免肺切除术前加压，否则可能提高并发症的发生率。由于存在潜在的感染空间，支气管残端需要进行额外遮盖以避免支气管胸膜瘘。

13.4.8　膈肌受伤

膈肌受伤很难诊断，应该以高度怀疑指数为准。膈肌的简单撕裂可能最初症状

不明显，患者可能出现腹部内容物疝或肠梗阻的表现。如果怀疑膈肌损伤，VATS
或腹腔镜检查有助于评估膈肌，无须进行有创性剖腹手术[16]。在熟练医生操作下，
如果没有腹腔内损伤的嫌疑，使用 VATS 修复膈肌将降低行开胸术或剖腹术的手术
率。或者，可以通过剖腹使用间断修复技术来修复膈肌。

13.4.9　食管损伤

食管穿通伤较罕见（与严重创伤相关，即枪伤），除非高度可疑的患者，否则
易漏诊。颈部食管受伤较为常见。考虑到纵隔污染的风险和相关纵隔损伤的高风险，
并发食管损伤的发生率也很高。理想情况下，吞咽泛影葡胺或经口对比 CT 检查有
助于诊断，但这取决于患者的临床稳定性。灵活的支气管镜检查（排除气道损伤）
和食管镜检查也有助于诊断[17]。开胸术应在相关肺损伤严重的一侧进行。

在清创至健康组织后，可一期修复闭合食管。需要双层缝合，黏膜层不透水闭
合，然后是肌肉层。修复应覆盖肋间肌瓣且该区域应用良好的胸管引流。术中应放
置鼻胃或鼻空肠营养管以便于术后营养支持。

13.5　小结

胸部穿通伤可导致胸腔内任何结构和胸外交界处结构不同程度的损伤（从简单到
严重）。对于造成的伤害程度，应以高度怀疑指数为准。快速诊断和治疗对于减少死
亡率和发病率非常重要。对于纵隔区域穿通伤的患者，需要手术干预时不能犹豫。

13.6　并发症

急性呼吸窘迫综合征（ARDS）在胸部创伤后很常见，且与其相关的死亡率很
高。ARDS 通常与肺炎和肺挫伤有关。一般采用机械通气和支持治疗，很少需要体
外膜肺氧合。

肺炎是胸部创伤后常见的感染性并发症，治疗采用重症监护治疗的标准原则。
胸腔感染也很常见，应该像肺炎感染一样进行治疗；然而，创伤后脓胸可能有革兰
阴性和革兰阴性菌共同存在。

支气管胸膜瘘这一并发症很难控制。大量漏气会影响通气需求，可能需要进行
手术干预。在这些情况下，实质组织可能非常脆弱而易破碎。应该暴露实质性损伤
部位和主要支气管，然后分层闭合肺实质，最后是脏层胸膜。分层闭合对于预防晚
期肺脓肿非常重要。

动静脉瘘可以在大血管穿透性损伤后晚期出现，需要手术修复。制订手术计划需要参考 CT 和血管造影。大血管手术时可能需要进行血管置换。

（王纪文　译，王长春　校）

参考文献

1. Vij D, Simoni E, Smith RF, Obeid FN, Horst HM, Tomlanovich MC, et al. Resuscitative thoracotomy for patients with traumatic injury. Surgery. 1983;94(4):554-61.

2. Ivatury RR, Kazigo J, Rohman M, Gaudino J, Simon R, Stahl WM. "Directed" emergency room thoracotomy:a prognostic prerequisite for survival. J Trauma. 1991;31(8):1076-81;discussion 1081-2.

3. Durham LA 3rd, Richardson RJ, Wall MJ Jr, Pepe PE, Mattox KL. Emergency center thoracotomy:impact of prehospital resuscitation. J Trauma. 1992;32(6):775-9.

4. Mejia JC, Stewart RM, Cohn SM. Emergency department thoracotomy. Semin Thorac Cardiovasc Surg. 2008;20(1):13-8. Epub 2008/04/19.

5. Embrey R. Cardiac trauma. Thorac Surg Clin. 2007;17(1):87-93,vii. Epub 2007/07/27.

6. Asensio JA, Berne JD, Demetriades D, Chan L, Murray J, Falabella A, et al. One hundred five penetrating cardiac injuries:a 2-year prospective evaluation. J Trauma. 1998;44(6):1073-82. Epub 1998/06/24.

7. Navid F, Gleason TG. Great vessel and cardiac trauma:diagnostic and management strategies. Semin Thorac Cardiovasc Surg. 2008;20(1):31-8. Epub 2008/04/19.

8. Aaland MO, Bryan FC 3rd, Sherman R. Two-dimensional echocardiogram in hemodynamically stable victims of penetrating precordial trauma. Am Surg. 1994;60(6):412-5. Epub 1994/06/01.

9. Brinkman WT, Szeto WY, Bavaria JE. Overview of great vessel trauma. Thorac Surg Clin. 2007;17(1):95-108. Epub 2007/07/27.

10. Senanayake EL, Jeyatheesan J, Rogers V, Wilson IC, Graham TR. Stab to the chest causing severe great vessel injury. Ann Thorac Surg. 2012;94(5):1716-8. Epub 2012/10/27.

11. Fulton JO, Brink JG. Complex thoracic vascular injury repair using deep hypothermia and circulatory arrest. Ann Thorac Surg. 1997;63(2):557-9. Epub 1997/02/01.

12. Demetriades D. Penetrating injuries to the thoracic great vessels. J Card Surg. 1997;12(2 Suppl):173-9;discussion 179-80. Epub 1997/03/01.

13. Karmy-Jones R, Wood DE. Traumatic injury to the trachea and bronchus. Thorac Surg Clin. 2007;17(1):35-46. Epub 2007/07/27.

14. Inci I, Ozcelik C, Tacyildiz I, Nizam O, Eren N, Ozgen G. Penetrating chest injuries:unusually high incidence of high-velocity gunshot wounds in civilian practice. World J Surg. 1998;22(5):438-42. Epub 1998/05/02.

15. Meyer DM. Hemothorax related to trauma. Thorac Surg Clin. 2007;17(1):47-55. Epub 2007/07/27.

16. Cetindag IB, Neideen T, Hazelrigg SR. Video-assisted thoracic surgical applications in thoracic trauma. Thorac Surg Clin. 2007;17(1):73-9. Epub 2007/07/27.

17. Flowers JL, Graham SM, Ugarte MA, Sartor WM, Rodriquez A, Gens DR, et al. Flexible endoscopy for the diagnosis of esophageal trauma. J Trauma. 1996;40(2):261-5;discussion 265-6. Epub 1996/02/01.

第 4 部分

胸壁病变

第 14 章
胸壁肿瘤

Maninder Singh Kalkat

摘要

　　最常见的胸壁切除指征包括肿瘤（原发性侵袭性肺癌、胸腺癌、乳腺癌及转移瘤），以及放射性引起的坏死和创伤。胸壁切除会导致胸壁出现较大的缺损及裸露出重要的结构，并影响呼吸。采用适当的技术重建胸壁缺损对于恢复胸壁的结构和功能完整性至关重要。此外，重建也可获得良好的美容效果。

关键词

　　胸壁肿瘤；胸壁切除；重建；胸壁稳定性；肉瘤；填充物；甲基丙烯酸甲酯；软组织皮瓣

14.1　引言

　　胸壁肿瘤的病理类型较多，包括原发性和转移性病变或邻近的肺、纵隔、胸膜或乳房肿瘤的局部浸润。原发性胸壁肿瘤很少见，只占所有新发肿瘤的 0.04%，占所有骨性和软组织肉瘤的 6% ~ 7%，占所有胸部肿瘤的 5%[1]。胸壁肿瘤中超过一半是恶性的。这些肿瘤倾向于发生在某些年龄组，如儿童和年轻人常为尤因肉瘤，中年人常为软骨肉瘤，老年人常为浆细胞瘤。对于胸壁肿瘤，手术仍然是主要的治疗方式。如果肿瘤局限于胸壁，大多数是可切除的。外科医生、放射科医生和肿瘤科医生之间的通力合作可以使这类肿瘤的治疗取得最佳效果。

M. S. Kalkat，MBBS，MCh，FRCS（CTh）
Regional Department of Thoracic Surgery，Birmingham Heartlands Hospital，
Birmingham，UK

14.2　病理

原发性胸壁肿瘤可根据它们的恶性潜能及组织来源如骨或软组织进行分类（表14.1）。

表 14.1　胸壁肿瘤的分类

组织	良性	恶性
骨	成骨细胞瘤 骨样骨瘤	尤因肉瘤 骨肉瘤
软骨	内生软骨肉瘤 骨软骨瘤	软骨肉瘤
纤维组织	纤维性发育不良	
骨髓	嗜酸性肉芽肿	孤立性浆细胞瘤
破骨细胞	动脉瘤样骨囊肿 巨细胞瘤	
脂肪组织	脂肪瘤	脂肪肉瘤
纤维组织	纤维瘤	纤维肉瘤
肌肉	平滑肌瘤 横纹肌瘤	平滑肌肉瘤 横纹肌肉瘤
神经	神经纤维瘤 神经鞘瘤	神经纤维肉瘤 神经母细胞瘤
血管	血管瘤	血管肉瘤

14.3　诊断

胸壁肿瘤通常生长缓慢，容易误诊。患者有肿块或胸部不适的病史，通常采取镇痛治疗而使患者在一段时间内并未在意。软组织肿瘤常有疼痛，而骨肿瘤的疼痛是由于骨膜受损和扩张引起。邻近组织结构的压迫症状和胸腔积液的出现则有助于发现长入胸腔的潜在胸壁肿瘤（图 14.1）。

CT 和 MRI 作为重要的影像学方法，对胸壁肿瘤诊断、分期和制订治疗计划的价值较大。CT 可以评估骨和软组织的受累程度，推断出可能的诊断，以及肿瘤是否扩展到邻近区域和远处转移。MRI 则进一步描绘了肿瘤与神经血管的关系。

尽管影像学特征可以帮助确定诊断，但组织活检对于获得明确诊断和计划进一

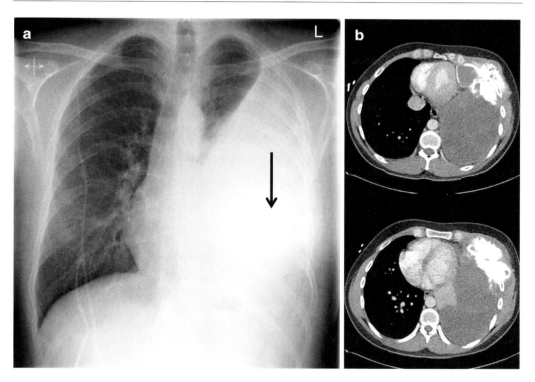

图 14.1　（a）胸部 X 线片显示大量胸腔积液。箭头指向潜在的胸壁肿物。（b）CT 扫描确认了胸部 X 线片的发现

步治疗至关重要。活检可以采用核芯针，切取或切除活组织以获得。

　　获得足够的组织十分重要，同时要避免肿瘤溢出和破坏组织平面，并且用于活检的切口要事先设计，使得其在后期具体的手术切除中也可加以利用。

14.4　胸壁肿瘤的外科处理

　　胸壁肿瘤的外科切除是复杂且具有挑战性的。胸壁的恶性肿瘤包括原发性和继发性肿瘤。肺癌或乳腺癌直接侵犯胸壁是胸壁切除的常见指征[2]。针对原发性恶性胸壁肿瘤患者的治疗策略，需要在专门治疗这类恶性肿瘤的多学科团队会议上进行讨论。大多数患者需要单独手术切除或将手术作为多模式治疗的一部分。特别是尤因肉瘤须采用完善的方案治疗，包括化疗、手术和放疗[3]。骨肉瘤和梭形细胞肉瘤的治疗通常除手术切除外，还要接受化疗。化疗在软组织肉瘤中的作用尚未得到证实，也不建议进行放疗。但若是肿瘤大且恶性程度高，切缘范围近则仍需放化疗[4]。然而，因手术切除不充分而造成切缘阳性并引发不良外科治疗结果时，即使使用放疗也无法弥补。

14.5 外科切除的原则

14.5.1 治愈性切除

外科对于胸壁肿瘤的目的应该是治愈性的，应确保肿瘤整块切除且切缘无肿瘤浸润。切缘的充分性取决于肿瘤的恶性程度、位置和患者的身体状况。通常的建议是 4 cm 的环周切缘或一根健康的肋骨和肿瘤两侧的肋间隙。然而，并不总是可以获得 4 cm 的环周切缘，特别是当肿瘤靠近椎骨、胸廓出口或靠近纵隔时。在这些情况下，手术仍必须保证镜下切缘阴性。在恶性程度低的肿瘤中，尤其是Ⅰ级软骨肉瘤，2 cm 的切缘就可以确保治疗效果。外科医生绝不能由于关注缺损的大小及其随后的缺损修复，而不对患者进行根治性手术。

极少数情况下，为了缓解顽固性疼痛或去除溃疡及具有刺激性恶臭的肿瘤，需要进行以缓解症状为目的的胸壁切除，从而能改善患者生活质量，以便可以有采用化疗和放疗相结合的局部控制的机会[2]。

14.5.2 术前评估

一旦提出了切除肿瘤的建议，就需要对患者进行评估，主要评估患者是否具有耐受胸外科手术的身体状况。评估患者的一般健康状况时也要注意，要对患者的伴发病进行询问，并对患者的心肺功能采取主观和客观的评估。戒烟和招募身体处于临界状态的患者参加肺康复计划非常重要。

14.5.3 计划切除范围

为了获得有关肿瘤的位置和范围，以及需要切除的受累的相邻结构，特别是肿瘤与胸廓出口、椎体、纵隔、膈肌和腹腔器官的关系的清晰概念，外科医生需要和放射科医生一同研究患者的影像资料。整形外科医生也应参与到制订手术计划阶段，以确定需要采集的软组织瓣和皮瓣，在放射科医生的协助下检查其质量和血管分布。由于骨性肿瘤不可能进行冰冻切片检查，因而术前应明确手术切除范围。术前还应估计出胸壁的切除范围及其对患者的影响，并且只有在确定肿瘤可切除且患者能够耐受手术的情况下才能进行手术治疗。姑息性切除肿瘤（切缘阳性）对患者并无任何预后获益。

14.5.4 进入胸腔

肿瘤与其他受累结构整块切除且瘤体不破裂是十分重要的。为了达到这个目的，在复习影像资料过程中，要确定安全进入胸腔的点。可以在与肿瘤相隔一段距离的肋间做一小切口，用手指探查，从而可以指导切口的进一步延伸。

14.5.5　胸壁重建

进行整块切除并伴有较宽切缘的肿瘤学原则将导致胸壁缺损，需要根据以下原则进行重建。

（a）保持结构完整性以保护胸内器官，预防肺疝并保持足够的胸腔容积。在特殊情况下，进行重建以保持脊柱的稳定性，防止肩胛骨的嵌入并利于膈肌的修复。

（b）保持胸壁的功能完整性，防止反常运动，减少疼痛，保持呼吸机能以进行充分通气。

（c）获得良好的外观效果。

14.5.6　手术计划

预先准备并安排好其他专业如脊柱或血管外科医生来辅助治疗是很重要的。手术室团队需要详细介绍手术过程，包括各专业外科医生的要求、手术中患者体位的变换以及延长手术时间的可能性。需要详细阐述疼痛控制策略，是否需要单肺通气和患者的体位。手术切口应包括先前的活检部位并有利于肌皮瓣的采集。

14.5.7　重建前的规划

胸壁的重建在其手术指征和用以重建的材料方面存在争议。大块全层胸壁缺损处易发生反常运动，从而对呼吸产生不利影响。已有证据支持在胸部创伤后固定连枷胸可以改善通气和减少肺部并发症，这进一步支持了手术后重建胸壁缺损的观点[5]。重建的决定不仅应基于缺损的大小，还应基于其位置。一般来说，任何位置小于 5 cm 的病灶和达到 10 cm 的后方病灶不必因功能性原因重建[6]。然而，这些缺损可能需要用修补材料修复以保护胸内器官，避免肺疝并且有镇痛作用，后方靠近肩胛角的缺损也可以重建，以免在某些运动中使肩胛骨嵌入。

14.5.8　重建的修复材料

理想的用于胸壁重建的修复材料需要具有刚性以避免反常运动，惰性并允许纤维组织向内生长，以减少感染的可能，良好的延展性以易于塑形成合适的形状，以及具有射线透过性以便于后续对于潜在病变的放射成像[7]。用于重建的材料本质上可以是刚性的或非刚性的。网状物和补片等非刚性材料易于操作，可用于处理和缝合到缺陷的边缘。这些材料包括 Vicryl，Prolene，或 Marlex 网，PTFE（聚四氟乙烯——Gore_tex）或生物补片。Vicryl 和生物网可用于有感染风险的患者。编织网的空隙允许组织长入，并可使液体渗透，因此可防止皮下积液的发生[8]。刚性材料是各种骨折修复系统，由可植入钛板（Stratos，德国；Synthes，瑞士）和更常用的甲基丙烯酸甲酯复合材料（图 14.2）组成。

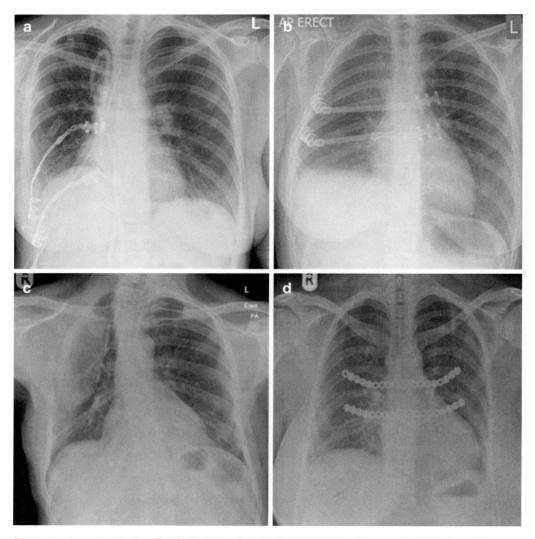

图 14.2　（a，b）**Stratos** 骨折修复系统；（c）甲基丙烯酸甲酯 – **Marlex** 合成填充物；（d）**Synthes** 钛板用以刚性重建

　　修复材料的选择是基于外科医生的习惯，所有的修复材料效果均较好[9]。位于前方或前侧方的较大缺损，包括肋骨边缘和需要膈肌重建的，采用刚性修复材料重建更好。比较使用刚性和非刚性修复材料用于胸壁切除和重建时，使用非刚性材料与降低呼吸系统并发症的发生频率和改善预后相关[10]。

　　聚丙烯网状甲基丙烯酸甲酯复合物的使用于 1981 年被首次描述，目前已被广泛使用并且具有良好的效果[6,11,12]。

　　在由两层聚丙烯网制成的口袋中填充一薄层甲基丙烯酸甲酯，与胸壁缺损的大小和形状相对应。这种修复材料可以平缓地恢复出胸壁的曲线。

　　网袋结构的尺寸要制成比胸壁缺损的尺寸小几毫米，以防止填充物边缘与周围骨性结构摩擦而产生疼痛。在网袋周围保留 2 ~ 3 cm，用以将填充物缝合到胸壁上。然后冲洗胸膜腔，放置并固定胸腔引流管。接着以不可吸收缝线（Ethibond no. 3）间断缝合将复合填充物固定到胸壁缺损的边缘。两层网状物放置在缺损边缘的两侧，并用缝线固定（图 14.3）。

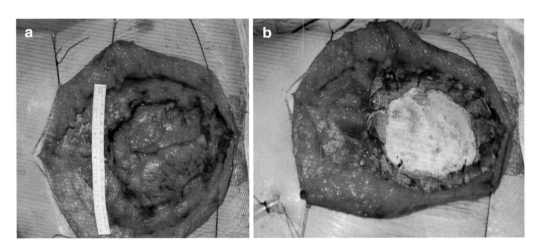

图 14.3　（a）胸骨切除术后的胸壁缺损；（b）利用甲基丙烯酸甲酯 – Marlex 合成填充物重建，将 Marlex 网置于缺损周边缝合

　　或者可以使用骨折修复系统中的钛板通过替换切除的肋骨来修补缺损（图14.4）。使用钛板具有更多肋骨生理运动方面的理论优势。然而，它们易于感染、移位和断裂，需要再次手术取出（图14.5）。

图 14.4　Stratos 骨折修复系统用于修复侧胸壁缺损。合成网缝合于缺损边缘可以形成一个平台，使其上方易于放置肌肉瓣来覆盖填充物

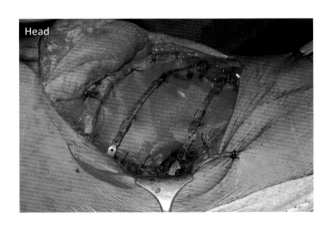

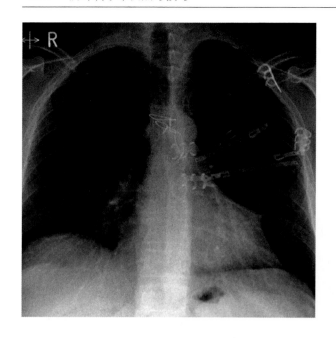

图 14.5　术后几个月折断的钛板

一旦胸壁稳定性建立，就可采集血供良好的软组织来覆盖填充材料。在过去几年中，肌肉和肌皮瓣已成为胸壁重建的主要修复组织材料[2,9,13]。用有血供的组织来填充无效腔，可降低用于重建的填充材料引起的感染风险。此外，它还改善重建的美容效果，改善康复期。同时如果需要，可以允许及时地进行辅助治疗。在术前制订手术计划阶段有软组织作为备选覆盖材料，可以给外科医生以信心去行根治性切除，而不必过度担心缺损的大小。

胸部躯干非常适合有血供的局部带蒂肌肉组织覆盖，包括背阔肌、胸大肌、前锯肌、腹直肌和大网膜（图 14.6）。偶尔，如果没有带蒂的肌瓣，还可以使用游离组织转移皮瓣。

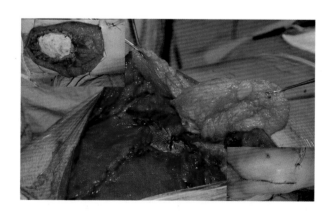

图 14.6　用双侧胸肌和大网膜覆盖的填充材料（左上角）；最终结果（右下角）

14.6　特殊情况

14.6.1　膈肌

在低位肋骨的切除过程中，膈肌可能从胸壁上分离下来，或者它的重要组成部分可能与肿瘤整块一并切除。如果仅仅切除低位 3~4 根肋骨，膈肌的边缘可以直接附着在较高位的肋骨上，而不会明显减少胸膜腔体积。然而，如果已经切除了超过 4 根肋骨或更大部分的膈肌，则缺损需要重建，以保持足够的胸膜腔体积，隔离腹腔并较好地保持其功能。厚 PTFE 补片是替代切除的膈肌的理想选择。方法是将其缝合到残留膈肌内侧的边缘并固定到甲基丙烯酸甲酯 – Marlex 复合填充物上，或用于重建侧胸壁缺损的钛板上（图 14.7）。

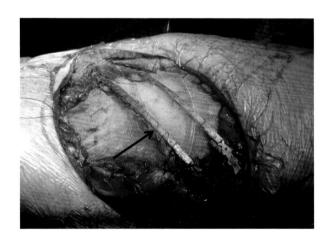

图 14.7　膈肌边缘附着于用于修复低位侧胸壁缺损的钛板上

14.6.2　肩胛骨的嵌入

即使是较小的与肩胛角相关的胸壁缺损，也需要进行干预以避免其嵌入并导致不适。这可以通过使用填充材料覆盖缺损或切除肩胛角来防止。

14.6.3　脊柱的稳定性

由于切除多根后肋及覆盖于上面的躯干肌肉而产生的大的脊柱旁缺损可导致与脊柱相关的慢性不适，并且偶尔会导致脊柱前凸。如果脊柱的一部分被切除，那么应该咨询脊柱外科医生如何改善脊柱稳定性的问题（图 14.8）。

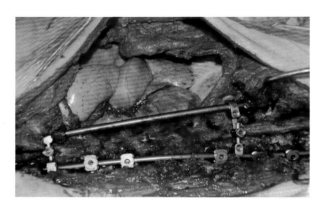

图 14. 8　后胸壁半椎体切除后的脊柱稳定

14. 7　术后管理

　　胸壁切除和重建患者的术后管理与大部分胸外科手术的术后管理相似。足够的镇痛是必要的，通常患者需要硬膜外置管镇痛或采取其他适当的疼痛控制措施。患者体位通常由重建的带蒂皮瓣位置决定，以避免对椎弓根的牵拉。血流动力学稳定性对于维持足够的血液通过带蒂肌瓣是很重要的。患者要保持充足的水合，并使用阿司匹林或低剂量的肝素以避免因血管蒂及血管吻合而引起的血栓形成。需要通过观察皮肤颜色、毛细血管充盈度来定期监测皮瓣活力，并且通常用多普勒超声检查进行补充。物理治疗师和护理人员通过鼓励患者早期活动和定期胸部理疗，以预防肺部并发症。在肌皮瓣采集部位及重建部位放置负压引流监测引流液性状，同时留置时间稍长一些以防止形成血清肿。小的血清肿可以观察处理，因为它们中的大多数可以自行吸收。较大的血清肿可能偶尔需要在严格的无菌条件下进行针吸。要仔细观察手术切口任何炎症和感染的迹象。

　　出院后，这些患者需要物理治疗师的建议来改善肌皮瓣采集部位的姿势、功能和肢体活动能力。对肉瘤患者，应在多学科诊疗（MDT）会议上对其组织学结果进行复习，并对进一步的辅助治疗和随访作出决策。

小结

　　胸壁肿瘤较少见，如果局限于胸壁，其中大多数是可切除的。对于肿瘤应保证不破裂的整块切除，更重要的是要有较宽的无瘤切缘。由此产生的缺损可以由多种材料构成的填充物重建，并用有良好血供的软组织覆盖。最佳治疗团队由多学科团队组成，包括来自不同专业的外科医生、肿瘤科医生、放射科医生、护理人员和物理治疗师。

（李健强 译，陶开义 校）

参考文献

1. Smith SE, Keshavjee S. Primary chest wall tumors. Thorac Surg Clin. 2010;20;495 − 507.

2. Mansour KA, Thourani VH, Losken A, Reeves JG, Miller JI, Carlson GW, et al. Chest wall resections and reconstruction;a 25-year experience. Ann Thorac Surg. 2002;73(6);1720 − 6.

3. Shamberger RC, LaQuaglia MP, Gebhardt MC, Neff JR, Tarbell NJ, Marcus KC, et al. Ewing sarcoma/primitive neuroectodermal tumor of the chest wall;impact of initial versus delayed resection on tumor margins, survival, and use of radiation therapy. Ann Surg. 2003;238(4);563 − 7.

4. Walsh GL, Davis BM, Swisher SG, Vaporciyan AA, Smythe WR, Willis-Merriman K, et al. A single-institutional, multidisciplinary approach to primary sarcomas involving the chest wall requiring full-thickness resections. J Thorac Cardiovasc Surg. 2001;121(1);48 − 60.

5. Marasco SF, Davies AR, Cooper J, Varma D, Bennett V, Nevill R, et al. Prospective ran-domized controlled trial of operative rib fixation in traumatic flail chest. J Am Coll Surg. 2013;216(5);924 − 32.

6. Deschamps C, Tirnaksiz BM, Darbandi R, Trastek VF, Allen MS, Miller DL, et al. Early and long-term results of prosthetic chest wall reconstruction. J Thorac Cardiovasc Surg. 1999;117(3);588 − 91;discussion 591 − 2.

7. LeRoux BT, Shama D. Resection of tumors of the chest wall. Curr Probl Surg. 1983;20;345 − 86.

8. Thomas PA, Brouchet L. Prosthetic reconstruction of the chest wall. Thorac Surg Clin. 2010; 20;551 − 8.

9. McCormack PM. Use of prosthetic materials in chest-wall reconstruction. Assets and liabili-ties. Surg Clin North Am. 1989;69(5);965 − 76.

10. Weyant MJ, Bains MS, Venkatraman E, Downey RJ, Park BJ, Flores RM, et al. Results of chest wall resection and reconstruction with and without rigid prosthesis. Ann Thorac Surg. 2006;81;279 − 85.

11. McCormack P, Bains MS, Beattie EJ, Martini N. New trends in skeletal reconstruction after resection of chest wall tumors. Ann Thorac Surg. 1981;31(1);45 − 52.

12. Lardinois D, Müller M, Furrer M, Banic A, Gugger M, Krueger T, et al. Functional assess-ment of chest wall integrity after methylmethacrylate reconstruction. Ann Thorac Surg. 2000; 69 (3); 919 − 23.

13. Cohen M, Ramasastry SS. Reconstruction of complex chest wall defects. Am J Surg. 1996;172(1); 35 − 40.

第 15 章
胸膜病变及恶性胸腔积液

Gregor J. Kocher and Ralph A. Schmid

摘要

本章重点介绍胸膜疾病的诊断和治疗，如胸腔积液、气胸和胸膜肿瘤。在良性胸腔积液的治疗中，对原发疾病的有效治疗至关重要，而引流和胸膜固定术是复发性恶性胸腔积液患者的主要治疗方法。原发性或继发性气胸是另一种常见的胸膜病变，往往需要以漏气封闭和胸膜固定术的形式进行手术治疗，通常采用电视胸腔镜手术（VATS）进行。胸膜的实体瘤非常罕见。胸膜纤维瘤通常表现为良性病程，而恶性胸膜间皮瘤（malignant pleural mesothelioma，MPM）是人体最具侵袭性和最难治疗的肿瘤之一。只有极少数癌症像 MPM 一样具有较大的争议。目前，包括化疗、根治性手术切除（如胸膜外全肺切除术或保留肺胸膜切除术/剥脱术）和术后高剂量放射治疗的三维治疗概念似乎是最有希望的治疗策略。

关键词

胸腔积液；气胸；胸膜固定术；胸膜纤维瘤；恶性胸膜间皮瘤；胸膜切除术剥脱术；胸膜外全肺切除术

15.1 背景

胸膜腔是位于脏层胸膜和壁层胸膜之间的腔隙，通常每侧含有 3 ~ 5 ml 的液体。常见胸膜疾病包括积液、气胸和胸膜肿瘤。最近几年，电视胸腔镜手术已成为最常用的方法之一，不仅适用于诊断，也可用于大多数胸膜疾病的治疗。

G. J. Kocher, M. D. (⊠) · R. A. Schmid, M. D.
Division of Thoracic Surgery, University Hospital Bern, Bern, Switzerland
e-mail: gregor. kocher@ insel. ch; ralph. schmid@ insel. ch

15.2　胸腔积液

漏出性胸腔积液的最常见原因是充血性心力衰竭和低蛋白血症（如营养不良、肝硬化），而渗出性胸腔积液主要是由于恶性肿瘤、感染（如肺炎）和肺栓塞引起。在 60 岁以上的患者中，超过 50% 的渗出性胸腔积液是由恶性肿瘤引起，其中乳腺癌、支气管癌、卵巢癌和恶性淋巴瘤是主要原因。

胸腔穿刺术通常可以用来区分漏出性和渗出性积液[1]，同时细胞学检查可用来确诊疑似恶性肿瘤。

15.2.1　良性积液

良性胸腔积液的主要治疗应针对患者的原发疾病。在原发疾病得到控制前，往往需要反复的胸腔穿刺或放置胸腔引流管以缓解症状。在那些原发疾病得到了治疗，但仍然出现反复或持续性有症状的胸腔积液病例中，应考虑进行额外的手术治疗。胸腔镜滑石粉胸膜固定术和（或）留置胸腔引流管（另见"恶性积液"）是首选的治疗选择。早期治疗原发疾病和充分的胸腔积液引流可以防止在脏层胸膜形成致密纤维蛋白层，致密纤维蛋白层的形成会引起肺膨胀受限。在肺膨胀受限的患者中，胸膜切除术和肺脏层胸膜剥脱术是比较合适的治疗方法。

15.2.2　恶性积液

无症状的恶性胸腔积液患者通常不需要治疗。

但如果患者预期寿命短（<3 个月），并且胸腔积液慢慢积累，推荐重复门诊胸腔穿刺术；如果胸腔积液快速反复积聚，应留置胸腔引流导管（indwelling pleural catheter，IPC）。IPC 的主要优点是可以在局部麻醉下完成（如在患有严重合并症的患者中），与滑石粉胸膜固定术相比，其放置引流管所需的平均住院时间和开始系统性治疗的间隔均较短。对身体状况好的患者，推荐采用胸腔镜下喷洒滑石粉的方法行化学性胸膜固定术[2]，因为它通常是一个简单的有确切疗效的方法，也不会有留置引流管需要间歇性引流的不便。胸腔镜滑石粉胸膜固定术和术中放置胸腔引流导管相结合的方法可应用于复发风险高的患者［如大量积液（>1000 ml）、肺复张不全］。在这些患者中 IPC 应在胸膜固定术成功（基于影像学的胸膜腔闭塞及引流管引流液终止）后尽早取出。

15.2.3　手术治疗的要点和技巧

通过胸腔引流管引流大量积液和手术前 2～3 天进行呼吸功能锻炼相结合的方法

可以使术中有更好的肺复张。放或不放 IPC 的胸腔镜下滑石粉喷洒术（标准剂量为 5 g 滑石粉）很容易通过第 7 肋间隙的两个孔进行，这两个孔可以在手术结束时放置胸管（或胸管和 IPC）。为了使整个肺复张彻底，所有的小腔隙，包括叶间裂间的小腔隙都应该被消除。在通过其中一个孔灌注滑石粉期间，可以用肺抓钳牵拉肺叶以暴露整个壁层和脏层胸膜间隙，以完成胸膜固定术。特别是在复发最常见的椎旁间隙，滑石粉的均匀分布是很重要的。通过放置两根胸腔引流管（尖前侧和后基底侧），或一根胸腔引流管（尖前侧）和一根 IPC（后基底侧），可以预防复发性包裹性积液的形成。

15.2.4 手术治疗的替代方法

对于某些恶性肿瘤（如淋巴瘤、小细胞肺癌），应首选单纯胸腔穿刺术或放置胸腔引流管以便能够快速开始化疗和（或）放疗，并通过放化疗控制原发疾病及其产生的反复性胸腔积液。

包括胸膜剥脱术在内的胸膜切除术是治疗慢性脓胸和由于肺萎陷引起的复发性胸腔积液的一种方法。胸膜切除术/剥脱术在恶性胸膜间皮瘤中的应用将在另外章节单独讨论。

在大多数情况下不建议使用胸膜腹膜分流术，因为分流阻塞是常见的并发症，而且分流术比植入一根引流效果相当的 IPC 更具侵袭性。唯一的例外是因肝性胸腔积液引起低蛋白血症的患者，应考虑胸膜腹膜分流术，因为这可以防止因大量液体丢失而导致蛋白和电解质进一步损耗。

15.2.5 避免和处理术中并发症的要点和技巧

通常可以通过电凝或氩气刀凝固来控制出血。

术中因意外或分离粘连可能发生漏气。因此，胸膜粘连应该小心分离，因为如果持续漏气并伴肺塌陷，胸膜固定术就无法成功。如果肺膨胀良好，小漏气通常不需要任何治疗。如果存在较大的肺漏气，可以考虑使用封闭胶（如 TachoSil®，PleuraSeal®，Progel®）。在有较深肺撕裂伤的情况下，使用内镜下切割闭合器切除肺部受影响的部分可能是值得的。

15.2.6 术后管理和术后并发症

肺复张性肺水肿是一种罕见的并发症，可能发生在肺萎陷持续时间超过 72 小时并且迅速抽出大量胸腔积液（＞1.5 L）或排出气胸的患者中。通过缓慢的肺复张（即没有负压吸引的小的引流，引流 1000 ml 之后间歇性地夹闭引流管）可以防止/

减弱该病症。根据病情的严重程度，有必要逐步采用吸氧、利尿药、无创通气甚至有创通气的方法。

在滑石粉胸膜固定术引入大剂量滑石粉（校准剂量滑石粉）和充足量滑石粉（标准剂量：5 g）的标准后，ARDS 已成为一种极为罕见的并发症[3]。

积液复发的形式有局部包裹性积液或复发性大量积液。局部积液最好通过超声或 CT 引导下引流治疗，较大量的积液则可能需要通过行喷洒滑石粉和放置 IPC 相结合的方法进行再次干预。

15.2.7　小结

良性胸腔积液的治疗通常需要针对原发疾病的处理。恶性胸腔积液患者通常从手术引流和胸膜固定术中获益，以防止再次出现积液。根据积液量，以及患者的病情和预期寿命，可采用不同的治疗方案。留置胸腔引流导管、胸腔镜滑石粉喷洒和两者结合的方法均是可行的治疗方案，但必须根据患者情况选择。

15.3　气胸

自发性气胸好发于 30 岁以下的健康年轻男性，没有任何已知的潜在肺部疾病并且经常以胸痛为主要症状。另一方面，继发性气胸通常发生在 45 岁以上的男性患者，有明确的肺部疾病，呼吸短促是气胸发生时的常见症状。

15.3.1　自发性气胸

自发性气胸（primary spontaneous pneumothorax，PSP）的复发风险概率为第一次发作后 10%，在第二次发作后 >50%。

因此，在 PSP 中，如果有复发性气胸或自发性复杂性张力性气胸，长时间漏气（>48 小时），肺复张不完全或血胸的情况，则需要进行手术干预。此外，某些具有职业或生活方式风险的患者，如潜水员、飞行人员、飞机驾驶员或较长时间生活在偏远地区的患者，则第一次发作后就可以考虑选择手术治疗。在第一次发作的情况下，轻的 PSP（即肺压缩 <20% 或肺尖至胸膜顶距离 <3 cm），在吸氧和基于影像学监测下观察 12~24 小时就足够了。在较大的 PSP 中，可以考虑单纯的穿刺排气。如果经排气处理仍然不能使肺复张，则提示应插入一根小的胸腔引流管。

15.3.2 继发性气胸

继发性气胸（secondary pneumothorax，SSP）的复发风险概率为第一次发作后50%，第二次发作后 >80%。

所有 SSP 患者通常都需要进行手术，因为复发的风险很高，并且在发生复发性气胸的情况下发生威胁生命事件的可能性相对较高，因为这些患者往往已有由其原发疾病引起的呼吸受限。

15.3.3 手术治疗的要点和技巧

手术治疗的两大基石分别是肺疱/肺大疱切除术和胸膜固定术（如机械性或化学性）。通常在同一肋间隙（第 6 或第 7）的两孔法就足以实施这类手术（图15.1）。

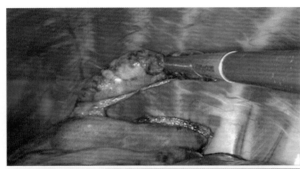

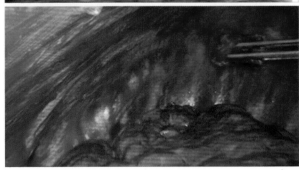

图 15.1　通过内镜下切割闭合器切除位于肺尖的肺疱（上图）和应用电刀头清洁器进行胸膜摩擦（下图）

肺疱切除/漏气封闭：在检查肺部后，可以看到肺疱，这些肺疱通常位于肺尖，可以通过内镜下切割闭合器来切除。如果存在漏气，可以通过将部分充气的肺浸入生理盐水中来显示其确切位置。必须将切割钉线放置在健康的肺组织区域，以防止脆弱的肺组织撕裂导致再次漏气。

另一方面，应尽可能少地切除肺组织，从而使肺复张完全，保证胸膜固定术有效。在二次发生 PSP 的病例中，在某些情况下可以建议使用切割闭合线增强材料

（如 Seamguard®）。

　　胸膜固定术：胸膜固定术基本上通过机械（如胸膜摩擦或胸膜切除术）或化学（如滑石粉）刺激来实现。胸膜摩擦可以使用各种工具（即网片、纱布、海绵等或专用器械——"摩擦片"）进行。我们更倾向于使用带弧度的抓钳抓取电刀头清洁片进行胸膜摩擦，其可以对从胸膜顶下到第 6 肋骨位于乳腺血管和交感神经链之间的壁层胸膜进行快速且简便的摩擦。必须注意不要损伤任何较粗的血管或神经（如肋间血管和神经，交感神经链）。纵隔或脏层胸膜不需要摩擦。应该避免对第 6/第 7 肋骨下面的胸膜摩擦，因为这可能造成肺基底部与胸壁以及膈肌产生粘连，导致胸痛并最终产生限制性肺损伤。

　　通常，胸膜切除术的切除范围、摩擦程度等原则与胸膜摩擦术一致。在第 1 肋骨上方进行摩擦通常更安全，胸膜切除术范围从第 1/第 2 肋骨开始，向下至第 6 肋骨。

15.3.4　手术治疗的替代方法

　　如果可以识别漏气点，则可以清楚地指示需要手术切除的受累部分肺。尽管大多数外科医生都认可在 PSP 手术期间应对所有患者的肺尖部进行切除，即使没有发现漏气，但文献数据没有足够的证据支持这种手术方式。现有证据表明，胸膜固定术（机械或化学）是治疗气胸最重要的基石，而切割闭合器切除肺疱是一种基本的可选操作[4]。

　　关于机械性胸膜固定术，胸膜摩擦术显示出与胸膜切除术基本相当的效果，复发率都约为 5%。胸膜切除术的主要缺点是术后胸腔积血和长期胸痛的发生率较高，以及因其他原因需要再次手术时，失去了一个额外的胸膜解剖平面。化学性胸膜固定术甚至可能更多地参与到未来的手术中，对继发性气胸患者和囊性纤维化病或肺淋巴管平滑肌瘤病患者尤其重要，这些患者在疾病晚期最终可能需要进行肺移植。

15.3.5　避免和处理术中并发症的要点和技巧

　　通常可以通过电凝止血来控制出血。在有肋间血管撕裂的情况下，建议使用夹子，因为与单纯电凝相比，夹子的止血更确切安全。

　　漏气需要肺楔形切除术切除受累部分的肺。如前所述，可以使用切割闭合器垫片防止切割闭合线本身的漏气或切割闭合线旁边肺组织的撕裂。出现肺实质小的撕裂，可以应用肺表面密封胶（如 TachoSil®，PleuraSeal®，Progel®）。对于较大的撕裂，可能需要缝合肺组织。对于患有 SSP 和肺组织易碎并且漏气控制不完全的患者，胸膜固定术可能是用来覆盖漏气区域肺组织的一种较实用的技术。尤其是在 SSP 患者中，VATS 可能会因胸膜粘连致密、单肺通气时肺萎陷不完全和肺组织脆弱等原因而受限。在这些患者中，转为腋下入路开胸手术是一种效果较好的替代方法。

15.3.6   术后管理和术后并发症

为了最大程度地复张肺，胸管应连接到带负压吸引的水封瓶中，初始负压值为 20 cmH$_2$O，纵隔轻度移位至术侧，并抬高横膈膜。在没有漏气的情况下，可以在术后 2~3 天拔除胸腔引流管，因为我们认为，2~3 天后脏层胸膜已经开始粘到壁层胸膜上。在术后存在持续漏气的病例中，应该去除负压吸引，只在皮下气肿增加的情况下，才重新开始以 −5 ~ −10 cmH$_2$O 的较低负压吸引。如果漏气持续超过 7 天且漏气量没有任何下降趋势，则应考虑再次手术。

15.3.7   变异性和复杂性气胸

月经性气胸一般见于 30~40 岁的女性，通常发生在月经开始后 48~72 小时的右侧胸腔。治疗方法类似于 PSP，但不同的是，在 VATS 手术中，外科医生必须寻找异位的子宫内膜（胸膜、膈肌）以及膈肌孔，因为手术中可能需要行半膈肌部分切除。如果在第一次手术后复发，建议使用胸腔镜滑石粉喷洒，通常需要与激素治疗（促性腺激素释放激素类似物）联合使用，术后即刻给药，须持续用药 6 ~ 12 个月[5]。

对于淋巴管平滑肌瘤病以及囊性纤维化的患者，必须牢记这些病例在疾病晚期最终是需要进行肺移植的；因此，机械性胸膜固定术（推荐胸膜摩擦术）只是一种可选方法。

在患有获得性免疫缺陷综合征（艾滋病）的患者中，气胸的高发病率通常是由于卡氏肺孢子虫引起的，卡氏肺孢子虫会引发反复炎症并在两肺尖部形成肺疱/肺大疱。治疗包括肺尖部切除结合机械性胸膜固定术。

15.3.8   小结

治疗第一次发作且没有合并复杂性气胸的 PSP 病例相对容易，可以选择保守治疗，但对于复发性气胸和（或）复杂性 PSP，还有 SSP，则应选择胸腔镜下切除受累肺部组织与通过机械或化学性胸膜炎诱导胸膜粘连相结合的方法。

15.4　胸膜纤维瘤

　　胸膜孤立性纤维性肿瘤是罕见的原发性肿瘤，其源于间皮胸膜下结缔组织中的间充质细胞，通常表现为良性的临床过程。超过一半的患者是无症状的，还有一些患者可能出现咳嗽、呼吸短促和（或）胸痛。80% 的肿瘤来自脏层胸膜，可以通过简单的楔形切除术进行治疗，而剩余 20% 来自壁层胸膜（图 15.2），有时需要广泛的整块胸壁切除以防止复发。尽管 78%～88% 的病例在组织学中是良性的，但由于复发的风险相对较高，因此需要密切随访，特别是无蒂和（或）恶性的肿瘤。在局部复发的病例中，建议再次手术切除[6]。

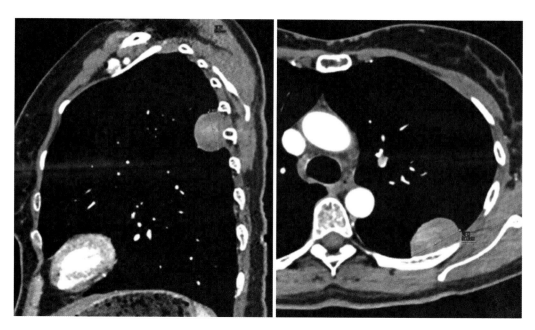

图 15.2　CT 扫描示孤立性胸膜纤维瘤无蒂的类型（肿瘤标有星形）

15.4.1　手术治疗的要点和技巧

　　由于肿瘤的复发与胸膜纤维瘤的组织学和形态学密切相关，对于高复发率的肿瘤，如生长于壁层胸膜和（或）显示恶性组织学表现的无蒂肿瘤，强烈建议保留充足的肿瘤切除边界。在手术期间，必须注意不要使任何肿瘤组织溢出（例如，不要打开肿瘤包膜，在 VATS 手术取出肿瘤标本时使用腔镜下取物袋），以防止局部或手术孔道复发。出于同样的原因，对于 CT 扫描高度怀疑胸膜纤维瘤诊断的病例，应该避免在术前使用针吸活检。

15.4.2　其他可选治疗方式

由于这些肿瘤表现出潜在的向恶性转化的生物学行为，因此"等待和观察"这种保留治疗方法仅在身体状况较差的高龄患者和小肿瘤，或存在严重合并症而无法进行手术的患者中予以考虑。

15.4.3　术后管理

目前，除了临床研究试验之外，没有足够的数据支持在胸膜纤维瘤的治疗中使用放疗和化疗。

15.4.4　小结

胸膜孤立性纤维性肿瘤是一种罕见的肿瘤，通常表现为良性的临床过程。完整的手术切除是主要的治疗方法。复发主要见于恶性组织学患者或生长于壁层胸膜的无蒂性肿瘤患者；因此，对这些患者建议要保证有充足的手术切缘。

15.5　恶性胸膜间皮瘤

恶性胸膜间皮瘤（malignant pleural mesothelioma，MPM）是一种总体预后差的侵袭性恶性肿瘤，从疾病诊断到患者死亡总生存时间小于 12 个月。目前，对于可切除和具有良好预后因素的患者（如上皮来源的组织学类型，排除 N2 淋巴结或远处转移的病例，身体状况较好能完成三重治疗）可以采用多重治疗模式，包括化疗、手术切除及术后辅助放疗。根治性手术切除的目的是尽可能完全切除肉眼可见的病灶，但肿瘤完整切除与组织学上的切缘阴性是很难达到的。最彻底的肿瘤细胞减灭术是胸膜外肺切除术（extra pleural pneumonectomy，EPP），包括整块切除脏层和壁层胸膜、肺、同侧半膈膜和心包（图 15.3）。

另一种旨在减少肿瘤负荷的细胞减灭方法是扩大的胸膜切除术/剥脱术（pleurectomy/decortication，P/D），切除肿瘤需要行壁层和脏层胸膜切除术，同时根据需要切除膈肌和心包。

MPM 的最佳治疗形式在胸部肿瘤学界仍然存在很大争议。最近的研究显示，与 EPP 相比，P/D 的 30 天死亡率显著降低，并且总体生存率更高[7]；与此相反，MARS 试验[8] 则从根本上质疑手术在治疗 MPM 中的作用。

图 **15.3**　右侧 **EPP** 后的整块标本，完整切除了壁层胸膜（上图）、右侧心包和膈肌（下图）

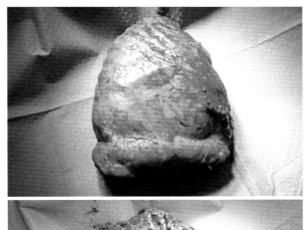

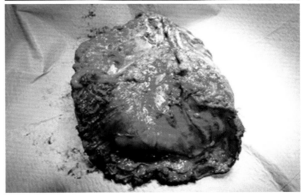

15.5.1　手术治疗的要点和技巧

对于 EPP 和 P/D 手术，如果先前已经进行胸膜固定术（如滑石粉喷洒术），则会有助于手术切除，因为胸膜层和肿块粘连在一起更有利于手术的整块切除。如果术前进行了胸腔镜活检术，那么为了防止 trocar 穿刺部位的肿瘤复发，即使进行了穿刺孔道局部放疗，也强烈建议切除 trocar 穿刺部位。

手术开胸的体位为半侧卧位，最好通过第 5 肋间行保留肌肉的前外侧开胸术，这种切口可以保留背阔肌，后续可以将保留的背阔肌覆盖支气管残端。进胸后除了膈肌和心包部分，要在胸膜外游离整侧肺。为了防止肿瘤播散，应小心避免打开胸膜腔。另外，在 EPP 中，需要先打开心包，然后再分离大血管和支气管，而在 P/D 中心包通常仅在需要清除肿瘤时才被切除。在进行膈肌切除时，应尽可能避免进入腹膜腔，以最大限度地减少肿瘤污染腹腔。在这一步骤中，在第 8 肋间隙再行一个下胸部的开胸切口可能对完整切除和重建膈肌非常有帮助。人工合成网片可作为膈肌的替代品，应妥善固定（最好在肋骨周围），以防止因补片破裂或移位而形成疝或甚至腹腔器官嵌顿。此外，网片应放置于正常（"生理学"）膈肌位置，以防止术后行辅助放疗时对腹部器官造成放射性损伤。心包的重建可以用人工合成网片或合适的生物材料（如脱细胞的牛或猪心包）进行，但必须采取细致的护理以防止心脏压缩并保证充分的心包引流［如使用渗透性和（或）有孔材料］（图 15.4）。

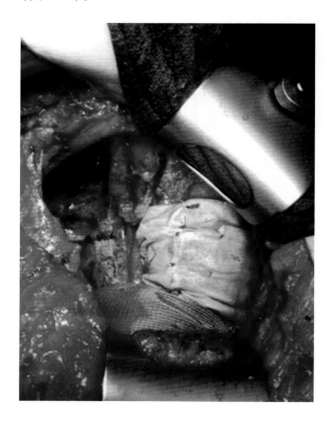

图 **15.4**　右侧 **EPP** 术后图示，进行了膈肌（**D**，人工合成网片）、心包（**P**，有孔猪心包）重建。支气管残端覆盖背阔肌瓣（**M**）。**E**，食管；**SVC**，上腔静脉（膈神经被分离和切断）

15.5.2　手术治疗的替代方法

当然，这两种手术方式（EPP 和 P/D）也可以通过第 6 肋间的后外侧开胸切口来完成。因为后侧肋间隙较窄，所以切除第 6 肋骨有助于更好地暴露大部分结构。在选择后入路时，前锯肌可用于 EPP 中支气管残端的覆盖。

如前所述，与 P/D 相比，EPP 对肿瘤细胞的减灭更彻底，但其术后 30 天内的死亡率更高[7]。另一方面，P/D 的常见缺点是术后漏气、脓胸、出血和在大部分病例中肿瘤切除不完全。此外，由于肺保留在原位，术后放疗会受到限制，因为放疗有产生放射性肺炎的风险。

因为已有的数据表明肿瘤切除可能根本不能延长 MPM 的生存时间[8]，所以滑石粉喷洒可以作为一种替代的姑息性手术选择，用于不适合肿瘤切除的患者，目的是预防复发性恶性胸腔积液。对于所有患有 MPM 并接受任何形式的胸腔镜检查的患者，这些患者也应接受 trocar 套管部位的术后放疗，以防止肿瘤侵犯孔道。此外，如果进行姑息性胸膜固定术，可考虑与化疗联合[8]。

特定一部分患者仅患有局限性肿瘤，作为间皮瘤的罕见亚组，可能从仅切除可见肿瘤这种局限性切除手术（如肿瘤剜除术包括胸膜部分切除术）中获益。这些患者也更适合接受术后放疗以防止复发。对于肿瘤侵犯胸壁出现症状不能手术的患者，放疗也可能是一种选择。

15.5.3　避免和处理术中并发症的要点和技巧

总则：由于胸膜固定术后肿瘤粘连和（或）致密的胸膜粘连，术中有时难以识别食管，因此在任何类型外科手术过程中都应放置大口径胃管。

至于 EPP 和 P/D 中，在锁骨下血管和奇静脉/半奇静脉附近进行胸膜剥脱时必须特别小心，以防止这些易破裂结构的损伤。术中为了避免左侧喉返喉神经的损伤，可以在进入胸腔时就寻找迷走神经，并在主动脉弓附近向迷走神经远侧追踪。

EPP：由于多重治疗模式的观念通常包括术前新辅助化疗以及半胸的术后高剂量辅助放疗，这些治疗存在相应的潜在致命性支气管胸膜瘘（bronchopleural fistula，BPF）风险，因此对这类预后较差的患者应使用带血管蒂的组织瓣来覆盖支气管残端以预防 BPF。我们倾向于使用背阔肌肌皮瓣，但是前锯肌或肋间肌瓣也同样适用于保护支气管残端。

P/D：漏气可能是 P/D 后的主要问题。剥除脏层胸膜后发生浅表肺组织损伤通常不需要治疗。肺实质的深部撕裂应该使用单股合成可吸收线（如 polydioxanone）进行连续缝合，必要时使用肺表面封闭胶（如 TachoSil®，PleuraSeal®，Progel®）可能会有帮助。

15.5.4　术后管理和术后并发症

在 EPP 中，将胸腔引流管连接到没有负压吸引的水封瓶中，作为术后 12 ~ 24 小时内胸腔出血的监测。由于肺切除术后胸部空腔存在感染的风险，应在手术后 24 小时以内拔除胸腔引流管。在 P/D 中，一旦不再有漏气且胸腔引流量小于 200 ~ 300 ml/d，就可以拔除胸管。如果持续漏气超过 7 天，且没有好转趋势，应考虑再次手术修补关闭漏气处。

如果在 EPP 或 P/D 后出现局部复发，在排除全身和（或）淋巴结转移，并且对计划手术预期的发病率和死亡率可接受的情况下，再次手术可以是一种选择。

15.5.5 变异和复杂病例介绍

在诊断 MPM 的患者中，有很少部分患者既往接受过冠脉搭桥手术。如果这些患者适合手术治疗，则在 P/D 手术中须尽可能小心，以避免损伤旁路移植血管。在既往接受过内乳动脉桥接手术的患者中，在行 EPP 时，可以用桡动脉或静脉移植进行旁路更新。

小结

MPM 是一种高度恶性疾病，对现有治疗的反应差。最佳治疗方式仍然存在很大争议，但目前似乎只有多模式治疗方法能够影响患者整体生存。EPP 是对肿瘤细胞减灭最有效的外科手术，但与 P/D 相比，EPP 的术后 30 天内死亡率更高。因此，这种手术应当仅在专门的医学中心进行，并且仅在病理类型为上皮型，没有 N2 淋巴结转移和具有良好身体状况能够接受三重治疗的患者中进行。对于组织病理学为肉瘤型，N2 淋巴结转移和（或）健康状况不佳的患者，可以进行姑息性胸腔镜下滑石粉喷洒治疗，以预防复发性的胸腔积液。

显然，对于 MPM 最佳治疗方式的问题，需要进一步的随机临床试验来阐明，需要研究所有主要的治疗选项，包括"等待和观察"是否需要进行额外的化疗、手术治疗（根治性手术或保留肺手术）和多模式治疗模型。

（沈迪建　译，李健强　校）

参考文献

1. Light RW, MacGregor MI, Luchsinger PC, et al. Pleural effusions: the diagnostic separation of transudates and exudates. Ann Intern Med. 1972;77:507 – 13.

2. Shaw P, Agarwal R. Pleurodesis for malignant pleural effusions. Cochrane Database Syst Rev. 2004;(1):CD002916.

3. Cardillo G, Carleo F, Giunti R, et al. Videothoracoscopic talc poudrage in primary spontaneous pneumothorax: a single-institution experience in 861 cases. J Thorac Cardiovasc Surg. 2006;131(2):322 – 8.

4. Noppen M, Baumann MH. Pathogenesis and treatment of primary spontaneous pneumothorax: an overview. Respiration. 2003;70(4):431 – 8.

5. Visouli AN, Zarogoulidis K, Kougioumtzi I, et al. Catamenial pneumothorax. J Thorac Dis. 2014;6 (Suppl 4):S448 – 60.

6. Robinson LA. Solitary fibrous tumor of the pleura. Cancer Control. 2006;13(4):264 – 9.

7. Taioli E, Wolf AS, Flores RM. Meta-analysis of survival after pleurectomy decortication versus extra-

pleural pneumonectomy in mesothelioma. Ann Thorac Surg. 2015;99;472 − 80.

8. Treasure T, Lang-Lazdunski L, Waller D, et al. Extra-pleural pneumonectomy versus no extra-pleural pneumonectomy for patients with malignant pleural mesothelioma;clinical outcomes of the Mesothelioma and Radical Surgery（MARS）randomised feasibility study. Lancet Oncol. 2011;12(8);763 − 72.

第 16 章
胸廓出口综合征

Mark X. Gannon

摘要

  胸廓出口综合征（thoracic outlet syndrome，TOS）依据胸廓出口受压迫的神经血管结构，分为静脉、动脉和神经源性三种类型。由于目前缺乏标准的诊断方法，且神经源性胸廓出口综合征（neurogenic thoracic outlet syndrome，NTOS）出现的频率相对较高，因此，一些临床要点与技巧对于 NTOS 的诊断和治疗十分重要。升高手臂应力测试（elevated arm stress test，EAST）可用于 NTOS 诊断，它能发现前斜角肌后面的臂丛神经压痛，经局部麻醉或注射肉毒杆菌毒素，通过化学去神经化测试，可以诊断与鉴别 NTOS 患者。

  相对而言，动脉 TOS（arterial thoracic outlet syndrome，ATOS）和静脉 TOS（venous thoracic outlet syndrome，VTOS）更容易诊断。锁骨下动脉瘤、狭窄和闭塞等症状一般都是慢性症状，因此可以根据相应症状及时治疗。而大多数 ATOS 急性栓塞，则需要依据具体情况，结合栓子切除术、减压术和旁路术来分阶段治疗。

  VTOS 最常见症状为锁骨下动脉静脉血栓形成，需要与其他继发性或原发性锁骨下静脉血栓形成区分开。通过血栓溶解与静脉造影，可以确定患者减压术、静脉溶解或静脉成形术的具体方案。TOS 是由于锁骨下面的动、静脉和臂丛神经在胸廓上受到压迫而产生的一系列症状。依据被压迫的神经血管结构，将 TOS 分为三类病症。如果表现症状主要为疼痛且运动无力，则为 NTOS；如果出现缺血或动脉瘤，则为 ATOS；若症状由锁骨下静脉压迫或血栓形成引起，则为 VTOS。这三个症状截然不同，但并非毫无关联，因为锁骨下动脉与到上肢的臂丛神经会穿过前斜角肌与第一肋骨。因创伤或过度劳累而导致的斜角肌收紧或纤维化，会加剧解剖结构骨质

M. X. Gannon
Department of Vascular Surgery, Birmingham Heartlands Hospital,
Birmingham, UK
e-mail: mark. gannon@ heartofengland. nhs. uk

与纤维肌肉的变化，因此这一区域很容易变窄，并日渐缩小。锁骨下静脉压缩通常发生在一些解剖学上依然正常的锁骨下区域，但往往与肌肉肥大或过度疲劳有关。

关键词

胸廓出口综合征；神经源性；动脉性和静脉性

16.1　神经源性胸廓出口综合征（NTOS）

NTOS 是目前最为常见的一种 TOS，占整个 TOS 患者群的 90% 以上[1]。NTOS 可能与骨骼异常相关，如颈肋与前臂疼痛等，但通常不会出现骨骼异常。截至目前，依然没有十分客观且定性的症状表现，所以针对 NTOS，还没有明确的诊断方法。因此，所有 NTOS 患者相关的重要病史都会详细记录在病历上，并进行全面的临床检查。NTOS 常见症状包括上肢疼痛、颈部疼痛，有时伴有枕骨头痛、上肢刺痛或麻痹，局部肤色变化或间歇性变化，以及出现各种形式无力症状。诊断时需要结合考虑患者颈椎、肩部和肩周的疼痛症状，以及一些由于上肢外周神经压迫所引起的麻痹感，需要和运动功能障碍区分开。这些病症多数具有稳定且反复的特点，伴随疼痛、无力或麻痹等，但对于 TOS 患者，根据其症状很难简单地归为其中某一类。

出现 NTOS 的患者，大部分具有一些与交通事故有关的过伸性损伤病史。少部分群体是因为职业相关的不当姿势所引起的，也有一些患者是由于一些业余爱好或进行不恰当的体育活动导致的。这些病因，尤其是事故创伤等，会导致斜角肌纤维化与瘢痕形成，而斜角肌收紧和缩短通常是症状发展的促成因素[2]。

NTOS 患者需要进行仔细的身体检查，以便临床医生排除一些不太重要的诊断指标。了解疼痛综合征，必须检查脊椎、肩关节和上肢神经压迫综合征的典型特征，以及分清一些区域的复合结构，知道一些特定症状与检测方法，便于 NTOS 诊断，尤其是 Roos 等提出的高臂应力试验（EAST）[3]，使用这一检测方法可以快速分析并诊断 NTOS 症状，并且可能观察到一些典型的动脉压迫症状。另一方面，Adson 的测试方法假阳性较高，因此不太可靠[4]。检测患者臂丛神经前面的斜角肌压力，以及触诊压痛，是诊断 NTOS 的一个重要指标，依据这一症状通常可以排除其他两种 TOS[2]。

结合一些特殊的检查方式，也能进行 TOS 诊断，如 X 射线、CT 扫描、MRI 和传导研究等，均可排除一些其他症状。普通 X 射线与重建螺旋 CT 扫描可判断患者骨质是否异常。CT 血管造影是检查胸腔入口处动脉血流的可靠方法（图 16.1）。尽管最近的研究正在探索延长内侧前臂皮神经的潜伏期作为潜在的诊断试验，但是神经传导研究对于 TOS 的诊断没有太大帮助[5]。

图 16.1 重建 CT 血管造影显示锁骨下动脉隆起横跨第一肋骨的患者有结构良好的颈肋及第一肋假关节

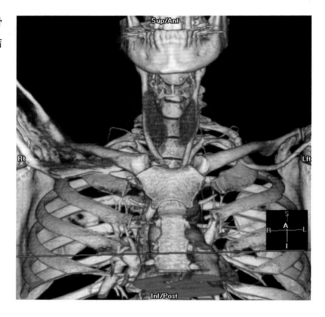

对患者斜角肌前体肌肉进行化学去神经化，是诊断 NTOS、预测手术减压预后情况的一种有效策略。通过局部麻醉可以完成上述过程[6]，结合使用超声或 CT 引导，可以将肉毒毒素注射到前斜角肌，进行化学性去交感神经或前斜角肌功能短期阻断[7,8]（图 16.2）。采用这两种治疗方案，可以使阻滞后的症状得到有效缓解。而在手术麻醉风险较高的患者中，针对肉毒毒素的化学去神经作用，可选择其他替代性疗法。通常发现经过肉毒毒素治疗后，患者症状缓解的时间通常比肉毒毒素备注说明的有效时间更长。

图 16.2 锁骨上窝超声扫描清晰显示颈内外静脉间的前斜角肌

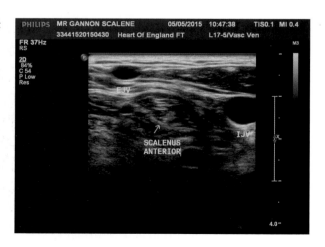

患者病史中，往往存在一些与 NTOS 手术治疗效果较差有关的特征。一些患有抑郁症、自我报告疼痛程度较高、未婚或教育程度较低的患者，治疗效果往往较差[9]。而一些正在进行赔偿诉求或从事体力劳动的患者，手术结果也是不尽相同。

16.2　保守治疗

被诊断为 NTOS 的患者，首先应采取物理治疗方法，加强、伸展并活动肩周肌肉。活动肩胛骨、肩部，伸展斜角肌、锁骨和肋骨，按摩肌肉痛点等物理方式，可以适当改善 NTOS 症状。通过评估改善工作场所的环境，调整及修正劳动时的工作状态，可以适当解决一些突发性问题[10,11]。

有关 NTOS 的自然发展史，目前还没有确切记录，但是老年群体中很少出现 NTOS，也进一步说明它与日常工作活动及体态问题有关。这并不意味着 NTOS 不会导致残疾，如果物理治疗方案不成功，患者很可能需要通过手术来减压[12]。

通过斜角肌切除术或锁骨及腋路上的第一肋骨切除术，可以实现 NTOS 手术减压。有丰富手术经验的外科医生可以选择更为合适的手术方案，但是根据大量 NTOS 患者的手术结果表明，接受精确尺寸的第一肋骨切除术可以获得更加良好的预后结果[2]。经腋窝切除第一肋骨，可产生类似于斜角肌切除术相同的治疗结果，但这种治疗方法有其自身局限性，不能达到彻底减压效果，并且在一些必要情况下也不能灵活性地进入血管结构。经腋路切除第一肋骨后，可以在一定程度上减轻压力，并且不会引起斜角肌异常（斜角肌异常可能是 NTOS 的重要诱发因素）。

16.3　动脉胸廓出口综合征（ATOS）

有急性或慢性上肢缺血的患者，很可能患有 ATOS，尽管它在所有 TOS 中仅占 1%~3%，但在临床上并不罕见。ATOS 患者的锁骨下动脉会在斜角肌区域受压迫，其颈肋与第一肋骨异常的患者也要明显多于其他种类的 TOS，症状出现有时急性，有时慢性。锁骨下动脉在斜角肌区域受压迫，可能会导致一些作用力不对称现象（有时称为跛行），患者动脉由于处于压力位置，会导致一些抬高活动受限制，当锁骨下动脉开始发生狭窄时，所有姿势都有可能出现活动相关的症状，出现锁骨下动脉闭塞，很可能会导致患者出现持续症状。另一个非急性症状是患者锁骨下动脉瘤引起的锁骨上隆起性肿胀，这是一种动脉狭窄后的扩张形式，超出斜角肌区域的动脉会产生湍流，从而损伤动脉壁，很容易诱发动脉瘤。

ATOS 的急性症状，几乎全部是狭窄的锁骨下动脉，或是锁骨下动脉瘤中的层状血栓所引起的，它们很可能导致上肢出现大的或微栓塞[13]。微栓塞主要表现为小出血点或小面积皮肤梗死，有时也会表现为雷诺现象，尽管雷诺病患者的许多病例中没有出现闭塞性或栓塞性疾病，它也可能是 NTOS 诱发的症状之一。急性肢体缺血往往伴随着大的栓塞事件，锁骨下动脉的血栓栓塞会闭塞上肢循环，在腋动脉或肱动脉的分叉处，有时会出现更多远端栓塞缺血，这些缺血会破坏并堵塞前臂与手部较小动脉。根据临床检查结果，可以进行 ATOS 动脉异常的选择性手术，以此达到矫正目的。优势臂在锁骨下的动脉完全阻塞，可能需要谨慎对待，根据相应症状采取保守治疗，或通过减压和旁路术，来调节患者优势臂症状。当出现持续性压迫、狭窄或继续恶化的症状，以及锁骨下发现动脉瘤时，则必须通过减压和旁路术来控制病情。减压术需要通过锁骨上路实施，斜角肌切除术也是暴露患者锁骨下动脉的必要手术，以此确保患者能够植入大隐静脉或移植性假体[13]。

急性 ATOS 需要分几个阶段治疗，初始阶段需要栓子切除术，使患者恢复足够的动脉血流，然后采取抗凝治疗，给患者安排减压术、旁路术或移植术。

对于具有 TOS 骨质异常的患者是否需要接受骨质矫正，需要确定患者是否具有共存的压迫性神经症状，除了需要给患者矫正动脉问题外，还需要进行骨减压。TOS 往往具有双侧性质，并且伴随着与之相关的发育异常，因此需要对 ATOS 患者进行对侧检查，以便在必要时提前采取恰当的治疗方案。

16.4　静脉性胸廓出口综合征（VTOS）

VTOS，也称为 Paget-Schroetter 综合征，患者常产生间歇性静脉阻塞症状，可随活动或位置改变加重，更为常见的是锁骨下静脉血栓形成症状，包括沉重、肿胀、发绀与不适感。锁骨下静脉血栓形成不像下肢血栓形成那么常见，但仍会产生肺栓塞与血栓后的复杂综合征[14]。绝大多数锁骨下静脉血栓形成继发于可识别的潜在原因。这些都是医源性的，随着化疗、血液透析、肠外营养、长期抗生素和其他药物的使用增加，而变得更加普遍。它也可能发生于一些放射治疗、局部创伤或恶性肿瘤后，相对其发病史，目前还没有公认的诱发因素，但血栓形成是主要症状，其中一部分患者会出现血栓形成倾向，但大多数患者表现为 TOS 相关的静脉压迫。

继发性锁骨下静脉血栓形成的远期后果一般不会特别严重，相比之下，30% ~ 80% 的 VTOS 综合征患者，在血栓形成之后会出现明显的致残症状[15]。部分原因是静脉自身的受压特性阻塞，部分是因为年轻、活跃的 VTOS 患者对肢体的运动需求更高。静脉血栓形成后的持续症状不仅仅是静脉阻塞，周围炎症也可能加重 NTOS 症状[16]。导管介导的静脉溶栓，为溶解闭塞性血栓提供了一个良好的方向。通过这一治疗过程，我们可以推断，血栓形成并不是在正常血管中，而是在一些具有瘢痕、反复间歇性受到压迫的狭窄血管里。静脉溶栓治疗方案可以在成功溶解血凝块后，及时检查锁骨下静脉的狭窄情况，并且可以通过抗凝治疗，区分没有 TOS 的患者亚组，以及患有继发性腋下锁骨血栓的患者亚组[17]。另外一个问题是，并非所有因 VTOS 引起的锁骨血栓形成都会在患者患病急性期出现，也可能是他们开始就采用抗凝治疗，后来才提到这一情况。在临床早期阶段接受导管溶栓治疗更容易成功，如果血栓形成已经发生数周的话，可能就没有多大疗效了[14]。那些急性或第 1 周出现血栓的患者，接受溶栓治疗是最佳的方案，尽管溶栓治疗可能在第 2 ~ 6 周内实施。在 6 周后，成功溶解的机会就会逐步降低[18]。急性或早期亚急性的患者接受溶栓治疗后如果能够成功，则可进一步采取静脉造影，确认静脉 TOS 患者中的压迫成分，并推断患者的胸廓出口减压情况。6 周后接受治疗或溶栓失败的患者通常需要抗凝治疗，或针对性评估患者是否需要接受减压术。研究证据表明，减压术对这些患者依然有效，在晚期也可能实现再通效果[19]。

关于减压术进行的时间一直存在争议。Machleder[20] 最初建议抗凝 3 个月后再进行减压，但一些采取早期减压的研究结果表明，尽快实施可以相对安全地获得良好的治疗效果[21]。

手术减压可以通过三种不同的路径。经腋窝上路可较好地进入第一肋骨，但不易进入静脉内侧和斜角肌。经锁骨上路和锁骨旁路方法，可以更好地接触近端静脉，接近斜角肌切除术中的斜角肌肌肉，但锁骨上路较难暴露内侧静脉，而锁骨下切口则是一个非常好的补充路径，可以较好地缓解肋骨与锁骨空间的压力。另一种锁骨下入路能实现类似的肋骨前减压与第一肋骨前半部分切除，但进行斜角肌切除和神经松解较为困难。几乎所有的外科医生都建议，在减压时应进行全面的静脉溶栓，以便将锁骨下静脉从周围的纤维组织中解放出来[22]。

处理患者减压与溶栓后所残留的静脉畸形可选择多种方法。有些研究人员推荐术中静脉成形术，也有人推荐术中静脉造影或即时球囊静脉成形术[21]；另外，在术后 2 周，可通过球囊静脉成形术来进行抗凝静脉造影，观察患者有无残余的狭窄情况[20]。以上所有治疗方案的预后都比较好。

在成功达到减压效果，优化静脉流出道后，可通过静脉双功扫描来追踪静脉通畅情况，结合临床症状，可进一步筛选需要额外增加静脉造影评估的患者。图 16.3 介绍了一种治疗腋下与锁骨下血栓的方法。

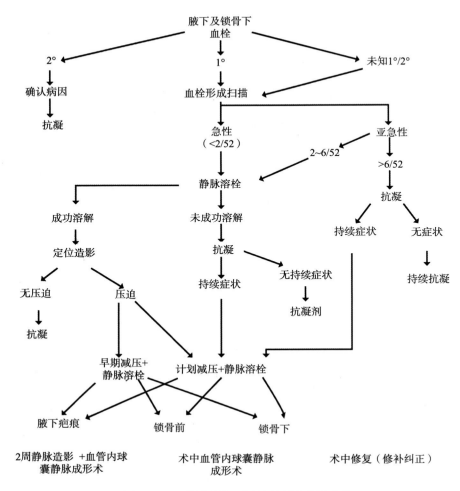

图 16.3　一种治疗腋下及锁骨下血栓的方法

（陶开义　译，沈迪建　校）

参考文献

1. Sanders RJ, Hammond SL, Rao NM. Diagnosis of thoracic outlet syndrome. J Vasc Surg. 2007；46：601－4.

2. Sanders RJ. Thoracic outlet syndrome：a common sequelae to neck injuries. Philadelphia：JB Lippincott；1991.

3. Roos DB, Owens JC. Thoracic outlet syndrome. Arch Surg. 1966；93：71－4.

4. Warrens H, Heaton JM. Thoracic outlet syndrome：the lack of reliability of clinical assess-ment. Ann R Coll Surg Engl. 1987；69：203－4.

5. Machanic BI, Sanders RJ. Medial antebrachial cutaneous nerve measurements to diagnose neurogenic

thoracic outlet syndrome. Ann Vasc Surg. 2008;22:248 − 54.

6. Gage M. Scalenus anticus syndrome:a diagnostic and confirmatory test. Surgery. 1939;5:599 − 601.

7. Christo PJ,Christo DK,Carinci AJ,Freischlag JA. Single CT guided chemodenervation of the anterior scalene muscle with botulinum toxin in neurogenic thoracic outlet syndrome. Pain Med. 2010; 11: 504 − 11.

8. Torriani M, Gupta R, Donahue DM. Sonographically guided anesthetic injection of anterior scalene muscle for investigation of neurogenic thoracic outlet syndrome. Skelet Radiol. 2009;38:1083287.

9. Axelrod DM,Proctor MC,Geisser ME,Roth RS,Greenfield LJ. Outcomes after surgery for thoracic outlet syndrome. J Vasc Surg. 2001;33:1220 − 5.

10. Hooper T,Denton J,McGallard K. Thoracic outlet syndrome:a controversial clinical condition. Part 2 non-surgical and surgical management. J Man Manip Ther. 2010;18:132 − 8.

11. Vanti C,Natalini L,Romeo A,et al. Conservative treatment for thoracic outlet syndrome. Eur Med Phys. 2006;42:1 − 16.

12. Landy GJ,Moneta GL,Taylor WM,Edwards JM,Porter JM. Long term functional outcome of neuro-genic thoracic outlet syndrome in surgically and conservatively treated patients. J Vasc Surg. 2001; 33:312 − 9.

13. Marine L,Valdes F,Mertens R,et al. Arterial thoracic outlet syndrome:the 32 year experience. Ann Vasc Surg. 2013;27:1007 − 13.

14. Illig K, Doyle A. A comprehensive review of Paget-Schroetter Syndrome. J Vasc Surg. 2010; 51: 538 − 47.

15. Donayne CE,White G,Mehringer SM,Wilson SE. Pathogenesis determines late morbidity in axillo-subclavian vein thrombosis. Am J Surg. 1986;152:179 − 84.

16. Thomson RW,Schneider PA,Nelkan NA,Skiolerbrand CG,Stoney RJ. Circumferential venolysis and paraclavicular thoracic outlet decompression for 'effort thrombosis' of the subclavian vein. J Vasc Surg. 1992;16:723 − 32.

17. Schanzer A,Messina L. Chapter 125:Thoracic outlet syndrome:venous. In:Rutherford's vascular sur-gery. 7th ed. p. 1910 − 1.

18. Urschel HC, Razzak MA. Paget-Schroetter syndrome: what is the best management. Ann Thorac Surg. 2000;69:1663 − 1668;discussion 1668 − 9.

19. Guzzo JL,Chang K,Demos J,Black J,Freischlag JA. Pre-operative thrombolysis and venoplasty af-fords no benefit in patients following first rib resection and scalenectomy for subacute and chronic subclavian vein thrombosis. J Vasc Surg. 2010;52:658 − 63.

20. Machleder HI. Evaluation of a new treatment strategy for Paget-Schroetter syndrome: sponta-neous thrombosis of the axillary-subclavian vein. J Vasc Surg. 1993;17:305 − 17.

21. Schneider DB,Dimuzio PJ,Martin ND,Gordon RL,Wilson MW,Laberge JM. Combination treatment of venous thoracic outlet syndrome:open surgical decompression and intra-operative angioplasty. J Vasc Surg. 2004;40:599 − 603.

22. Molina JE. Approach to the confluence of the subclavian and internal jugular vein without claviculectomy. Semin Vasc Surg. 2000;13:10 − 9.

第 17 章

漏斗胸

Babu Naidu

摘要

漏斗胸（pectus excavatum，PE 或 funnel chest）是胸骨、第 3 ~ 7 肋骨或肋软骨向背侧偏移导致的前胸壁凹陷性疾病。根据 PE 的严重程度，也可能存在胸部器官和脊柱畸形等伴随疾病（如 15% ~ 21% 的患者存在脊柱侧凸）。PE 是最常见的先天性胸壁异常，白种人婴儿出现率为 1/260，黑种人婴儿出现率为 1/1400，其他人种婴儿出现率为 1/500。男性更常受影响，男女比例为 4:1。尸检记录报告中的发病率为 1/800。生存分析表明 PE 患者往往更早死亡。然而，56 岁以上存活的 PE 患者的寿命往往比匹配的对照组长。

关键词

漏斗胸；Ravitch 术式；Nuss 术式

漏斗胸（PE）是胸骨、第 3 ~ 7 肋骨或肋软骨向背侧偏移，导致的前胸壁凹陷性疾病。根据 PE 的严重程度，也可能存在胸部器官和脊柱畸形等伴随疾病（如 15% ~ 21% 的患者存在脊柱侧凸）。PE 是最常见的先天性胸壁异常，白种人婴儿出现率为 1/260，黑种人婴儿出现率为 1/1400，其他人种婴儿出现率为 1/500。男性更常受影响，男女比例为 4:1。尸检记录报告中的发病率为 1/800。生存分析表明 PE 患者往往更早死亡。然而，56 岁以上存活的 PE 患者的寿命往往比匹配的对照组长。

高达 40% 的病例存在阳性家族史。谱系分析表明，在不同的家系中，遗传方式可以是常染色体显性遗传、隐性遗传或 X 连锁或多因素遗传模式。第三种模式是在

B. Naidu

Heart of England NHS Foundation Trust and University of Birmingham, Birmingham, UK

婴儿期就已经出现，但大多数人都没有注意到凹陷的存在，直到青春期生长时才突然意识到。

虽然 PE 的确切病因尚不清楚，但生长过程中的异常机械力被认为对疾病发展有促进作用。漏斗胸常与先天性膈疝共同出现，在肋软骨移植后，与上呼吸道阻塞疾病一同发生，也经常是未治疗的脊髓性肌萎缩婴儿的伴随疾病，这些证据支持该观点。

在手术中取出的软骨在组织学上似乎并不具备显著特征，但也有文献报道了组成成分比例的异常，包括软骨、电子显微镜检查结果和异常的胶原蛋白含量。事实上，结缔组织疾病与漏斗胸之间存在着一定的相关性，即 Marfan 综合征（5% ~ 8%）、Ehlers-Danlos 综合征（3%）和 Sprengel 畸形（0.6%）。

令人惊讶的是，最早报道该病的病例来自于匈牙利的一份报告，该报告描述了从 10 ~ 16 世纪的坟墓中 48 个胸部骨骼中发现了 2 个漏斗胸胸骨。

Sauerbruch 是胸外科的先驱之一，他在 1913 年报道了一例手术治疗的 PE，通过切除前胸壁的一部分，包括左侧第 5 ~ 9 肋软骨和邻近的胸骨。术前患者因严重的呼吸困难和心动过速而丧失能力，这些症状在手术后均消失。但是这个时代手术治疗的死亡率居高不下。20 多年后通过 Ravitch 的改进才使手术这种治疗方式得以广泛采用。该技术包括双侧软骨膜下肋软骨切除术、胸骨离断术、胸骨与第 2 或第 3 肋软骨下方附着物的完全脱离以及胸骨下移植物的放置。Gross 指出只要将两处的肋软骨分开并行胸骨截骨术，就能产生良好矫正效果。随后 Welch 报道不切断肋间束或腹直肌附着点可取得良好的效果。后来相继有人提出了内部支撑，包括同源肋骨（Dorner，1950），通过胸骨的弯曲钢板（Wallgren & Sulamaa，1956）或胸骨后面的较短钢板（Adkins & Blades，1961）。最近使用的支撑材料包括钛微型板（我们推荐的优选技术）、尼龙血管移植物支架、生物可吸收的胸骨下网带。使用硅胶植入物进行初步矫正是不可取的，因为它不能矫正潜在的胸部畸形。除了在日本文献报道的之外，由于担心胸骨坏死和（或）感染，胸骨翻转术尚未在全世界得以广泛采用。

在少数报道中，经过改良的 Ravitch 手术后，有些病例的肋软骨被骨性、不可弯曲的瘢痕取代后会导致效果不佳。大约在那个时候，人们描述了一种新的"微创"技术的 10 年经验（Nuss，1988），使用内部不锈钢支架，无需肋骨软骨切除术或胸骨截骨术，依赖儿童和青少年灵活柔韧的骨骼以重塑胸部。随着电视胸腔镜辅助系统应用，利用（矫正）条的固定器或可吸收线固定或者专门的解剖器械，使得 Nuss 这项技术得到进一步的改进。最近的前瞻性研究表明，通过 Nuss 或开放手术进行修复可以达到良好的效果和最小的并发症。

17.1　评估成人和青少年 PE 患者

由初级和二级保健医生转诊的过程中，患者通常充满了焦虑情绪。许多患者被告这是一种"整容"手术，是一种具有较高的死亡率及常规的较长的重症监护室治疗时间，但没有办法的手术。由于医疗保健资源的压力，旨在将这种情况定义为一个被认为具有"低临床价值"的群体，因此转诊的阻力将会增加。然而事实远非如此，因为许多年轻人的生活可以被这种手术所改变，使他们能够更好地生活并为社会做出贡献。即使是对轻度病例进行咨询也很重要：让患者放心，他们可以无忧无虑地继续生活，这一切都是值得的。信息来源的另一种方式是广泛的漏斗胸论坛，虽然其中一些可以为患者提供有价值的支持和信息，但有些信息是错误的。

要点1：解决这一信息差距的一种方法是开发自己的定制患者信息库。一个网站，突出标明对患者的指导，可以从手术中获得什么样的效果和手术前后的图片，以及患者手术体验的视频，形成一个宝贵的资源库。通过这种方法，我们发现使用我们网站的患者（www. pectus. co. uk）手术后往往会更加满意。同时保留接受治疗患者手术前后的隐名照片库，不仅可作为临床记录的一部分，还可让考虑手术的患者了解修复其胸部手术的预期效果。

彻底的病史收集和体检是至关重要的，应坦率地交流关于手术的期望。手术的成功与否及患者对身体状况和修复外观的感受有关，而不是临床医生对其的感知。有时，从外科医生的角度来看，手术的美容效果并不完美，但患者对结果非常满意。

要点2：在我们的临床实践中，在决定进行大手术之前需要与患者及其家属沟通两次。将沟通内容以书面形式告知患者，以明确手术的期望，如"改善胸部的外观但不能使它完美……通常越严重的患者，手术就越满意……手术会带来瘢痕"。年轻人经常低估他们在手术中将承受的痛苦，特别是围术期疼痛问题，这一点需要在术前知情同意程序中特别注意。

从广义上讲，症状是身体或心理两个方面的双重体会，都需要彻底探索。胸腔器官受压可能导致胸痛、疲劳、劳累时呼吸困难、反复呼吸道感染、哮喘症状、心悸或晕厥发作。在久坐不动的个体中，重要的是要确定这种症状是否由运动能力受限引发。对于没有抱怨身体活动有任何限制的患者，在手术后发现他们能够做得更多，这并不罕见。多项证据表明：荟萃研究分析显示，尽管测量了包括术后早期失调的情况，但是在漏斗胸手术修复后，心血管功能仍然增加了超过标准差的一半。可能是由于直接心脏压迫导致了每搏输出量的减少，从而导致了心输出量的减少。然而，PE 的严重程度与功能障碍并未观察到直接关系，这可能与我们定义严重程度的方式有关。在一些深胸部（前后距离增加）的 PE 患者中，尽管有严重的胸骨凹陷，但心脏可能从未被压缩。在手术后早期和手术矫正后的长期治疗期间，文献都报道了心脏功能的改善，特别是在运动期间（包括射血分数和右心室收缩与舒张指数）。作为心脏压迫的直接结果，漏斗胸患者二尖瓣脱垂比年龄匹配的人群更突出 [17%（PE）与 1%（正常人群）]。高达 15% 的患者可能出现心律失常，包括一度心脏传导阻滞、右束支传导阻滞或 Wolff-Parkinson-White 综合征。先天性心脏病存在于 2% 的 PE 患者中，因此需要彻底检查心血管系统。

近年来，有关患者肺活量的损伤情况和术后得到的改进数据越来越明确。漏斗胸患者肺活量测定法（静息呼气时胸腔内空气流量的测量）和体积描记法（肺容积测量）这两种方法检查的结果通常比预计值减少 10%～20%。对于用力肺活量（FVC）、1 秒内用力呼气肺活量（FEV_1）和 25%～75% 用力呼气量，有26%、32% 和 45% 的 PE 患者分别处于低于 80% 预计值的异常组别内。在正态分布情况下，只有 16% 应该低于预计值的 80%。由于这些是其他方面健康的患者，通常没有并发肺部的疾病，胸壁柔韧，生理储备较大，异常的呼吸功能可能只能通过正式的运动试验才能发现。对于症状似乎与其胸部问题不成比例的老年患者，应仔细查找其他原因。

胸壁运动捕获技术使得 PE 对呼吸力学的影响得到更详细的评估。总之，胸腔的起伏运动因为 PE 的存在而受到限制。通常情况下，胸骨应像老式水泵一样上下移动，而胸部下端固定的 PE 患者只能通过增加腹式呼吸来补偿。修复手术后可以校正此模式。这一观点的支持证据是：人们发现，胸骨凹陷严重的患者在肺活量测定时更容易表现为限制性通气功能障碍。

技术要点：如果在原发性 PE 患者中观察到显著的限制性呼吸功能障碍，尽管这一变化比较温和，但却是一个警告，因为这种情况可以在复发性 PE 中发生，这类患者肺活量测定值通常约为预计值的一半。

17.1.1　心理社会方面

记录 PE 对患者心理健康的影响很重要，包括焦虑、抑郁、自尊、生活质量和身体形象的影响。关键是要试着辨别这些症状中究竟有多少是由 PE 引起的。对于外科医生来说这很难做到，如果有任何疑问需要心理专家的帮助。由于对卫生系统的财政限制越来越多，我们必须量化基准及任何改进。在这方面，使用经过心理测试验证的测试工具至关重要。研究表明，手术后心理社会功能有明显改善，但这与 PE 的严重程度无关。临床医生可能没有注意到这些症状，但这些症状的确存在于患者的生活中，尤其是在他们建立独立人格并与其他人互动时。而这种畸形大大限制了他们这些能力，尤其是这些年轻患者的生活。医学界支持手术治疗并指畸形，纠正烧伤疤瘢、唇裂和其他被定义为是"美容手术"的情况，PE 在实际上并没有什么不同，理由充分，证据明确。

要点 1：我们更倾向于使用多种评估工具，因为在一份调查问卷中可能无法充分涵盖所有问题。我们目前的做法是在第一次就诊时除 Nuss 问卷外，让患者参加健康问卷（PHQ-9）调查来筛查、诊断、监测和测量心理健康与广泛性焦虑症（GAD-7）。根据我们的经验，这些问卷在评估患者症状和提出有时在咨询时很难提出的问题方面很有价值。同样重要的是要确定手术后是否存在可能无法改善的重大潜在心理健康问题。在这些情况下，应该降低寻求正式心理咨询的门槛。

检查时应注意标明前胸壁凹陷程度，按频率顺序：局灶性或杯状畸形，宽、浅、碟形畸形，长沟或沟槽畸形（通常是不对称的）或混合的突出和凹陷。身材高瘦的患者通常习惯身体向前倾斜形成驼背以试图隐藏他们的 PE，在这些患者中，重要的是要强调术前矫正背部练习的重要性。这一点很重要，因为如果患者在手术后仍然保持不良姿势可能会导致复发。应记录 PE 的任何不对称性以及相应的胸骨倾斜以及肋骨扩张。这尤其重要，因为有时肋骨扩张对患者来说可能比胸骨下陷更麻烦。在女性中则尤其要注意乳房组织中的不对称性，在矫正后这会变得更加明显，女性患者报怨术后胸罩无法正确贴合并不少见。

要点 2：练习 Valsalva 动作，让患者在深呼吸时将胸部向前推，来评估胸廓的柔韧性，这有助于术前决策为患者选择哪种类型的手术方式。

必须注意皮肤的质量，特别是患过其他相关疾病以后的恢复情况，比如旧瘢痕的恢复情况和其他伴随疾病如痤疮后愈合的程度。这些可以提示肥厚性瘢痕形成的风险。还要注意是否存在结缔组织疾病、脊柱侧凸（固定的或可逆的）、关节松弛和妊娠纹等状况。如有脊柱侧凸，还应检查是否曾行固定，应排除心脏杂音，尤其是二尖瓣脱垂。如果患者没有佩戴金属手表或珠宝，还要注意是否有镍过敏，该病发生在 2% 的人群中，如果病史提示应该做正式的过敏试验，若测试为阳性，则应选择钛植入物而不是不锈钢。

17.2   调查

胸部 X 线片可显示前胸壁凹陷。而 CT 和 MRI 能更好地证明骨和软骨畸形，更好地显示凹陷的范围，更容易且可视化地显示心脏或肺部的压缩和移位。

放射成像对于帮助规划外科手术也很重要。在复发性 PE 中，开放性修复后的钙化可以作为胸部固定性的标志。

Haller 成像指数：定义为内侧胸廓左右径除以前后径（从胸骨背部到椎体前部的最短距离）（图 17.1）。

图 **17.1**　轴向 **CT** 扫描示通过将内侧胸廓左右径除以前后径来计算 **Haller** 指数

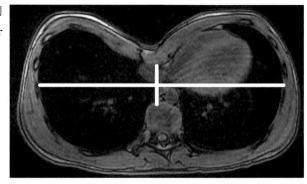

　　如 Haller 指数为 3.2 以上表示 PE 比较严重。尽管有前面所述的方法，胸部的形态可能无法通过单一测量方法完全展示。桶状胸的深度凹陷可能对心脏的物理压缩很小。在手术前与患者和家属一起回顾 CT 扫描结果是一项很有意义的事情，因为它有助于向患方描述畸形程度及其影响以及手术的潜在并发症。可以使用 MRI 代替 CT 来减少辐射暴露，但幽闭恐惧症及较长的扫描时间使之可能并不适合所有患者。

　　如果患者有身体症状，那么我们的建议是进行基线超声心动图和肺活量测定。尽管这种做法最近受到挑战，但目前所有接受手术的患者都有进行这些检查的必要性。

17.3　外科修复标准

　　只有约一半的患者接受手术治疗。对症状轻微的漏斗胸患者，应进行充分的再评估，不鼓励进行手术。物理治疗可能会有所帮助，并且有报道称一些患者接受真空钟罩装置治疗，成功治愈。

　　一般而言，对于严重漏斗胸患者（Haller 指数大于 3.2）的手术治疗标准应以心理社会或身体症状为指导。目前一些外科医生有这样一种趋势，如果在 CT 上发现有心脏受压表现，有深度移位以及限制性肺功能障碍，或者有二尖瓣脱垂和束支传导阻滞的反常情况，鼓励在无症状患者中进行手术治疗。

　　尽管大多数患有严重漏斗胸的患者确实有症状，但建议在无症状患者中进行手术治疗的证据仍然很少。

　　尚未有证据表明保守方法治疗严重的 PE 是确实可靠的，手术目前仍然是唯一的治疗选择。最常见的手术选择包括：

（a）开放修复——改良 Ravitch 术式（图 17.2）

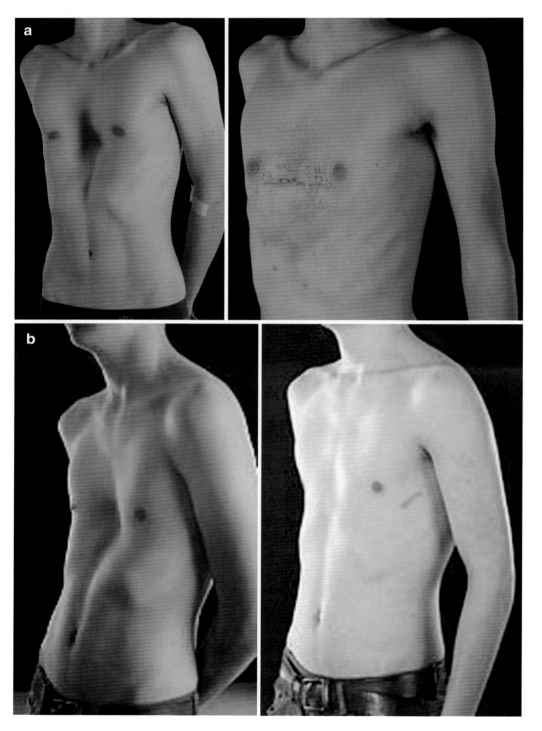

图 17.2　漏斗胸，手术修复前后对比，分别使用（a）改良 Ravitch 术式和（b）Nuss 术式

（b）微创修复——Nuss 术式（图 17.3）

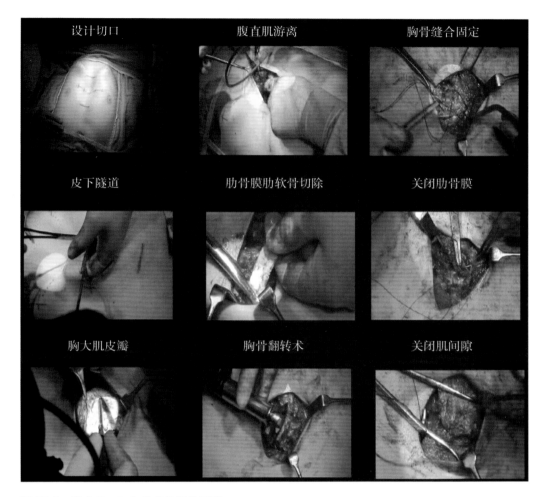

设计切口　　　腹直肌游离　　　胸骨缝合固定

皮下隧道　　　肋骨膜肋软骨切除　　　关闭肋骨膜

胸大肌皮瓣　　　胸骨翻转术　　　关闭肌间隙

图 17.3　改良 Ravitch 术式的操作图像

　　而对手术干预的时机仍然存在争议。在青春期生长突增之前进行 Nuss 或 Ravitch 术式可能需要二次手术，因为患者胸部的生长可能复发。在英国，微创修复的最佳年龄被认为在 14 ～ 18 岁。

　　术式的选择取决于胸部的灵活性、患者选择和外科医生的专业知识。Valsalva 动作可以帮助做出这个决定。一般来说，Ravitch 术式适用于胸部柔韧性降低的年龄较大的患者，以及患有 PE 和鸡胸综合缺陷的患者，伴有胸骨畸形、胸骨柄前移和胸骨体后移以及显著的胸骨扭转的患者。在手术之前，指导患者保持良好的姿势并在术前术后进行锻炼。他们必须了解手术的预期，手术后明确的注意事项对于减少并发症的发生非常有价值。

17.4　改良 Ravitch 术式

在开始手术前，需要仔细规划切口和切除范围（图 17.4）。手术的原则是：解剖组织以无张力的方式到达胸壁的期望位置，选择在软骨切除总长的中点做横切口（我们的偏好）有利于暴露并限制切口的大小，但可能并不一定总是处于漏斗胸凹陷的最深处。

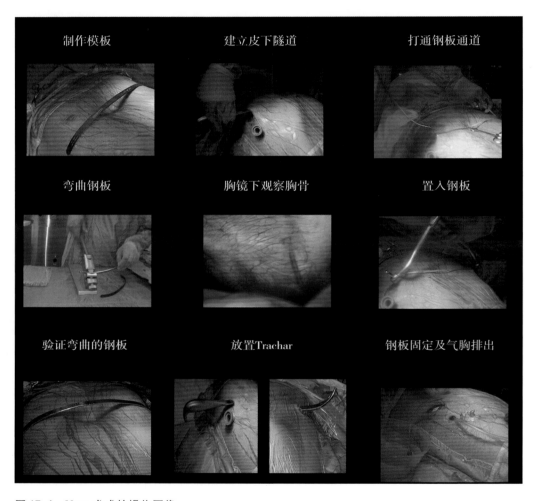

图 17.4　Nuss 术式的操作图像

做一长 6~8cm 的横向皮肤切口，游离皮下组织后提起，然后将胸大肌和腹直肌肌瓣拉起至畸形范围。在较瘦的患者中抬起这些皮瓣时，重要的是不要游离穿孔，也不要在乳头下方延伸切口，否则会导致失去神经支配。抬高肌皮瓣，直到它们能够暴露中线没有张力过紧。根据需要决定是否对双侧畸形软骨进行软骨膜下切除术，是否行横向胸骨截骨术和剑突切除术。为了便于胸骨返回到"中间"或期望的位置，在胸骨附近进行小范围的软骨切除（1~3 cm），然后进行多次软骨/截骨术，从一开始就可以实现胸部形状的塑造和稳定性的构建，而不是切除较大部分软骨后再依赖软骨的再生功能。这种技术也可用于处理肋骨扩张。此外，这种技术还可以减少术后的渗出，有助于更快恢复和出院。在切除边缘做一宽的"H"形切口可以使软骨膜更容易被从下面的软骨剥离开来。进入正确的平面可以实现相对无血的解剖。绕到软骨背面则是危险的，操作可能不稳定，如果剥离子滑落有可能损伤内乳动脉或心脏。因此，该技术要求一直确保压力的方向，并且远离更深的结构解剖，即向外解剖。当完成了在上下边缘后面的解剖工作后，用剥离子抬起的同时用第二个剥离子辅助解剖另一侧。如果在软骨下平面的软骨周围解剖时，可以通过使用 Doyen 肋骨剥离子并施加横向力来牵引剥离软骨膜，沿着其长度延伸。最好将所有软骨留在原位并完成解剖，因为一旦软骨被移除，下一个软骨的解剖会因周围软骨缺乏阻力而受损。一旦完成中间侧的所有解剖后，使用 Doyen 肋板剥离子进行侧向牵引，或者在与胸骨交界处向前脱位，或者采用尖锐或钝性解剖。此时"软骨指"超过了胸骨。如要切短，则应在截骨术和胸骨重新定位后进行。

胸骨前表面的截骨术是在胸骨开始下垂的位置进行的，并且在该点以下的软骨是切除的。因此，在皮肤切口之前进行规划的重要性将在这一点上体现出来。方法是允许胸骨远端扭转，从而以最小的胸骨下解剖获得所需的位置。在存在漏斗胸的情况下，使用楔形切除截骨术来抬高远端胸骨。在存在胸骨扭转的情况下，从侧面移除更多的骨质。然后将胸骨固定在所需的"中位位置"上。我们首选的方案是在对称病例中使用重型可吸收缝线，或者在更复杂或不对称的病例中使用小"H"形钛金属胸骨板。

采用第一种技术，将两条重型可吸收缝线［环状 1 – 聚二恶烷酮（PDS）］横放在截骨区上以将胸骨保持在适当位置。胸骨中的轻微不对称倾斜也可以通过这两根缝线在截骨术的每个末端处的两个胸骨板的差异定位来校正。将一根粗号可吸收线穿过远端胸骨中部再固定到表面的腹直肌上以获得额外的稳定性。

带有"H"板的自攻螺钉使插入变得容易，只需要很少的额外设备。可以将板弯曲到所需位置以校正倾斜。螺钉尺寸由深度计决定。将软骨膜和其他软骨组织的附着物分开。

此时，预切开的软骨被切短，以方便使用可吸收的 PDS 缝线重新附着到胸骨。实际上总是需要移除比想象得略多一些的组织，以便软骨重新接近胸骨后仅受到轻微的张力。但在此之前，应进一步行侧骨软骨切开术/截骨术以重建肋骨。通常选择在肋骨突然弯曲的部位进行。有时需要多次骨软骨切除术来矫正肋骨。如果可能的话重新接近软骨膜。在这种"最小软骨"切除技术中，肋骨轮廓是完整的，与传统的 Ravitch 术式相比，需要最小的再生长来重塑胸部的形状。

要点: 胸大肌和腹直肌在中线邻接处缝合后类似于"梅赛德斯"的标志。因此，在最初解剖中释放足够的肌肉以允许无张力的并置非常重要。在这个阶段，使用先前放置的缝线将胸骨体固定到该中缝，放置肌肉下和皮下引流管以允许充分引流血液。所有解剖后皮肤可能看起来会有青紫表现，但这会在几周内消失。患者也能看到胸肌两侧的中线脊，不过在几个月内会再次变平。

以前我们使用金属棒来支撑修复，但是断裂和移位导致我们放弃了这种技术。也有人使用网状或移植物吊索来支撑修复。

17.5　Nuss 术式

我们倾向于使用基于 CT 测量尺寸的预弯棒。如今，这些成本不会超过手术时临时弯曲的棒，并且一旦"插入"到位它们就很少需要重新调整。对于镍过敏患者，应使用预弯曲钛棒。

有三种常用的手术体位：仰卧，双臂在肩部外展至约 70°，注意保护患者防止臂丛神经损伤；躯干抬高并向后伸展手臂，但这可能导致手术过程中胸部过度伸展；或者将左肩和肘向前弯曲并将其保持在头部上方，但也有关于该位置臂丛神经损伤的个案报道。我们倾向于第一种。

胸腔镜通常用于从右侧引导固定棒的放置。在患有严重 PE 的患者中，因为心脏向左移位阻碍了右侧的可视性，可能需要使用双侧胸腔镜。由于心脏移位，在插入固定棒过程中必须小心。通常胸腔镜观察孔位于手术切口的下一个肋间，并且 30°腔镜范围是首选的，因为"在拐角处"视野更佳。也可以通过手术切口置入胸腔镜或高于切口部位一个肋间。在用钝的小止血钳进入胸膜腔以引起气胸后，我们直接将穿刺器（trocar）朝上插入以避开膈肌。二氧化碳吹入压力可用于塌陷肺和辅助纵隔操作。压力保持在 $5 \sim 6$ mmHg。一旦插入穿刺器（trocar）或者后面插入固定棒杆，漏气就会增加，此时可能需要更高的流速。

固定棒通常位于胸腔最深部位，除非它位于胸骨体下。此时放置的固定棒不会位于胸骨下方（恰好是剑突），并且在移除后复发率很高。在腋前线的两个小的侧胸廓切口可以为胸腔引流管的放置提供良好进出通路。平行于肋骨的切口需要的皮下组织解剖最少并且不太可能引起瘢痕疙瘩反应。腋中线或腋后线的垂直切口进入前胸壁较为困难，并且往往会导致瘢痕疙瘩形成。准确位置通常在漏斗胸最深处，通过将预弯棒放置在插入位置并使切口在棒的尖端远侧 1 cm 处居中来引导以抵消内部定位而非外部定位。如果不使用预弯曲棒，则标记皮肤切口的部位，并且将可塑性导向器缩小 2 cm 并且形成所需的胸部轮廓，然后以之为模板使用台式弯曲器来弯曲固定棒。重要的是稍微过度矫正畸形以防止前胸壁弯曲并降低复发风险。因此，固定棒应为半圆形且中间仅有 2~4 cm 的扁平部分以支撑胸骨。如果畸形的最深点在胸骨体的下方，则可能需要两个固定棒：一个在胸骨下面，另一个在凹陷的最深点下面。当放置两个或更多个固定棒时，为每个固定棒制作单独的切口有助于固定棒稳定并在 3 年后移除。两个固定条也可以用于胸腔顺应性差具有宽型畸形（凹陷）的老年患者，以获得更好的美容效果。在成熟的女性患者中，切口应放置在 6 点钟和 9 点钟位置之间的乳房下皱褶处，这样可以获得良好的美容效果。

在切口周围环绕 360° 做一皮下袋状空隙以便为稳定器提供空间，然后在皮下或肌肉下做一隧道，略微宽于朝向胸骨的固定棒，进入胸部并稍微超出，从而防止插入固定棒后收紧皮肤。重要的是确保解剖时没有刺破皮肤并且使用细长的牵开器。如果遵循正确的平面，手术出血量应该非常少。胸部手术入口和出口位于胸肌嵴外侧中间部位，靠近胸骨以防止破坏肋间肌。成人通常使用的穿刺器（trocar）或导引器有三种尺寸；中等或大号较合适。穿刺器穿过隧道插入，曲面向下，并在胸腔镜观察下直接将其推入胸膜腔。翻转穿刺器，使尖端指向胸骨。在隧道掘进过程中，应始终将穿刺器尖端保持在视野中，并且在从右胸腔到左胸腔穿行的过程中，紧贴胸骨，像爪子样爬行动作，直至固定棒的出口点。穿刺器尖端通过肋间推动或递送，然后从皮下隧道穿过对侧皮肤切口穿出。在整个过程中，注意胸骨是如何向上抬起的。因此，穿刺器用于在直视下解剖胸骨和心包之间的平面，并通过左切口出来。当穿刺器在纵隔处就位后，将其向前抬起多次，将患者的躯干从手术台上轻轻抬起，注意不要使颈部过度伸展。将胸骨和前胸壁拉出压下位置，松开韧带有助于减低固定棒承受的压力，减少术后移位的风险。当穿刺器撤回时，将尼龙带系在其末端并通过胸部的另一侧拉出。尼龙带用于引导插入倒置的预弯固定棒（凸面朝向后方）穿过胸部。然后将之倒转 180°（凸面朝向前方）以推动胸骨向前。固定棒应该紧贴胸部。如果存在较大的间隙，则必须向后转回，并用手持弯曲器将固定棒端部弯曲，直到达到所需的位置。如果在插入第一个固定棒后修复不理想，则插入第二个。在具有不对称畸形的患者中，不对称放置的固定棒可以为不对称畸形的一侧提供更多的提升。当患者平躺在手术台上时，矫正效果总是看起来比患者恢复正常姿势时更好，因为在手术台上消除了正常的胸椎前凸。为了防止固定棒旋转，可以在一侧或两侧用稳定板固定，稳定板用缝合线固定到周围的软组织上。一些外科医生主张在肋骨周围使用缝线，在胸腔镜引导下放置不锈钢丝或不可吸收材料。在我们的实践中，如果固定棒的两端都稳定，我们就不需要这个额外的步骤。拔管之前，将来自胸膜腔的空气从胸腔镜切口中排出。

　　要点 1：以前的修复失败可能通过再治疗来成功矫正；应该适当地调整患者对

手术的期望值，因为美容效果往往不能预测。Ravitch 术后胸部僵硬是一个不良的预后指标。一般情况下，对于先前进行胸部非固定 Ravitch 修复的患者，Nuss 修复是一个不错的选择。在重做 Nuss 手术的病例中，则可能会遇到妨碍或使手术变得危险的粘连。应告知患者这种可能性。

　　Nuss 手术后的疼痛通常比 Ravitch 术式更严重，因此患者通常接受硬膜外麻醉，应告知患者有出现瘫痪的低概率风险。虽然预防性镇痛是可取的，但我们发现它的实用性并不强，因为患者在手术当天从开放入院区直接进入手术室。手术后，对乙酰氨基酚、非甾体抗炎镇痛药（合并使用质子泵抑制剂）、用于肌松和抗焦虑的低剂量苯二氮䓬类药物都是预防性处方。在术后第 2 天，开始使用长效吗啡口服药物，并在术后第 3 天早晨停止硬膜外麻醉。在麻醉诱导时术前给予抗生素，并在手术后持续应用 5 天以降低伤口和假体相关感染的风险。术后鼓励患者尽早活动，并接受严格的物理治疗。某些活动应该受到限制，如用上肢将自己从床上撑起来。6 周内禁止患者参加重度体育活动，此时他们可以重新开始有氧运动，并且可以在修复后第 3 个月恢复竞争性非接触性运动。通常在 6 个月时可恢复接触性运动。

　　早期术后并发症包括需要放置胸管的气胸、手术部位感染（SSI）、肺炎、血胸、心包炎、胸腔积液（需要引流）、暂时性麻痹、Nuss 病例的心脏穿孔，当然还有死亡。

　　SSI 需要严格的治疗，包括伤口引流、细菌培养和静脉注射合适的抗生素，然后长期口服抗生素。通常在使用此方法进行有计划的治疗之前不必移除固定棒。

　　Nuss 的心包炎可能与未确诊的镍过敏有关，表现为持续性中枢性胸痛、萎靡不适、嗜睡和心包摩擦。经过超声心动图证实的心包积液可能需要短期泼尼松治疗。如果症状复发，经过更长时间的类固醇激素治疗仍然不能成功，最后在镍过敏测试确认病因后，可能需要更换成钛金属棒。镍过敏也可能较晚出现前胸壁红斑或切口部位的炎症和渗出。心脏穿孔是一种潜在的严重风险，可以通过积极使用胸腔镜检查来减少，必要时通过观察心脏相对于胸骨的位置进行双侧的术前规划，特别是在严重不对称和（或）凹陷的患者中。在这些情况下，将固定棒放置于最深点上方 1 或 2 个肋间，并且将导引器留在适当位置以保持胸骨升高同时形成第二隧道，可以使损伤的风险最小化。

　　要点 2：在为严重病例进行 Nuss 手术时，我们经常需要抬高胸骨。这里有几种技巧可以做到这一点，我们的倾向是 Johnson 等的方法。该方法在右半胸中使用腔镜剑突下切口的技术，并且在胸腔镜直视下解剖产生心包和胸骨后之间的平面。使用手指将牵开器如 Langenbeck 牵开器插入胸骨下方，并将其抬起，在心包和胸骨之间形成间隙，从而提高可视性和安全性。其他技术包括沿着皮下隧道放置到 Langenbeck 牵开器的转折点，然后提起，使用真空罩装置，无需手动泵并直接连接到胸壁真空源。起重机技术是通过穿过胸骨的金属线将凹陷的胸骨提升并安装至手术台上的收起系统上。起重机技术是利用固定在手术台上的牵引系统，通过穿过胸骨的金属线将凹陷的胸骨抬高。

如果固定棒发生小于 20°的移位，可以术后继续观察。手术后立即发生的、严重的或进行性的则可能需要再次手术矫正。过度矫正导致鸡胸是比较罕见的，但可以在严重不对称缺损矫正后和马方综合征患者中发生，治疗措施是较早的固定棒拔除和（或）外支架治疗。持续性疼痛可能由固定棒移位、稳定器脱位、固定棒太紧或太长、胸骨或肋骨侵蚀、感染或过敏引起。正侧位胸片、全血细胞计数、ESR、CRP 水平检测和镍过敏测试将有助于确定原因并选择适当的治疗方案。

有一种趋势是在更内侧的位置使用较短的固定棒和两个稳定器以降低并发症的风险。我们对此经验有限，但我们没有发现这些改进具有较大的优势。

13 项比较研究的系统评价和荟萃分析表明，Nuss 和 Ravitch 术式在儿科人群中的总并发症发生率没有差异。但在成人亚组中，Ravitch 组的整体和早期并发症的发生率均明显减少，但是这个亚组非常小。在成人亚组中，Nuss 术式患者比 Ravitch 术式患者再次手术明显增多。但是在我们 20 年的经验中，没有发现这一点，可能是因为 Nuss 术式的随访时间较短。我们有确切的证据证明，如果患者术后即刻出现并发症，则他们后期复发的可能性显著增加。

（王纪文　译，陶开义　校）

参考文献

1. Brochhausen C, Turial S, Muller FKP, Schmitt VH, Coerdt W, Wihlm J-M, Schier F, Kirkpatrick CJ. Pectus excavatum: history, hypotheses and treatment options. Interact Cardiovasc Thorac Surg. 2012;14:801−6.
2. Jayaramakrishnan K, Wotton R, Bradley A, Naidu B. Does repair of pectus excavatum improve cardiopulmonary function? Interact Cardiovasc Thorac Surg. 2013;16:865−71.
3. Kelly RE. Pectus excavatum:historical background,clinical picture,preoperative evaluation and criteria for operation. Semin Pediatr Surg. 2008;17:181−93.
4. Nuss D,Kelly RE,Croitoru DP,Katz ME. A 10-year review of minimally invasive technique for the correction of pectus excavatum. J Pediatr Surg. 1998;33:545−52.
5. Nuss D, Kelly RE. Indications and technique of Nuss procedure for pectus excavatum. Thorac Surg Clin. 2010;20:583−97.
6. Pilegaard HK,Licht PB. Routine use of minimally invasive surgery for pectus excavatum in adults. Ann Thorac Surg. 2008;86:952−7.
7. Ravitch MM. The operative treatment of pectus excavatum. Ann Surg. 1949;129:429−44.
8. Robicsek F,Watts LT. Pectus carinatum. Thorac Surg Clin. 2010;20:563−74.

9. Kanagaratnam A, Phan S, Tchantchaleishvili V, Phan K. Ravitch versus Nuss procedure for pectus excavatum: systematic review and meta-analysis. Ann Cardiothorac Surg. 2016;5(5):409 –21. Review.

10. Tikka T, Kalkat MS, Bishay E, Steyn RS, Rajesh PB, Naidu B. A 20-year review of pectus surgery: an analysis of factors predictive of recurrence and outcomes. Interact Cardiovasc Thorac Surg. 2016;23 (6):908 –13. Epub 11 Aug 2016.

第 18 章
胸骨裂

Dakshesh Parikh

摘要

　　胸骨裂是一种由于两侧胸骨板未能在中线融合而导致的少见的先天性胸壁畸形。根据胸骨分离程度将胸骨缺损类型分为完全裂和部分裂。临床诊断上可见的明显胸前壁缺损，有时伴有反常呼吸。为排除其他合并的畸形依然需要全面检查患者。考虑到胸壁的顺应性，接近一半胸骨裂可在新生儿阶段进行手术治疗，在某些特定病例中，也能达到良好的治疗结果，并且不会引起任何心血管和呼吸功能受损。而一些后期发现的畸形，则需要仔细考虑手术计划。根据缺损的大小及宽度，可选择多种不同的胸骨裂重建方法，从而避免心肺功能的损害。

关键词

　　完全胸骨裂；部分胸骨裂；坎特雷尔五联症；胸骨重建；滑膜软骨切开术

18.1 引言

　　胸骨裂是一种少见的先天性畸形，通常发生在妊娠第 6 ~ 10 周，两侧胸骨板未能融合形成完全或部分缺损[1,2]。部分胸骨裂中，胸骨的上半部或下半部分未能在中线融合，导致相应位置的心脏与大血管直接裸露在皮肤下[3,4]。胸骨上裂通常影响胸骨柄和胸骨上部，造成宽"U"型或窄"V"型缺损（图18.1a）。单独的胸骨下裂并不常见，通常与其他发育异常合并，如心脏异位、坎特雷五联征、脐膨出、心内缺损和前膈疝[5,6]（图18.2）。而完全胸骨裂非常少见，表现为平行的胸骨板及

D. Parikh, MBBS, MS, FRCS（Ped.）, MD
Department of Pediatric Surgery, Birmingham Women's and
Children's Hospital NHS FT, Birmingham, UK
e-mail: dakshesh. parikh@nhs. net

腹直肌多样化等[5]（图 18.3）。也有报道存在少见的胸骨缺损的畸形，有时，胸骨裂也合并颅面部血管瘤。

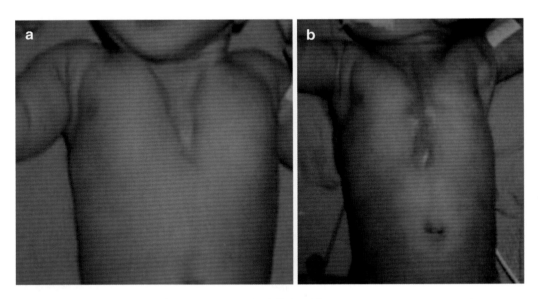

图 18.1　（a）婴儿胸骨上裂；（b）同一婴儿初次修复后情况

重建手术可以保护纵隔重要器官不受损伤，并消除患者在运动时出现因无效的呼吸运动导致的呼吸困难、反复的肺部感染、紫绀发作及缺氧表现。

18.2　技术要点和技巧

18.2.1　术前评估

● 进行全面临床检查与适当问询，以排除其他合并的畸形（据发表文献报道高达 72%）。需要进行一些特殊检查来排除心脏畸形、非皮肤性内脏血管瘤、眼后颅底畸形、椎基底动脉系统的血管病变等情况，因为这些畸形，相比胸骨裂修复而言，需要更早受到关注[4,7]。影像学检查，如胸部增强 CT 扫描与三维重建，可以用来评估患者缺陷类型并设计手术方案。磁共振血管造影可以用来评估超声心动图发现的血管解剖异常。

● 术前心脏科和麻醉科会诊是手术计划必不可少的步骤，尤其是需要处理心脏畸形的情况下。对于年龄较大的儿童，需要呼吸科会诊及完善肺功能检查（图 18.3）。

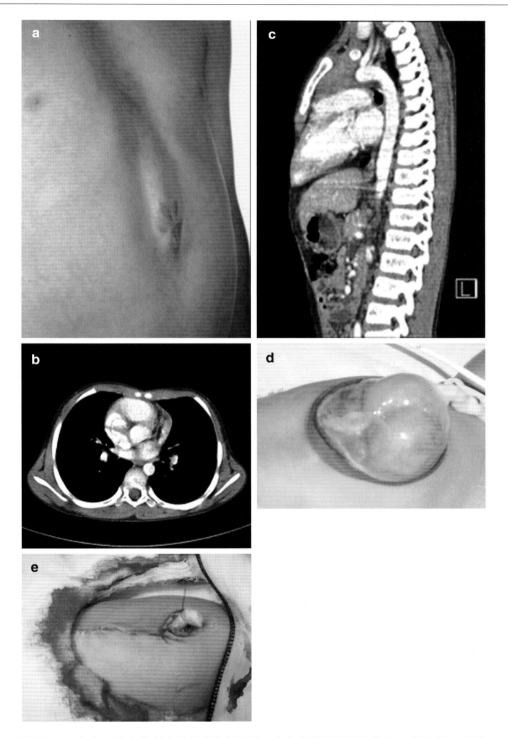

图 18.2 （a）一位年龄较大的儿童胸骨下裂，患儿曾行脐膨出修复术。（b）同一儿童的横断位 CT 显示胸骨下部分离。（c）同一儿童矢状位 CT 显示胸骨下部缺损。（d）新生儿胸骨下裂伴有较大脐膨出。（e）同一新生儿初次修复后的外观

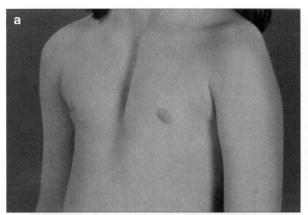

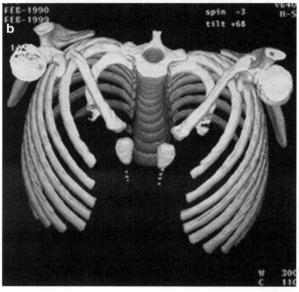

图 18.3　（a）一位完全胸骨裂的儿童；（b）术前通过三维 CT 扫描诊断同一儿童的胸骨裂

18.2.2　新生儿外科手术

- 外科重建方法和实施时机，主要取决于患者的年龄、缺损类型和其他合并的畸形。一期手术修复胸骨通常是可行的，仔细解剖分离心包和胸膜，直至胸肋关节，并在中线处对合胸骨板[1,2,8]。

- 解剖游离胸大肌和腹直肌的内侧附着点，以便于用非吸收缝合线去修复裂缝。为防止肺疝，需要将颈上带状肌固定在中线处。

- 修复中部的部分胸骨裂，需要楔形切除胸骨桥或完全切除胸骨桥。

- 首先留置多根缝线，判断合拢时是否会影响心血管及呼吸功能。等待一段时间，并咨询麻醉师，看看新生儿能否耐受这种闭合状态，合拢完成后留置胸骨后纵隔引流管。

- 当胸骨板分离较宽或胸壁顺应性差时，需要采用辅助替代治疗方案，包括胸腺切除术、骨膜下瓣、胸肌瓣、锁骨脱位术、滑动或旋转软骨切开术、移植游离松质骨、人工或生物假体植入等。
- 双侧滑动软骨切开术往往需要做肋骨斜切面，以有利于胸骨裂愈合[9]。虽然旋转软骨瓣也可以达到同样效果，在少数治疗宽胸骨上裂时，需要做锁骨脱位术[2,6]。

18.2.3　迟发病例

- 后期胸骨裂修复手术，需要外科医生熟悉当前各种创新型技术，以保护胸内脏器，并完整修复胸壁。由于不能直接合拢胸骨，需要使用人工合成、自体或假体材料来修复胸壁。自体移植组织包括髂骨[1]（图 18.4）、肋软骨[5,10]、肋骨[2]、顶骨及胫骨骨膜[1,5]，均可使用。

图 18.4　（a）完全胸骨裂患者术前轴位 CT 扫描结果。图为胸骨缺损位置与纵隔结构。（b）同一儿童术后 6 周进行轴位 CT 扫描结果，可见游离的移植髂嵴松质结构

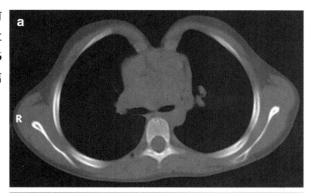

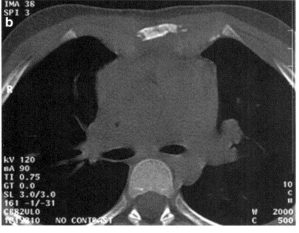

● 先通过解剖分离并保护后方纵隔结构，确定缺损情况，然后将假体缝合到缺损边缘，以及肋骨软骨端。如果可以，可将胸肌覆盖到中线处的假体表面，在缝合前留置纵隔引流管。

● 最近报道可通过对胸骨缺损进行三维 CT 重建测量，定制钛假体来修复胸骨，该假体广泛应用于同期巨大胸壁肿瘤切除后的重建手术。利用特殊的计算机软件，根据 CT 扫描结果数值化的设计植入的模型，此途径可以在术前设计无菌植入体的大小与形状，便于在手术插入。这种方法有助于迟发性固定胸壁的治疗，当然也需要肌瓣等软组织覆盖保护。

18.2.4 人工假体与自体移植

● 多数外科医生倾向于自体组织移植，而不是人工假体。因为合成材料不会随着儿童的生长而变化，而且容易产生排异反应[1]。使用合成材料进行重建手术，可省去广泛的胸壁解剖游离，但会轻度增加感染风险。目前人工合成移植材料已经得到广泛运用，无论是单独使用，或者以复合物移植，无论功能和外观都能达到良好效果。合成的重建材料包括不锈钢网、聚四氟乙烯、聚丙烯、丙烯酸、弹性硅胶、聚酯、磷酸钙水泥，以及近期出现的可定制的钛植入物等非吸收性移植物[1,7,11,12]。据报道可吸收乳糖球®（Biomet micro，Jacksonville，FL，USA）假体可以同不可吸收假体联合应用[7]。

● 有关儿童胸骨裂修复术后的综合回顾报道还不是很多。Torre 等人报道了他们有关 7 例胸骨裂患者的治疗经验，以及 70 例患者的文献回顾。一期修复最常见，占 31/77（40%）；在两例迟发患者中进行了一期修复手术。其中 37/77 例采用骨膜瓣、楔形软骨切开术、植骨等多种自体骨材料，预后效果良好，仅 8/77 例（10%）采用人工合成假体桥接缺损部位。3/77 例（4%）患者出现术中和胸膜损伤等术中并发症，13/77 例（17%）患者出现血肿和气胸等围手术期并发症，其中 2 例由于潜在的心脏畸形而死亡[7]。

● 一项包含 15 例患者持续 27 年的经验报道显示[10]，单独进行胸骨上裂修复，也可以达到较好的外观效果。另一组包含 8 例胸骨裂患者的研究中，只有一名儿童的预后情况较差。这名儿童最初采用同种肋骨移植与假体补片进行修复，但由于修复后不够稳定，又进行了第二次纠正手术[2]。

18.2.5 术后管理

● 重建手术后需要在重症监护室监测心肺情况。足够的术后镇痛、体液平衡和预防性抗生素治疗，是重建术后必不可少的部分。根据患者疼痛评分，静脉注射的阿片类药物可根据情况转换为一些常规非甾体类抗炎药。

● 术后48～72小时，可拔除纵隔引流管，如可行的话，应尽快鼓励患儿活动，并复查术后胸部X线，排除气胸情况。

● 在重症监护室麻醉苏醒并拔管后，可适当经口进食。大多数没有并发症的患者可在3～5天内出院。

● 对患者进行定期随访，以评估重建的效果。结合AP与侧位X线片，可以评估患者的解剖与外观效果。在使用移植物重建的患者中，可使用三维CT扫描。在大龄儿童中，还需要进行肺功能检查来评估儿童生理学效果。

小结

手术修复胸骨裂结果普遍较好。在几个月大的婴幼儿中可行一期修复，无论哪种修复方法，大多数患者能够达到较好的功能和外观修复效果。患者术后的生存率主要取决于其他合并的畸形情况，而不是胸骨裂。

（陶开义 译，沈迪建 校）

参考文献

1. Abel RM, Robinson M, Gibbons P, Parikh DH. Cleft sternum: case report and literature review. Pediatr Pulmonol. 2004;37(4):375－7.

2. Acastello E, Majiluf R, Garrido P, Barbosa LM, Peredo A. Sternal cleft: a surgical opportunity. J Pediatr Surg. 2003;38(2):178－83.

3. Fokin AA. Cleft sternum and sternal foramen. Chest Surg Clin N Am. 2000;10(2):261－76.

4. Fokin AA, Steuerwald NM, AhrensWA, Allen KE. Anatomical, histologic and genetic characteristics of congenital chest wall deformities. Semin Thorac Cardiovasc Surg. 2009;21(1):44－57.

5. de Campos JRM, Filomeno LTB, Fernandez A, Ruiz RL, Minamoto H, de Campos Werebe E, et al. Repair of congenital sternal cleft in infants and adolescents. Ann Thorac Surg. 1998;66:1151－4.

6. Bové T, Goldstein JP, Viart P, Deuvaert FE. Combined repair of upper sternal cleft and tetralogy of fallot in an infant. Ann Thorac Surg. 1997;64:561－2.

7. Torre M, Rapuzzi G, Carlucci M, Pio L, Jasonni V. Phenotypic spectrum and management of sternal cleft: literature review and presentation of a new series. Eur J Cardiothorac Surg. 2012;41(1):4－9.

8. Salley RK, Stewart S. Superior sternal cleft: repair in the newborn. Ann Thorac Surg. 1985;39(6):582－3.

9. Sabiston DC. The surgical management of congenital bifid sternum with partial ectopia cordis. J Thorac Surg. 1958;35:118－22.

10. de Campos JRM, Das-Neves-Pereira JC, Velhote MCP, Jatene FB. Twenty seven year experience with sternal cleft repair. Eur J Cardiothorac Surg. 2009;35(3):539－41.

11. Anderson CJ, Spruiell MD, Wylie EF, McGowan CM, et al. A technique for pediatric chest wall recon-

struction using custom-designed titanium implants；description of technique and report of two cases. J Child Orthop. 2016；10(1)；49－55.

12. Baqain EB，Lataifeh IM，Khriesat WM，Fraiwan NM，Armooti MA. Primary repair of a large incomplete sternal cleft in an asymptomatic infant with prolene mesh. J Pediatr Surg. 2008；43(10)；E39－41.

第 5 部分

纵隔疾病

第 19 章

前纵隔肿瘤

Mohammed Abdel Aziz and Pala B. Rajesh

摘要

　　纵隔中含有很多不同来源的器官和结构，因此它可以是许多疾病和肿瘤的好发部位，包括良性和恶性。治疗纵隔肿瘤患者必须采用多学科方法。纵隔肿瘤治疗在观察等待、手术治疗、化疗、放疗、激素治疗及不同治疗方式相互结合之间存在差异，因此准确的诊断在治疗中至关重要。了解患者个人背景资料与肿瘤类型之间的联系，不同纵隔部位最常见的肿瘤，与特定肿瘤相关的生化检测以及纵隔肿瘤的放射学特征，可以提供针对性检查并提高诊断的准确率。

　　在本章中，我们将讨论纵隔的不同部分、分区以及各分区中最常见的原发性肿瘤，并审视常见纵隔肿瘤的常见部位、临床表现、影像学特点和治疗。本章将为这些肿瘤提供各种诊断要点和手术切除技巧。

关键词

　　纵隔；肿瘤；胸腺瘤；纵隔囊肿；心包囊肿；生殖细胞瘤；畸胎瘤；精原细胞瘤和非精原细胞瘤；淋巴瘤；良性错构瘤畸形；神经源性肿瘤；手术；VATS 切除术

19.1　引言

　　纵隔是指胸腔内的空间和结构，上界为胸廓入口，下界为膈肌，前界为胸骨，

M. A. Aziz，M. B.，ChB.，F. R. C. S. CTh. · P. B. Rajesh，FRCS Ed（CTh），FRCS Eng，FETCS（✉）
Regional Department of Thoracic Surgery，Birmingham Heartlands Hospital，
Birmingham，UK

后界为脊柱，两侧为纵隔胸膜。纵隔的分类和分区方法有很多，其中最常见的是将纵隔分为三个部分：前纵隔为胸骨后缘到心包前缘间；中纵隔或脏纵隔包括心包前表面与心包后部之间，气管分叉和肺血管之间的空间和结构；后纵隔是指椎旁沟，是沿着胸椎的空间[1]。

　　通过了解每个部分所包含的结构，依据肿瘤的起源，可以提高诊断率。前纵隔包含胸腺、脂肪和淋巴结。中纵隔包含心脏、心包、升主动脉、头臂血管、主要肺血管、气管和主支气管。后纵隔包含食管、降主动脉、自主神经节和神经、奇静脉和淋巴管[2]。

　　纵隔内肿瘤在不同年龄组和纵隔的不同部分之间的分布存在差异。在缩小诊断范围时，纵隔内肿瘤的位置很重要（表 19.1）。

　　要点 1：胸腺肿瘤、神经源性肿瘤和囊性肿块占纵隔内所有纵隔肿瘤的 60%，而淋巴瘤、生殖细胞肿瘤和肉芽肿病则占 30%[2]。

　　要点 2：根据常见肿瘤的分布，大多数前纵隔肿瘤起源于胸腺，中纵隔为囊性，后纵隔为神经源性。

表 19.1　根据位置鉴别诊断纵隔肿块[12]

前纵隔	中纵隔	后纵隔
胸腺瘤	淋巴瘤	神经源性肿瘤
畸胎瘤，精原细胞瘤	支气管囊肿	支气管囊肿
淋巴瘤	心包囊肿	膈疝
甲状旁腺腺瘤	转移性囊肿	脑膜膨出
甲状腺肿		椎旁脓肿
脂肪瘤	全身性肉芽肿	
淋巴管瘤		肠囊肿
主动脉瘤		

　　纵隔肿瘤的症状可大致分为局部性或全身性。局部症状多与肿块挤压或肿瘤侵犯周围结构密切相关，包括咳嗽、呼吸困难、膈肌麻痹、霍纳综合征和吞咽困难。全身症状则与激素、细胞因子和与纵隔肿瘤相关的自身免疫疾病密切相关，如高钙血症、重症肌无力和红细胞再生障碍等所引起的症状。

19.2　前纵隔肿瘤

19.2.1　胸腺瘤

胸腺瘤是前纵隔中最常见的肿瘤，男性和女性发病率相同[3]。最常见的年龄组是 40 岁以上，2/3 的患者无症状，常为影像学检查中偶然发现。局部症状通常包括咳嗽、呼吸困难和胸痛。

胸腺瘤与多种全身性疾病相关，包括重症肌无力、红细胞再生障碍、低丙种球蛋白血症和系统性红斑狼疮[1]。重症肌无力是与胸腺瘤相关的最常见的全身性疾病。30% ~ 50% 的胸腺瘤患者伴有重症肌无力，15% 的重症肌无力患者伴有胸腺瘤。10% 和 1% 的胸腺瘤患者分别伴有低丙种球蛋白血症和单纯红细胞再生障碍。

19.2.2　诊断

尽管胸腺肿瘤可以表现出各种放射学特征，包括钙化或坏死，其通常起源于前上纵隔一侧胸腺腺叶，表现为界限清楚，有包膜并呈分叶状（图 19.1）。如果合并重症肌无力，生化血清检测将提示抗乙酰胆碱受体抗体水平升高[2]

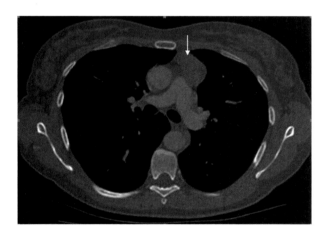

图 19.1　胸腺肿瘤在 CT 扫描中的常见表现（箭头）

如果存在不典型的影像学表现，尤其是其他前纵隔肿瘤的特征，如肿瘤内的异质性或钙化以及局部淋巴结肿大的存在，手术或细针穿刺活检对于确诊至关重要。

19.2.3　治疗

手术是胸腺瘤的主要治疗手段，并已确定会在某些方面对预后和生存有重要影响，如手术切除的完整性和手术时疾病的阶段[4]。晚期胸腺瘤患者应考虑新辅助化疗[1,5]。

胸腺瘤与重症肌无力之间的相关性也决定了胸腺切除术在重症肌无力治疗中的作用。

要点：（1/3 作用）：当重症肌无力患者进行全胸腺切除术时，1/3 的患者将得到治愈，1/3 的患者症状会减轻，1/3 的患者症状不会发生任何变化。

19.2.4　手术技巧

胸腺切除术的手术入路可以根据肿瘤的大小、分期和对周围器官与结构的侵犯情况而变化。胸骨正中切开术是最常见的路径，具有提供清晰的手术视野的优势。胸腺组织、周围包膜和任何受累及的纵隔脂肪或结构均应采取整块切除（图 19.2）。

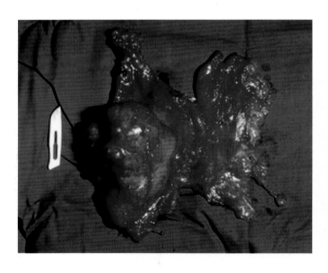

图 19.2　完全切除胸腺，包括上下极。RSH，右上极；LSH，左上极；RIH，右下极；LIH，左下极

技巧 1：胸腺上极可以通过向足侧牵拉胸腺体来完全切除，并且可以使用 Roberts 镊子钳夹小"花生米"拭子将胸腺上极附着的软组织轻轻地分离开。牢固地结扎汇入头臂静脉的胸腺静脉以及通常来自甲状腺下动脉或锁骨下动脉的动脉供血在切除过程中非常重要。通过仔细地缩减心包脂肪并确保切除颈部的胸腺上极可以避免复发。

技巧 2：对于巨大肿瘤，膈神经的暴露很具有挑战性，先在靠近膈肌的远端找到神经并沿着神经走行由远及近地朝向肿瘤显露。

19.2.5　生殖细胞瘤

肿瘤源自于早期胚胎期迁移失败的生殖细胞。生殖细胞瘤（GCT）多见于成年早期，前纵隔是这些肿瘤最常见的性腺外部位。它们占前纵隔肿瘤的 10%～15%[1-3]。

GCT 可以是良性或恶性的，大致分为三个亚型：良性畸胎瘤、精原细胞瘤和胚胎肿瘤（卵黄囊癌、绒毛膜癌、畸胎癌）。男女发病相同；然而，超过 90% 的恶性 GCT 以男性为多见[6]。

19.2.6　诊断

大多数良性 GCT 患者无症状，肿瘤通常在影像学检查时被偶然发现。恶性 GCT 患者则常伴有症状，包括呼吸困难、支气管痉挛和咳嗽。最常见的 CT 表现是年轻人前纵隔内界限清楚的肿瘤，性质不均并且通常包含钙化[1,6]。

要点 1：这些肿瘤通常会产生血清学标志物，如 α-Feto 蛋白（AFP）、人绒毛膜促性腺激素（HCG）和乳酸脱氢酶（LDH），并且这些应该作为青年纵隔肿瘤患者术前生化检查的一部分[3]。

要点 2：年轻患者前纵隔肿瘤的 CT 表现怀疑 GCT 时应考虑做性腺外检。

19.2.7　纵隔畸胎瘤

畸胎瘤是一种良性肿瘤，是所有纵隔 GCT 中最常见的（60%～70%）。它最常发生在儿童和年轻人中，大多数是无症状的。一些肿瘤存在器官分化，可包含牙齿、皮肤、毛发、胰腺组织和软骨/骨骼等（图 19.3）。完全切除是这些肿瘤的治疗选择，但几乎所有的纵隔 GCT 的体积都较大并且与周围器官粘连[2,6]。

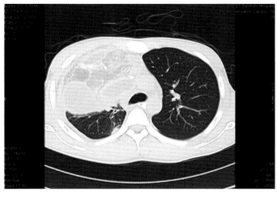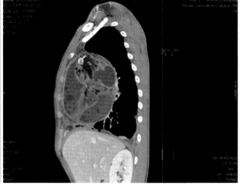

图 19.3　纵隔畸胎瘤的 CT 扫描；具有囊性和实性区域的复杂异质性肿瘤

<u>要点</u>：支气管咯血是畸胎瘤的特征性标志，表明肿瘤内存在器官转化。

19.2.8   精原细胞瘤和非精原细胞瘤

恶性生殖细胞瘤多见于男性，通常有相关症状表现。前纵隔内的精原细胞瘤或非精原细胞瘤的治疗方法不同，因此准确的诊断至关重要。由于睾丸精原细胞瘤和纵隔精原细胞瘤对放疗非常敏感，相较于非精原细胞瘤的化疗，放疗是这些肿瘤的主要治疗方法，尤其是这两种恶性肿瘤通常都较大并且与纵隔周围的重要结构粘连[1,2,6]。

<u>要点</u>：存在 AFP 水平升高可以排除纯精原细胞瘤的诊断。

19.2.9   手术技巧

手术仅限于良性畸胎瘤和放疗及化疗后残留的精原细胞瘤和非精原细胞瘤。畸胎瘤通常较大并且在暴露过程中可见侵犯周围结构。胸骨切开术和心包切除术在完全切除肿瘤中是必要的。

19.2.10   纵隔淋巴瘤

淋巴瘤占所有纵隔肿瘤的 15%，其中只有 10% 原发性淋巴瘤仅侵犯纵隔，而不是全身性疾病的一部分[3,7]。

结节性硬化性霍奇金淋巴瘤（HL）、原发性 B 细胞淋巴瘤和淋巴母细胞淋巴瘤是侵犯前纵隔最常见的组织学类型。它通常发生在 50 岁以上，但 HL 具有双峰分布，也可以发生在成年早期[3]。

19.2.11   诊断与治疗

大多数患者是有症状的，表现为全身症状（发热、嗜睡、盗汗和体重减轻）和局部侵袭症状，如胸痛、咳嗽和呼吸困难。

CT 影像通常表现为软组织密度或内含囊性/低密度区域的光滑或分叶良好的肿块[8]。

<u>要点</u>：淋巴结肿大和纵隔肿块的存在提示纵隔淋巴瘤的诊断。

化疗和放疗是纵隔淋巴瘤的首选治疗方法。选择化疗或放疗取决于疾病的组织学亚型和分期。伴有大体积肿瘤的早期（Ⅰ～Ⅱ期）HL 应先化疗，然后进行放疗，但中晚期 HL（Ⅲ～Ⅳ期）则仅进行化疗。

19.3 中纵隔肿瘤

19.3.1 纵隔囊肿

纵隔囊肿占所有纵隔肿块的 12% ~ 18%，其中 48% 位于中纵隔[9]，通常出现在30 ~ 40 岁年龄段。它们多为先天性的，是由于发育过程中前肠的异常出芽或分裂造成的。根据来源分为支气管囊肿、食管囊肿和胃肠囊肿（消化道）[9,10]。

19.3.2 诊断

36% ~ 40% 的纵隔囊肿是有症状的。症状一般随着病变的扩大而逐渐发作并发展。如果囊肿被感染，症状通常表现为胸骨后胸痛、呼吸短促、咳嗽和败血症[9,11]。

大多数纵隔囊肿亚型具有相同的影像学特征，其形状为光滑的椭圆形，内含均匀的稀薄液体，没有渗透到邻近结构的迹象。

要点 1：胃肠囊肿的症状在伴随着严重的炎症反应时，可能出现突然的特性改变，因为当它们含有功能性的胃或胰腺黏膜时，有较高的破裂和出血风险。

要点 2：影像学上囊肿的位置可提示病因和亚型。70% 的支气管囊肿通常位于隆突和气管旁，大部分重复囊肿位于食管旁，大多数心包囊肿位于心膈区[11]。

19.3.3 治疗

纵隔囊肿的手术方法可根据囊肿的大小和位置而变化。手术方法包括后外侧开胸手术，腋窝胸廓切开术或电视胸腔镜手术。目的是在肿块与纵隔关键结构粘连的困难情况下完全切除囊肿；囊腔开窗和引流也是可以接受的。

19.3.4 支气管囊肿

支气管囊肿是喉气管树异常出芽的结果。它由代表其起源的上皮细胞（纤毛柱状上皮）形成，并含有软骨板和黏液腺[1,10,11]。该亚型占所有纵隔囊肿的 60%，最常见于中纵隔（图 19.4）。

要点：空气的存在强烈提示囊肿和气管支气管树之间相关联。必须在手术前进行仔细的支气管镜检查，以评估其与中央结构的接近程度并制订手术计划。

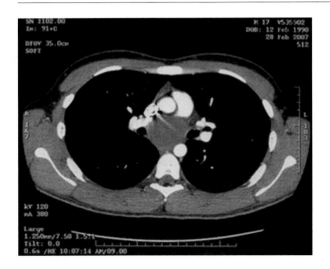

图 19.4   中纵隔内的支气管囊肿

19.3.5   胃肠囊肿

5%～10%的纵隔囊肿内膜上布满消化道上皮（鳞状、柱状、胃或小肠上皮）。大多数病灶位于食管中央和邻近部位（重复囊肿），与此相关，巨大囊肿时会出现吞咽困难症状[10]。

19.3.6   心包囊肿

这些类型的囊肿与前肠的异常无关。尽管大多数心包囊肿因发育过程中心包隐窝融合异常而被认为是先天性囊肿，但它们也可以是后天形成的。大多数心包囊肿无症状，仅在出现心脏压迫等症状后才进行手术干预。心包囊肿常见于40～50岁成年患者[3,10]。

要点：右心膈角内中央界限明显的囊肿强烈提示心包囊肿。

（杨迅   译，黄显聪   校）

参考文献

1. Sellke FW, de Nido PJ, Swanson SJ. Sabiston & Spencer surgery of the chest, vol. I. Amsterdam: Elsevier;2010.

2. Strollo DC, Rosado de Christenson ML, Jett JR. Primary mediastinal tumors. Part 1; tumors of the anterior mediastinum. Chest. 1997;112(2):511 −22.

3. Duwe BV, Sterman DH, Musani AI. Tumors of the mediastinum. Chest. 2005;128(4):2893 −909.

4. Wilkins KB, Sheikh E, Green R, Patel M, George S, Takano M, et al. Clinical and pathologic predictors

of survival in patients with thymoma. Ann Surg. 1999;230(4):562.

5. Lucchi M,Melfi F,Dini P,Basolo F,Viti A,Givigliano F,et al. Neoadjuvant chemotherapy for stage Ⅲ and ⅣA thymomas:a single-institution experience with a long follow-up. J Thorac Oncol. 2006;1 (4):308 – 13.

6. Nichols CR. Mediastinal germ cell tumors. Clinical features and biologic correlates. Chest. 1991;99 (2):472 – 9.

7. TW Shields. General thoracic surgery. Mediastinal germ cell tumors. 2009.

8. Collins J,Stern EJ. Chest radiology,the essentials. Philadelphia:Lippincott Williams & Wilkins;2007.

9. Takeda S,Miyoshi S,Minami M,Ohta M,Masaoka A,Matsuda H. Clinical spectrum of medi-astinal cysts. Chest. 2003;124(1):125 – 32.

10. Strollo DC,Rosado-de-Christenson ML,Jett JR. Primary mediastinal tumors:part Ⅱ. Tumors of the middle and posterior mediastinum. Chest. 1997;112(5):1344 – 57.

11. Juanpere S,Cañete N,Ortuño P,Martínez S,Sanchez G,Bernado L. A diagnostic approach to the me-diastinal masses. Insights Imaging. 2013;4(1):29 – 52.

12. Crapo JD,Glassroth J,Karlinsky J,King TE. Baum's textbook of pulmonary diseases. Philadelphia:Lippincott Williams & Wilkins;2004.

第 20 章
胸腺病理学和重症肌无力

Calvin S. H. Ng and Anthony P. C. Yim

摘要

回顾历史，1672 年牛津临床医生 Thomas Willis 爵士记载了一名暂时性失语的患者，首次描述了重症肌无力（Myasthenia gravis，MG）[1]。直到两个半世纪之后的 1911 年，苏黎世的 Ferdinard Sauerbruch 才对一名患有甲状腺功能亢进和 MG 的 21 岁女性进行了第一例胸腺切除术。手术的目的是试图治疗她的甲状腺功能亢进，而手术后两种情况都得到了暂时改善。1934 年，Mary Walker 认识到 MG 和 curaré 中毒的临床表现相似，因此引入了抗胆碱酯酶毒扁豆碱治疗，使 MG 患者的肌肉力量显著改善。这一重要发现揭示了 MG 在神经肌肉接头处的发病机制。1944 年后期，约翰霍普金斯大学的 Alfred Blalock 报道切除正常胸腺后 MG 患者症状改善，并将其作为这种病症的外科治疗方案。1950 年前后滕喜龙（edrophonium）进入临床使用，后来被更受欢迎的溴吡斯的明所替代。John Simpson 在 1960 年首次提出 MG 可能是一种自身免疫性疾病，Patrick 和 Lindstrom 于 1973 年使用纯化乙酰胆碱受体免疫的兔子通过动物研究予以证实。现在众所周知，MG 是突触后烟碱型乙酰胆碱受体的自身免疫性疾病，以随意肌的无力和疲劳为特征。眼肌也经常受累，最常表现为眼睑下垂和复视。尽管这种疾病已经被发现几个世纪了，但在其诊断、自然病史以及内科和外科治疗方面仍存在相当大的争议。尽管如此，胸腺切除术现在已成为治疗全身性 MG 的基本疗法。对 28 项对照研究的荟萃分析表明，接受胸腺切除术的 MG 患者获得无药物缓解的可能性是其他患者的 2 倍，症状消失的可能性是后者的 1.6 倍，改善的可能性是后者的 1.7 倍。但是研究的群体之间存在不同的人口统计学特征和

C. S. H. Ng (✉) · A. P. C. Yim
Division of Cardiothoracic Surgery, Department of Surgery, The Chinese University of Hong
Kong, Shatin, NT, Hong Kong
e-mail: calvinng@ surgery. cuhk. edu. hk

基线特征[2]。最近一项胸腺切除术对 MG 作用的随机前瞻性临床试验结果显示，非胸腺瘤性 MG 患者 3 年内临床结果有所改善[3]。目前，胸腺切除术对单纯眼部症状和晚期疾病患者的作用仍存在不确定性。

关键词

重症肌无力；单口；胸腺切除术；胸腺瘤；单孔；电视胸腔镜手术（VATS）

20.1　引言

回顾历史，1672 年牛津临床医生 Thomas Willis 爵士记载了一名暂时性失语的患者，首次描述了重症肌无力（MG）[1]。直到两个半世纪之后的 1911 年，苏黎世的 Ferdinard Sauerbruch 才对一名患有甲状腺功能亢进和 MG 的 21 岁女性进行了第一例胸腺切除术。手术的目的是试图治疗她的甲状腺功能亢进，而手术后两种情况都得到了暂时改善。1934 年，Mary Walker 认识到 MG 和 curaré 中毒的临床表现相似，因此引入了抗胆碱酯酶毒扁豆碱治疗，使 MG 患者的肌肉力量显著改善。这一重要发现揭示了 MG 在神经肌肉接头处的发病机制。1944 年后期，约翰霍普金斯大学的 Alfred Blalock 报道切除正常胸腺后 MG 患者症状的改善，并将其作为这种病症的外科治疗方案。1950 年前后滕喜龙（edrophonium）进入临床使用，后来被更受欢迎的嗅吡斯的明所替代。John Simpson 在 1960 年首次提出 MG 可能是一种自身免疫性疾病，随后 Patrick 和 Lindstrom 于 1973 年使用纯化乙酰胆碱受体免疫的兔子通过动物研究予以证实。现在众所周知，MG 是突触后烟碱型乙酰胆碱受体的自身免疫性疾病，以随意肌的无力和疲劳为特征，眼肌也经常受累，最常表现为眼睑下垂和复视。尽管这种疾病已经被发现几个世纪了，但在其诊断、自然病史以及内科和外科治疗方面仍存在相当大的争议。尽管如此，胸腺切除术现在已成为治疗全身性 MG 的基本疗法。对 28 项对照研究的荟萃分析表明，接受胸腺切除术的 MG 患者获得无药物缓解的可能性是其他患者的 2 倍，症状消失的可能性是后者的 1.6 倍，改善的可能性是后者的 1.7 倍。但是研究的群体之间存在不同的人口统计学特征和基线特征[2]。最近一项胸腺切除术对 MG 作用的随机前瞻性临床试验结果显示，非胸腺瘤性 MG 患者 3 年内临床结果有所改善[3]。胸腺切除术对单纯眼部症状和晚期疾病患者的作用存在不确定性。

胸腺切除可采用几种不同的手术方法。最常被采用的是胸骨正中切开术。其他开放性胸腺切除术包括经颈部切口[4]、胸骨正中切口与经颈部切口结合（T 形切口）和部分胸骨切开术（涉及上部[5]或下部[6]胸骨）。胸腔镜下行胸腺切除术在

1993 年首次由波士顿的 Sugarbaker 和比利时团队报道[7,8]。随后，逐渐发展出不同的术式，包括电视胸腔镜（单侧）胸腺切除术[9,10]和双侧胸腔镜联合颈部切口术（电视胸腔镜扩大胸腺切除术，VATET）[11,12]。最近，内镜机器人辅助胸腺切除术也被报道具有良好的近期和中期结果，但是，长期结果仍待观察[13]。随着单口（单孔）VATS 手术的推广，也推动了剑突下或侧向入路的单切口 VATS 胸腺切除术的发展[14,15]。

微创技术所带来的低并发症发生率和死亡率，美容的效果，以及较小程度的创伤和术后疼痛，使得 VATS 胸腺切除术变得越来越受欢迎。越来越多的长期随访结果支持 VATS 与常规开放技术疗效相当，VATS 逐渐被认为是非胸腺瘤 MG 行全胸腺切除术的标准术式。然而，由于缺乏比较 MG 治疗中不同胸腺切除术的随机对照试验，因此在最佳手术方式上不太可能达成共识。此外，患者的异质性、疾病的波动性以及不同的分类系统和实践指南都可能增加胸腺切除术后疗效解释的复杂性和难度。

本章中我们回顾右侧入路 VATS 胸腺切除技术，并附有对我们最新的单切口 VATS 胸腺切除术的看法。讨论我们机构中围术期管理和患者选择的标准，并报道我们的长期结果和文献结果，同时展望未来。分享患者术前、术中和术后阶段管理的要点和技巧。

20.2   术前准备的要点和技巧

1. 患者选择

（1）一般来说，人们普遍认为对于全身性 MG 的年轻患者应行胸腺切除术。然而，对于单纯眼肌型 MG 的患者，胸腺切除术的作用仍然不确定。此外，晚年发病患者从胸腺切除术中获益较少。对于仅有眼部症状的患者，不能忘记有 30% ~ 70% 的初始眼部症状的患者最终会发展为全身性 MG。因此，我们建议对一些年轻患者进行手术，即使他们仅表现为眼部症状。一部分单纯眼部症状患者在胸腺切除术后症状确实有改善，但其他患者眼部症状无明显改善。这些患者应该明白，手术的根本原因不是基于症状改善，而是基于对阻止疾病进展的期望。

（2）VATS 胸腺切除术的禁忌证很少。除了严重的凝血功能障碍等一般禁忌证外，特殊禁忌证包括胸膜粘连和肺部严重疾病或肺功能不全，致使患者全身麻醉期间无法耐受选择性单肺通气。

（3）同侧胸部既往手术不应被视为 VATS 胸腺切除术的绝对禁忌证。通常在腔镜下可以结合锐利和钝性解剖来分离粘连。此外，目前可用的内镜能量装置也可以极大地帮助松解粘连。

（4）我们将胸腺恶性肿瘤或任何正常组织浸润视为使用 VATS 方法进行切除的禁忌证。然而，对于小的包膜完整的胸腺瘤，在避免胸骨切开情况下，VATS 胸腺切除术仍然有着重要作用，特别是 MG 相关患者。

2. 术前准备

术前神经科对 MG 症状的评估很重要，特别是患者的呼吸功能和营养状况。应优化药物治疗，以降低患有延髓麻痹的患者术后呼吸衰竭和吸入性肺炎的风险。在接受长期类固醇治疗的患者中，可能存在电解质紊乱和感染易感性增加的相关问题。严重虚弱者可能需要术前静脉注射免疫球蛋白（IVIG）或进行血浆置换。目前，暂无明确的证据支持 IVIG 或血浆置换用于 MG 最优化。术后应提供重症监护，以获得机械呼吸机支持。长期服用类固醇的患者在围术期需要额外的"应激"剂量[16]。

3. 麻醉

对于右胸 VATS 胸腺切除术，无论传统的三孔 VATS 或单切口 VATS，通常使用左侧双腔支气管导管选择性单肺通气至左肺，以方便手术[16]。MG 患者对挥发性麻醉药的神经肌肉阻滞作用更敏感，因此通常不使用非去极化肌松药[17]。MG 患者本身对非去极化肌松药也非常敏感，因此，如果在麻醉期间需要肌肉松弛，则应使用精密静脉滴定法进行减量的中效非去极化肌松药滴注。必须监测神经肌肉传导状态，以调整所用肌松药的剂量并确保手术后神经肌肉阻滞的完全逆转。

20.3　手术室的要点和技巧

1. 体位

对于传统的三孔和单孔 VATS 胸腺切除术，我们更倾向采用右胸抬高 20°~30° 的仰卧位。与完全侧卧位相比，该体位可保证更大的肺的后移。此外，当出血需要中转手术时，这个体位利于转为胸廓切开术和胸骨切开术。手术台可以稍微弯曲，支点刚好位于乳头下方水平，以打开上肋间隙便于胸腔镜置入和器械操作[18,19]。

2. 站位与器械

（1）对于传统的三孔 VATS，术者和扶镜助手在整个手术过程中通常会保持相同的位置。我们提倡尽可能使用传统器械，如海绵固定钳（用于牵拉）、安装在弯曲夹子上的牙科拭子（用于解剖）和直角钳（用于解剖血管分支），因为外科医生更能熟练使用这些器械。当然同时也需要专门的腔镜器械，如可以切开纵隔胸膜的腔镜下剪刀、腔镜下抓钳和用于血管止血的腔镜施夹钳（Endoclip™ Ⅱ，Covidien，Massachusetts，USA）来辅助手术。

（2）在单口 VATS 胸腺切除术中，在手术的某些阶段，特别是在解剖前纵隔的上下极时，术者和助手交换头端和尾端的站位可能具有人体工程学优势[20]（图20.1）。除了常规 VATS 胸腺切除术的器械外，我们发现 120°Endocameleon 胸腔镜可以改善视野，减少视觉盲区[21]。然而，胸腺切除术与多数肺切除相比，视野和解剖操作更加单向，30°胸腔镜通常就足够了。

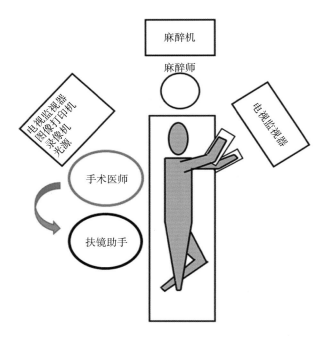

图 20.1 术者和站在手术台同侧的扶镜助手可以在手术过程中更换他们的位置，特别是单孔 **VATS**，以获得最大的人体工程学优势，以到达胸腔的上下部分

（3）近来随着三维（3D）胸腔镜的发展，其在胸腺手术中的组织平面分辨能力也得以提高。此外，鼓励使用特殊成角的窄轴 VATS 器械（Scanlan，Minnesota，USA）和能量解剖装置，如 Harmonic 手术刀或 LigaSure，以帮助手术[22]。有时，我们还发现使用双弯曲单切口腹腔镜手术（SILS）器械有利于到达和解剖胸腺下极，尤其在单口时（图 20.2a，b）。

（4）儿童胸腔相对较小，胸腺相对儿童的体型较大，器械操作空间更加有限。对于这些患儿，必须注意保证选择性单肺通气并使用更精细的器械（外径 5 mm 或更小）。

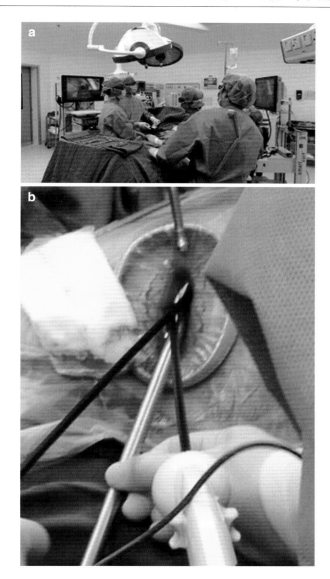

图 20.2　（a）右侧 VATS 胸腺切除术手术室站位，由高清（HD）三维（3D）30°胸腔镜辅助；（b）在单口 VATS 胸腺切除术中使用 Alexis 软组织牵开器和专用器械，如单切口腹腔镜器械（SILS）

20.4　手术步骤的要点和技巧

1. 入路

（1）在 VATS 胸腺切除术中尽量减少胸壁创伤并避免肋间神经受压[18,20]：

- 直接通过伤口置入器械避免使用穿刺器。对于单口径路，Alexis 型组织牵开器可能会有所帮助。

● 使用角度镜（30°镜或较新的可变120°镜）和较小直径的胸腔镜（5 mm），避免扭转胸腔镜。

● 使用有角度和双铰链的窄轴 VATS 和内镜器械。

● 在单口 VATS 期间，可以改变切口内的器械和镜头的顺序，以改善人体工程学并便于解剖和可视化。

（2）在 VATS 胸腺切除术中使用肋骨或胸骨拉钩进行前胸壁提升可增加手术空间；但是，我们在实践中发现这个没有必要性[23]。

（3）对于三孔技术，三个切口应以三角形方式排列。镜孔应沿着腋中线位于肩胛骨尖端前方，以便根据外科医生的偏好置入 5 或 10 mm 的 0°（或 30°）镜[19]。我们主张使用 5 mm 30°镜来限制切口尺寸，特别是对于肋骨间隙最窄的后操作孔。第 2 个和第 3 个 5 mm 器械端口应在胸腔镜下置入，位于腋中线前方的第 3 肋间隙和腋前线的第 6 肋间隙（图 20.3）。如果需要，可以采用额外的第 4 孔用于肺的牵拉或遇到非常大的胸腺时，但是很少需要。

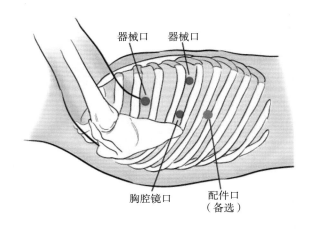

图 20.3 常规右 VATS 胸腺切除术的潜在端口位置示意图，可选配件端口显示为绿色，很少需要

器械口　器械口

胸腔镜口　　配件口（备选）

（4）单口 VATS 胸腺切除术，应在腋前线为中心的第 4 肋间采取 3～4cm 切口。

（5）对年轻女性患者，出于美容的考虑，常规或单口的器械孔应策略性地放置在乳房下方。

2. 剥离与出血控制

（1）由于膈神经麻痹是 MG 患者的主要并发症，因此在整个解剖过程中小心保护右侧膈神经至关重要。当在膈神经附近使用能量装置（如单极电凝）时，能量设置应最小化，以降低误伤神经的风险（图 20.4）。

（2）从重要结构（如左头臂静脉）解剖胸腺，可以使用棉拭子轻柔地对胸腺进行钝性分离来完成。

（3）汇入左头臂静脉的胸腺静脉分支（通常为两支或三支）可以用 Harmonic 或 LigaSure 离断。较大的分支在离断前可能需要使用内镜施夹钳（Endoclip™ Ⅱ，Covidien，Massachusetts，USA）进行可靠的止血（图20.5）。

（4）打开左侧胸膜便于更好地观察左侧膈神经并更彻底地解剖左下极。通过暂时性的减少呼吸机潮气量直到左侧解剖完成，可以最大限度地减少左肺阻塞性通气的影响。

（5）右内乳静脉位于头臂静脉－上腔静脉交界上方。多数情况下，它被离断以便更好地暴露胸腺右上极。由于内乳静脉管径相对较粗，推荐血管夹双道夹闭以防出血（图20.5）。

图 20.4　从下极开始解剖胸腺，沿右侧膈神经前方约 1 cm 处平行于神经切除胸腺

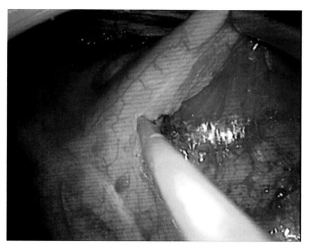

图 20.5　右侧内乳动静脉被钳夹并离断（**A**），以便于右上极解剖；汇入头臂静脉的较大的静脉分支也被钳夹并离断（**B**）；上述步骤有助于更好地到达左上极（**C**）

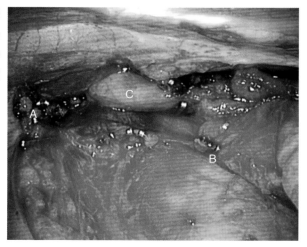

（6）用电刀锐性切开表面的筋膜后，通过轻柔小心地向下牵拉胸腺来松解胸腺上极，主要使用棉拭子进行钝性解剖（图20.6）。可以通过交换胸腔镜孔和下操作孔的位置，以更好地接近胸腺上部，尤其是在使用传统器械时。

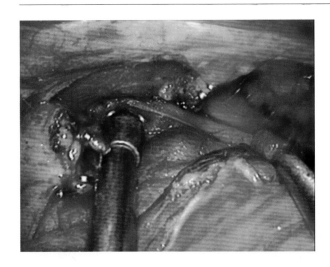

图 20.6   可以通过吸引器和"花生米"钳轻柔地钝性分离胸腺上极

（7）幼儿的胸腺增生较大而胸腔较小时，我们发现将一部分腺体从前方的切口拉出，可以为器械和解剖创造更多空间。

（8）值得注意的是，胸腺左上极偶尔会位于头臂静脉后方而不是前方。可以使用上述类似的钝性解剖技术来解决这种解剖变异。

3. 完成步骤

（1）胸腺最好放在取物袋内通过肋间隙最宽的前操作孔取出并检查完整性。

（2）胸腺床彻底止血，特别是头臂静脉和上腔静脉连接处周围的区域。

（3）胸腔引流管通过前下操作孔放置在胸腺床。直视下鼓肺。有些外科医生在胸腔引流中不使用负压吸引，而少数外科医生则根本不放胸腔引流。

（4）单孔 VATS 胸腺切除术的胸腔引流管通常放置在切口的前方。在常规连续缝合切口之前，需要将胸腔引流管两侧的深层肌肉进行单独缝合，以降低切口并发症的风险。

20.5   术后管理的要点和技巧

1. 术后应鼓励早期拔管。当行全身麻醉后完全清醒时，除非存在由 MG 引起的延髓麻痹，患者可以恢复全面饮食。

2. 胸部理疗和激励肺活量测定很重要。术后早期应定期检查血氧饱和度和床旁肺活量，以警惕呼吸肌无力的发生。

3. 需要尽早恢复控制 MG 的术前药物，并在出院前咨询神经科医生，以复查患者的 MG。

20.6　我们研究所的结果

我们尝试采用右胸入路进行了 88 例 VATS 胸腺切除术。在我们早期的经验中，2 例患者需要中转手术，将前操作孔延长 4~5cm 以控制头臂静脉分支的出血（中转率为 2.3%）。4 例不伴有 MG，7 例为胸腺瘤。因此，77 例非胸腺瘤 MG（NTMG）成功地进行了 VATS 胸腺切除术。86 例患者获得完整的随访数据（2 例失访）。

NTMG 组中，女性 40 例，其平均年龄 33.2 岁（9~75 岁）。术前 MG 的平均病程为 29.1 个月（2~204 个月）。术前所有患者均接受了抗胆碱酯药物治疗，其中 61% 患者同时接受了类固醇治疗。术前根据美国重症肌无力基金会（MGFA）分期，Ⅰ期患者 18 例；ⅡA 期 24 例；ⅡB 期 7 例；Ⅲa 期 11 例；Ⅲb 期 5 例；Ⅳ期 3 例；Ⅴ期 9 例。平均手术时间 126 分钟（52~183 分钟），无手术死亡。除 8 例外，所有患者均在 24 小时内拔管。术后肺炎和 MG 的术前机械通气是晚期拔管的危险因素。其他的潜在术后并发症，如切口感染、低钙血症、气胸、皮下气肿、肋间神经痛和膈神经麻痹等，在我们的病例中未发生。术后中位住院时间 3 天。最终病理结果为胸腺增生 47 例，胸腺萎缩 12 例，正常胸腺 18 例。中位随访时间 133 个月（2~262 个月），64 名患者（86%）有一定的症状改善。根据 MGFA 干预后状态分类，完全稳定缓解（CSR）24.3%，MM2 改善 21.6%，MM3 改善 39.1%。12.2% 的 MG 患者病情保持不变，有 2 例死于 MG，其中 1 例为一名 73 岁的老人，尽管手术成功，但他的 MG 逐渐进展，8 个月后死于呼吸衰竭。这显然是"胸腺切除术失败"的一个案例，与任何特定的手术方法无关，而是与"迟发性"MG 患者不可预测的自然病史有关；另 1 例死亡者为一名 46 岁女性，她在 VATS 胸腺切除术后有 MM2 改善，但术后 22 个月发生肺炎，最终死于肺炎。

在 10 年的随访中，术后 CSR 的患者在手术后 15 个月有初步的增长，然后在约 119 个月时迅速增加至 72%。基于相对延迟的反应，胸腺切除术对 MG 的真正益处需要更长时间的随访。单因素分析显示，与 CSR 相关的具有统计学意义的唯一因素是疾病持续时间 ≤12 个月，因此加强了在 MG 诊断后尽早进行手术的论点[24]。

20.7　讨论和已出版文献

目前，在 MG 的最佳治疗方案方面仍有不确定性。此外，针对胸腺切除的最佳手术方法仍有争议。一般来说，大多数人会赞同的一个重要考虑因素是实现 MG 胸腺的完整切除。20 世纪 80 年代，哥伦比亚长老会小组提倡"最大化"胸腺切除术作为 MG 的最终的外科治疗方法[25]，结合胸骨正中切开术与颈部切口，实现整体胸腺切除术和前纵隔切除术，包括从胸廓入口到膈肌水平的纵隔胸膜、心包脂肪垫和所有纵隔脂肪。然而，与单独的胸骨切开术[26]或微创经颈入路[4,27,28]相比，这种非常彻底的外科手术方法并没有显著的临床改善。另一个有意义的观察来自详细的尸检研究，发现了异位胸腺组织（如隆突后脂肪），这些组织无法通过胸骨正中切开术到达[29]。最佳术式的支持者强调了尽可能多地去除纵隔软组织以避免留下异位胸腺的重要性；然而，这些残留物从未被证实与临床相关，即使是最彻底的手术方法也不会导致缓解率超过 40%。此外，大多数异位胸腺组织实际上极其微小，甚至可能被根治性胸腺切除术遗漏[30]。比较胸骨切开术和双侧 VATS 胸腺切除术切除胸腺组织数量的研究显示其没有显著差异[12]。

从广义上讲，到目前为止，基本上只有两种微创胸腺切除术——一种是标准的 VATS 方法及其变种，包括单孔或机器人辅助；第二种是有或没有腔镜辅助的经颈部入路。VATS 与经颈部入路类似之处在于两者都具有最小胸壁创伤，术后并发症发生率低，住院时间较短[31,32]，更重要的是，与经胸骨方法相比，患者对早期手术的接受度提高[32]。

VATS 很少需要中转为胸骨切开术，据报道为 2.6% ~ 5.5%。我们没有发生中转胸骨切开术，因为我们可以延长前操作孔通过小切口开胸术来解决术中并发症。出于以下几个原因，笔者赞成 VATS 方法优于经颈部入路。首先，VATS 提供了更全景的一侧胸腔视野，并且有足够的空间进行器械操作和解剖。相比之下，经颈部入路只有一个切口，器械之间相互拥挤并"打架"。值得注意的是，在单孔 VATS 胸腺切除术中，与器械拥挤相关的一些问题也可能并且确实发生过。不过，正确使用上述的单孔 VATS 器械对于最大限度地减少拥挤和限制至关重要。其次，如果出现像出血这样的技术性并发症，使用 VATS 方法比经颈部入路更容易控制。此外，胸腺大部分处于前纵隔结构内，通过胸部比颈部可以更加直接地接近。然而，应该注意的是，经颈部入路可以更快并且不需要双腔气管插管，某些中心甚至将其作为门诊手术进行，从而节省了相关的成本[32]。腔镜辅助提供了广阔的、放大的手术操作视野，并允许其他团队成员学习和领会 VATS 手术流程的进度。一些开展经颈胸腺切除术的外科医生也使用腔镜辅助，主要用于教学目的，而不是手术需要[32]。

对于既往经颈部或胸骨入路手术切除的难治性重症肌无力患者，VATS 也可能是一种有效的方法行完全胸腺切除术，其潜在优势是可以避开先前的解剖组织平面，并有助于寻找残留的胸腺组织。有研究表明，对于最初没有从经颈部或胸骨入路获益的患者，可以通过 VATS 完全胸腺切除术去除残留的胸腺组织，从而获得症状改善[30,33]。通过检查胸腺床和切除的标本，我们相信胸腔镜手术与经胸骨手术是一样的[19]。很少有关于根据手术瘢痕的外观来评价一种特殊的手术入路是否适合患者的争论。然而，胸腺切除术可能是一个明显的例外，应考虑到大多数患者是年轻女性并且 VATS 在外观美容上的优势。此外，一项小规模的随机前瞻性研究显示，与胸骨正中切开入路胸腺切除术治疗 MG 相比，VATS 术后短期肺功能保存得更好，术后恢复得更快[34]。这种优势有助于早期拔管并潜在降低术后肺部感染发生率。

　　然而，即使在开展 VATS 胸腺切除术的外科医生中，也存在对确切技术的争论，特别是经左侧还是右侧入路。来自罗马的 Mineo 等[35]主张采用左侧入路和使用纵隔气肿来帮助解剖。他们相信从左侧开始，解剖操作更安全，因为上腔静脉位于手术区域外，从而降低了意外伤害的风险。此外，从左侧可以更容易地去除左心膈角和主肺动脉窗周围的脂肪组织[35]。而我们主张采用右侧入路，原因如下[36]：首先，从右侧容易识别上腔静脉，为进一步解剖无名静脉提供了明确的标志。其次，两侧无名静脉汇入上腔静脉处的是最难以解剖的区域，从右侧可以更容易地解剖。第三，从人体工程学的角度来看，右侧入路时右利手的外科医生更容易在 VATS 从下极开始向头侧游离。此外，更宽的右胸腔保证器械更大的可操作性，特别是在心脏肥大的患者中。胸腺切除术的最终手术目标是完全切除腺体和前纵隔组织。入路的选择主要取决于外科医生的偏好，而这最终受其经验和训练的影响。在我们的机构中，接受胸腔镜胸腺切除术的患者与接受经胸骨胸腺切除术的历史对照组相比，镇痛需求明显减少，住院时间缩短[19]。曾经报道过来自 4 个中心（达拉斯哥伦比亚医院、匹兹堡大学、南伊利诺伊大学和我们机构）的 33 名患者的早期经验[37]。这项多中心研究中，接受胸腔镜胸腺切除术的患者平均随访 23 个月，88% 得到临床改善。随后，荟萃分析比较了其他入路的 9 个已发表的研究，显示各研究间的胸腺切除后临床改善没有差异[25,27,37-40]。表 20.1 列出了 MG 微创胸腺切除术的最新研究及其更为长期的结果。我们的 CSR 率为 24.3%，与许多其他研究相当，特别是 Savcenko 等[41]使用与我们相同的 MGFA 标准和类似的手术方法。然而，CSR 率在不同研究中为 13%～59%，差异较大，这至少在一定程度上是由几个貌似合理的因素造成的。由美国神经病学学会进行的一项研究表明，MG 的程度越严重，胸腺切除术后的改善程度就越大[2]。在我们的患者队列中，36.8% 的对象是 MGFA Ⅲ～Ⅴ期，而 Mantegazza 等的研究为 55.47%[42]。因此，我们研究中较低的 CSR 率可能部分归因于患有轻度疾病的患者比例较高（Ⅰ～Ⅱ期）。值得注意的是，我们研究中使用抗胆碱酯酶和免疫抑制药物的患者比例分别为 100% 和 61%，而 Mantegazza[42]的研究分别为 46.5% 和 53.5%。但 Tomulescu 研究中则 100% 的患者术前接受了类固醇治疗，40% 的患者需要使用抗胆碱酯酶药物进行额外治疗[43]。这或许反映了神经科医生不同的药物处方实践和管理策略，其对结果的影响难以确定。接受药物治疗的患者比例增加，也意味着在实现 CSR 之前需要断药的患者数量更多；如果在术后采用激进的药物戒断，显然会对 CSR 率和改善率产生影响。据推测，病程较短的患者可以在手术后获得更好的效果；因此，早期胸腺切除术理论上可以提高疗效。在我们的患者人群中，术前病程平均为 29.1 个月，而 Mineo[35] 报道的研究为 14.8 个月，de Perrot[44] 的研究为 10 个月。我们机构的手术时机可能反映了一种延迟手术转诊模式或长期的治疗，因此，CSR 占比较低。通过与神经科医生的更好沟通，不断实现 MG 患者胸腺切除术的早期转诊，并且与之前的研究相比，我们已经看到手术前 MG 持续时间缓慢下降。毫无疑问，疾病分类和结果报告的不同方法使得胸腺切除术研究之间的比较变得困难。在某种程度上，非标准化分类系统的作用不仅在尝试建立初始疾病严重性时变得显而易见，而且也见于在定义诸如 CSR 的特定结果时。例如，根据 MGFA 分类的 CSR 持续时间是 de Perrot[44] 和 Shrager[28] 所使用标准的 2 倍。值得注意的是，其他作者没有在其病情缓解定义中具体说明时间间隔[35,45]；这显然对总的 CSR 率有影响，因为在有限的时间内会有更多的患者达到缓解。

表 20.1　关于重症肌无力胸腺切除术的各种微创方法的文献的总结

作者	发表年份	手术方式	患者数量	平均随访时间（月）	缓解率（%）	改善率（%）
Yu[48]	2012	VATS	67	40	37.5	81.5
Meyer[31]	2009	VATS	48	72	34.9	95.4
Tomulescu[43]	2006	VATS	105	36.4	59.5	97.2
Manlulu and Yim[24]	2005	VATS	36	69	22.2	91.6
Savcenko[41]	2002	VATS	36	53	14	83
Wright[45]	2002	VATS	26	19.5	27	81
Mineo[35]	2000	VATS	31	40	36	96
Zielinski[49]	2004	TC-Sx-VATS	25	24	32	83.3
Hsu[50]	2004	SxVATET	15	18.5	37	NA
Shiono[12]	2009	VATET	30	48	44	NA
Mantegazza[41]	2003	VATET	159	72	33.3	NA
Shrager[32]	2006	TC	151	83	37.1	79.5
de Perrot[44]	2003	TC	120	48	41	NA
Shrager[28]	2002	TC	78	54.6	39.7	NA
Calhoun[4]	1999	TC	100	63.6	35	85
Uchiyama[51]	2001	胸骨下纵隔镜	21	15.5	13.3	86.7

NA，无资料；SxVATET，剑突下电视胸腔镜扩大胸腺切除术；TC，经颈胸腺切除术；TC-Sx-VATS，经颈 - 剑突下电视胸腔镜手术；VATET，电视胸腔镜胸腺扩大切除术；VATS，电视胸腔镜手术

过去，关于使用 VATS 方法治疗伴或不伴有 MG 的胸腺瘤的问题已经引起了人们的极大关注。尽管一些研究声称对于 II 期疾病其安全性和预后也是可以接受的，

但我们谨慎地仅将这种技术局限于小的、包膜完整的胸腺瘤（Masaoka[46] Ⅰ 期）[47]。临床判断在胸腺手术中至关重要，任何组织平面侵犯的迹象都应该是转为开放手术的强有力指标[16]。然而，应该指出，有一些证据表明伴有 MG 的胸腺瘤患者接受 VATS 胸腺切除术后，至少在术后早期，其症状缓解不多[48]。

20.8　小结与展望

　　VATS 胸腺切除术对经验丰富的医生来说是一种安全的手术，是针对不同胸腺疾病的替代开放胸腺切除术的一种技术。我们首选胸腺的右侧入路，因为静脉的可视化对于解剖至关重要，并且从右侧更清晰。然而目前尚未就 VATS 胸腺切除术的理想侧位达成共识。迄今为止的研究表明，从 MG 的完全稳定缓解和症状改善方面来看，VATS 胸腺切除术治疗重症肌无力的长期结果可以与其他常规手术技术相媲美。VATS 额外的优势包括术后疼痛减少，住院时间缩短，肺功能在术后早期保持良好，以及更好的美观性，这些都是重要的考虑因素，特别是对于许多年轻的女性肌无力患者。

　　微创入路获得了 MG 患者及其神经科医生的广泛认可，从而使更多的患者更早转诊，这将进一步改善临床结果。

　　进一步发展的单端口（单孔）VATS 胸腺切除术、更好的器械（能量装置和内窥仪器）和摄像系统（如三维胸腔镜），以及在配合手术室中进行的图像引导 VATS（iVATS）胸腺切除术可进一步改善 VATS 胸腺切除术患者的预后。这些先进技术和模式的作用需要进一步调查研究。

（杨迅　译，黄显聪　校）

参考文献

1. Pascuzzi R. The history of myasthenia gravis. Neurol Clin. 1994;12;231 −42.

2. Gronseth GS, Barohn RJ. Practice parameter; thymectomy for autoimmune myasthenia gravis（an evidence-base review）. Report of the Quality Standards Subcommittee of the American Academy of Neurology. Neurology. 2000;55;7 −15.

3. Wolfe GI, Kaminski HJ, Aban IB, Minisman G, Kuo HC, Marx A, et al. MGTX study group. Randomized trial of thymectomy in myasthenia gravis. N Engl J Med. 2016;375（6）;511 −22.

4. Calhoun RF, Ritter JH, Guthrie TJ, Pestronk A, Meyers BF, Patterson GA, Pohl MS, Cooper JD. Results of transcervical thymectomy for myasthenia gravis in 100 consecutive patients. Ann Surg. 1999;230;555 −9.

5. Milanez de Campos JR, Filomeno LTB, Marchiori PE, Jatene FB. Parital sternotomy approach to the

thymus. In：APC Y，Hazelrigg SR，Izzat MB，et al. ，editors. Minimal access cardiothoracic surgery. Philadelphia：WB Saunders；2000. p. 205 − 8.

6. GranoneP，Margaritora S，Cesario A，Galetta D. Thymectomy in myasthenia gravis via video assisted infra-mammary cosmetic incision. Eur J Cardiothorac Surg. 1999；15：861 − 3.

7. Sugarbaker DJ. Thoracoscopy in the management of anterior mediastinal masses. Ann Thorac Surg. 1993；56：653 − 6.

8. Coosemans W，Lerut TE，Van Raemdonck DE. Thoracoscopic surgery：the Belgian experi-ence. Ann Thorac Surg. 1993；56：721 − 30.

9. Yim APC. Paradigm shift in surgical approaches to thymectomy. ANZ J Surg. 2002；72：40 − 5.

10. Yim APC，Low JM，Ng SK，Ho JK，Liu KK. Video-assisted thoracoscopic surgery in the pae-diatric population. J Paediatr Child Health. 1995；31：192 − 6.

11. Novellino L，Longoni M，Spinelli L，Andretta M，Cozzi M，Faillace G，Vitellaro M，De Benedetti D，Pezzuoli G. "Extended" thymectomy without sternotomy，performed by cervicotomy and thoraco-scopic techniques in the treatment of myasthenia gravis. Int Surg. 1994；79：378 − 81.

12. Shiono H，KadotaY，Hayashi A，Okumura M. Comparison of outcomes after extended thymectomy for myasthenia gravis：bilateral thoracoscopic approach versus sternotomy. Surg Laparosc Endosc Percu-tan Tech. 2009；19：424 − 7.

13. Bodner J，Wykypiel H，Greiner A，Kirchmayr W，Freund MC，Margreiter R，Schmid T. Early experi-ence with robot-assisted surgery for mediastinal masses. Ann Thorac Surg. 2004；78：259 − 65.

14. Ng CSH，Lau KKW，Gonzalez-Rivas D，Rocco G. Evolution in surgical approach and tech-niques for lung cancer. Thorax. 2013；68：681.

15. Suda T，Sugimura H，Tochii D，Kihara M，Hattori Y. Single-port thymectomy through an infra-sternal approach. Ann Thorac Surg. 2012；93：334 − 6.

16. Yim APC，Kay RLC，Izzat MB，Ng SK. Video-assisted thoracoscopic thymectomy for myas-thenia gravis. Semin Thorac Cardiovasc Surg. 1999；11：65 − 73.

17. El-Dawlatly AA，Ashour MH. Anesthesia for thymectomy in myasthenia gravis：a non-muscle-relaxant technique. Anaesth Intensive Care. 1994；22：458 − 60.

18. Yim AP. Minimizing chest wall trauma in video assisted thoracic surgery. J Thorac Cardiovasc Surg. 1995；109：1255 − 6.

19. Yim APC，Kay RLC，Ho JKS. Video-assisted thoracoscopic thymectomy for myasthenia gravis. Chest. 1995；108：1440 − 3.

20. Ng CS，Wong RH，Lau RW，Yim AP. Minimizing chest wall trauma in single-port video-assisted tho-racic surgery. J Thorac Cardiovasc Surg. 2014；147：1095 − 6.

21. Ng CSH，Wong RHL，Lau RWH，Yim APC. Single port video-assisted thoracic surgery：advancing scope technology. Eur J Cardiothorac Surg. 2014. pii：ezu236. ［Epub ahead of print］. https：// doi. org/10. 1093/ejcts/ezu236.

22. Ng CSH，Rocco G，Wong RHL，Lau RWH，Yu SCH，Yim APC. Uniportal and single incision video assisted thoracic surgery-the state of the art. Interact Cardiovasc Thorac Surg. 2014. pii：ivu200. ［Epub ahead of print］. https：//doi. org/10. 1093/icvts/ivu200.

23. Ohta M，Hirabayasi H，Okumura M，Minami M，Matsuda H. Thoracoscopic thymectomy using anterior chest wall lifting method. Ann Thorac Surg. 2003；76：1310 − 1.

24. Manlulu A，Lee TW，Wan I，Law CY，Chang C，Garzon JC，Yim A. VATS thymectomy for nonthy-momatous myasthenia gravis. Chest. 2005；128：3454 − 60.

25. Jaretzki A Ⅲ，Penn AS，Younger DS，Wolff M，Olarte MR，Lovelace RE，Rowland LP. "Maximal"

thymectomy for myasthenia gravis. Results. J Thorac Cardiovasc Surg. 1988;95:747-57.

26. Olanow CW, Wechsler AS, Sirontkin-Roses M, Stajich J, Roses AD. Thymectomy as primary therapy in myasthenia gravis. Ann N Y Acad Sci. 1987;505:595-606.

27. Cooper JD, Al-Jilaihawa AN, Pearson FG, Humphrey JG, Humphrey HE. An improved technique to facilitate transcervical thymectomy for myasthenia gravis. Ann Thorac Surg. 1988;45:242-7.

28. Shrager JB, Deeb ME, Mick R, Brinster CJ, Childers HE, Marshall MB, Kucharczuk JC, Galetta SL, Bird SJ, Kaiser LR. Transcervica l thymectomy for myasthenia gravis achieves results comparable to thymectomy by sternotomy. Ann Thorac Surg. 2002;74:320-6.

29. Fukai I, Funato Y, Mizuno T, Hashimoto T, Masaoka A. Distribution of thymic tissue in the mediastinal adipose tissue. J Thorac Cardiovasc Surg. 1991;101:1099-102.

30. Pompeo E, Nofroni I, Iavicoli N, Mineo TC. Thoracoscopic completion thymectomy in refractory non-thymomatous myasthenia. Ann Thorac Surg. 2000;70:918-23.

31. Meyer DM, Herbert MA, Sobhani NC, et al. Comparative clinical outcomes of thymectomy for myasthenia gravis performed by extended transsternal and minimalinvasive approaches. Ann Thorac Surg. 2009;87:385-91.

32. Shrager JB, Nathan D, Brinster CJ, et al. Outcomes after 151 extended transcervical thymectomies for myasthenia gravis. Ann Thorac Surg. 2006;82:1863-9.

33. Ng J, Ng CSH, Underwood MJ, Lau KKW. Does repeat thymectomy improve symptoms in patients with refractory myasthenia gravis? Interact Cardiovasc Thorac Surg. 2014;18:376-80.

34. Rückert JC, Wlater M, Müller JM. Pulmonary function after thoracoscopic thymectomy versus median sternotomy for myasthenia gravis. Ann Thorac Surg. 2000;70:1656-61.

35. Mineo TC, Pompeo E, Lerut TE, Bernardi G, Coosemans W, Nofroni I. Thoracscopic thymectomy in autoimmune myasthenia gravis:results of left sided approach. Ann Thorac Surg. 2000;69:1537-41.

36. YimAPC. Thoracoscopic thymectomy:which side to approach? Ann Thorac Surg. 1997;64:584[Letter].

37. Mack MJ, Landreneau RJ, Yim AP, Hazelrigg SR, Scruggs GR. Results of video-assisted thymectomy in patients with myasthenia gravis. J Thorac Cardiovasc Surg. 1996;112:1352-60.

38. DeFilippi VJ, RichmanDP, Ferguson MK. Transcervical thymectomy for myasthenia gravis. Ann Thorac Surg. 1994;57:194-7.

39. Mulder DG, Graves M, Hermann C. Thymectomy for myasthenia gravis:recent observations and comparisons with past experience. Ann Thorac Surg. 1989;48:551-5.

40. Nussbaum MS, Rosenthal GJ, Samaha FJ, Grinvalsky HT, Quinlan JG, Schmerler M, Fischer JE. Management of myasthenia gravis by extended thymectomy with anterior mediastinal tumor. Surgery. 1992;112:681-8.

41. Savcenko M, Wendt GK, Prince SL, Mack MJ. Video-assisted thymectomy for myasthenia gravis:an update of a single institution experience. Eur J Cardiothorac Surg. 2002;22:978-83.

42. Mantegazza R, Baggi F, Bernasconi P, Antozzi C, Confalonieri P, Novellino L, Spinelli L, Ferro MT, Beghi E, Cornelio F. Video-assisted thoracoscopic extended thymectomy and extended transternal thymectomy (T-3b) in non-thymomatous myasthenia gravis patients:remission after 6 years of follow up. J Neurol Sci. 2003;212:31-6.

43. Tomulescu V, Ion V, Kosa A, Sgarbura O, Popescu I. Thoracoscopic thymectomy mid-term results. Ann Thorac Surg. 2006;82:1003-8.

44. de Perrot M, Bril V, McRae K, Keshavjee S. Impact of minimally invasive trans-cervical thymectomy on outcome in patients with myasthenia gravis. Eur J Cardiothorac Surg. 2003;24:677-83.

45. Wright GM, Barnett S, Clarke CP. Video-assisted thoracoscopic thymectomy for myasthenia gravis. Intern Med J. 2002;32:367 - 71.

46. Masaoka A, Monden Y, Nakahara K, Tanioka T. Follow up study of thymoma with references to their clinical stages. Cancer. 1981;48:2485 - 92.

47. Ye B, Tantai JC, Ge XX, Li W, Feng J, Cheng M, Shi JX, Zhao H. Surgical techniques for early-stage thymoma:video-assisted thoracoscopic thymectomy versus transsternal thymectomy. J Thorac Cardiovasc Surg. 2014;147:1599 - 603.

48. Yu L, Zhang XJ, Ma S, Li F, Zhang YF. Thoracoscopic thymectomy for myasthenia gravis with and without thymoma:a single-center experience. Ann Thorac Surg. 2012;93:240 - 4.

49. Zielinski M, Kuzdzal J, Szlubowski A, Soja J. Transcervial-subxiphoid-videothoracoscopic 'maximal' thymectomy-operative technique and early results. Ann Thorac Surg. 2004;78:404 - 10.

50. Hsu CP, Chuang CY, Hsu NY, Chen CY. Comparison between the right side and subxiphoid bilateral approaches in performing video-assisted thoracoscopic extended thymectomy for myasthenia gravis. Surg Endosc. 2004;18:821 - 4.

51. Uchiyama A, Shimizu S, Murai H, Kuroki S, Okido M, Tanaka M. Infrasternal mediastinoscopic thymectomy in myasthenia gravis:surgical results in 23 patients. Ann Thorac Surg. 2001;72:1902 - 5.

第 21 章

后纵隔肿瘤

Keith S. Naunheim and Melanie A. Edwards

摘要

后纵隔前始于心包后缘，后止于前纵韧带。胸腔入口和横膈分别形成上下端，胸膜反折构成侧缘。在这个空间内有食管、降胸主动脉、胸导管、奇静脉和半奇静脉、神经根、交感神经、近端肋间神经和血管[1]。后纵隔中发现的病理疾病因年龄而异；婴儿 50% ~ 75% 的后纵隔肿瘤是神经源性，而成人高达 95%，而淋巴瘤则在青少年中更为常见。成人中发现的大多数肿瘤起源于周围神经鞘且是良性的[2]。在儿科患者中，后纵隔神经源性肿瘤占所有胸部肿瘤的比例较大，并且高达 60% 是恶性肿瘤[1,3]。

关键词

纵隔肿瘤；纵隔囊肿；神经鞘瘤；神经节瘤；神经母细胞瘤；胸腔镜；胸外科；电视辅助

21.1 引言

后纵隔前始于心包后缘，后止于前纵韧带。胸腔入口和横膈分别形成上下端，

K. S. Naunheim, M. D. (✉)
St Louis University School of Medicine, St. Louis, MO, USA
e-mail: naunheim@slu.edu
M. A. Edwards, M. D.
Division of Cardiothoracic Surgery, St Louis University School of Medicine,
St. Louis, MO, USA
e-mail: medwar13@slu.edu

胸膜反折构成侧缘。在这个空间内有食管、降胸主动脉、胸导管、奇静脉和半奇静脉、神经根、交感神经、近端肋间神经和血管[1]。后纵隔中发现的病理疾病因年龄而异；婴儿 50%~75% 的后纵隔肿瘤是神经源性，而成人高达 95%，而淋巴瘤则在青少年中更为常见。成人中发现的大多数肿瘤起源于周围神经鞘且是良性的[2]。在儿科患者中，后纵隔神经源性肿瘤占所有胸部肿瘤的比例较大，并且高达 60% 是恶性肿瘤[1,3]。

21.2　后纵隔肿瘤切除术的技术要点和技巧

21.2.1　术前评估

后纵隔的许多病变是在针对其他表现进行的横断面成像中偶然发现的。患者也可出现疼痛、神经症状、呼吸困难或咳嗽[4]。需要进行胸部 CT 扫描和增强扫描，以评估邻近关系，有无纵隔淋巴结肿大和肿块的血管增强（图 21.1）。磁共振成像（MRI）是一种重要的辅助手段，它比 CT 对区分椎管内扩张更敏感，所有椎旁沟的肿瘤均应检查（图 21.2）。此外，MRI 特征与病理结果密切相关，可以更详细地展现与周围组织的关系[5,6]。对于 T5~T12 的肿瘤，一些作者建议在术前进行直接或 MR 血管造影来显示脊髓血供的起源和走行，以降低脊髓局部缺血的风险[7-12]。如果对良性诊断存在不确定性，也可以进行 18 - 氟脱氧葡萄糖正电子发射断层扫描（18 - FDG PET）。大多数后纵隔肿块很容易通过超声或 CT 引导下进行经皮穿刺活检。如果怀疑是恶性肿瘤，内镜下经食管超声细针穿刺也是一种可用于诊断的方式。

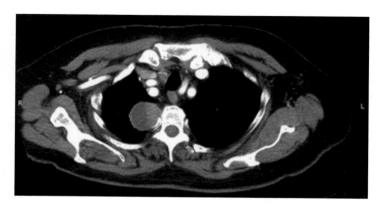

图 21.1　右后纵隔神经鞘瘤的 CT 扫描

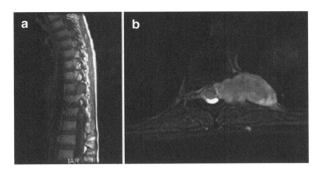

图 21.2　经典胸椎哑铃型神经鞘瘤。注意：旁正中矢状图像显著增大的神经孔（a）；轴向图像上的脊柱内和脊柱外部分（b）〔引自：Binning M，Klimo Jr P，Gluf W，Goumnerova L. Spinal Tumors in Children. Neurosurgery Clinics of North America. 2007;18(4):631－58;with permission〕

21.2.2　一般考虑因素

外科切除适用于大多数囊性和实性后纵隔病变。1992 年，Landreneau 开展了首例 VATS 下后纵隔肿瘤切除术，随后，VATS 逐渐成为成年患者的首选手术方法，因为这些病变绝大多数是良性的[7,13-20]。然而并非所有肿瘤都适合 VATS 切除，其中包括较大的肿瘤（>6 cm），胸腔操作困难位置的肿瘤，紧邻极重要结构的肿瘤，以及证实或可能是恶性的肿瘤[14,20-22]。

21.3　电视胸腔镜手术

1. 通过双腔气管插管实现单肺通气有助于创造无障碍的操作空间。

2. 患者取侧卧位，弯曲手术台，打开肋间隙并向前倾斜，以使肺远离手术区域。

3. 镜孔选择第 6、第 7 或第 8 肋间腋中线，高低取决于胸腔内肿瘤头尾向的位置，使用 5 mm 30°镜。定位操作孔，在感兴趣区域上形成三角形会聚，使用较低的前部放置以由下向上观察胸腔内较高位置的肿瘤或通过较高位置放置可以向下俯视较低位置的肿瘤。也可以根据需要改变镜头位置以提供必要的视野[23]。

4. 探查整个患侧胸腔，评估肿瘤以确定胸腔镜切除的可行性（图 21.3）。暴露患侧胸腔下部和肋膈沟可能会有困难，特别是对于膈肌上抬的高大体型患者。将缝线缝在膈肌纤维上并牵拉有助于暴露这个区域，可能会需要使用由 Martin 牵开器系统（KLS-Martin，Tuttlingen，Germany）支撑的腹腔镜下三角形或扇形牵开器。头高脚底位在这方面也很有帮助。

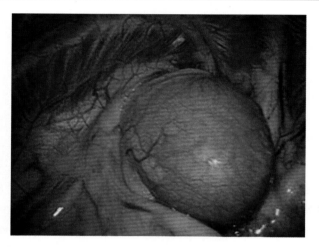

图 21.3　左后纵隔副神经节瘤的术中视图〔引自：Ng CS，Yim AP. Technical advances in mediastinal surgery：videothoracoscopic approach to posterior mediastinal tumors. Thoracic surgery clinics. 2010；20 (2)：297－309；withpermission〕

5. 标准胸腔器械辅以腹腔镜抓钳足以满足手术的需求。使用电凝钩对肿瘤周围的胸膜进行游离，通过仔细的锐性和钝性操作将肿瘤与邻近结构分离。超声刀（Ethicon Endosurgery，Cincinnati，OH，USA）特别有用，尤其对于血管较多的病变[7]，内镜双极剪刀（LigaSure，Covidien，Mansfield，MA，USA，或 Enseal Ethicon Endosurgery，Cincinnati，OH，USA）也是一种可选择的能量器械。肋间血管和神经用内镜施夹器结扎。

6. 在瘤体上使用粗线缝可用于帮助牵拉难以抓住的较大的实性良性病变。

7. 对于囊性肿块，用针吸可控地对囊肿进行减压，可改善视野和增加肿块活动性。如果良性囊肿附着在重要结构上不能完全切除，则部分切除后用电凝或氩气刀烧灼剩余的囊壁是一种安全且适当的替代方法[24]。尽管如此，在一些文献中已经有囊肿复发的报道，因此，如果可能的话，应尽可能彻底切除[15]。

8. 当接近下椎旁沟的神经源性肿瘤时，必须特别考虑 Adamkiewicz 动脉（AKA）的位置和血供，以免发生潜在的破坏性神经损伤（图 21.4）。

9. 一旦肿瘤完全游离，将其放入内镜标本袋中，通过最前方的切口从胸腔取出。这个切口可能需要稍微扩大以容纳更大的标本。通过电凝仔细止血，放置一根胸管，缝合切口。

图 21.4　后纵隔肿瘤与 AKA 和动脉相对于脊髓前动脉的关系［引自：Nordin AB，Fallon SC，Jea A，Kim ES. The use of spinal angiography in the management of posterior mediastinal tumors：case series and review of the literature. Journal of pediatric surgery. 2013；48（9）：1871 – 7. Illustration by Katherine Relyea，printed with permission from Baylor College of Medicine］

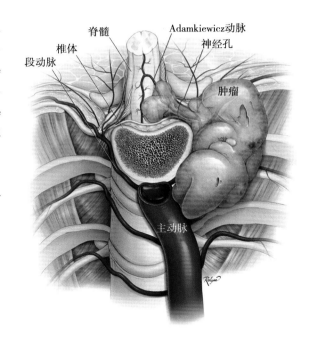

21.4　电视胸腔镜手术在儿童中的应用

　　小儿后纵隔肿瘤传统上都是通过开胸术来切除的。较小的气道和胸腔给手术造成了一定难度；然而，方法的改进使得即使在婴儿中也能成功地进行切除手术[25-30]。

　　1. 对于年龄较大、体型较大的青少年，可采用双腔气管插管完成单肺通气。对于大多数年龄较小的儿童，单腔气管导管可以插入对侧主支气管，或者如果可能，将支气管封堵器置于手术侧。对于年龄更小的儿童和婴儿，一般不进行肺隔离，可以注入 3~5 mmHg 低压二氧化碳实现肺萎陷。

　　2. 患儿取俯卧位或前倾侧卧位，切除的方式与成人大致相同[26-28,30]。

21.5　避免和处理术中预期与意外并发症的要点和技巧

　　1. 出血：如果术前影像学提示有丰富血管或恶性肿瘤，应考虑直接开胸手术以获得更好的控制。在 VATS 切除中，暂时用凝血酶浸泡的凝胶泡沫或甲基纤维素填塞可用于广泛渗血，但必须避免将这些物质残留，特别是在椎间孔内或附近，以免其膨胀并压迫脊髓。对于更严重的出血，可先尝试在胸腔镜下止血，但如果初始尝试失败或视野不清，转为开胸手术。

2. 移除困难：较大的肿瘤会带来巨大的挑战，尤其是位于胸顶的肿瘤。包膜完整的良性肿瘤可以通过囊内剥离摘除，以尽量减少对邻近动脉和神经损伤的风险。一旦移除了肿瘤，就可以安全地切除减压后的假包膜[22,31]。值得注意的是，有多个研究文献报道了较大的肿瘤术中中转开胸率及并发症发生率较高，因此应考虑直接开胸或当遇到困难时尽早中转开胸手术[14,22]。

21.6　切除后纵隔肿瘤的其他方法

1. 开胸手术：标准的后外侧开胸手术是治疗后纵隔肿瘤合理且安全的方法。肿块较大和哑铃型肿瘤尤其适合采用开胸手术[4,9]。强烈建议通过开胸手术切除恶性肿瘤，因为它们往往血供丰富并具有侵袭性，通常需要切除相邻结构以达到根治性切除。与 VATS 方法一样，患者采用双腔气管导管插管并取侧卧位。取后外侧皮肤切口，切开背阔肌并保留前锯肌，从第 4 或第 5 肋间进胸。切除第 4 肋将改善胸顶的暴露，特别是在处理大肿瘤时。交替使用锐性和钝性分离法游离肿瘤，结扎或缝扎附着的肋间动脉和神经，同时注意上文提到的脊髓血供。考虑到恶性肿瘤更具侵袭性，可能需要同时行胸壁切除，并重建第 4 肋下方的胸壁缺陷。聚丙烯或聚四氟乙烯（PTFE）网适用于修补缺损。

2. 机器人切除术：虽然已经描述了对前纵隔使用机器人辅助胸腔镜的优势[32,33]，但对于后纵隔的经验，特别是对于胸下部肿瘤的实用性，仍有待评估[34]。需要进一步研究以确定该技术在后纵隔肿瘤常规处理中的作用。

21.7　少见病理

1. 哑铃状神经源性肿瘤

所谓延伸到椎间孔的哑铃状神经源性肿瘤占纵隔神经源性肿瘤的 10%，其中高达 40% 的患者无症状。Akwari 发现超过 60% 的哑铃状神经源性肿瘤来自周围神经并且 90% 是良性的[4]。由于存在严重椎管内出血和神经系统并发症的风险，它被认为是 VATS 的禁忌证；然而，近几年来，有多个研究已经证明了结合神经外科支持后胸腔镜在这方面的可行性[20,35-39]。

与神经外科医生的配合对于确保这些罕见肿瘤的最佳预后至关重要。选择一期或二期手术，先做椎板切除术还是先开胸或胸腔镜手术仍然存在争议。二期手术通常可以避免，除非扩大的椎板切除导致手术时间延长或突发大量出血，使得同期开胸手术或胸腔镜手术成为不明智的选择时[40]。那些主张先进行胸段手术的学者列举了通过结扎营养的肋间血管来控制出血，以及部分患者可以通过扩大的神经孔进行有限的硬膜外椎管内扩张，从而可以避免椎板切除的可能性等优点[9,41,42]。然而，近端神经根的牵引可导致撕脱、脊髓内出血和脑脊液（CSF）漏[43]。因此，笔者建议采用同期后路和前路联合手术，首先切除肿瘤的椎管内部分。通常情况下，患者先在俯卧位下进行椎板切除术，然后侧卧位复位进行胸腔操作[18,38,39]。也可以不重新设置体位而只采用侧卧位进行两部分的操作。手术台前倾 45°进行手术显微镜椎板切除术，必要时可同时进行两个手术区操作[31,42]。

患者被固定在一个与荧光透视兼容的带滚轮支撑的台子上，不需垫豆袋脚踏，以防影响透视的效果。通过透视检查确定适当的水平，并且在该区域上居中位置行垂直切口。行单侧椎板切除术并横向延伸到相关的椎间孔。如果肿瘤在硬膜内，则打开硬脊膜，切除这部分的肿瘤，结扎近端神经根。关闭硬脊膜，放置引流管后关闭切口，并开始胸部的手术。1～2 水平的椎板切除术通常不需要固定。然后如上所述进行胸部解剖。一旦移除肿瘤，就进行 Valsalva 动作以检查脑脊液漏，之后可以使用心包脂肪和纤维蛋白密封剂来支撑硬脊膜闭合[19,31]。甲基纤维素或凝胶泡沫填料不应留在椎间孔内，因为这些物质会膨胀、移动，并导致迟发性神经损伤[44,45]。

2. 恶性外周神经鞘瘤

不到 5% 的周围神经鞘瘤是恶性的[2]。恶性神经鞘瘤（或神经纤维肉瘤）更常见于神经纤维瘤病 1 型或有放疗史的患者（图 21.5）。这些肿瘤可能很大并且存在远处转移。完整的手术切除可使患者长期预后最佳，但由于局部侵犯可能很难达到完整切除[1,2,46]。

图 21.5　复发性恶性外周神经鞘瘤的 CT 扫描显示，临床表现为麻痹

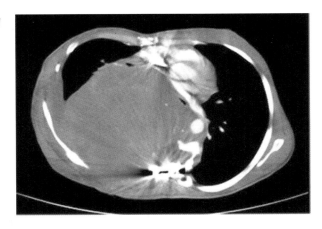

3. 副神经节瘤

当后纵隔肿瘤患者伴有持续性或阵发性高血压、头痛、心悸或其他代谢紊乱时，应行尿液或血清儿茶酚胺检测和间碘苄胍（MIBG）闪烁显像进行副神经节肿瘤的评估[47]。尽管副神经节瘤是一种罕见的肿瘤，但最好术前就明确诊断，因为术中对肿瘤的操作会导致明显的心血管不稳定。血供丰富、代谢活跃的病变也要警惕副神经节瘤的可能，因为已发现有功能性肿瘤的无症状患者[48-50]。如果确诊为副神经节瘤，则对患者进行术前 α 受体阻滞剂治疗，并根据需要添加额外的 β 受体阻滞剂。这些肿瘤具有较高的恶性潜能，并且往往血管丰富，因此更适合通过开放手术切除[51,52]。手术中应确保精准的补液量和恰当的 α 受体激动剂和拮抗剂的使用，以防血流动力学参数的波动。副神经节瘤复发的风险高于肾上腺嗜铬细胞瘤患者，因此必须进行长期随访[53]。

　　4. 自主神经节瘤

　　这些肿瘤起源于沿椎旁沟的交感神经节，包括神经节细胞瘤、神经节母细胞瘤和神经母细胞瘤。生物行为和恶性潜能依次为：从良性的神经节细胞瘤到交界性的神经节母细胞瘤，再到高度恶性的神经母细胞瘤。神经节细胞瘤和神经节母细胞瘤的治疗是完全手术切除。由于这些肿瘤存在高度恶性的可能性，因此通常建议采用开胸手术，并且对未确诊的所有病例均应做术中冰冻切片病理。神经母细胞瘤常见于幼儿，占儿童纵隔肿瘤的 50%[1]。局部肿瘤采用手术切除治疗，更多晚期的疾病需要综合治疗[1,2,46]。

21.8　术后并发症及随访

　　后纵隔肿瘤切除术后的严重并发症很少发生，死亡率很低。Kumar 对文献报道的 231 例胸腔镜后纵隔切除术进行了回顾，发现并发症发生率为 12%，无死亡率。霍纳综合征、感觉异常、神经痛、声音嘶哑、脑脊液漏、胸腔积液、乳糜胸和延迟性出血在开放手术和胸腔镜手术均有报道[14,20,42,43]。

　　1. 乳糜胸：胸管引流持续不断或进行性增多应怀疑乳糜瘘发生的可能性，尤其是在切除较大的肿瘤或恶性肿瘤后。胸腔积液应送检做三酰甘油分析，给予高脂肪膳食预处理有助于诊断。一旦确诊，应采取中链脂肪酸饮食或全静脉营养的保守治疗。当出现大量（>10 ml/kg）乳糜胸时，建议早期再次手术并结扎胸导管，以减少长期乳糜漏的潜在营养相关性和免疫并发症发病率。

　　2. 脑脊液漏：患有硬脑膜瘘的患者经常出现头痛，恶心和呕吐，胸管引流增多或胸腔积液。MRI 或 CT 脊髓造影通常可以确诊。胸膜腔负压会加剧泄漏，导致保守治疗失败。通常需要对硬脑膜进行再次手术和支撑修复，并且在特定病例中可以通过微创手术完成[44,45]。

　　3. 神经功能缺损：大多数研究中常报道一过性感觉异常和霍纳综合征，部分术前就存在或在随访期间得到缓解。Yang 等指出，与开胸手术相比，VATS 切除胸顶肿瘤后臂丛神经损伤的发生率更高[22]。严重的神经功能缺损和截瘫是罕见的，但也有报道，可能由脊髓前动脉的损伤所引起[8,10]。作为预防措施，建议对位于 T5 ~

T12 的肿瘤行术前血管造影观察 Adamkiewicz 动脉的起源[7,9,10]。然而，血管造影具有一定的风险，磁共振血管造影（MRA）可以在 94% ~ 100% 的病例中以无创的方式正确识别动脉的走向[55-57]。在该区域不推荐使用甲基纤维素填塞，因其与神经损伤相关[45]。

　　4. 随访：在几组胸腔镜手术研究中，良性神经源性肿瘤切除后的复发率一直很低，随访 2 ~ 35 个月后，均无复发[20,42,43]。Shadmehr 等对 16 名行开放手术切除哑铃状肿瘤的患者进行了调查，平均随访 7.5 年无复发[12]。

21.9　小结

　　成人的后纵隔肿瘤非常适合胸腔镜手术，因为这些肿瘤大多数是良性的。当肿瘤较大，已经明确或疑似恶性肿瘤，肿瘤向椎管内延伸（哑铃状肿瘤）时，建议行开胸手术。同样，在儿科患者中，开胸手术是标准术式；但随着近年来的进展，扩大了胸腔镜技术应用的年龄范围。前后入路联合手术有助于部分哑铃状肿瘤在微创下成功切除。然而，对于恶性肿瘤和大肿瘤，开胸手术仍然是最佳选择。

（杨迅　译，黄显聪　校）

参考文献

1. Pearson FG, Patterson GA. Pearson's thoracic & esophageal surgery. 3rd ed. Philadelphia: Churchill Livingstone/Elsevier;2008.

2. Reeder LB. Neurogenic tumors of the mediastinum. Semin Thorac Cardiovasc Surg. 2000;12（4）:261 - 7. https://doi. org/10. 1053/stcs. 2000. 16738.

3. Kelemen JJ, Naunheim KS. Minimallyinvasive approaches to mediastinal neoplasms. Semin Thorac Cardiovasc Surg. 2000;12（4）:301 - 6. https://doi. org/10. 1053/stcs. 2000. 17919.

4. Akwari OE, Payne WS, Onofrio BM, Dines DE, Muhm JR. Dumbbell neurogenic tumors of the mediastinum. Diagnosis and management. Mayo Clin Proc. 1978;53（6）:353 - 8.

5. Nakazono T, White CS, Yamasaki F, Yamaguchi K, Egashira R, Irie H, et al. MRI findings of mediastinal neurogenic tumors. Am J Roentgenol. 2011; 197（4）: W643 - W52. https://doi. org/10. 2214/AJR. 10. 6119.

6. Sakai F, Sone S, Kiyono K, Maruyama A, Ueda H, Aoki J, et al. Intrathoracic neurogenic tumors:MR-pathologic correlation. AJR Am J Roentgenol. 1992; 159（2）: 279 - 83. https://doi. org/10. 2214/ajr. 159. 2. 1632340.

7. PonsF, Lang-Lazdunski L, Bonnet PM, Meyrat L, Jancovici R. Videothoracoscopic resection of neurogenic tumors of the superior sulcus using the harmonic scalpel. Ann Thorac Surg. 2003;75（2）:602 - 4.

8. Furak J, Geczi T, Tiszlavicz L, Lazar G. Postoperative paraplegia after resection of a giant posterior

mediastinal tumour. Importance of the blood supply in the upper spinal cord. Interact Cardiovasc Thorac Surg. 2011;12(5):855 −6. https://doi. org/10. 1510/icvts. 2010. 257105.

9. Grillo HC, Ojemann RG, Scannell JG, Zervas NT. Combined approach to "dumbbell" intra-thoracic and intraspinal neurogenic tumors. Ann Thorac Surg. 1983;36(4):402 −7.

10. Nordin AB, Fallon SC, Jea A, Kim ES. The use of spinal angiography in the management of posterior mediastinal tumors:case series and review of the literature. J Pediatr Surg. 2013;48(9):1871 − 7. https://doi. org/10. 1016/j. jpedsurg. 2013. 04. 029.

11. Shamji MF, Maziak DE, Shamji FM, Ginsberg RJ, Pon R. Circulation of the spinal cord:an important consideration for thoracic surgeons. Ann Thorac Surg. 2003; 76 (1): 315 − 21. https://doi. org/ 10. 1016/s0003 −4975(03)00139 −5.

12. Shadmehr MB, Gaissert HA, Wain JC, Moncure AC, Grillo HC, Borges LF, et al. The surgical approach to "dumbbell tumors" of the mediastinum. Ann Thorac Surg. 2003; 76 (5): 1650 − 4. https://doi. org/10. 1016/s0003 −4975(03)00882 −8.

13. Landreneau RJ, Dowling RD, Ferson PF. Thoracoscopic resection of a posterior mediastinal neurogenic tumor. Chest. 1992;102(4):1288 −90. https://doi. org/10. 1378/chest. 102. 4. 1288.

14. Bousamra Ⅱ M, Haasler GB, Patterson GA, Roper CL. A comparative study of thoracoscopic vs open removal of benign neurogenic mediastinal tumors. Chest. 1996;109(6):1461 − 5. https://doi. org/ 10. 1378/chest. 109. 6. 1461.

15. Demmy TL, Krasna MJ, Detterbeck FC, Kline GG, Kohman LJ, DeCamp MM Jr, et al. Multicenter VATS experience with mediastinal tumors. Ann Thoracic Surg. 1998;66 (1): 187 − 92. https:// doi. org/10. 1016/S0003 −4975(98)00378 −6.

16. Roviaro G, Varoli F, Nucca O, Vergani C, Maciocco M. Videothoracoscopic approach to primary mediastinal pathology. Chest. 2000;117(4):1179 −83. https://doi. org/10. 1378/chest. 117. 4. 1179.

17. Zierold D, Halow KD. Thoracoscopic resection as the preferred approach to posterior mediastinal neurogenic tumors. Surg Laparosc Endosc Percutan Tech. 2000;10(4):222 −5.

18. Arapis C, Gossot D, Debrosse D, Arper L, Mazel C, Grunenwald D. Thoracoscopic removal of neurogenic mediastinal tumors:technical aspects. Surg Endosc. 2004; 18 (9): 1380 − 3. https:// doi. org/10. 1007/s00464 −003 −9329 −9.

19. Kan P, Schmidt MH. Minimally invasive thoracoscopic resection of paraspinal neurogenic tumors. Neurosurgery. 2008;63:ONSE54. https://doi. org/10. 1227/01. neu. 0000313118. 73941. d7.

20. Li Y, Wang J. Experience of video-assisted thoracoscopic resection for posterior mediastinal neurogenic tumours:a retrospective analysis of 58 patients. ANZ J Surg. 2013; 83 (9): 664 − 8. https://doi. org/10. 1111/j. 1445 −2197. 2012. 06174. x.

21. Ricci C, Rendina EA, Venuta F, Pescarmona EO, Gagliardi F. Diagnostic imaging and surgi-cal treatment of dumbbell tumors of the mediastinum. Ann Thorac Surg. 1990;50(4):586 − 9. https:// doi. org/10. 1016/0003 −4975(90)90194 −B.

22. Yang C, Zhao D, Zhou X, Ding J, Jiang G. A comparative study of video-assisted thoracoscopic resection versus thoracotomy for neurogenic tumours arising at the thoracic apex. Interact Cardiovasc Thorac Surg. 2015;20(1):35 −9. https://doi. org/10. 1093/icvts/ivu328.

23. Naunheim KS. Video thoracoscopy for masses of the posterior mediastinum. Ann Thorac Surg. 1993; 56(3):657 −8.

24. Hazelrigg SR, Landreneau RJ, Mack MJ, Acuff TE. Thoracoscopic resection of mediastinal cysts. Ann Thorac Surg. 1993;56(3):659 −60.

25. Fraga JC, Aydogdu B, Aufieri R, Silva GV, Schopf L, Takamatu E, et al. Surgical treatment for

pediatric mediastinal neurogenic tumors. Ann Thorac Surg. 2010;90(2):413 – 8. https://doi. org/10. 1016/j. athoracsur. 2010. 04. 086.

26. Fraga JC, Rothenberg S, Kiely E, Pierro A. Video-assisted thoracic surgery resection for pediatric mediastinal neurogenic tumors. J Pediatr Surg. 2012;47(7):1349 – 53. https://doi. org/10. 1016/j. jpedsurg. 2012. 01. 067.

27. Guye E, Lardy H, Piolat C, Bawab F, Becmeur F, Dyon JF, et al. Thoracoscopy and solid tumors in children:a multicenter study. J Laparoendosc Adv Surg Tech A. 2007; 17(6):825 – 9. https://doi. org/10. 1089/lap. 2007. 0043.

28. Lacreuse I, Valla JS, de Lagausie P, Varlet F, Héloury Y, Temporal G, et al. Thoracoscopic resection of neurogenic tumors in children. J Pediatr Surg. 2007;42(10):1725 –8. https://doi. org/10. 1016/j. jpedsurg. 2007. 05. 030.

29. Partrick DA, Rothenberg SS. Thoracoscopic resection of mediastinal masses in infants and children:an evaluation of technique and results. J Pediatr Surg. 2001;36(8):1165 – 7. https://doi. org/10. 1053/jpsu. 2001. 25740.

30. Petty JK, Bensard DD, Partrick DA, Hendrickson RJ, Albano EA, Karrer FM. Resection of neurogenic tumors in children:is thoracoscopy superior to thoracotomy? J Am Coll Surg. 2006;203(5):699 – 703. https://doi. org/10. 1016/j. jamcollsurg. 2006. 07. 022.

31. Barrenechea IJ, Fukumoto R, Lesser JB, Ewing DR, Connery CP, Perin NI. Endoscopic resection of thoracic paravertebral and dumbbell tumors. Neurosurgery. 2006;59(6):1195 –201;dis-cussion 1201 – 2. https://doi. org/10. 1227/01. NEU. 0000245617. 39850. C9.

32. Savitt MA, Gao G, Furnary AP, Swanson J, Gately HL, Handy JR. Application of robotic-assisted techniques to the surgical evaluation and treatment of the anterior mediastinum. Ann Thorac Surg. 2005;79(2):450 –5;discussion 455. https://doi. org/10. 1016/j. athoracsur. 2004. 07. 022.

33. Seong YW, Kang CH, Choi JW, Kim HS, Jeon JH, Park IK, et al. Early clinical outcomes of robot-assisted surgery for anterior mediastinal mass:its superiority over a conventional sternotomy approach evaluated by propensity score matching. Eur J Cardiothorac Surg. 2014;45(3):e68 – 73;discussion e73. https://doi. org/10. 1093/ejcts/ezt557.

34. Cerfolio RJ, Bryant AS, Minnich DJ. Operative techniques in robotic thoracic surgery for inferior or posterior mediastinal pathology. J Thorac Cardiovasc Surg. 2012; 143(5): 1138 – 43. https://doi. org/10. 1016/j. jtcvs. 2011. 12. 021.

35. Negri G, Puglisi A, Gerevini S, Voci C, Zannini P. Thoracoscopic techniques in the management of benign mediastinal dumbbell tumors. Surg Endosc. 2001; 15 (8): 897. https://doi. org/10. 1007/s004640042001.

36. Venissac N, Leo F, Hofman P, Paquis P, Mouroux J. Mediastinal neurogenic tumors and video-assisted thoracoscopy:always the right choice? Surg Laparosc Endosc Percutan Tech. 2004;14(1):20 –2.

37. Konno S, Yabuki S, Kinoshita T, Kikuchi S. Combined laminectomy and thoracoscopic resection of dumbbell-type thoracic cord tumor. Spine. 2001;26(6):E130 –4.

38. McKenna RJ Jr, Maline D, Pratt G. VATS resection of a mediastinal neurogenic dumbbell tumor. Surg Laparosc Endosc. 1995;5(6):480 –2.

39. Vallieres E, Findlay JM, Fraser RE. Combined microneurosurgical and thoracoscopic removal of neurogenic dumbbell tumors. Ann Thorac Surg. 1995;59(2):469 –72.

40. Heltzer JM, Krasna MJ, Aldrich F, McLaughlin JS. Thoracoscopic excision of a posterior mediastinal "dumbbell" tumor using a combined approach. Ann Thorac Surg. 1995;60(2):431 –3.

41. Maeda S, Takahashi S, Koike K, Sato M. Preferred surgical approach for dumbbell-shaped tumors in

the posterior mediastinum. Ann Thora Cardiovasc Surg. 2011;17(4):394 −6.

42. Ng CS, Wong RH, Hsin MK, Yeung EC, Wan S, Wan IY, et al. Recent advances in video-assisted thoracoscopic approach to posteriorm ediastinal tumours. Surgeon. 2010; 8 (5): 280 − 6. https://doi. org/10. 1016/j. surge. 2010. 06. 001.

43. Kumar A, Kumar S, Aggarwal S, Khilnani GC. Thoracoscopy: the preferred approach for the resection of selected posterior mediastinal tumors. J Laparoendosc Adv SurgTech A. 2002; 12 (5): 345 − 53. https://doi. org/10. 1089/109264202320884090.

44. Epstein NE. A review article on the diagnosis and treatment of cerebrospinal fluid fistulas and dural tears occurring during spinal surgery. Surg Neurol Int. 2013; 4 (Suppl 5): S301 − 17. https://doi. org/10. 4103/2152 −7806. 111427.

45. Attar S, Hankins JR, Turney SZ, Krasna MJ, McLaughlin JS. Paraplegia after thoracotomy: report of five cases and review of the literature. Ann Thorac Surg. 1995; 59 (6): 1410 − 5; discus-sion 1415 −6.

46. Saenz NC. Posterior mediastinal neurogenic tumors in infants and children. Semin Pediatr Surg. 1999; 8(2):78 −84.

47. Wiseman GA, Pacak K, O'Dorisio MS, Neumann DR, Waxman AD, Mankoff DA, et al. Usefulness of 123I-MIBG scintigraphy in the evaluation of patients with known or suspected primary or metastatic pheochromocytoma or paraganglioma: results from a prospective multicenter trial. J Nucl Med. 2009; 50(9):1448 −54. https://doi. org/10. 2967/jnumed. 108. 058701.

48. Liu L, Mei J, Che G. Asymptomatic paraganglioma of the posterior mediastinum misdiagnosed until operation. Thorac Cardiovasc Surg. 2010; 58 (5): 302 − 4. https://doi. org/10. 105 5/s − 0029 −1185874.

49. Suzawa K, Yamamoto H, Ichimura K, Toyooka S, Miyoshi S. Asymptomatic but functional paraganglioma of the posterior mediastinum. Ann Thorac Surg. 2014; 97 (3): 1077 − 80. https://doi. org/10. 1016/j. athoracsur. 2013. 06. 100.

50. Bouhouch A, Hendriks JM, Lauwers PR, De Raeve HR, Van Schil PE. Asymptomatic pheo-chromocytoma in the posterior mediastinum. Acta Chir Belg. 2007;107(4):465 −7.

51. Ayala-Ramirez M, Feng L, Johnson MM, Ejaz S, Habra MA, RichT, et al. Clinical risk fac-tors for malignancy and overall survival in patients with pheochromocytomas and sympathetic. paragangliomas: primary tumor size and primary tumor location as prognostic indicators. J Clin Endocrinol Metab. 2011;96(3):717 −25. https://doi. org/10. 1210/jc. 2010 −1946.

52. Brown ML, Zayas GE, Abel MD, Young WF Jr, Schaff HV. Mediastinal paragangliomas: the Mayo Clinic experience. Ann Thorac Surg. 2008; 86 (3): 946 − 51. https://doi. org/10. 1016/ j. athoracsur. 2008. 04. 105.

53. Spector JA, Willis DN, Ginsburg HB. Paraganglioma (pheochromocytoma) of the posterior mediastinum: a case report and review of the literature. J Pediatr Surg. 2003; 38 (7): 1114 − 6. https://doi. org/10. 1016/S0022 −3468(03)00208 −2.

54. Kitagawa RS, Satyan KB, Relyea K, Dauser RC, Nuchtern JG, Minifee PK, et al. Video-assisted thorascopic repair of a subarachnoid-pleural fistula in a child after thoracic tumor resection: technical note. Spine. 2010;35(9):E347 −50. https://doi. org/10. 1097/BRS. 0b013e3181d83538.

55. Muraki S, Tanaka A, Miyajima M, Harada R, Watanabe N, Hyodoh H. Adamkiewicz artery demonstrated by MRA for operated posterior mediastinal tumors. Ann Thorac Cardiovasc Surg. 2006; 12(4):270 −2.

56. Nijenhuis RJ, Jacobs MJ, Jaspers K, Reijnders M, van Engelshoven JMA, Leiner T, et al. Comparison

of magnetic resonance with computed tomography angiography for preoperative localization of the Adamkiewicz artery in thoracoabdominal aortic aneurysm patients. J Vasc Surg. 2007;45(4):677 – 85. https://doi. org/10. 1016/j. jvs. 2006. 11. 046.

57. Yoshioka K,Niinuma H,Ehara S,Nakajima T,Nakamura M,Kawazoe K. MR angiography and CT angiography of the artery of Adamkiewicz:state of the art. Radiographics. 2006;26(Suppl 1):S63 – 73. https://doi. org/10. 1148/rg. 26si065506.

第 6 部分

气管 – 支气管树

第 22 章

支气管镜检查：硬镜和纤维镜

Sridhar Rathinam

摘要

支气管镜检查是一项所有执业胸外科医师在培训期间应掌握的基本技能。支气管镜检查结果和治疗性支气管镜结果的解读在众多实质性气管支气管树疾病的处理及预后中有着重大的影响。纤维支气管镜检可以对气道情况及一些主要由医生执行的诊疗计划进行评估。近年来，微创内镜手术的发展使许多其他支气管镜手术得以开展，如支气管内消融术、气道支架置入术、肺气肿支气管内瓣膜置入术等。

关键词

支气管镜；异物吸入；诊断性支气管镜；支气管灌洗；支气管内消融；支气管支架置入；支气管内瓣膜；近距离放疗

22.1 引言

支气管镜检查是对气道的目视检查及评估，一般通过硬镜或纤维光学镜进行检查。硬质支气管镜检查绝大多数是在手术室中在全身麻醉下进行的，操作人员限于技术熟练的外科医生[1]。然而，随着 20 世纪 70 年代纤维光学支气管镜的出现，气管 - 支气管镜检查出现了革命性的改变[2]。支气管镜是胸外科医疗设备中一个极其重要的工具，因此一名胸外科医生必须清楚地了解硬镜和纤维镜间的区别，包括相应的适应证、麻醉技术、仪器选择和并发症的处理[3]。支气管镜在疾病的诊断、分

S. Rathinam, FRCS. Ed.（CSiG）, FRCS. Ed.（CTh）
Glenfield Hospital, University Hospitals Leicester, Leicester, UK
e-mail：srathinam@ rcsed. ac. uk

期及患者胸部外科的根治和姑息性手术治疗中均有一定的作用。

22.2　硬质支气管镜

硬质支气管镜是一种带有光源的金属性管道，它在可视化的同时也起着通气管道的作用[1,4]。此类支气管镜绝大多数是在全身麻醉的情况下使用，并基于 Venturi 效应存在喷射通气作用。硬镜的口径允许使用相应的设备进行活检和去瘤手术，也可以进行一些介入手术，如激光消融和支架置入等。硬镜有各种类型的支气管镜，从简单的 Negus 镜到为通气及介入提供单独管道的 Jackson 或 Storz 通气支气管镜。更有一系列的硬质目镜镜头可经 0°、30°或 90°视角对气道进行观察，其中 0°视角镜主要用于镜远端的广泛可视化，而 90°视角镜则通常用于观察右上叶或下叶的顶端节段气管。纤维光学支气管镜可与硬质支气管镜相互结合使用。

22.3　纤维光学支气管镜

纤维支气管镜中光纤的应用给支气管镜的使用带来了极大的改变[1,5]。纤维光学支气管镜检查可在患者全身麻醉或镇静状态自主呼吸的状态下进行。管镜的口径依据支气管镜在诊断至介入中不同的作用而进行选择，其平衡点在于保持一个较小管腔通气尺寸的同时为活检、冲洗或激光等介入操作提供足够的通道。而这在通过气管插管操作时显得尤其重要。标准尺寸通常为 3.5 mm，带有 1.2 mm 的抽吸/活检端口。

22.4　适应证

支气管镜检查的适应证从作为诊断工具到应用于介入治疗而各不相同[1]。该技术的选择根据所属科室的实际及专长而有所不同；它们的效用的大致分类见表 22.1所列。

表 22.1　支气管镜适应证

诊断	分期	治疗	姑息
气道的评估	隆凸的固定和分叉	建立气道	外压缩气道支架置入
咯血的评估	评估肿瘤程度	大咯血时建立肺隔离	光动力学治疗

续表

诊断	分期	治疗	姑息
腔内病变活检	肺癌纵隔淋巴结的 EBUS 检查	光动力学治疗	射频/冷冻消融
黏膜病变灌洗		气管扩张	腔内恶性肿瘤的姑息性介入治疗
经支气管吸入及活检		内镜下腔内病变切除术	
支气管内超声和活检（EBUS）		射频/冷冻消融	
内镜减容术中侧支通气的 Chartis 评估		良性条件下的支架置入	
		气管支气管冲洗	
		指导经皮气管切开术	
		支气管内瓣膜置入	
		支气管内线圈置入	
		异物清除	

22.5　仪器设备

22.5.1　硬质支气管镜

硬镜需要一个为支气管镜提供光线的光源和一个用于连接 Sanders 喷射式充气机（用于注入氧气）的适配器。利用 Venturi 原理，通过镜侧的开孔可以在吸入氧气及空气的同时，选择目镜对气道进行探查（图 22.1）。

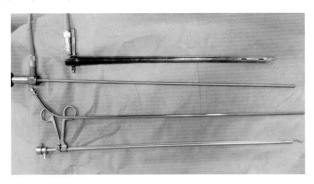

图 22.1　硬质支气管镜检查套件，包括硬质支气管镜、带光缆的目镜、吸引器和活检钳

22.5.1.1 附件

大口径硬质吸管，为支气管镜下清除分泌物常用辅助工具。选择性直角活检钳，用于对病变进行活检。一些钳子，可借助直筒目镜更清晰地放大视野下并进行活组织检查。光纤镜，合并硬镜进行各种介入治疗。

22.5.2 纤维光学支气管镜

纤维光学支气管镜配有不同尺寸的光源和一个吸引与活检通道。纤维镜可在目镜直接观察下使用或将其连接到摄影机上并投影至大屏幕上观看，其图像和视频可以被捕获以供记录。介入性支气管镜则配有一个更宽的介入通道以供设备的展开。

目前，大多数制造商生产较小型号内镜，具有标准尺寸的吸引/活检通道，其可通过气管插管进行手术。

22.5.2.1 附件

气管插管的端口适配器，通过气管插管进行纤维支气管镜检查时需要。其他辅助设备，包括活检钳、一次性毛刷、用于异物取出的篮网式钳、痰夹、冲洗导管和活检/注射针。支气管内超声检查（EBUS）使用特殊的检查镜，它有一个超声波探头。激光、冷冻治疗、支气管内瓣膜和线圈置入等介入操作所需的特定设备。

22.6 麻醉注意事项

可曲式内镜检查主要依据既定准则在局部麻醉和静脉镇静的帮助下由医生进行操作[5]。这项检查使用专门支气管镜检查设备并有一个内视镜护士协助操作。大多数胸外科医生在患者全身麻醉的情况下通过气管内导管或硬质支气管镜进行可曲式内镜检查。

患者检查过程中应使用心电图、无创血压计和脉搏血氧仪进行监测，并在术前、术中和术后均应补充给氧。镇静药和局部麻醉药的选择因个体差异而不同，咪达唑仑因其镇静和催眠作用常作为首选药物。

支气管镜检查也可选择局部麻醉的方法。首先吸入利多卡因喷雾剂进行口咽麻醉，再通过支气管镜对声带和气道用利多卡因进行局部补充性麻醉，而有些外科医生则更偏向于通过环甲状膜经皮补充或吸入雾化利多卡因。

术后患者应至少监测 2 小时。

硬质支气管镜检查需要在全身麻醉下进行，一般使用短效药如异丙酚。因为检查对患者有高度刺激和痛苦，操作过程中需要短时间的深度麻醉。同时也需要用大剂量的肌松药使肌肉得到 45~60 秒的完全放松。在支气管镜检查中，外科医生必须准备好在患者达到深度麻醉时立刻将管子插入气管[3]。

22.6.1　操作流程

22.6.1.1　可曲式支气管镜

可曲式支气管镜检查，操作人员一般站在患者的右侧，面朝有内镜设备的床头方向；连同硬镜一起使用时，手术医生则站在头端。因此，选择操作方向必须绝对正确。支气管镜一般使用非优势手（通常是左手）持握，这样另一只手可以自由地调整镜头方向，并通过活检/抽吸通道进行器械操作。经鼻或经口入路的选择通常取决于操作者的偏好。相比于经口入路需要短距离内围绕舌头和会厌进行管镜屈曲，经鼻入路的优点在于通过鼻孔的固定为管镜提供了一个稳定的平台和更为直接的喉部入路。而无论哪种方式，支气管镜对声带下方的气道都是完全可视的。但必须注意的是，通过气管插管进行的支气管镜检查是看不见喉或上气道的。为避免潜在的内镜损伤对气道造成影响，气道检查最好在管镜进入时就同步进行。

22.6.1.2　硬质支气管镜

硬质支气管镜检查一般站在床头进行操作。患者的头部摆放需颈部伸展，下巴弯曲或呈一个夸张的嗅探姿势，这样便于经口咽进入气管。前牙使用棉签或护嘴器进行保护。操作时用右手持硬镜，左手的拇指和示指作为支点稳定管镜并保护嘴唇和牙齿。有牙齿突出或摆动的患者，管镜可以沿嘴角进入；但重要的是需要将管镜对准中线。首先使管镜越过舌头到会厌可见，然后用支气管镜的尖端钩住并抬高会厌，从而显露声门。注意颈部过度伸展或管镜的过度深入会导致管镜进入食管。在声门显露后，将管镜旋转 90° 使其斜角尖端得以最小的损伤通过声门。探查过程中用拇指和示指作为支点缓慢推进内镜到达隆凸对气管支气管树进行检查。将患者的头部朝与检查方向相反的方向旋转，使支气管的排列变直，这样就可以对主干支气管进行检查。在行右支气管插管时须将头转向左侧，反之亦然[3,4]。

22.7　诊断性支气管镜检查

诊断性支气管镜检查大多数经由医生使用可曲式支气管镜进行；但是，如果患者不能耐受镇静药或脱氧，则应在全身麻醉下在有或无硬质支气管镜支持下进行检查。在完成了基础探查后，使用支气管镜观察声门、气管有无腔隙及隆突的锐度。

22.7.1　可曲式支气管镜

- 始终确保设备配件、光源、连接至显示屏的光学组件及吸引器都能正常工作。

- 根据操作流程，确保通道满足进行活检、吸引或导管伸展。
- 确保活检钳正常工作。
- 适当的镇静、局部麻醉和氧气用于维持手术进行。
- 集痰器用于收集分泌物进行微生物学和灌洗细胞学检测。
- 充足的润滑剂。
- 一名助手，可以协助并监控患者。
- 常规检查知情同意并简要介绍手术团队。
- 确保冷盐水灌洗随时可以进行。
- 首先检查正常侧，再检查患侧，以避免溢出性感染或肿瘤播散。

22.7.2　硬质支气管镜

- 同上述。
- 确保进光通道没有阻塞。
- 确保 Sanders 喷射通风端口安装良好，并建议在检查时由麻醉师握住，以避免接头在喷射时脱落而对外科医生造成意外伤害。
- 了解气管插管和支气管镜检查的区别，确保正确定位。
- 确保仅在尖端润滑而不是沿着管镜覆盖至通风侧孔。因为涂抹至侧孔会降低通风效果，并可能将润滑剂喷射到远端气道。
- 对用于诊断及介入相关的事件顺序有一个明确的计划。
- 如果需要进行放射性检查，确保放射技师和放射科医生在场，并且所有工作人员都穿有铅衣保护。
- 如果需要进行激光治疗，确保有激光护目镜保护眼睛，包括患者，锁上房间门并在门上标记"激光治疗中"。

22.7.2.1　术前支气管镜检查

在肿瘤切除术前 6 周内应由手术医生对患者进行术前支气管镜检查。

术前支气管镜检查的优点如下：

- 确认解剖结构，特别是右上叶与隆突的距离，以便麻醉师计算正确的双腔管放置位置。右上叶距离隆突过远则可能需要选择使用左侧管或支气管封堵管。
- 检查黏膜的跳跃性病变及评估支气管内肿瘤的切除范围等，即肺叶切除术或袖式切除术。
- 术前清除分泌物。

外科医生也可以通过放置用于引导双腔管的插管引导导芯来帮助麻醉师进行肺部隔离。

如果麻醉师放置双腔管比较艰难，外科医生可以用喉镜替代硬镜，将 DLET 放在零度镜上然后在直视下放置（图 22.2）。

图 22.2　支气管镜下辅助双腔管置入：气管插管呈直线状，将零度镜伸入支气管管腔直至导管尖端。喉镜辅助插管直视下支气管镜原位放置 **DLET**。支气管镜引导导管置入选择性支气管

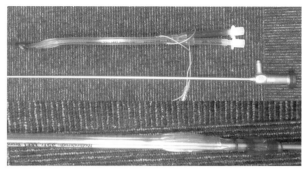

22.7.2.2　活检

活检一般使用标准活检钳或带有内镜的活检钳镜，如在 Storz 镜下完成操作。必须确保病变组织是在清除表面覆盖的污物后在其中心取的样。出血时可以使用脱脂棉球进行压迫止血，并依据情况决定是否使用肾上腺素或冷盐水灌洗。其中重要的是要确保棉球透不过射线并在棉球上缝合一根长线，以便在其脱落时能够取回。如果出血很严重，可以通过各种辅助手段进行控制，如烧灼、激光或氩气束等。

如果确定的病变不能直视，则需要对各可疑区域采取刷检和灌洗，并做正确标记。

22.7.2.3　气道狭窄的评估

良性或恶性原因引起的气管狭窄均应通过支气管镜进行评估，拟在原发病变位置或进一步计划的位置进行纠正性介入治疗。大多数情况下，支气管镜本身在一定程度上也可以作为扩张器，从而缓解狭窄。

- 因为大多数患者存在狭窄导致的呼吸衰竭，所以气管狭窄的评估最好在全身麻醉下进行。
- 在这种情况下，向手术组医生和麻醉师进行术前病情简单汇报至关重要。
- 对于严重气道狭窄的患者，应制订好建立气道的计划，包括外科气道。
- 仅在所有设备已检查完毕，外科医生就位并准备好，在患者被麻醉后马上置入内镜的情况下，给予患者肌松药。
- 检查从使用较小型号的内镜开始，有助于通过狭窄处。

如果狭窄处允许管镜通过，则外科医生在进镜时需要小心并同时仔细检查气道。内镜可向前推进越过狭窄处直至隆突水平。此时，让助手在支气管镜的门牙水平处系第一条缝合线。将管镜轻轻拉回到狭窄处的远端后，在门牙水平处系第二条缝合线。在黏膜异常水平位置的标记比物理性狭窄处的标记更加重要。随着将管镜的回

退，在狭窄处近端水平及声门水平处用另外两条缝合线在支气管镜上标记。如此，在支气管镜上提供一个气管的逆行图，显示了狭窄长度，以及狭窄处分别到气管和声门的距离，从而可以拟订进一步的介入治疗方案[4]（图 22.3）。

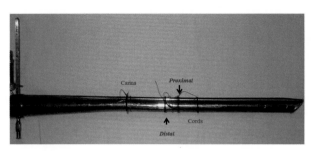

图 22.3　气管狭窄的评估。近尖端处缝合线标记的是声门水平，随后是近端狭窄水平，然后是远端狭窄水平，最后是隆突水平。在支气管镜身上呈现的是气管的逆行图

22.8　支气管镜下分期

22.8.1　硬质支气管镜的评估

硬镜基于肿瘤的位置来评估其直接侵犯程度；可依据隆突分叉对隆突下结节状况进行评估。通过基于纵隔肿块和恶性肿瘤中线形成的气管侧向弯曲程度判断是否存在肿瘤和外在压迫。

可以通过横向移动管镜感受其阻力大小来评估隆突的固定性。

22.8.2　经支气管针吸与支气管内超声检查

使用纤维光学支气管镜进行 EBUS 可以对不同部位的淋巴结进行取样。经支气管针吸法是通过针吸对淋巴结进行取样的[6]。而 EBUS 的出现为针吸取样增加了一些安全性，因为操作者在操作过程中可以实时观察结节并同时进行活检。因此，EBUS 是一种评价肺癌肺门和纵隔淋巴结安全有效的技术[7]。因支气管内超声的高诊断率，致使宫颈纵隔镜数量大幅度的减少。其具体技术和工具因超出了本章范围，不在此章叙述。

22.9　治疗性支气管镜检查

22.9.1　气管支气管灌洗

确保所有必需的套件可以使用。硬质支气管镜和硬质吸引器在检查中可以同时提供通气和快速清除吸入物。而在使用可曲式支气管镜时，管镜置入后重要的是要先清除气管内所有凹陷处的分泌物，从清除健侧支气管的分泌物开始，到完成所有肺叶孔的清洗。使用可曲式支气管镜可以清洗至肺叶段支气管开口处。

22.9.2　气管狭窄的扩张

使用硬质支气管镜进行气管扩张是最重要的治疗性介入措施之一。目前，已有各式扩张器可用于扩张气管。

Porjees 扩张器是一种硅胶材质扩张器，而 Chevalier-Jackson 扩张器则是一种将木质扩张器安装在长金属杆上的气管扩张器（图 22.4）。

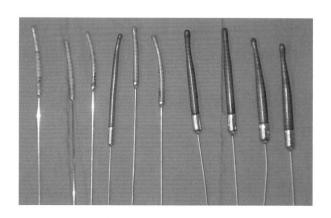

图 22.4　Chevalier-Jackson 气管扩张器

硬质支气管镜置入至狭窄处的近侧，以稳固气道。扩张器在润滑剂作用下逐渐向前推进以轻轻扩张气管。扩张器的尺寸受管镜的尺寸限制，扩张器越大，管腔内可活动空间越小，并影响喷射通气。

使用 Chevalier-Jackson 扩张器，一个实用的技术是先用一个扩张器越过管镜尖端并通过狭窄处，然后再置入第二个扩张器同样通过狭窄处。将两个扩张器一起轻轻地同时回退，如此可以获得更宽的扩张直径，并保持通风腔（图 22.5）。一旦扩张器将狭窄处扩张至可以让支气管镜的尖端进入，便将尖端向前推进，将镜体作为扩张器使用。将患者头部转向左侧后，将镜体推进至右主支气管可获得最大程度的扩张。

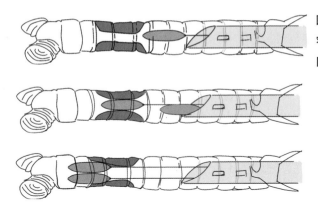

图 22.5　使用两个扩张器逐渐扩张狭窄气管的扩张法不受支气管镜直径的限制

支气管镜须保持原位几分钟,以持续的压力破坏狭窄处的纤维组织。

每隔一段时间便可进行重复扩张,而对于连续扩张失败的患者则考虑行手术治疗。

22.9.3　支气管内肿瘤消融术

在以治疗性和姑息性为目的的支气管内肿瘤消融术中支气管镜检查是一项基本技术[8]。术前影像和 MDT 讨论是必要的,这样可以确定术前计划方案。依据所在地单位实际情况,外科医生处理支气管内病变有各种不同的选择,每种操作模式均视当地情况而定[3,9] (图 22.6)。

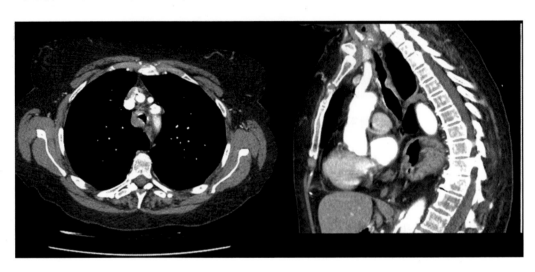

图 22.6　CT 显示气管内肿瘤。气管肿瘤激光消融前腔内成分的横截面和重建图像

电刀利用高频电流产热，进而可以导致在较低温度下的凝固或在较高温度下的组织蒸发——用于腔内肿瘤消融[10]。电刀附在绝缘长钳子上，可以用于烧灼和切除组织，并在去除或切除肿瘤的同时控制出血。在这种操作中重要的是确保钳子是绝缘的，仅在钳尖处可释放电流。氩等离子电凝器是一种非接触式电灼烧，它可以使外生性支气管内肿瘤干燥和凝结，并能将可见支气管内病变所引起的咯血予以迅速止血[11]。激光疗法是利用激光的热能使支气管内组织凝结和蒸发[12]。目前大多数激光疗法是通过 Nd：YAG 激光器完成的。激光消融术中需要标准的激光预防措施，包括眼睛防护的激光安全培训和正确的设备使用。

光动力疗法（PDT）是在增敏剂和氧气存在下使用激光（通常是光谱的红色末端的 630 nm），通过单态氧激活复杂的通路导致肿瘤细胞死亡[13]。血卟啉衍生物等全身性光敏剂，能够选择性地保留并集中在肿瘤组织中，使肿瘤对特定波长的光敏感。

冷冻疗法是一种用于深度冷冻病变组织、止血或肿瘤消融的技术。

冷冻疗法是通过冰冻对局部组织造成延迟性破坏[14]。标准冷冻疗法是指将冷冻探针经支气管镜的器械通道插入，直接作用在靶组织上。通过反复的冻融导致靶组织坏死消融。然后进一步通过支气管镜提取和清除坏死物质。冷冻摘取术是使用探针对同一位置提取的残余肿瘤进行的摘取。

近距离放射疗法是经支气管镜对根治性和姑息性恶性疾病提供局部放射治疗[15]。

• 电刀和激光与外挂喷射通风设备同时使用时必须小心，因其存在发生火灾的风险。

• 可曲式支气管镜的活检通道中内含激光纤维穿过。

• 激光照射肿瘤时应确保照射方向与支气管树平行，以免造成支气管壁穿孔。

• 烟雾吸除很重要，因为它会妨碍视线；有时在纤维镜旁增加一个吸痰管是必要的，因为纤维支气管镜的吸取作用受到通道中激光纤维的限制。根据支气管内病变的大小，有时先缩小或消减肿瘤表面体积有助于激光照射基底部。

• 在医疗文书中应仔细记录使用激光消融的持续时间和焦耳能量。

• 接受支气管内消融术的患者可能因二氧化碳潴留、烟雾伤害以及导致阻塞性缺氧血管收缩的肺再灌注损伤等原因而出现呼吸衰竭。因此，即使是姑息性激光消融术，术后都应即刻为患者提供即时通气支持。

22.9.4 气道支架置入术

如前所述，气管支气管支架术可以使用纤维光学支气管镜或硬质支气管镜在全身麻醉或局部麻醉下进行。通过术前 CT 和支气管镜检查测量狭窄长度很重要。使用硬质支气管镜时，通气是持续进行的，先将支架加载装置置入支气管镜内，然后放置到最佳的位置。可以使用活检钳重新调整支架的位置；然而，如果狭窄位置是肿瘤瘤体的话，金属裸支架的调整将是一个挑战。纤维光学支气管镜下支架置入是经活检通道进行的。在透视引导下使用带 C 臂的支架是有优势的。

将支气管镜推进至狭窄水平处，其尖端位于狭窄近端侧。将一个长金属吸引器放在患者胸部，在透视引导下与支气管镜尖端相对应。一旦两者位置一致，在胸部放置一根针在皮肤上标记该部位。然后，将支气管镜推进通过狭窄处直至狭窄远端侧。重复步骤，放置第二根针标记狭窄的远端侧。置入支架导丝，经纤维光学支气管镜穿过狭窄处。将支架加载在导丝上并放置在最佳位置，使支架的放射学标记与皮肤表面的两个针的标记位置对齐，以确保其处于最佳的位置（图 22.7）。支架是在屏幕实时监控下展开的，以确保位置准确。

当支架放置位置合适后，将纤维光学镜穿过支架以清除所有分泌物。一旦支架置入好后，始终确保对放置位置进行屏幕截图保存并立即拍摄术后胸片作为支架位置的基准。

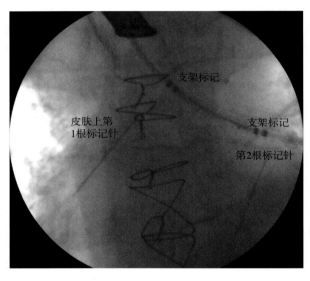

图 22.7　气管支架。透视引导下右主支气管的气管支气管支架置入术；皮肤针头标志着狭窄的近端侧和远端侧；支架标记与针头标记校准后再展开

支架标记

皮肤上第
1根标记针

支架标记

第2根标记针

22.9.5　清除异物

异物吸入通常伴有典型的阵发性咳嗽、喘息和患侧呼吸音减弱三联征，儿童尤其如此。异物所致急性表现可能有助于清除；而慢性症状表现通常伴有梗阻物的影响，使得支气管镜下清除具有挑战性。

大多数异物是通过硬质支气管镜进行清除的，在通过控制气道帮助患者通气的同时进行异物清除。外科医生有各式取物设备可供选择，包括精密的光学抓钳、圈

套、Dormia 取石篮或 Fogarty 气囊等[4]。花生是异物清除中的一个挑战，因为花生油
会引发局部化学炎症，使清除变得很困难。

22.9.6　气管造口术指南

气管造口术置管通常在重症监护室进行，使用 Seldinger 法放置。支气管镜检查
可为安全放置气管造口提供一些指导。经皮气管造口术的引进大大减少了声门下放
置手术，但同时也引发了患者声门狭窄这一复杂问题。

需要考虑的要点：

● 硬质支气管镜在进行经皮气管造口术同时提供了通气功能。它还在扩张气管
的同时提供了一个硬性支撑。

● 可曲式支气管镜可经气管插管使用。

● 操作人员在使用经皮定位针时要小心，以免损坏纤维镜。

22.10　支气管内减容术

随着支气管镜技术的不断发展，晚期肺气肿患者能够获得更好的生活质量[16]。
经支气管镜下置入支气管内瓣膜可用于治疗严重充气过度的肺气肿患者。瓣膜置入
是在清醒镇静或全身麻醉下经可曲式支气管镜置入肺部靶区。这些瓣膜可以有效地
防止空气进入靶向肺叶，同时允许肺叶内空气和分泌物的排出。这项技术同时包括
了使用一种称为 Chartis 导管的特殊导管对侧支通气功能进行评估。瓣膜先被预加载
到展开装置中，然后将展开装置穿过活检通道，最后在目标支气管的开口处展开。

支气管内线圈采用的是镍钛合金线圈，其可以通过改善肺部弹性进而改善临床
症状[17]。线圈经支气管镜放置，首先将一根导丝置入段支气管中，并在填充器中将
线圈先拉直。然后将线圈在支气管中展开，在取出展开器后，线圈会因为形状记忆
呈现出曲线形状。

22.11　支气管镜的罕见应用

在重症监护室中气管造口管脱落的情况下，硬质支气管镜可作为建立应急气道
的一种工具。支气管镜可以经口直视气道，以指导直视下更换气管造口管。

在患者危急情况下行气管造口术时，可通过纤维光学支气管镜对气管造口管进
行直视下定位。或者，如果硬镜可用的话，可用于经气管造口管道进入气管建立一
个通气的气道，为最终的气管插管或气管造口术争取时间。然而，也只有在管腔定

位后才在气管造口术中使用硬镜，并需要由经验丰富的人小心操作。

22.12　支气管镜训练

　　支气管镜检查是一项基本技能，普通胸外科学员均须具备这项技能。硬质和可曲式支气管镜都应作为普通胸外科学员培训课程中的一部分，硬质支气管镜可以是紧急情况下的救命技能[3]。由于手术本身原因，这个技能的教学任务艰巨。

- 受训者需要熟知解剖和技术原理并具备在患者因缺氧而致氧饱和度降低之前进行手术的能力。
- 在非急诊择期手术患者身上进行训练，有助于在进行介入手术前掌握该技术。
- 近期模拟人体模型的出现，使外科医生能够在不影响患者护理的情况下教授学员。
- 外科医生必须将手术拆分成多个部分，让受训者可以分别进行训练。其中最困难的部分是勾住会厌穿过声门然后进入气管。
- 在新支气管镜系统中，外科医生可以通过教学镜或视频屏幕观察学员操作。
- 外科医生可以通过基于手术的结构化评估工具（PBA）进行评估并反馈给学员。

小结

　　支气管镜是外科医疗设备中必不可少的工具之一。胸外科医生必须也是一位专业的内镜医师，具备开展硬质内镜检查的能力，以区别于其他医学同行，并在进行治疗性手术时有着显著的优势[3]。培训胸腔外科实习医生掌握严格的内镜检查是必要的，因为这是一项救命技能，也是他们职业生涯中一项极有用的技能。

　　感谢已故的 FL Collins 先生向许多在英国的进修学者传授了支气管镜技术的学问。Akhash V Rathinam 提供的插图。

（黄显聪　译，杨迅　校）

参考文献

1. Warren W，Faber P. Bronchoscopic evaluation of the lungs and tracheobronchial tree. In：Shields T，LoCicero J，Reed C，Fiens R，editors. General thoracic surgery. Philadelphia：Lippincott Williams & Wilkins；2009. p. 286 - 7.

2. Ikeda S,Yanai N,Ishikawa S. Flexible bronchofiberscope. Keio J Med. 1968;17;1 − 16.

3. Abbas AE. Endoscopy：bronchoscopy and esophagoscopy. In：Kaiser LR, Kron IL, Spray TL, editors. Mastery of cardiothoracic surgery. Philadelphia；Lippincott-Raven；2013. p. 4 − 13.

4. Grillo H. Diagnostic endoscopy. In：Grillo H, editor. Surgery of trachea and bronchi. London：BC Decker；2004. p. 162 − 70.

5. Du Rand IA,Blaikley J,Booton R,Chaudhuri N,Gupta V,Khalid S,Mandal S,Martin J,Mills J, Navani N,Rahman NM,Wrightson JM,Munavvar M. British Thoracic Society guideline for diagnostic flexible bronchoscopy in adults；accredited by NICE. Thorax. 2013;68(Suppl 1)；i1 − i44.

6. Holty JE, Kuschner WG, Gould MK. Accuracy of transbronchial needle aspiration for mediastinal staging of non-small cell lung cancer；a meta-analysis. Thorax. 2005;60;949 − 55.

7. Tournoy KG, Annema JT, Krasnik M, Herth FJ, van Meerbeeck JP. Endoscopic and endobronchial ultrasonography according to the proposed lymph node map definition in the seventh edition of the tumor,node,metastasis classification for lung cancer. J Thorac Oncol. 2009;4;1576 − 84.

8. Petrou M, Goldstraw P. The management of tracheobronchial obstruction：a review of endoscopic techniques. Eur J Cardiothorac Surg. 1994;8;436 − 41.

9. Du Rand IA,Barber PV,Goldring J,Lewis RA,Mandal S,Munavvar M,Rintoul RC,Shah PL,Singh S,Slade MG,Woolley A. British Thoracic Society guideline for advanced diagnostic and therapeutic flexible bronchoscopy in adults. Thorax. 2011;66(Suppl 3)；iii1 − 21.

10. Hooper RG. Electrocautery in endobronchial therapy. Chest. 2000;117;1820 − 1.

11. Okada S, Yamauchi H, Ishimori S, Satoh S, Sugawara H, Tanaba Y. Endoscopic surgery with a flexible bronchoscope and argon plasma coagulation for tracheobronchial tumors. J Thorac Cardiovasc Surg. 2001;121;180 − 2.

12. Venuta F,Rendina EA,De GT,Mercadante E,Francioni F,Pugliese F,Moretti M,Coloni GF. Nd： YAG laser resection of lung cancer invading the airway as a bridge to surgery and palliative treatment. Ann Thorac Surg. 2002;74;995 − 8.

13. Moghissi K, Dixon K, Thorpe JA, Stringer M, Oxtoby C. Photodynamic therapy (PDT) in early central lung cancer；a treatment option for patients ineligible for surgical resection. Thorax. 2007;62； 391 − 5.

14. Maiwand MO,Homasson JP. Cryotherapy for tracheobronchial disorders. Clin Chest Med. 1995;16； 427 − 43.

15. Stout R,Barber P,Burt P,Hopwood P,Swindell R,Hodgetts J,Lomax L. Clinical and quality of life outcomes in the first United Kingdom randomized trial of endobronchial brachytherapy (intraluminal radiotherapy) vs. external beam radiotherapy in the palliative treatment of inoperable non-small cell lung cancer. Radiother Oncol. 2000;56;323 − 7.

16. Venuta F, De GT, Rendina EA, Ciccone AM, Diso D, Perrone A, Parola D, Anile M, Coloni GF. Bronchoscopic lung-volume reduction with one-way valves in patients with heterogenous emphysema. Ann Thorac Surg. 2005;79;411 − 6.

17. Shah PL, Zoumot Z, Singh S, Bicknell SR, Ross ET, Quiring J, Hopkinson NS, Kemp SV. Endobronchial coils for the treatment of severe emphysema with hyperinflation (RESET)；a randomised controlled trial. Lancet Respir Med. 2013;1;233 − 40.

第 23 章
获得性气管狭窄

Douglas E. Wood

摘要

呼吸道疾病相对比较少见。大多数胸外科医生只偶尔会遇到有气管异常的患者。良性和恶性病灶所致的中心气道阻塞都会造成显著的发病率和死亡率。成功的气道管理能够纠正或缓解即将发生的窒息、呼吸困难和阻塞性肺炎。气管切除和重建可以避免行终身气管造口术,并允许良性狭窄患者保留喉功能及为气道肿瘤提供以根治性为目的的治疗。

关键词

气管狭窄;插管后;声门下狭窄;介入性支气管镜;气管切除术;气管重建

23.1 引言

气管切除和重建最常见的指征是插管后或气管造口术后狭窄。其他如原发性气管肿瘤、肿瘤侵犯气道和特发性气管或喉气管狭窄等也是气管重建手术的指征。气管重建手术常被认为是高发病率和死亡率的复杂手术。这种认识阻碍了它成为许多患者的可行性治疗选择。然而,选择合适的患者,结合精心规划的麻醉气道管理、细致的手术技术和精心的术后护理,可以获得良好的效果。

因为目前许多治疗方法侧重于症状缓解,而不是任何一个定量终点的改善,所以在气道治疗过程中必须重点关注患者的症状情况。此外,需要充分了解患者的主

D. E. Wood, M. D. , F. A. C. S. , F. R. C. S. Ed.
Department of Surgery, University of Washington, Seattle, WA, USA
e-mail:dewood@u. washington. edu

要潜在疾病，配合介入治疗时机，以取得最优的成功结果。

随着高容量低压套囊导管的出现和对通气的细心管理，如今气管插管后狭窄在 ICU 患者中较为少见。然而，气管插管后狭窄仍然被认为是气管切除和重建最常见的病因。套囊所致损伤主要是由于长时间的压力导致气管软骨全层坏死所致。这会导致周围瘢痕挛缩，通常在拔管后 3 ~ 6 周出现典型症状（图 23.1a）。气管造口术后造口狭窄发生在患者拔管后，因气管造口术后的气管前大块缺损导致前瘢痕挛缩所致。气管狭窄的病因通常会导致 "A 型" 外观形成，即对比后部正常膜壁，前部膜壁相对狭窄（图 23.1b）。

图 23.1 （a）套囊原因所致气管插管后狭窄的典型环形瘢痕形成。（b）前壁 "A 型" 外观：气管造口术后造口狭窄——前部膜壁狭窄，后部膜壁正常

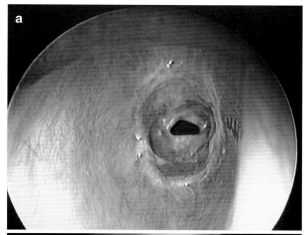

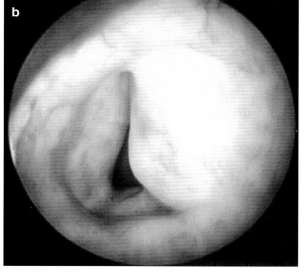

要点 1：虽然套囊所致气管狭窄的环向瘢痕形成可行气管扩张治疗，但造口狭窄行气管扩张则没有任何获益。正常后膜壁具有顺应性并能释放扩张力，但在扩张完成后其便回复至正常位置。这可以防止对前壁瘢痕区域产生任何严重的影响。

良性气管狭窄的其他病因包括外伤、炎症或特发性。合并颈部或胸部受伤或气道手术创伤的患者，气管狭窄有时在受伤初始未被发现，但会因继发性气管狭窄在较晚时间出现症状。严重的气管感染和一些胶原血管疾病可导致急性和慢性炎症进而伴发继发性气管狭窄。特发性气管狭窄最常见于 30～60 岁女性，常见位置在环状软骨水平，常伴有不同程度的声门下受累。

气管肿瘤极为罕见，仅占呼吸道所有恶性肿瘤的 0.2%。其中鳞状细胞癌和腺样囊性癌两种最常见，占上呼吸道所有原发肿瘤的 2/3 以上。鳞状细胞癌患者主要以吸烟者为主，发病高峰年龄在 60～70 岁，以男性为主。腺样囊性癌患者的年龄在 30～70 岁间均匀分布，在性别上也是均匀分布。继鳞状细胞癌和腺样囊性癌之后，较常见的气管肿瘤则是类癌和黏液表皮样肿瘤。也有源自上皮和间叶细胞的各种罕见气管肿瘤伴有不同恶性程度。

要点 2：了解这一点很重要，几乎所有气管肿瘤都波及到气管全层，并可延伸到气管旁组织，因此极不可能仅通过内镜治疗便治愈。由于这些肿瘤，特别是腺样囊性癌和黏液表皮样肿瘤，具有长期自然病史，最初的内镜治疗可能会有效。然而，一期重建切除术仍是几乎所有气管肿瘤的首选治疗方法。

未经治疗的气管肿瘤，即便是良性的，但由于气道阻塞的风险，也会导致其预后较差。如果气管肿瘤的手术切除长度小于气管纵向长度的一半，并且没有无法切除的局部周围结构浸润，均应考虑切除。放射治疗作为外科手术的辅助手段发挥着重要作用，因为放疗至多会使气管原发性肿瘤切除和重建后手术边缘处变狭窄。在治疗这些肿瘤方面有丰富经验的临床中心，对鳞状细胞癌和腺样囊性癌常规推荐行术后放射治疗，即使无淋巴结转移或切缘阴性。快中子放射治疗对头颈部小涎腺肿瘤具有良好效果，所以经常被用作不可切除的气管腺样囊性癌的替代方法。

23.2　患者评估

23.2.1　症状和体征

呼吸道疾病可因患者逐渐发病的疾病过程和代偿机制而被延迟诊断。在患者有潜在心脏或肺部疾病或缓慢适应逐渐的恶化症状时，经常在运动时呼吸困难等症状会被忽略。因此询问患者的伴随症状，如喘息、分泌物清除困难、反复感染和喘鸣等，有助于在诊断时与气道鉴别。

要点：有症状的气管狭窄患者通常有长期的成年哮喘发作史，这种患者对标准治疗模式不敏感。与未确诊的气管狭窄相关的异常喘鸣症状常被误认为是"喘息"，因为哮喘和相关的支气管痉挛在初级保健医师中相对更常见。

中央气道阻塞的症状一般不易被发现，可能在很长一段时间内都无法确切诊断。运动时呼吸困难是严重气管狭窄患者的主要症状，但这些患者同时也可能出现喘息、喘鸣、咳嗽、分泌物清除困难、反复呼吸道感染或声音嘶哑等症状。气管或支气管肿瘤患者也可出现上述任一症状，但除此之外可能还有咯血。仔细地询问病史应能得到以前的颈部或胸部创伤，长时间插管或气管造口，或原发性恶性肿瘤或纵隔恶性肿瘤侵入邻近组织所引发症状的证据。评估症状的严重程度及其持续时间有助于确定气道异常的病因和敏感度。气管横截面减少 50% 时通常在明显活动后才会出现呼吸困难，而在管腔缩小到横截面积的 25% 以下时，则在休息时也会产生呼吸困难和喘鸣症状。尽管患者在严重狭窄时会有合理代偿，但仍有极少数患者会因气道水肿或分泌物而出现严重的危及生命的恶化。这些症状的出现高度提示中央气道异常。

在其中一些患者中，体检结果可以是正常的或接近正常的。但通常患者会存在呼吸延长、喘息、喘鸣或因声带气流减弱而发出的微弱或嘶哑的声音等症状。气流阻塞症状包括支气管呼吸音增强、胸骨上的吸气和呼气振动、呼吸辅助肌肉的使用、分泌物残留或阻塞性肺炎所致症状等。以前的创伤或手术介入所致的颈部或胸部的疤痕也可能是当前气道异常的病因。

23.2.2　术前检查

患者的定量评估应以放射学和支气管镜检查为主。胸部正位和侧位平片常能为近端气道狭窄提供诊断证据，而远端病变则常因气道阻塞征象而诊断，如肺不张和支气管充气征。通过正位、侧位和斜位的气管透视图则可以进一步确定是否存在气管肿瘤或狭窄。CT 在气道恶性肿瘤的评估中非常重要，可显示病变大小和局部范围以及周围组织侵犯情况。经矢状面和冠状面重建的精细螺旋 CT 则可以显示良性病变很精确的气管支气管解剖定位。动态 CT 或 MRI 可为气管支气管软化症的中央气道塌陷或远端空气潴留提供放射学依据。

要点 1：肺活量测定和流量 - 体积循环检测在中央气道异常诊断中无特异性及敏感性。它们在这些患者的决策处理中很少起作用，并且不影响医生延迟或继续做治疗。

支气管镜检查对气管支气管异常的诊断和初步评估至关重要。支气管镜检查为气道异常的性质和程度提供了最准确的评估。它可以确定病变的解剖位置和直径，以及与重要解剖标志的关系，如环状软骨和隆突；也可以鉴别炎症和红斑，以及作为肿瘤黏膜下侵犯的依据。

可曲式支气管镜检查通常作为一种初始检查手段，因为它在低度麻醉下有良好的耐受性，并且可以对清醒患者进行气道的动态评估。由于可曲式支气管镜检查在一些患者有诱发气道阻塞的可能，因此操作者也应对硬质支气管镜检查有一定的了解并接触过。硬质支气管镜检查是气道控制和紧急气道缓解的最好方法，所以也应作为医生评估气道阻塞的常规选择。在严重的气管阻塞或支气管阻塞的情况下，使用硬质支气管镜进行扩张，肿瘤核心清除，激光烧灼或支架置入可以获得有效的暂时缓解，使患者能完成医疗检查并行择期外科手术。硬质支气管镜检查在治疗上可以更灵活，如进行球囊扩张、激光治疗和病灶减瘤术等。特别是可以使操作者能够更准确地描绘出气道病变的严重程度和纵向范围，以及与隆突和声带等结构的关系。支气管镜检查中可以而且应该对病变进行活检，并且在计划手术切除时应对病变的近端侧和远端侧组织进行评估。

要点2：有症状的中央气道阻塞患者进行最初的支气管镜检查时，应在一个可以进行硬质支气管镜检查的手术室中进行，并配备有介入性支气管镜检查经验的麻醉师和护士。

要点3：硬质支气管镜检查在观察解剖结构和开始治疗性介入手术的同时可以通过支气管镜进行通气。这是最安全和最可靠的方法，以确保在进行初步内镜评估过程中有一个安全的气道。

技巧1：许多支气管镜检查者在硬质支气管镜检查时喜欢进行间歇通气或高频喷射通气。然而，通过支气管镜的侧孔进行的标准通气，在直视下治疗性介入手术期间可以进行持续的通气支持。这也可以避免喷射通气中同时出现的血液的干扰和雾化及分泌物。

要点4：当通路暂时用于进行活检、抽吸或其他介入手段时，通过与麻醉师密切配合有效的进行通气和暂停通气。

23.2.3 初步处理

大多数患者会有择期或限期内进展性症状，进而诊断呼吸道异常。然而，一些患者由于狭窄的急性进展或病情恶化，如上呼吸道感染，则会出现急性呼吸窘迫症状。对于这些患者，及时干预可以挽救生命，并应立即尽可能稳定气道。

要点1：气管插管多半是不可行的，甚至是有危险的，极有可能导致完全的气道阻塞。对于大多数患者来说，紧急气管切开术或环甲膜切开术因为插入点在严重狭窄位置之上所以效果不明显。纤维光学内镜检查也应避免，因为它能引起咳嗽、出血或进一步黏膜水肿导致完全的气道阻塞。

严重气道狭窄患者应置于安静的房间，并给予非常温和的镇静药和冷湿氧。

雾化外消旋肾上腺素和静脉注射类固醇则是通过减轻炎症或梗阻的水肿成分起作用。以上这些措施会暂时改善症状，为进行紧急硬质支气管镜检查做准备，以完成气道评估和暂时性缓解。

如前所述，在良性和恶性气管支气管病变中，通气性硬质支气管镜是进行气道控制和初始稳定最安全有效的手段。尽管硬质支气管镜检查存在需要全身麻醉的不足，但它也有显著的优势，即在气道评估同时可以提供通气，并且内镜医生可以直接建立安全气道至严重狭窄处。其他优点包括其操作设备较大，便于进行腔内组织的机械清创及分泌物和血液的清除。

要点 2：全身麻醉下的硬质支气管镜检查也确保了麻醉师和护士团队能够处理在严重狭窄的初步治疗中出现的并发症。

在良性狭窄患者中，其狭窄区域通常在评估远端气道并建立令人满意的稳定气道前便需要进行扩张。开始扩张时，可以通过硬质支气管镜使用木质食管扩张器对非常狭窄处进行连续扩张。不太严重的狭窄则可通过儿科硬质支气管镜逐渐扩张。使用流体静力球囊扩张也是非常有效的。扩张后将支气管镜伸进远端气道对疾病的远端侧进行评估，并使气道得到暂时性稳定，以便限期进行最终的手术矫正。

恶性病变者最好先以硬质支气管镜穿过肿瘤进行初步检查，以实现远端侧充分通气，并对远端气道进行评估。操控支气管镜通过肿瘤的本质在于使气道得到扩张，这将能够获得即刻短期缓解。在绝大多数情况下，这些操作将提供临时气道稳定性，以完成对患者的评估和最佳治疗决策，如果适合手术，则可以限期进行。

技巧 2：如果狭窄处有肿瘤侵入腔内，则可以通过硬质支气管镜尖掏空肿瘤中心组织（用或不用活检钳）。这也能为病理检查提供诊断性组织（图 23.2a，b）。

23.3 患者准备

如果患者遵循上述的初始处理策略，则几乎都不需要进行紧急气管切除术。尽管患者可能出现严重和紧急症状，但实际上内镜总能使其获得缓解（至少是暂时性的），如此便可以进行计划性的择期或限期气管切除和重建。

要点 1：严重的中央气道阻塞应进行肿瘤核心清除以进行扩张或打开通道，在考虑手术前清除远端分泌物并消除任何肺炎。

要点 2：在进行气管重建手术前，应使用抗生素和（或）类固醇治疗黏膜炎症。

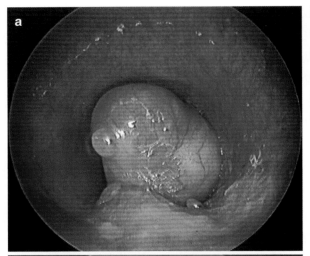

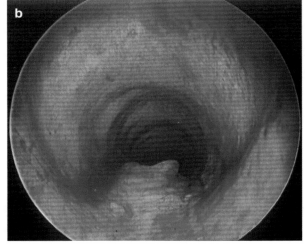

图23.2　（a）初始支气管镜可见近端阻塞性气管腺样囊性癌。（b）使用硬质支气管镜进行腔内肿瘤中心清除后的气管管腔。这样可使气道获得即时性稳定，并为组织学诊断提供大组织样本

23.4　麻醉管理

　　麻醉师和外科医生之间的密切合作对于气管或隆突病变的成功治疗至关重要。如有必要，外科医师应在麻醉诱导时立即使用硬质支气管镜以固定气道。使用混合吸入和静脉麻醉剂，能够在保持自主通气的情况下，提供最安全可控的诱导直到建立满意的气道。实际上，心肺转流术在中心气道切除术的术中管理中是没有必要的。如果在狭窄病变中进行喷射通气，则有潜在的危险。手术中，通常经无菌气管插管在横断气道远端侧最易进行标准通气（图23.3a）。这过程不需要额外的设备或操作经验，而且还有一个额外的优点，即带袖套的管子可以防止血液吸入远端气道。

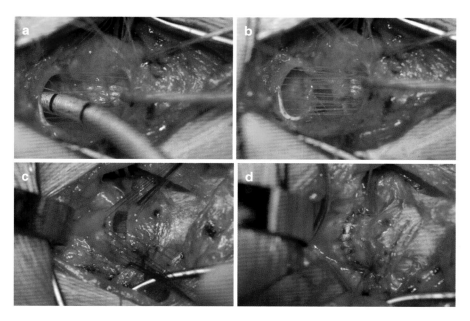

图 23.3 （a）颈部气管切除术并无菌气管导管置入气道远端进行标准通气。（b）在经口气管导管通过开放式吻合口进入气道远端之前，颈部气管切除术中已放置所有吻合口缝合线。（c）颈部气管切除术中横向牵引缝合，完成近端和远端气道的近似吻合。（d）完成颈部气管吻合

技巧：喷射通气在气道重建过程中有一定作用，因为它可以通过较小体积和硬度的导管进行传送。

要点：喷射通气的明显缺点：血液可能会吸入远端气道，会使手术团队周围有血液雾化，以及如果导管卡在远端气道中则会有较高风险的气压伤。

23.5 手术技巧

气管切除技术在过去 40 年中不断发展。最初，气管切除术的安全长度仅限于 2 cm。Grillo 等[1,2]开创的气管切除和重建术则将安全有效长度提高至 5~6 cm。其中有部分原因是气管狭窄经验及近端和远端气管松解术的发展，使开展无张力重建术成为可能。此外，声门下[3]和隆突[4]切除术分别因更多的近端和远端气管肿瘤出现而持续发展。

内镜评估过程及其稳定性可为最终进行气管支气管切除和重建提供选择。对于良性气管病变，如果病变小于气管长度的一半，大部分都可以切除并进行初步重建。气管重建的主要禁忌证包括需要持续的机械通气、不能完全切除并进行初步重建的

病变（病变约占气管近一半）、活动性感染或炎症性病变，或非控制性系统性疾病如韦格纳肉芽肿或结节病引起的狭窄。

尽管气管切除和重建是一个重要的手术，但在生理学方面通常是微不足道的，因为疼痛小，液体丢失少，失血少，血流动力学稳定，因此即使有严重的合并症也通常不是手术禁忌证。然而，气管切除和重建也是一项重要的工作，需要有复杂的围术期气道管理经验、对切除程度的判断，以及对气道重建技术细节的一丝不苟。很明显，其中技术或判断的失误可能危及生命。因气管无人工假体替代物及气道切除范围有限制，在重建中的初步尝试成功非常关键。

大多数良性狭窄的手术是经颈部切口进行的，极少需要开胸手术。重建的原则包括切除至正常气道，切除段外的最小解剖以避免血管离断，以及利用各种标准和扩展松解技术进行无张力吻合一期重建。在有些情况下，因近端气管狭窄病变延伸至声门下喉，需要切除前环状软骨和喉气管重建。气管切除和重建术对气管狭窄的治疗效果可靠、持久，且并发症发生率和死亡率低。良性狭窄行气管切除术94%患者是成功的，仅有4%的失败率和2%的死亡率[1]。

绝大多数良性气管狭窄患者手术切除位置在颈部低切口，不需要行胸骨切开或开胸手术。而远端气管病变或隆突肿瘤则最好行右侧开胸手术。胸骨正中切开术很少用于气道切除和重建，尽管有时此处手术切开结合颈部切口可以为需要广泛气管切除和重建的患者提供更好的通道。

技巧1：对于伴有颈椎后凸的老年患者，通过颈部切口进入到胸腔内气管是一个重大的挑战。这些患者行经胸骨正中切开术可以为安全气管切除提供重要的更多的暴露视野。

要点1：老年或后凸患者的气管活动度可能较低，可将气管切除的范围限制在长度的25%~30%，而不是通常认为可行的潜在长度的50%。

气管、隆突或支气管异常的气道切除和重建的原理相似。为了维持气管支气管的血液供应，气道的解剖仅限于要切除的区域，在病理学上必须完全切除到正常气道，并采用各种松解技巧来实现无张力吻合。在大多数气管切除术中，可以沿着颈部弯曲彻底展开无血管的气管前平面，以获得充分的气道松解，而这种松解也可持续到术后早期。精准放置间断可吸收缝线可以实现密闭吻合，纠正远端和近端气道之间的尺寸差异，以及极少的吻合肉芽（在实现无张力吻合的情况下）（图23.3b-d）。

气管重建手术的进展得益于对气管血供有了一个清楚的认识。Salassa等对气管血供进行了一次全面而明确的研究并于出版1977年[5]。他们描述了气管血供的不同来源以及5条侧支动脉血供途径。血供主要来源于甲状腺下、锁骨下、肋间上、乳腺内、无名及上、中支气管动脉。这些报道的血供途径中有显著影响的是，气管血

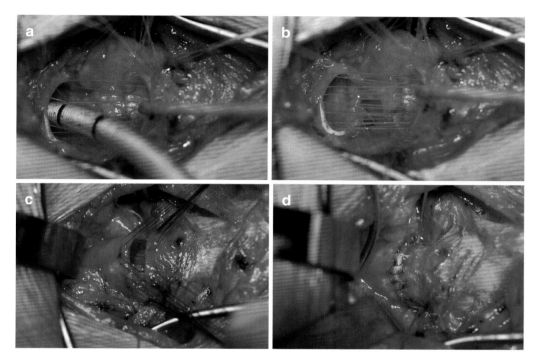

图 23.3　（a）颈部气管切除术并无菌气管导管置入气道远端进行标准通气；（b）在经口气管导管通过开放式吻合口进入气道远端之前，颈部气管切除术中已放置所有吻合口缝合线；（c）颈部气管切除术中横向牵引缝合，完成近端和远端气道的近似吻合；（d）完成颈部气管吻合

供是分段的，必须保留气管侧支血供以维持气道的存活。为提高气管活动性而中断侧支血供和进行气管骨骼化，将导致吻合高并发症发生率和潜在的残余气管破坏性长段缺血性坏死。通过这些知识和经验，在气管外科手术中产生了一个主要原则，即近端和远端气管边缘的骨骼化仅在完成吻合所需的程度上进行，通常为 5～7 mm。

　　对于良性疾病，颈部切口适用于除最远端病变以外的所有病变。气管是被包绕住的，所以进行解剖时应贴近气管壁。

　　技巧 2：在大多数情况下，寻找喉返神经是不必要的，甚至是危险的。相反，通过仔细紧贴气管壁进行解剖，形成正确的后气管旁平面，有助于避免喉返神经损伤。

　　要点 2：为了避免无意中损伤喉返神经，禁止在气管食管槽中进行过度的器械回撤、过度烧灼或用镊子乱抓。

　　将要切除的气管范围暴露出来，气管前平面是从环状软骨到隆突和每个主支气管前部。

　　技巧 3：气管前平面进展情况与纵隔镜检查最初阶段进行的解剖相似，手术中如果有需要，可以使用纵隔镜辅助。

要点 4：如果患者以前做过纵隔镜检查，气管旁瘢痕会使解剖正常气管前平面变得更加困难，无张力吻合可能导致气管活动度受限。

气管肿瘤切除术术前需要对肿瘤的纵向和径向范围，以及有无远处转移性疾病的存在进行仔细评估。与其他实体肿瘤一样，外科治疗需要进行根治性切除，而对于那些不包含在气管切除和初步重建手术范围内的肿瘤患者，则可不行手术切除。

手术入路取决于肿瘤的位置。其中上呼吸道肿瘤是通过颈部切口探查。部分或完全正中胸骨切开则有利于气管中部位置的暴露。而右后外侧开胸术则主要用于暴露远端气管和隆突的病灶。

Grillo 报道，74%（147/198）的气管肿瘤切除使用了这些手术方式[2]。而在这过去的 20 年里，同一大容量中心的数据显示其手术切除率已进一步提高到 84%[6]。

术前肿瘤真正的镜下浸润范围很难估计。每个手术病例必须在术中进行冰冻切片评估切除边缘。然而，在进行气管或隆突切除术中，一旦存在镜下切缘阳性，则必须平衡重建的安全性与过度吻合张力导致并发症风险间的关系。鳞癌切缘阳性一般预示着预后不良，但矛盾的是，在腺样囊性癌中完全大体切除的显微镜下切缘阳性较为常见，但其与完全性切除的预后是类似的。强烈建议所有切除术后的鳞状和腺样囊性癌患者进行辅助放疗，即使在切缘不是阳性的情况下。这是因为切缘一般很小，且经验表明辅助放射治疗能降低局部复发率。

在良性和恶性病变中，侧牵引缝线均放置在近端和远端气管段计划切除区域以外。我们一般偏向于使用中等粗细的可吸收缝线围绕至少一个气管环，在 3 点和 9 点的位置（气管前部作为 12 点位置）进行全层缝合。在切除狭窄段时，先预先拔出口腔气管导管。切除后将无菌气管插管置入开放的远端气道段以接受标准通气（图 23.3a）。

技巧 4：远端牵引缝线有助于控制远端气道段，在气管导管上方相互交叉可起到固定气道和防止移位的作用。

技巧 5：在口腔气管导管末端缝合一根小导管，以便在切除和重建手术期间将气管导管完全退出后，可以在吻合完成前为重新插入远端气道提供一个简单的引导作用。

间断编织缝线在开放气管段上自后位开始（6 点钟位置）到前位结束（12 点钟位置）依次放置。间断缝线需要小心放置并纠正任何尺寸不匹配。排列特定的解剖标志物：膜软骨连接点、气管中线（通过查看预先存在的侧向牵引进行划分）和前 12 点钟位置，有助于间断缝合。

技巧 6：将缝线先从每侧气管后部到中部，再从中部到前部分成 4 个连续象限进行放置是有帮助的。每一组缝线均按顺序排列夹持并放置在手术纱布上，类似于在心脏瓣膜置换过程中组织缝合的技术。

技巧 7：助手在放置相邻的缝线时，应先用夹子或神经钩将先前的缝线固定在一边，如此便可以将缝线与放置顺序相反的顺序进行打结，而不是打在更前面的缝线下面。这一点对后缝线来说特别重要，因为前象限在操作中通常较容易保持直线。

要点 5：前部的缝线应拉得最紧，这样有助于放置颜色不同的较粗缝线，如前所述排列象限。

在放置好所有环形吻合口缝线后，将气管导管移除，并轻轻地撤回连接到口腔气管插管的导管，与此同时麻醉师将导管经开放气道重新插入至远端气管，然后连接至口腔气管插管恢复通气。在尝试将气管近端和远端连接在一起之前（见下文气管松解操作说明），先调整颈部伸展的位置以使颈部呈弯曲状态。

23.5.1　气管松解操作[7]

常规的气管松解操作是解剖无血管气管前平面和颈部弯曲。这两种操作都是简单有效的，对所有气管或隆突的切除均应常规进行。这两种操作在几乎所有短 – 段气管切除术中能保证进行无张力吻合，并且它们是唯一一种超过 90% 患者所采用的气道松解操作方式。

早期气管切除术的经验表明，在没有任何特定松解操作的情况下，气管切除并重建可长达 2cm。虽然，解剖无血管气管前平面很难量化可增加的切除长度，但这一操作后可能获得额外的 1 ~ 2cm 切除。展开气管前平面是一个简单的手术，同时有助于手术暴露。

要点 1：对于经胸气管或隆突切除术，气管前平面可以通过反向进行展开。将手指沿着头侧气管前平面插入，钝性解剖至甲状腺峡部水平。

技巧 1：经胸入路前行纵隔镜检查有助于在开胸术前广泛展开此平面。

颈部弯曲和伸展对气管张力有重要影响。在中立的头部位置时，颈部与胸内气管间的量比在个体间存在着很大差异。对于一个颈部较长灵活的年轻人，在颈部完全伸展时，多达 60% 的气管位于胸部入口上方。反过来，同一个人，在颈部弯曲时会使颈部气管下移至纵隔，导致环状软骨位于胸部入口的水平，如此一来气管便全都在胸内。Milliken 等通过对人体尸体的研究发现，颈部弯曲 15° ~ 35° 时，进行气管套管切除术可以切除 7 个以上的气管环或约 4.5 cm 的气管，并且仍可完成端端吻合[8]。根据这一经验，我们可以推断，在已知的进行气道松解操作之前可切除的 2cm 之外，通过适当地使颈部弯曲至 35° 可额外增加约 2.5 cm 的可切除气管，而这种程度的颈部弯曲对患者来说通常还是舒适的。如果有需求，可以进一步使颈部弯曲超过 35°，如此能再额外增加 1 ~ 1.5 cm 的气管切除长度，但这可能会使患者在术后期间持续在一个更不舒服的状态。

　　经颈部入路暴露和切除气管病变的过程中，需要在患者肩下垫一个圆枕以使颈部获得最大限度的伸展。当完成吻合口缝线的放置后，打结前，在麻醉师的帮助下移除肩枕并辅助颈部向前弯曲，以实现近端和远端气管的端侧无张力吻合。头部弯曲并不是和插管时一样只是简单地抬高头部，而是将头部向前屈曲，使下巴向下朝向胸骨柄。

　　目前，有几种方法可以使患者在术后保持这个姿势。有些人甚至已经开发了精致的颈托，用于防止术后颈部伸展。

　　技巧2：维持术后颈部屈曲最简单、最经济且可能最有效的方法是在下巴到前胸上部之间放置一条保护性缝线。即在完成手术，颈部刚好处于所需位置时，在下巴尖的正下方和胸骨骨-柄结合处胸骨柄的软组织深处间放置一条粗的缝合线（图23.4）。

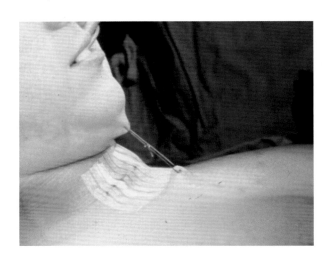

图 23.4　为防止术后早期颈部伸展，下巴至胸部的保护缝线用于保持颈部弯曲

　　要点2：相比于过分热衷于缝线的紧密度，使患者处于更灵活的位置显得更为重要及必要，因为缝合过紧会让人在术后期间感觉不舒服。

　　在切除最小气管长度的情况下，可有足够的空间使头部处于中立位置，并使用保护缝线防止患者术后颈部过度伸展。这些缝线能在患者睡眠或其他无意识运动时给予有效提示，以防止颈部伸展超过手术时确定的限度。目前还没有科学确定的保护缝线固定时间，但主要中心最常见的做法是维持缝线位置到术后第7天，然后再移除缝线。在移除缝线后，嘱患者自觉地避免颈部伸展——随着逐渐康复的同时他们将逐渐忘记这种限制，因为愈合后便不再需要运动限制了。

　　随着年龄的增长，颈椎弯曲的范围会有很大程度的变化，不过总体而言，颈椎活动度是逐渐下降的。既往颈椎疾病、脊柱后凸和高龄均会减少从颈部弯曲所获得的潜在获益。然而，在绝大多数气道切除手术中，颈部弯曲加上气管前解剖是减少吻合口张力所必需的。

尽管进行了气管前解剖和颈部弯曲操作，仍然存在吻合口张力过大时，可采用两种额外的选择性操作：喉松解和（或）肺门松解。其中约 8% 因插管后损伤接受气管切除术的患者和约 15% 因气管肿瘤接受切除术的患者进行喉松解手术是必要的。通过喉松解可额外获得 2~3 cm 的气管活动度[9]。

要点 3：喉松解所增加的活动性仅传递至近端气管，对远端气管和隆突的切除在提高活动性方面没有多大作用。

两种类型的喉松解操作均已有报道，即由 Dedo 和 Fishman 描述的舌骨下喉松解术和 Montgomery 报道的舌骨上喉松解术。舌骨下喉松解需要分离沿喉部上缘走行的甲状舌骨肌并进行喉上角的双侧分离，保留胸骨舌骨肌和肩胛舌骨肌，通过将甲状舌骨膜分开，使得喉部脱离舌骨软骨，如此能获得 2~3 cm 的总喉尾侧活动度。一些作者则是通过额外分离附着在甲状软骨后缘的下收缩肌，以使它的尾侧活动度增加至最大限度。这个手术常见的主要并发症是术后吞咽困难和吸入困难。在 Dedo 和 Fishman 的原始报道中，吞咽功能恢复需要 3~14 天，但其他作者也报道了舌骨下喉松解术后长期吞咽困难的高发生率。

Montgomery 开创了舌骨上松解术，通过分离舌骨上喉部悬吊附着点来松解喉、环状软骨和近端气管[9]。手术中包含了茎突舌骨肌、下颌舌骨肌、颏舌骨肌和颏舌肌的分离，以及对二腹肌附着点前面的舌骨进行双侧分离。这样舌骨和喉部尾侧可以下降 2~3cm，与舌骨下喉部松解术所获得的活动度相近。与舌骨下入路相比，通过声门上入路的术后吞咽功能障碍问题较少，同时两者所获得的近端气管活动度相近，因此通常首选声门上入路进行手术。然而，即便是患者接受了舌骨上松解术，相比于未接受喉部松解术其存在更大的问题，如术后吸气和吞咽困难。因此，只有在常规松解操作不足以提供低张力吻合时，才选择进行此手术。

肺门松解术为主支气管提供了显著的活动度，使隆突和远端气管的活动能更近头侧，并在下段气管释放吻合张力。

要点 4：肺门松解术对上颈部气管仅能提供很少的活动性，因此不常用于近端气管切除。

绝大多数远端气管或隆突切除术的右肺门松解是经右侧开胸术入路进行的，这也是大多数远端气道手术的主要途径。如有必要也可以通过胸骨正中切开术和胸腔镜来完成右肺门松解。尽管左侧肺门松解术也可用于提高额外活动性，但对比右侧肺门松解术仍不太令人满意，因为术后左主干支气管和肺门仍受主动脉弓的限制。

肺门松解是一个渐进性步骤，根据所需的活动程度而进行。首先，在经右开胸术气道切除中肺韧带分离是手术中的一个常规步骤，其可以使肺门向头侧方向进一步上升。其次，当需要额外活动度时，可以通过心包松解来完成，其主要是做一个在下肺静脉前侧、尾侧和后侧包绕下的心包上 U 形切口。最后，在分离附着于心房和腔静脉的心包折返后完成整个手术，如此右肺门和右主支气管获得 2～3 cm 的头侧活动度。

　　当所有的吻合口缝线都放置好并完成所需的松解术后，使用横向牵引缝线将气管近端和远端拉到一起。

　　要点 5：使用牵引缝线将气管端 - 端相互拉近的这一步骤也可用于解剖过程中评估纵向切除的安全范围和实现无张力吻合的能力。

　　然后将侧牵引缝线系牢，以完成部分气道缝合，并使其他吻合口缝线更容易打结，接着以与放置时相反的顺序进行打结，最后通过感觉系紧在气管后面无法看到的缝线。

　　要点 6：我们更偏向于使用可吸收编织缝线，因为其可有绳结松紧的触觉反馈及可以减少单丝硬 "结球" 的发生。

　　技巧 3：如果前面有些张力，助手可以通过手持并交叉相邻缝线来消除张力，以便打更细致的结。

　　在手术室，我们在手术后即刻便放置负压吸引球，并常规拔除气管插管。早期拔管是在手术室中进行的，如果万一需要重新插管，在手术室中更容易操作。套囊导管的移除则是为了降低黏膜下丛供血动脉受损概率。使用保护缝线将患者的颈部保持在弯曲状态再唤醒患者。如果不能切除整个病变区域或切除后的吻合口失败，放置临时或永久性 "T" 形管是保持患者气道最安全的方法。

　　技巧 4：在高风险的吻合术中，如喉气管吻合术或张力下的吻合术，如有气道并发症发生，则预期需要行术后气管造口术。如果有预期情况，用永久缝线在气管前壁上标记一个理想的位置，有助于最大限度地减少所需的解剖量，并增加远离吻合口放置气孔位置的准确性。

23.6　术后管理

　　患者在手术室进行拔管，即便是复杂的重建术后。大部分的术后管理与其他颈部手术或开胸肺切除术后的常规护理相似，其独特之处仅限于气道管理和对气道重建后潜在并发症的警惕。术后早期持续仔细观察气道和侵入性肺部灌洗（包括床边支气管镜支持性使用）非常重要，因为这些患者偶尔会在其吻合口上方有透明的分泌物。部分气管切除术患者会因吞咽时喉抬高困难而出现术后吸入性困难。这通常是一个自限性问题，但在接受了喉部松解术的患者中可能更严重。

23.7　结论

在气道疾病的治疗中，气管或支气管切除仍是一个容易被忽略的选择。由于畏惧并发症和患者往往有潜在疾病，许多患者（即使是良性病程）不考虑选择切除术。然而，气管切除术是可以取得巨大成功的，并表明可以作为大多数解剖上可切除病变患者的主要治疗手段。在 Grillo 等对 503 例气管造口术后狭窄患者行气管切除术的系列研究结果中，94% 的患者在治疗后获得了良好的结果（患者自评）[1]。而伤口感染、声门功能不全、隐匿性出血等并发症均小于 5%。

气管肿瘤的气管切除术围术期死亡率为 5%[2,10]。隐匿性气管动脉瘘、吻合口裂开和肺炎是初期死亡的主要因素。气管肿瘤切除患者的肿瘤学结果因肿瘤类型而异。腺样囊性癌患者切除术后的 5 年生存率为 66%（22）～75%[2]。在 MGH 经验最近的更新中，腺样囊性癌患者切除术后的 5 年和 10 年生存率分别为 52% 和 29%，而未行手术治疗患者的生存率则分别仅为 33% 和 10%。气管鳞状细胞癌患者预后较差，Grillo 等报道的 41 例气管鳞状细胞癌切除患者仅有 35% 的生存率[2]，其中 10 年生存率更是降至 18%；然而，未行手术治疗患者的 10 年生存率仅为 4.9%[6]。

23.8　中央气道病变可替代性介入手段

选择内镜下气道治疗或外科切除术，是综合考虑患者的潜在疾病、解剖因素以及疾病可能的进展而决定的。目前，已有各种各样的内镜技术可用于缓解气道阻塞，包括扩张、气道内切除、清创术、激光、烧灼、冷冻消融、近距离放疗、光动力疗法和支架置入等[11]。尽管所有技术均报道过成功案例，但最好根据患者的需要定制每种应用或组合疗法，以获得手术成功。在良性气管支气管狭窄中，扩张术和激光切除术主要用于缓解支持治疗。无论是良性还是恶性疾病中，气管支气管支架主要用于减轻由外在压迫、管腔内疾病或软骨支持缺失所导致的大气道阻塞的影响。这些技术的灵活和创造性应用，甚至是在个别患者中的结合使用，均是为了获得最佳的气道缓解机会。

良性狭窄不可切除的患者通常首先用扩张术治疗，而扩张后狭窄很可能再次收缩导致症状复发。如果两次扩张之间的间隔时间足够长，则最好是依据症状情况进行定期扩张。当狭窄和症状在顽固性狭窄中迅速复发时，使用气道支架可以获得较长的缓解期[12]。尽量避免在良性疾病患者中使用扩张性金属支架，因为这些支架通常很难移除，会导致组织炎性增生，以及在漫长的自然病史患者中最终出现更复杂的气道问题。因此，固体硅胶支架或全覆盖可扩张性支架是首选，因为它们具有较小的组织反应性并可以随时进行调整或移除。支架置入的主要问题在于正常黏膜纤毛清除的中断和潜在的支架堵塞或移位（需要进行支架修正）。

不可切除的恶性气道狭窄可因腔内肿瘤和气道的外在压迫双重作用致使气道阻塞。对明显的腔内肿瘤最简单的处理方法是简单的机械清创或气道内肿瘤切除，操作可以经硬质支气管镜的尖端和（或）活检钳进行。对于生长缓慢的肿瘤，经处理后能够获得一个长时间的气道缓解期。然而，在迅速发生腔内复发或肿瘤对气道有明显外在压迫的情况下，气道支架置入术是腔内肿瘤切除术的重要辅助手段[12]。其中，硅胶支架不仅具有易于翻修或移除的优点，而且由于其实心性，所以并不存在肿瘤内向生长的问题。

要点：为了防止肿瘤或肉芽肿经支架间隙内生性生长并导致支架阻塞，可扩张性支架应有涂层覆盖，而不是裸金属支架。

目前，还有一些其他手术方式有助于缓解恶性气道阻塞。如果肿瘤组织学和患者的功能状况允许，可进行全身化疗或体外放射治疗。而体外放射治疗辅以腔内近距离放射治疗，肿瘤组织可以获得更高剂量的辐射。在一些机构中普遍采用冷冻消融和光动力疗法作为辅助治疗策略，但在大多数情况下，对经上述技术所获得的缓解效果的帮助并不大。

小结

气道相关疾病比较少见，除了少数对气道有特殊兴趣的胸外科医生和肺科医生外，大多数医生只会偶尔遇到有气管病变的病人。因此，气管支气管重建手术常被认为是一项复杂的手术，合并有高发病率和死亡率。并且，由于适应证相对较少，气道手术主要开展于三级或四级胸外科中心。除这些中心外，其他机构普遍缺乏对气道切除和重建适应证和疗效的了解，这可能阻碍了气道切除术作为许多患者可行的治疗方案的选择考虑。然而，气道重建可以避免行终身气管造口术，并可使良性狭窄患者保留喉功能及为原发性气道肿瘤患者提供以根治性为目的的治疗。

气道病变的治疗需要灵活多样的方法。进行姑息或根治治疗时，有效的气道病变治疗对患者的生活质量和寿命有很大的影响。开始介入治疗时，医生为患者制订长期诊疗计划非常重要。无论是良性还是恶性疾病，切除和重建仍然是治疗的金标准。

（黄显聪　译，杨迅　校）

参考文献

1. Grillo HC, Donahue DM, Mathisen DJ, Wain JC, Wright CD. Post intubation tracheal stenosis: treatment and results. J Thorac Cardiovasc Surg. 1995;109:46 − 93.

2. Grillo HC, Mathisen DJ. Primary tracheal tumors: treatment and results. Ann Thorac Surg. 1990;49: 69 − 77.

3. Pearson FG, Cooper JD, Nelems JM, et al. Primary tracheal anastomosis after resection of the cricoid cartilage with preservation of recurrent laryngeal nerves. J Thorac Cardiovasc Surg. 1975;70:806 − 16.

4. Grillo HC. Carinal reconstruction. Ann Thorac Surg. 1982;34:356 − 73.

5. Salassa JR, Pearson BW, Payne WS. Gross and microscopical blood supply of the trachea. Ann Thorac Surg. 1977;24:100 − 7.

6. Gaissert HA, Grillo HC, Shadmehr MB, Wright CD, Gokhale M, Wain JC, Mathisen DJ. Long-term survival after resection of primary adenoid cystic and squamous cell carcinoma of the trachea and carina. Ann Thorac Surg. 2004;78(6):1889 − 97.

7. Heitmiller RF. Tracheal release maneuvers. Chest Surg Clin North Am. 1996;6:675 − 82.

8. Mulliken JB, Grillo HC. The limits of tracheal resection with primary anastomosis. J Thorac Cardiovasc Surg. 1968;55:418 − 21.

9. Montgomery WW. Suprahyoid release for tracheal anastomosis. Arch Otolaryngol. 1974;99:255 − 60.

10. Pearson FG, Todd TRJ, Cooper JD. Experience with primary neoplasms of the trachea. J Thorac Cardiovasc Surg. 1984;88:511 − 8.

11. Stephens KE Jr, Wood DE. Bronchoscopic management of central airway obstruction. J Thorac Cardiovasc Surg. 2000;119:289 − 96.

12. Wood D, Liu Y, Vallières E, et al. Airway stenting for malignant and benign tracheobronchial stenosis. Ann Thorac Surg. 2003;76(1):167 − 72;discussion 173 − 4.

第 7 部分

食管疾病

第 24 章
先天性食管闭锁和气管食管瘘

Rajay Rampersad and Dakshesh Parikh

摘要

先天性食管闭锁和气管食管瘘是发育异常之一，这种先天性疾病需要胸外科手术干预及矫正，以期获得良好的远期疗效。传统的修复是通过开胸手术来完成的，采用胸膜外径路修复气管食管瘘并吻合食管，其长期效果良好。然而，近年来许多经验丰富的外科医生通过微创胸腔镜方法也达到了相同的效果，并且他们通过技术分享提升了疗效。本章将讨论上述两种技术。手术的并发症包括吻合口漏和（或）完全裂开，以及由此导致的纵隔和胸膜感染；气胸、食管狭窄、胃食管反流和气管食管瘘复发。患儿需要由一名专业的小儿外科医生进行长期随访，以定期监测他们的生长发育、吞咽、反流和脊柱畸形情况。

关键词

食管闭锁；气管食管瘘；右侧主动脉弓；食管狭窄；复发性瘘

24.1 引言

食管闭锁（oesophageal atresia，OA）是一种先天性疾病。产前诊断鲜见，如果

R. Rampersad
Centenary Hospital for Women and Children, Garran, ACT, Australia
e-mail: rajay. rampersad@ act. gov. au
D. Parikh, MBBS, MS, FRCS（Ped. ）, MD（⊠）
Department of Pediatric Surgery, Birmingham Women's and
Children's Hospital NHS FT, Birmingham, UK
e-mail: dakshesh. parikh@ nhs. net

观察到上段食管袋状扩张，并且胃容积过小，即可怀疑此病。Gross 将 OA 分为五个亚型[1]，最常见的是 C 型，即远端气管食管瘘（Tracheo-Oesophageal Fistula，TOF），约占 85%。本章主要讨论 C 型、D 型（远端和近端瘘）和 E 型（H 型瘘），而长间隙 OA（A 型和 B 型）则在另一章中讨论。

多年来，专家们对气管和食管修复后的解剖学、神经支配、血液供应和随后病理生理学的理解越来越透彻，原来的技术障碍逐渐被攻破，死亡率明显下降，并发症发生率大大降低。许多小儿外科医生认为这是一项需要大量专业知识和技能的手术，但也存在一些缺陷。OA 修复的目的首先是结扎 TOF，其次是以尽可能小的张力重建食管。从以往经验看，使用患儿自身的食管是首要原则，然而，尽早认识到何时放弃努力保留自身食管也是非常重要的。

气管食管瘘的修复和食管闭锁的吻合可以通过开胸手术或胸腔镜手术进行。无论外科医生决定在其能力范围内选择何种方法，都需要将患儿和其父母置于决策过程的中心位置，以尽量减少手术的并发症发生率。

24.2 修复 OA 及 TOF 的要点和技巧

许多新生儿病房通常对那些羊水过多的患儿插鼻胃管，以排除食管闭锁的存在。硬质导管无法插入胃部就可以确认食管上段闭锁。新生儿的胸片和上腹部 X 线片显示 Replogle 管无法通过即可明确诊断食管闭锁，胃内存在气体表明闭锁远端气管食管瘘。术前超声心动图可排除相关的心血管异常（尤其是导管依赖性异常），偶尔也有助于识别右侧主动脉弓。术前必须完善其他常规血液检查，但排除相关染色体、肾脏和胃肠道异常的相关检查则需根据个体情况而定。

在考虑手术干预之前，评估患儿的临床状态和其他异常非常重要。如果 TOF + OA 不复杂，则手术应该在白天进行，不需要急诊。少数新生儿因早产或吸入性肺炎需要机械通气，在这种情况下，气体进入胃部导致急性胃扩张或胃穿孔和氧合不良，这需要紧急控制 TOF。高频通气可能会降低不良影响，应首先考虑，而非使用常规呼吸机。

24.2.1 支气管镜检查

• 笔者建议在修复前进行常规硬质支气管镜检查，以确认是否存在气管食管瘘。支气管镜检查还有助于排除近端瘘的存在。与远端 OA/TOF 同时发生的近端瘘非常罕见，因此一些专家建议不需常规行硬质支气管镜检查，并且在极早产儿中可行性不佳。

• 与麻醉医生的充分沟通至关重要，尤其对于已经插管的患儿。在进行支气管镜检查之前，请确保您熟悉医院的这些设备。

24.2.2　近端食管识别和经吻合口导管（transanastomotic tube，TAT）

● 为了便于近端食管的识别和解剖，在修复开始前将硬管插入近端食管。笔者成功使用的一种技术是将 ETT 管（endotracheal tube）或更大的鼻胃管（10 或 12 号）纵向剪开，将 5F 或 6F 硅胶鼻饲管穿过其中形成套管。用此套管代替 Replogle 管经鼻置入近端食管，以帮助确认近端食管，并以此作为通道将 TAT 管通过吻合口进入胃，而剪开的外套管可由麻醉医生轻松移除（图 24.1a-d）。

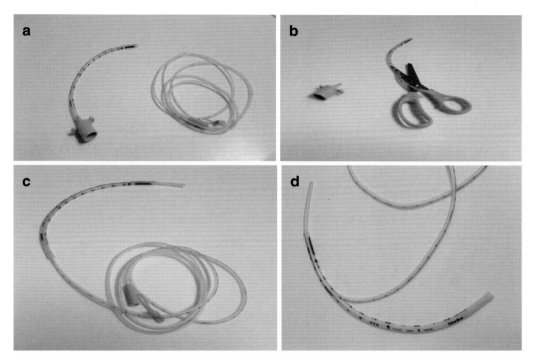

图 24.1　（a-d）气管内导管（ETT）沿管腔纵向切开，营养管穿过内腔。这使得 TAT 管通过后更容易地去除较硬的 ETT 管

● 一些外科医生不愿意使用 TAT 管而是在术后几天内直接让患儿口饲。除非外科医生经常施行该手术并且对吻合充分自信，否则最好使用 TAT 管。

24.2.3　方法

● 手术最佳径路是右侧第 4 肋间后外侧胸膜外切口。保留前锯肌和背阔肌的切口也可选择，但如果需要更多的空间，可以分割背阔肌的前缘。如果锯状肌需要游离，则应在最低处进行，以免损伤胸长神经。有些专家经常采取更后路的方法，游离背阔肌和前锯肌后部肌束，以避免损伤胸长神经。

- 胸膜外入路是首选方法。用湿纱布和拭子小心地游离胸膜外间隙，使胸膜保持完整并有助于保护肺部。胸膜裂口用可吸收线缝合。用可延展性牵开器牵拉胸膜和肺，从而避免肺损伤，并且使患儿在手术期间可得到充分的氧合。它有助于在术中和患儿保温过程中避免手控通气。

- 结扎奇静脉并离断，直至结扎 TOF，但这并非必需。如果奇静脉过粗，则应避免结扎，因为可能存在 IVC 异常，可能是下肢和躯干静脉回流的唯一途径。

- 仔细识别所有结构至关重要，这有助于防止结扎气道或主要血管后产生严重后果。如果术中没有把握，可沿迷走神经来定位瘘管。但应尽量少碰迷走神经，以防将其损伤。

24.2.4　TOF 游离

- 瘘管确认：切开胸内筋膜，可以看到瘘管随着通气扩张。迷走神经纤维从气管向下绕向远端食管。

- 在结扎前，始终使用血管吊带暂时阻断瘘管，并与麻醉医生一起确认此时更容易通气并且循环无变化。

- 结扎并切断瘘管（在使用留置缝线控制近端和远端之后），用不可吸收缝线间断缝合，最好选单股线（笔者使用 5－0 或 6－0 Prolene）。

- 结扎瘘管后，务必用生理盐水检查是否漏气。

24.2.5　食管吻合

- 食管近侧盲端解剖——在两个盲端留置缝线，提前在食管内留置导管会使解剖更容易。

- 联合使用双极电凝和锐性分离，以避免对气管的热损伤。

- 由于食管近端血供良好，必要时可扩大游离范围。

- 食管远侧盲端游离的程度尽量少，满足吻合即可，因为食管血液供应是节段性的，远端血供不如近端丰富。然而，必要时不损伤血供的解剖游离也是可行的，并且也会取得较好的效果。

- 吻合口的后壁用可吸收缝线全层间断缝合，确保近端和远端的黏膜都缝合在内。如果两端对合没有张力，则缝线不会在降落伞缝合中被切断。在 TAT 管置入胃腔后，修复前壁。

- 胸膜外引流取决于术者习惯。实际上，没有确切的证据表明术后引流可以防止并发症。如果引流管中出现唾液或空气表明有漏，但是小的漏通常会自行愈合，无需引流；而大的漏通常需要单独的经肋间胸膜腔引流或二次进胸清创[2]。

24.2.6 胸腔镜 OA 修复

近几年，越来越多的医生用胸腔镜修复 OA。虽然最初仅在选择性的病例中尝试，但现在已广泛涵盖所有类型的先天性食管闭锁。

这是一种先进的微创技术，其优点包括视野更佳（胸腔镜手术可以更好地观察黏膜）和瘢痕更小。

- 手术体位采用半俯卧位右侧抬高至 30° ~ 45°。5 mm 的 30°镜位于在第 5 肋间隙的腋后线。两个操作孔位于腋中线或腋前线与腋中线之间。一个操作孔比观察孔高 2 个肋间，另一个操作孔低于观察孔，以使三者呈三角关系。虽然 3 mm 器械可用于解剖和吻合，但摄像头和夹子需要 5 mm 操作孔。起始气压为 5 mmHg，流速为 0.5 ~ 1 L，可以根据患儿耐受情况进行调整。

- 虽然采用经胸膜腔径路，修复方法与开放术式基本相同。

- TOF 的结扎使用 5 mm 夹子或用缝线贯穿缝合，如果有必要，奇静脉也可类似处理。Mackinlay 倾向于使用缝线而不是夹子，因为夹子可能会影响吻合口缝合，并且有脱落的风险[3]（图 24.2 和 24.3）。

- 近侧盲端的游离需要尽量靠近食管，避免损伤气管（图 24.4）。

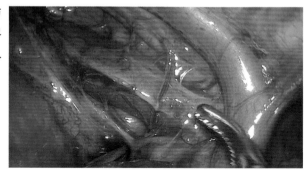

图 24.2 气管食管瘘——远端食管与气管相通——胸膜仔细分离，瘘管尽量少动，从而使尽可能多的血管进入瘘管以保持良好的血液供应

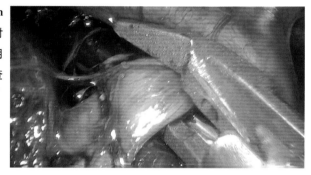

图 24.3 游离后，TOF 两端用 5 mm 的内镜夹夹闭。保留奇静脉，必要时可离断。一些外科医生在近气管处用 4 - 0 缝线贯穿缝扎瘘管，离断后检查漏气情况

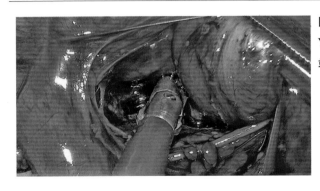

图 24.4 近端食管游离，轻轻旋转 Yohan 钳并牵拉，以显露食管后壁近端的小空间

- 用两个 3 mm 持针器，4-0 或 5-0 可吸收缝线间断缝合吻合口。
- 如果有张力，先用减张线减少张力，以减少吻合缝合过程中的组织损伤（图 24.5a，b）。

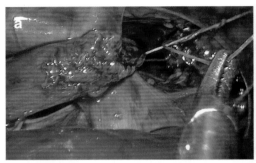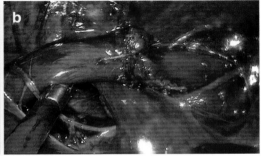

图 24.5 （a）用 5-0 Vicryl（RB-2 13 mm 针）行食管端端吻合，奇静脉保持完整。第一个滑结，将两端对合在一起。（b）无张力吻合。吻合完成前，用 8Fr 管通过吻合口

24.2.7 H 型瘘管

少数患儿食管完整但是反复出现呼吸道症状，临床上需要怀疑为 H 型食管气道瘘。此种类型通过导管成像来诊断。

- 硬质支气管镜检查可确诊。通过硬质支气管镜将导丝或输尿管支架置入瘘管，此时食管内可触及导丝——这可作为解剖过程的指引。
- 右侧下颈部横切口入路；确认气管和食管并向远端解剖，直至瘘管显露，并结扎切断，通常使用可吸收线间断缝合。
- 在切断瘘管前，务必在瘘管两个末端分别预留缝线控制，因为它们可能快速回缩。离断瘘管至关重要，因为结扎本身与较高的复发率相关。
- 喉返神经位于气管/食管沟内，小心双侧喉返神经和声带麻痹的可能性。

24.3　困难情况

24.3.1　长间隙 C 型食管闭锁

- 虽然传统上认为主要是单纯食管闭锁的问题，但 Freidmacher 认为这个问题在一些变异类型中需要重新认识。一项荟萃分析表明，56% 的长间隙患者来自 C 型人群[4]。
- 延迟一期吻合 8～12 周并行胃造瘘是最常见的策略，直到最近十年才有些新的方法。有专家描述了肌瓣和肌肉切开术，但笔者几乎没有用过。在过去十年中，内外牵引缝线越来越受欢迎。
- 在手术室或介入放射科评估间隙长度，有助于鉴别疾病程度，估计手术时长（更多信息请参见长间隙章节）。

24.3.2　右侧主动脉弓

据报道，1.8%～13% 的 OA 患儿在术中诊断右侧主动脉弓[5,6]。常规术前超声心动图用于评估并发心脏异常，但当主动脉的位置在报告中一直不变时（左侧或右侧），外科医生需要谨慎凭此报告来做手术决策，因为这种报告的准确性差异很大[5,6]。Allen 等发现 1/3 的右弓在术前诊断错误[7]。

- 经右胸入路可以做到有效的食管吻合[5,6,8]。由于这是最常用的方法，当术前怀疑右侧弓时应该仍然经右胸入路，并发症发生率也最小。解剖结构略有不同，但瘘管和其上方的迷走神经仍然固定不变。近端食管盲端的解剖在右主动脉弓中稍微复杂，但并非不可能。我们不提倡转为左胸手术，因为可能出现双侧弓（见下文）。
- Spitz 认为应该经左胸为右侧主动脉弓的患儿手术[2]。Babu 等认为右侧入路吻合口漏发生率高，不过在其病例中有 25% 的患儿具有双主动脉弓而不得不放弃左侧入路[9]。Allen 等也实施了一些经左胸手术[7]。
- 吻合术可以在主动脉弓外侧进行[5]（适合于近端食管短的患儿）或根据胸腔内近端食管在解剖和识别过程中的状况，将近端食管留在弓内侧。

24.3.3　呼吸危害

这种情况在早产儿和极低体重儿中更为常见，腹胀导致未成熟的肺受损。
- 如果时间不允许进行胸膜外剥离，可采用经胸膜入路快速结扎瘘管。
- 如果临床状况明显改善，则可以尝试进行盲端吻合，否则返回重症监护室并在临床改善时进行延期的盲端吻合术。

24.3.4 胃破裂

随着胃的显著扩张，可能发生胃破裂和气腹。患儿会出现伴有腹胀的快速呼吸困难。

- 需要紧急干预——腹腔穿刺排气以减轻腹压，然后进行急诊手术。
- 手术干预包括两部分：瘘管的控制和分离，胃修补。通过胃首先控制瘘管这一技术已经阐述过了。

例如：用 Fogarty 球囊通过远端食管来封闭瘘管[10]，尽管在紧急情况下这很难实现。我们建议先减少腹压，然后迅速经胸结扎瘘管并离断，再剖腹做胃修补，胃造瘘可做也可不做。一期还是延期行食管盲端吻合取决于临床情况。

24.3.5 并发十二指肠闭锁和（或）肛门直肠畸形

十二指肠闭锁通常在腹部 X 线片上表现为双泡征，而肛门直肠畸形则是通过临床体检诊断的。

- 建议采用自上而下的方法——首先处理瘘管，然后修复 OA，再处理十二指肠闭锁，最后处理肛门直肠畸形（通常采用造口成形）。
- 不要感到一次性完成所有手术有压力，对于这种复杂的畸形同期手术不会增加失败机会，虽然长时间的麻醉可能对患儿不利。
- 强烈建议胃造口，这可同时减轻来源于食管气管瘘的压力和十二指肠闭锁的压力，并且可用于中长期管饲（胃造口术或空肠喂养）。

24.4 术后护理

术后护理的临床要求在很大程度上取决于并发症、手术难度和可用资源。没有必要常规术后机械通气、肌松或重症监护，但在极端情况下可以考虑这些要求。

TAT 喂食可以在术后第 1 天开始，而有些患儿在术后 5 ~ 7 天食管造影检查正常后才开始进食[11]。有些罕见的患儿需要延期闭合瘘管，推荐假饮食，以刺激吮吸反射，尽量减轻厌食。

由于胃食管反流发生率高，术后应常规开始使用抗反流药物并持续至中长期。

24.5　术后并发症

24.5.1　大吻合口漏或瘘管漏

　　术后大的吻合口漏通常在术后 3 天内发生[2]，通常表现为张力性气胸。对于这类患者我们的经验是，早期干预是有益的，这通常是因为吻合缺陷易通过间断缝合闭合并获得良好效果。胸引管可能会延缓这种情况发生，但不会避免再次手术，而延迟再手术只会使患儿状况变得更加难以处理，因为炎症反应会使手术区域危险性增加。

24.5.2　小吻合口漏

　　小的包裹性漏可行保守治疗，95% 会在几周内愈合[12]。保守治疗方法包括肠外营养、引流和抗生素治疗。

24.5.3　复发性瘘管

　　高达 8% 的患儿会发生瘘管复发[2]，并且可能难以治疗。呼吸症状重新出现，需要怀疑食管气管瘘复发。通过导管食管造影和支气管镜可诊断。
- 手术入路是经颈部还是经胸部，需根据类型和位置决定。
- 修补方法如前所述，肌肉瓣或胸膜可置于气管和食管之间。
- 进行支气管镜检查时，当心排除错过的近端瘘管。
- 已经报道了通过硬质支气管镜的新技术，如使用纤维蛋白胶。

24.5.4　狭窄

　　吻合口狭窄是一个常见问题，发生率高达 35%[12]。原因包括 GORD、闭锁间隙 >2.5 cm（吻合口张力增加）、远端盲端切除过多[12,13]和吻合口漏（高达 50% 的吻合口漏并发狭窄）[12]。
- 对比成像时，吻合部位在成像时总是显得较窄，但是通过造影剂所呈现的功能障碍是诊断性的。出现食物下行障碍和吞咽困难等临床症状时通常提示需要内镜检查。
- 根据个人经验，笔者认为通过内镜和透视下的球囊扩张优于探条扩张，逐渐径向扩张引起的剪切力小于探条[14]。Jayakrishnan 报道了球囊扩张组穿孔率和技术失败率较低[15]（图 24.6a，b）。

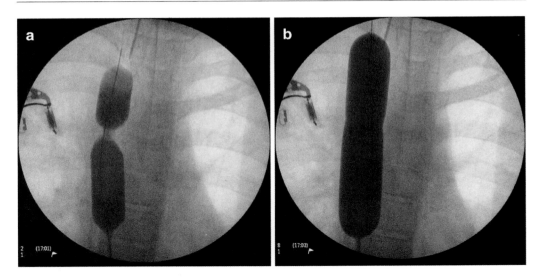

图 24.6　（a）气囊变窄所示的吻合口狭窄；（b）球囊成功扩张后

● 风险因素包括 GORD，因此要确保充分的抗反流治疗，对难以控制反流的患儿需要进行胃底折叠术。Engun 等认为在 OA 中，高达 58% 的患儿有反流，44% 的患儿需要抗反流治疗[12]。

24.5.5　气管软化

人们已经充分认识到 OA/TOF 患儿会发生气管软化，这很可能是胚胎发育期间的区域缺陷造成的。可能大多数患儿（倘若不是全部）都有一定程度的气管软化，除非有临床征象，否则不需要对此进行评估。持续的呼吸受损，例如在无法脱离机械通气或急性危及生命事件（ALTE）等情况发生时，需要用纤维支气管镜进行诊断。虽然大多数气管软化的患儿会随着时间和生长而改善，但偶尔也需要进行干预。

● 主动脉固定术是一种选择：将主动脉壁缝合到胸骨后，这使气管（附着在主动脉外膜后面）向前牵拉，从而打开气道管腔并防止前壁塌陷[16]。

——这可以通过胸腔镜或开放手术（前侧或侧面开胸）进行，经左胸或经右胸均可，用不可吸收线缝合。

——从升主动脉到（可能包括）右侧无名动脉都可使用。

——缝合时必须注意缝合点，提倡部分厚度缝合。这可以减少动脉壁上的压力。重要的一点是，不要拆除全层缝线（如果采用了全层缝合的话），以免引起致命性出血。

——在手术前、手术中和手术后术中需要进行纤维支气管镜检查，以即刻评估结果。如果效果不理想，则可以进一步缝合。

- 在 ALTE 中，有些人会更倾向于胃底折叠术，而不是主动脉固定术，因为 GORD 与气道痉挛之间存在关联，这种情况下气管软化可能是 ALTE 的刺激因素。腹腔镜或开放术可解决大多数症状，并保护食管免受反流的影响。

小结

食管闭锁修复需要专门的技术。对外科医生来说，必须能够识别并且会处理此病的技术难点和并发症。小儿外科医生需要在术中和术后能够预测这些难点和并发症。保留患儿自己的食管仍然是治疗的目标。

（王长春　译，梁津逍　校）

参考文献

1. Gross R. The surgery of infancy and childhood. Philadelphia：WB Saunders；1953.

2. Spitz L. Esophageal atresia：lessons I have learned in a 40-year experience. J Pediatr Surg. 2006；41（10）：1635－40.

3. MacKinlay GA. Esophageal atresia surgery in the 21st century. Semin Pediatr Surg. 2009；18（1）：20－2.

4. Friedmacher F，Puri P. Delayed primary anastomosis for management of long gap esophageal atresia：a meta-analysis of complications and long-term outcome. Pediatr Surg Int. 2012；28（9）：899－906.

5. Bowkett B，Beasley SW，Myers NA. The frequency，significance，and management of a right aortic arch in association with esophageal atresia. Pediatr Surg Int. 1999；15：28－31.

6. Bicakci U，Tander B，Ariturk E，Rizalar R，Ayyildiz SH，Bernay F. The right-sided aortic arch in children with esophageal atresia and tracheo-esophageal fistula：a repair through the right thoracotomy. Pediatr Surg Int. 2009；25（5）：423－5.

7. Allen S，et al. The effect of a rightsided aortic arch on outcome in children with esophageal atresia and tracheoesophageal fistula. J Pediatr Surg. 2006；41（3）：479－83.

8. Wood JA，Carachi R. The right-sided aortic arch in children with oesophageal atresia and tracheo-oesophageal fistula. Eur J Pediatr Surg. 2012；22（1）：3－7

9. Babu R，Pierro A，Spitz L，Drake DP，Kiely EM. The management of oesophageal atresia in neonates with right-sided aortic arch. J Pediatr Surg. 2000；35（1）：56－8.

10. Conforti A，Morini F，Bagolan P. Difficult esophageal atresia：Trick and treat. Semin Pediatr Surg. 2014；23（5）：261－69.

11. Slater BJ，Rothenberg SS. Tracheoesophageal atresia. Semin Pediatr Surg. 2016；25（3）：176－8.

12. Engun SA，Grosfeld JL，West KW，et al. Analysis of morbidity and mortality in 227 cases of esophageal atresia and/or tracheoesophageal fistula over two decades. Arch Surg. 1995；130：502－8.

13. Chittmittrapap S，Spitz L，Kiely EM，et al. Anastomotic stricture following repair of esophageal atresia. J Pediatr Surg. 1990；25：508－11.

14. McLean GK，Leveen RF. Shear stress in the performance of oesophageal dilatation：comparison of

balloon dilatation and bouginage. Radiology. 1989;172:983 − 6.

15. Jayakrishnan VK, Wilkinson AG. Treatment of oesophageal strictures in children: a comparison of fluroscopically guided balloon dilatation with surgical bouginage. Pediatr Radiol. 2001;31:98 − 101.

16. Fraga FC, Jennings RW, Kim PCW. Pediatric tracheomalacia. Semin Pediatr Surg. 2016;25(3):156 − 64.

第 25 章
长间隙食管闭锁

David C. van der Zee

摘要

本章阐述了长间隙食管闭锁治疗的演变，从延迟处理到出生后直接胸腔镜治疗，而不进行胃造口术。

对于小儿外科医生来说，长间隙食管闭锁仍然是巨大的挑战。多年来，专家们已经描述了几种长间隙食管闭锁的治疗方法。随着微创手术的出现，最近有专家提出了一种牵引技术——胸腔镜食管延长术。

本章阐述了胸腔镜治疗长间隙食管闭锁患儿的单中心经验。

最初所有患者都做了胃造口术。在此过程中，手术方式逐渐演变为在出生后直接做延期的一期吻合，而不做胃造口术。

事实表明，长间隙食管闭锁的胸腔镜延长术不仅可行，现在也可以在出生后直接实施而不使用胃造口术。随着这一技术的发展，我们进入了长间隙食管闭锁治疗的新时代。

关键词

食管闭锁；长间隙；胸腔镜延长；牵引技术

25.1 引言

长间隙食管闭锁主要是指纯粹的食管闭锁，不伴有食管－气管瘘。在这种情况

D. C. van der Zee, M. D. , Ph. D.
Department of Pediatric Surgery, KE 04. 140. 5, University Medical Center Utrecht,
Utrecht, The Netherlands
e-mail: d. c. vanderzee@ umcutrecht. nl

下，食管的近端和远端盲端之间的距离太长，以至于无法进行一期吻合。在实践中，伴有近端瘘管的患儿也会出现相似的情况，因为该瘘管通常阻止食管向下延伸到胸腔。存在远端气管食管瘘的患儿，其两个盲端之间的距离可能较长，但这些不归类为长间隙食管闭锁。

长间隙食管闭锁仍然是小儿外科医生面临的挑战。在过去，治疗方法是通过延期结肠间置或胃上提[1,2]；近年来，有学者阐述了空肠间置和食管牵引技术并取得了令人满意的效果[3,4]。现在，采用胸腔镜牵引技术甚至可以在新生儿期治疗长间隙食管闭锁[5]。

25.2　长间隙食管闭锁胸腔镜延伸术的要点和技巧

现在，在新生儿期可以治疗长间隙食管闭锁。标准术前检查包括胸腹部 X 线片以明确食管近侧盲端水平和腹部无空气，超声检查心脏畸形和主动脉弓位置、尿路和肾脏异常，明确肛门或其他明显外部病变。新生儿科医生、耳鼻喉科医生和麻醉医生进行多学科会诊，讨论可预见的治疗过程。会诊后，可进一步咨询医学遗传学家，并排除其他病症和 VACTERL 综合征。

根据治疗原则，所有患儿都需要进行中心静脉置管、动脉穿刺、导尿和经氧皮饱和度监测。在术前、术中和术后需要通过近红外光谱（NIRS）和脑电图连续测量脑灌注。

首先，需要用硬质气管支气管镜检查，以确定或排除近端气管食管瘘、气管软化和支气管畸形。纤维气管镜检查容易遗漏近端瘘管。通过使用硬质内镜，耳鼻喉科专家可以在气管后壁和膜部"刮擦"。这样，有时可以牵开可能会被漏诊的近端瘘管瘘口。之后，患儿插管，不推荐选择性插管。

患儿 3/4 左侧卧位（即：左侧卧略仰），左腋下垫枕以防止手臂受压。右臂通过凝胶垫固定在患儿头部上方。撕开 Replogle 管上方的胶布并且仅轻轻地固定在鼻子上，因此可以在食管近侧盲端移动时操纵它。

光源孔选择肩胛骨尖端前下方 1 cm 处，切开皮肤，用蚊式钳钝行分离肌肉和胸膜，然后置入 5 mm Trocar。人造气胸参数为压力 5 mmHg，流速 1 L/min。通常，麻醉医生必须将通气频率提高到 40 ~ 60 次/分钟，并保持恒定的每分钟通气量。如果患儿不能耐受人工气胸，人工气胸通气管可暂时脱开，待氧合恢复至 100% 后以较低的初始压力（2 ~ 3 mmHg）重新充气。麻醉稳定后，压力可进一步增加至 5 mmHg。随着 CO_2 充入，右肺叶逐渐萎陷。如果 PEEP 过高，则肺部难以萎陷。如果这对于保持患儿充分氧合是必需的，可以利用另一个 3 mm Trocar 插入柔性肺牵开器并小心地压肺，直到可以充分显露闭锁食管的近端和远端。只有当麻醉医生确定麻醉状况稳定，手术才能继续。

　　另外两个 3 mm Trocar 在直视下放置，使其与 5 mm 光源构成三角形，同时兼顾瘘管两端的食管便于解剖。

　　通常首先找到食管闭锁的两个盲端。麻醉医生可以向前推进 Replogle 管，以便于识别近端食管盲端。迷走神经在气管表面并紧贴气管。近端食管末端位于气管后方。

　　迷走神经远端越过食管远处盲端。如果在膈肌水平处看不到远端盲端，可以在食管裂孔水平切开胸膜，并沿迷走神经向下解剖，直到辨认出食管远端盲端（图 25.1）。用 Endoclose® 将 4 – 0 Vicryl 缝线尽可能高地穿入胸腔，并用腔镜持针器将其夹起，缝住闭锁远端后（首选食管盲端后壁），再次用 Endoclose® 将缝线引出体外，并用蚊式钳将其固定。

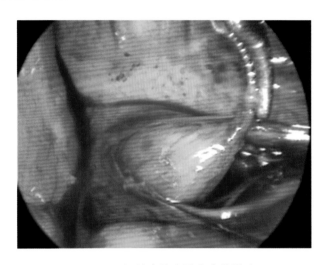

图 25.1　远端食管牵引出食管裂孔

　　小心向头侧牵引缝线，可将远端食管从裂孔中牵拉出来。用 Endoclose® 在 4 个角处预缝另外的留置缝线以施加对称牵引力，使远端食管最大程度地从裂孔中解剖出来。近端食管同法操作，其缝线尽可能在胸壁低处引出（图 25.2）。对于合并近端瘘的患儿，可在胸腔镜下处理。辨认迷走神经后充分解剖瘘管周围，横断瘘管后，贯穿缝合瘘管的气管侧，而食管瘘口间断缝合。该位置通常略高，但不会干扰用于牵引近端食管的预留缝线。如果瘘管对于胸腔镜手术来说太高，可通过颈部闭合。术前气管镜检查通常有助于了解近端瘘管的水平，以及是否可以通过胸腔镜来解决。

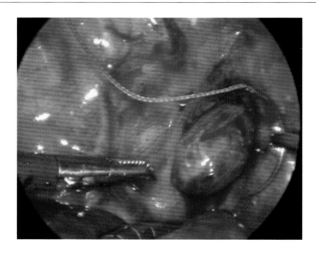

图 25. 2　缝线在近端食管中的位置

当所有留置缝线到位时，摄像头更换为 3 mm 的，以便经 5 mm Trocar 放置施夹器（图 25.3）。在食管两末端缝线处施加两个夹子，有助于术后观察食管两端拉拢的程度。

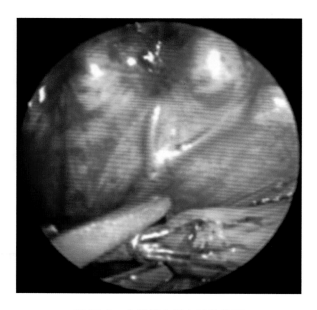

图 25. 3　食管袋末端夹子的位置

在体外，用 Endoclose® 将线穿过一段硅胶管，作为皮肤的垫子（图 25.4）。在内镜直视下给缝线施加最大牵引力。硅胶管紧贴着皮肤前进，并在缝线上施加小型蚊式钳抵住硅胶管以保持牵引力。

在直视下移除 Trocar，然后用 5 - 0 Vicryl 缝线缝合 5 mm 孔。用 Steristrips® 缝合皮肤。

图 25.4　缝线牵引的整体观

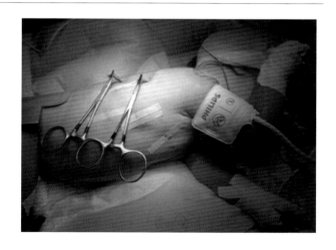

　　术后前几天不会进行胃造口术。相反，将腹侧胃壁用两针 Ethibond® 5-0 缝合固定到前腹壁，以免胃滑入胸腔（胃固定术）。

　　患儿适当给予镇静药和镇痛药，不必用肌松药。婴儿在 3/4 或左侧卧位或俯卧位进行护理。

　　术后 X 线胸片可确定牵引的起始位置（图 25.5）。此后每天进行一次 X 线摄片来测量牵引进展。每天两次测试缝线的牵引力。重要的是不要试图施加额外的牵引力以避免缝合处撕裂。只有当张力减退并且缝线可以自由移动时，才可以用蚊氏钳重新给缝线施加牵引力。需要通过 X 线胸片观察缝线是否从食管盲端脱落，以及缝线的夹子是否抵住了胸壁。如果出现了这两种情况，需要重新行胸腔镜手术。这种情况见于食管不再延长 3~4 天后（图 25.6）。再次胸腔镜手术时，食管和肺组织之间的粘连可轻轻剥离。如果缝线已经掉出来并且没有穿孔，可以重新缝合。

图 25.5　放置牵引缝线后的 X 线片

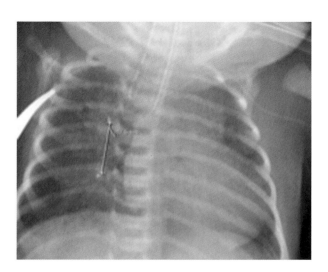

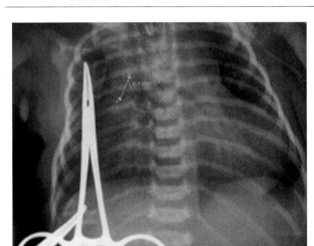

图 25.6　牵引 3 天后夹子之间的距离

　　如果发生穿孔并且胸腔污染，我们的策略是放弃牵引技术并改用其他可用的方法，以避免并发症的发生。

　　在 4～6 天后（图 25.7），夹子靠拢在一起，通过再次胸腔镜手术进行食管二期吻合术。食管近端盲端在新鲜组织处水平剪开，用 5 - 0 Vicryl 缝线在两角处预缝两针，打滑结使食管两端慢慢靠拢。远端食管盲端也水平剪开，有时黏膜会回缩，这时需要多切一些以充分暴露黏膜，便于吻合。如果有胃造口，可用探条把食管远端黏膜往近侧推送。

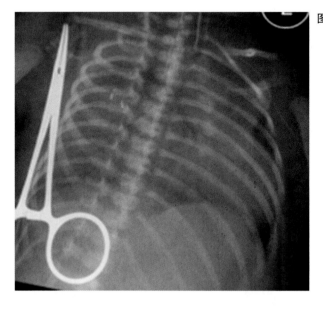

图 25.7　第 5 天 X 线片示夹子已靠拢

　　将第三根缝线置于后壁中，然后将一根 6～8F 鼻胃管导管经吻合口送入胃中。

前壁可间断或连续缝合，包括黏膜和肌层（图 25.8）。根据吻合的质量，术后在吻合口旁放置胸腔引流管。

图 25.8　二期吻合完成

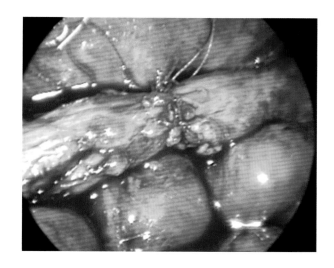

术后 5 天，食管造影以确定吻合口的情况（图 25.9）。若无吻合口漏，可以开始口饲。应该注意的是，许多患儿胃部较小，需要通过口饲和管饲合用一段时间，以确保足够的热量摄入。

图 25.9　术后 5 天造影，无漏，患儿可以开始进流质饮食

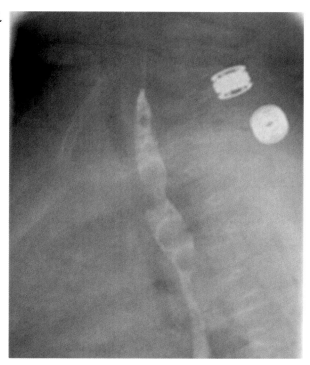

所有患儿在术后第 1 个月使用抗酸剂。根据经验，许多患儿在 1～2 个月后需要进行抗反流手术。因为在牵引期间，食管与胃结合部被拉伸，使得胃食管反流不可避免地发生。不建议在二期食管缝合时同时施行抗反流手术，因为：①对新吻合口会施加相当大的牵引力；②此时肝脏仍然非常易碎；③手术将持续更长时间，这是不可取的。

25.3　可考虑的其他术式

可选术式是胃上提代食管，空肠和结肠间置。

胃上提代食管的优点是只有一个吻合口，这种术式较简单。其缺点是迷走神经切断，会伴有胃排空障碍；胸腔胃占据肺的空间，进食量减少；反流而引起肺部后遗症。

空肠间置的优点是它在大小和生长方面与食管相似。缺点是有两个吻合口，有吻合口漏或狭窄的风险，而且技术要求很高。反流和肺部并发症的后遗症较少。由于血管弓好，结肠间置术在技术上更容易；与空肠间置相比，它很容易被拉至颈部。其缺点是儿童时期的不均匀生长，结肠在颈部扭曲和凸起，蠕动问题和口臭。

25.4　避免和处理术中预期与意外并发症的要点和技巧

1. 术前多学科讨论有助于避免意外并发症的发生。

2. 对于患儿的体位和通气过程，与麻醉医生密切合作非常重要，这有助于避免通气恶化。通常是增加每分钟频率。

3. 在解剖近端食管期间小心地对 Replogle 管施加压力以避免穿孔。

4. 识别和保留迷走神经。

5. 用蚊式钳钝性分离肋间肌后，再置入 Trocar 有助于避免肋间血管与肺部的损伤和出血。

6. 牵引缝线应该从肩胛骨后方足够高的地方引出，这也适用于远端的牵引缝线。每次缝合和取出缝线时，尽量通过相同的孔引入 Endoclose®，有助于减少术后漏气和感染通道。

7. 将患儿从手术台转移到保温婴儿床时，注意保护好蚊式钳，并指导护士不要无故牵拉蚊式钳。

8. 再次胸腔镜手术时，要注意肺部在 5 mm Trocar 部位的粘连。当重新切开皮肤和肌肉缺损时，小心地在平行于肋骨的水平方向上游离胸膜。使用镜头小心地将胸膜粘连从胸膜剥离。只有在有空间的情况下，才能置入第 2 个和第 3 个 Trocar，以避免因肺部意外受伤而持续漏气。

9. 如果牵引缝线已经脱落，应确保胸腔没有渗漏引起纵隔炎。我们的原则是尽早终止这一方法以防止可能的灾难性后果。如果有小的瘘但不伴有感染，可以远离穿孔的部位重新缝合牵引线来修补瘘口。

10. 如果食管两盲端仍然难以合拢，再次手术做食管端端吻合；可以拆开胃固定和胃造口，从而获得更长的长度以完成吻合。然后恢复抗胃食管反流手术。

25.5　罕见病理类型和术中所见的讨论

25.5.1　近端气管食管瘘

近端气管食管瘘发生率明显高于文献报道。因此，必须进行术前标准的气管镜检查。

如果存在近端气管食管瘘，必须在第一次手术过程中处理，因为瘘管会阻止近端食管下降。应该注意的是，由于在怀孕期间长时间吞咽，近端食管已经被最大程度地拉伸并且不会下降得太多。当近端瘘管位置非常高并且在颈部可以看到气管镜的光，应该从颈部处理瘘管。如果瘘管位置较低，则可以在解剖近端瘘管期间将其闭合。

25.5.2　异常形式

有时会发现异常形式的食管闭锁，其中纤维带从近端和（或）远端食管向上延伸到气管甚至胸壁的方向。这些条索组织通常会影响食管盲端的长度，食管 I 期吻合用 2 个或 3 个滑结是可行的。

25.5.3　处理术后并发症的要点和技巧

1. 吻合口漏：术后造影证实存在吻合口漏时，可以放置引流管。如果吻合水平没有放置引流管，可以将引流管通过 5 mm Trocar 切口放置在吻合口附近的后纵隔。一般来说，漏将在几天到几周内好转。通常将引流管放在水封瓶上就可以了。如果瘘口周围的组织已经密封了胸腔的其余部分，则可以缓慢地拔出引流管。

2. 吻合口狭窄：是张力吻合术后常见的问题。经吻合口导管已经形成了一个通路。手术后 2 ~ 3 周，可以进行首次扩张。通过吻合口将柔软的导丝引入胃中，其上有 8 mm/4 cm 的球囊导管可以通过吻合口，然后小心扩张吻合口。切忌强行撑开，因为剪切力可能会破坏吻合口（另见食管狭窄一章）。2 周后，可以用更大尺寸的球囊导管重复扩张，然后进行腹腔镜抗反流手术。这可能具有挑战性，因为通常患儿胃很小并且几乎没有组织来形成瓣膜。

3. 食管运动障碍是食管闭锁患儿难以治疗的常见问题，有时胃肠动力药可能会有些作用。

25.6 讨论

长间隙食管闭锁是一种罕见畸形。所有食管畸形病例中只有6%属于不伴有瘘的 Gross A 型闭锁，所以很难获得丰富的经验。有一些长间隙食管闭锁的转诊中心，但大多数处理的是二次转诊。目前医疗标准高和交通设施便利，最好将这些患儿集中在转诊中心。随着时间的推移，已经开发了几种不同的技术，这表明还没有找到理想的治疗方式。在所有患儿中，最终治疗要推迟到患儿年龄较大且能够耐受大手术后。其初始治疗包括通过胃造口术管饲。有时甚至经颈部食管造口以假饲和处理唾液，因为未经口喂养的患儿在学习进食和进食意愿方面存在相当大的障碍。有人经颈部食管造口来试图延长近端食管（Kimura）。然而，这通常必须在颈部做近端吻合口，一些代食管的技术就不能适用，如空肠间置术和食管牵引延长术。

近来随着微创手术的出现，有专家描述了胸腔镜食管延长术。如今这些患儿生后第1周内进行手术，无需胃造口。当术后造影提示无吻合口漏时，他们可以在出生后 2~3 周开始进流质饮食。这项技术看起来很有希望，使这些患儿有可能比 C 型食管闭锁后遗症更少。

（王长春　译，梁津逍　校）

参考文献

1. Stone MM, Fonkalsrud EW, Mahour GH, et al. Esophageal replacement with colon interposition in children. Ann Surg. 1986;203;346 – 51.
2. Spitz L. Gastric transposition for esophageal substitution in children. J Pediatr Surg. 1992;27;252 – 7; discussion 257 – 9. Review.
3. Bax KM. Jejunum for bridging long-gap esophageal atresia. Semin Pediatr Surg. 2009;18;34 – 9.
4. Foker JE, Linden BC, Boyle EM Jr, et al. Development of a true primary repair for the full spectrum of esophageal atresia. Ann Surg. 1997;226;533 – 41;discussion 541 – 3.
5. van der Zee DC, Vieirra-Travassos D, Kramer WL, et al. Thoracoscopic elongation of the esophagus in long gap esophageal atresia. J Pediatr Surg. 2007;42;1785 – 8.

第 26 章
前肠重复囊肿

Michael Singh

摘要

前肠重复囊肿起源于胎儿的前肠，可以是食管重复（oesophageal duplications）或支气管囊肿（bronchogenic cyst）。大多数患者在产前即诊断明确，在出生时并无症状，在出生后行 CT 检查可证实诊断。所有的前肠重复畸形都应切除，因为它们最终会引起症状。如果患者无症状，胸部囊肿建议在胸腔镜下切除。

关键词

前肠重复；食管重复；支气管囊肿；神经管原肠囊肿（neuroenteric cyst）；胸腔镜检查

26.1 引言

前肠重复囊肿是一系列先天性畸形，起源于胎儿前肠[1]，包括食管重复和支气管囊肿。目前，大多数患者是在产前检查时被诊断出来。前肠重复囊肿占纵隔囊肿总数的 1/3，是后纵隔囊肿的主要可疑诊断之一。食管重复占所有胃肠道重复的 21%[2,3]。大多数儿童出生时无症状，偶尔也有急性呼吸窘迫、喘鸣、吞咽困难、出血、脑膜炎和突发颈部肿块等症状，它们可能在胸部 X 线片上被偶然发现。所有的前肠重复畸形最终都会引起临床症状，因此都需切除。

M. Singh, M. B. B. S., F. R. C. S. Ed.（Ped Surg）
Department of Pediatric Surgery, Birmingham Children's Hospital NHS Foundation Trust,
Birmingham, UK
e-mail: michael. singh@ bch. nhs. uk

26.2 手术要点和技巧

对有症状的新生儿应立即检查以明确诊断。应行静脉造影 CT 扫描，其典型 CT 表现为低衰减、均质囊性肿块，边缘光滑，毗邻食管或气管（图 26.1a、b 和图 26.2）。对于食管重复患者，食管造影检查可提示病变与食管有无相通。若诊断为神经肠系膜囊肿，还应评估脊柱有无异常[4]。由于大多数患者无症状，这些检查可以在婴儿出生后 9～12 个月完成。择期胸腔镜手术应在 1 岁左右进行。

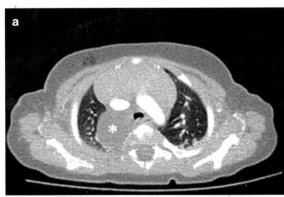

图 26.1（a，b） 右上纵隔支气管源性囊肿 CT 扫描。典型表现为低衰减、密度均匀的囊性肿块，与食管相邻边界光滑（星号）

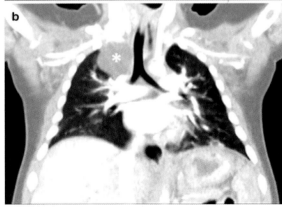

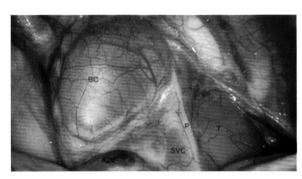

图 26.2 囊肿位于大血管附近。BC，支气管囊肿；AZV，奇静脉；SVC，上腔静脉；P，膈神经；T，胸腺；L，肺

26.3　胸腔镜手术

手术切口与病变位于同一侧胸腔。术中失血通常较少，但应备有一个单位交叉配血。通常，中心气管插管及气胸就可满足术野暴露。对于年龄较大的儿童，若暴露不佳，可使用支气管堵塞实现单肺通气。建议术前服用预防性抗生素。

1. 对于体重在 7 kg 及以上患儿应使用 5 mm 器械，包括 0°镜、直钳、弯钳、持针器、电凝钩、吸引器和组织密封装置，如 LigaSure（Valley Lab, Boulder, Co, USA）。应常备胸撑，以防中转开胸。

2. 患者取侧卧位，病变侧胸腔朝上。对于上纵隔病变，同时取臂弯曲位，外科医生位于手术台的足侧。对于下纵隔病变，外科医生位于手术台头端。监护仪放置在患者头部或骨盆上方。

3. 第一个手术切口，即腔镜观察孔应位于肩胛骨下角正前方，切口做好后可产生流量为 1~2 L/min，压力为 5~6 mmHg 的气胸。

4. 肺塌陷后，另两个操作孔应在同一肋间腋前线和腋后线位置，在腔镜直视下插入，三个操作孔应呈三角形，以方便高效操作。

5. 对于大囊肿可以使用脊髓穿刺针抽吸囊肿内液体，然后抓住囊肿，用单极电钩切开纵隔胸膜底部（图 26.3 和图 26.4），然后沿囊肿表面，用电钩继续进行解剖分离。应谨慎使用单极电钩，以免对膈神经、迷走神经和食管造成意外的电或热损伤。

图 26.3　抓住囊肿，用单极钩切开底部纵隔胸膜（星号）

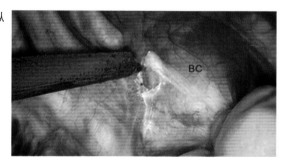

图 26.4　囊肿可用脊髓穿刺针（N）抽吸，以便于解剖和切除

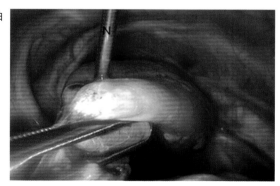

6. 食管重复囊肿与食管有共同壁，应仔细切除囊肿，同时保持食管黏膜完整（图 26.5），然后用可吸收缝线缝合食管肌肉缺损。

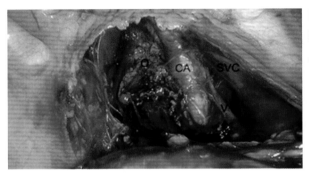

图 26.5　囊肿摘除后：食管（O）、颈动脉（CA）、迷走神经（V）、上腔静脉（SVC）

7. 食管重复应彻底切除，不应残留囊壁，否则有复发风险。

8. 标本可从切口部位取出，用水封抽吸将胸腔内气体全部吸出。如果肺部重新扩张满意，且切除干净利落，可不放置胸腔引流管。

9. 如果肺、气管或食管受伤，应通过前切口插入 16Fr 胸腔引流管。

10. 术后第 2 天行胸部 X 线检查。如有必要，可行食管造影检查有无食管瘘。

26.4　开胸手术

1. 开胸手术应基于如下原因：
   - 无腔镜手术人员。
   - 大且伴感染的囊肿。
   - 囊肿底部暴露差。
   - 胸腔镜切除术中的并发症。
2. 患者体位同胸腔镜手术一致，外科医生位于患者背侧。
3. 采用胸部后外侧切口，骨膜下切除第 4 或第 5 肋骨，打开胸膜。
4. 囊肿的切除方法与胸腔镜切除相似。
5. 骨膜用可吸收缝线缝合，胸部肌肉逐层关闭。

26.5　颈部切除

1. 如果囊肿在颈前三角底部可触及，可在颈部切除。
2. 在患者的肩膀下放一个垫子来伸展颈部。
3. 切开皮肤和颈阔肌，然后进行钝性解剖，直到囊肿表面。

4. 把迷走神经和喉返神经推到囊肿的前表面，仔细解剖，尽量减少热损伤。

5. 切除囊肿，修复食管，关闭颈部肌肉。

26.6　术中常见和少见并发症

1. 出血：紧贴囊肿壁仔细解剖，不易导致严重出血。如果食管重复大且伴感染或囊肿邻近纵隔大血管，应备有交叉配血。

2. 膈神经和迷走神经损伤：外科医生在囊肿解剖过程中应尽量靠近囊肿表面。尽可能少用电刀，以降低邻近结构的电传导损伤和热损伤。

3. 食管和胸导管损伤

（1）两者都可以表现为术后胸腔积液或胸腔引流的增加。

（2）如果泡沫状液体（唾液）从胸腔引流管排出，应怀疑有食管瘘，同时需注意有可能引发败血症。通过胸腔引流管能充分引流的小瘘可通过保守治疗处理：静脉注射抗生素、禁食、全肠外营养。10 天后进行吞咽或导管食管造影，如果没有持续渗漏，可以开始进食。但如果出现脓胸，则有必要行开胸手术，行清创术并修补食管。

（3）如果术中发现胸导管损伤，应结扎或夹闭胸导管。纤维蛋白胶也可以用于损伤区域。胸导管损伤术后表现为典型的乳状积液，经胸管引流。保守治疗包括：禁食、全肠外营养支持，中链三酰甘油鼻饲和皮下使用奥曲肽。可以通过胸腔镜或通过右横膈膜的切口夹闭损伤胸导管来治疗持续性乳糜胸。

4. 气管损伤：如果支气管源性囊肿与气管共用一个壁，有可能发生气管损伤。此时应立即中转开胸进行修复。麻醉医生可能需要将气管插管推进到气管破损以下，以保持通气。气管使用聚丙烯线缝合，应放置胸腔引流管。

小结

大多数前肠重复囊肿患者都是在产前诊断的，出生时无症状。对于无症状者，择期 CT 扫描应在月龄 9～12 个月时完成。择期胸腔镜切除应在 1 岁左右完成。术中紧贴囊肿表面小心操作，可避免手术并发症，同时尽可能少使用电刀。

（蔡磊　译，徐小方　校）

参考文献

1. Ponski TA, Rothenberg SS. Foregut duplication cysts. In: Parikh DH, Crabb D, Aldist A, Rothenberg SS, editors. Paediatric thoracic surgery. London: Springer; 2009. p. 383 − 90.
2. Stringer MD, Spitz L, Abel R, et al. Management of alimentary tract duplication in children. Br J Surg. 1995; 82: 74 − 8.
3. Holcomb GW Ⅲ, Gheissari A, O'Neill JA Jr, et al. Surgical management of alimentary tract duplications. Ann Surg. 1989; 209: 167 − 74.
4. Weiss LM, Fagelman D, Warhit JM. CT demonstration of an esophageal duplication cyst. J Comput Assist Tomogr. 1983; 7: 716 − 8.

第 27 章

食管良性及恶性肿瘤

S. Michael Griffin, Barry Dent, and Shajahan Wahed

摘要

　　治疗食管肿瘤具有挑战性。腺癌和鳞癌需手术切除，小细胞癌无需手术治疗。良性病变如平滑肌瘤需定期检查，若有梗阻则须手术切除。转移性疾病分期复杂，治疗上亦不建议手术。食管手术需要做淋巴切除术和食管重建，手术风险高，并发症多。本章重点介绍手术操作及并发症的处理。

关键词

　　食管肿瘤；食管切除术；淋巴结切除术；网膜成形术；空肠造口

27.1　引言

　　食管最常见的恶性肿瘤是腺癌和鳞状细胞癌。鳞状细胞癌是世界上最主要的组织学类型。而在英国和西方国家，腺癌占所有食管癌的一半以上[1-3]。

　　腺癌的发病率持续上升，其与食管反流、肥胖和 Barrett 食管密切相关[4,5]。罕见食管恶性肿瘤包括原发性黑色素瘤、小细胞癌、平滑肌肉瘤和腺样囊性癌。

　　食管良性肿瘤包括平滑肌瘤和胃肠道间质瘤（gastrointestinal stromal tumours，GIST）。平滑肌瘤更常见，大多数患者无须手术治疗，但若出现坏死或阻塞症状，则须手术治疗。如果诊断不明，可使用超声内镜和细针抽吸检查。平滑肌瘤伴恶性

S. Michael Griffin, O. B. E. , M. D. , F. R. C. S. Ed (✉) · B. Dent, M. B. B. Chir. , F. R. C. S. Ed
S. Wahed, B. Sc. , M. D. , F. R. C. S
Northern Oesophago-Gastric Unit, Royal Victoria Infirmary, Queen Victoria Infirmary,
Newcastle upon Tyne, UK
e-mail: michael. griffin@ nuth. nhs. uk

肿瘤的可能性极低。食管 GIST 很少见，较大的 GIST 也可以表现恶性行为，因此需要进行全面的检查和治疗。食管颗粒细胞瘤更罕见。

对于食管癌患者的治疗方案应由消化科多学科专家（multidisciplinary meeting，MDT）进行临床分期和讨论。分期检查包括普通内镜、超声内镜和胸腹部及骨盆 CT。大多数患者还需行正电子发射断层扫描（positron emission tomogram，PET-CT）以寻找远处转移[6]。颈部超声和肝脏磁共振成像可以分别明确颈部淋巴结或肝脏病变的性质。在食管手术前，由麻醉医生对患者行全身评估和检查，评估风险，并弥补遗漏处。心肺运动试验近年来已被广泛采用，尽管其在预测发病率和死亡率方面的价值尚待阐明。同时，还需由专业营养师对患者进行营养评估。

对于大多数具有潜在治愈可能的食管癌局部晚期患者，需接受新辅助化疗或放化疗治疗[7-9]。对于术前评估不能彻底切除的患者不应行姑息性切除，特别是食管癌复发导致穿孔[10]患者，应充分评估，不应盲目手术。在大多数情况下，食管切除术包括两阶段手术根治性整块切除及双野淋巴结清扫。胃是食管切除后最常见的替代物[11]。手术切除的目的是清除所有的癌症组织，提供最佳的治愈机会和最佳的疾病分期，同时尽可能保持患者的生活质量。

27.2　手术要点和技巧

食管切除术在全身麻醉下进行，包括双腔气管插管、鼻胃管插入、静脉抗生素和机械性静脉血栓栓塞预防。传统使用胸段硬膜外麻醉，同时经椎旁导管和经切口导管麻醉也为术后疼痛管理提供了替代方法。

1. 腹部入路和胃游离

腹部正中切口入路下切除剑突可改善手术暴露。使用牵开器（如 Omni-tract®）可显著改善手术视野暴露，腹壁左侧需要更大的牵引力以获得更佳暴露。可将肝左叶与横膈膜相连的左三角韧带游离，以更好暴露食管裂孔，但需要注意不能损伤横膈膜、肝、膈静脉或下腔静脉。使用头灯可显著增强手术视野亮度。

游离胃首先需清楚胃的各分支血管走形，由于胃大弯血管弓有时比预期长得多，因此需要了解其解剖结构的变化[12,13]。大弯侧的部分网膜应保留下来，以包裹食管胃吻合口和制作管状胃的钉线。建议解剖时使用双极电凝剪和能量密封装置（图27.1）。

十二指肠 C 形部分应充分游离，包括与结肠之间的附着组织，使幽门可上提至食管裂孔。如果幽门活动性不够，幽门或远端胃留在腹腔内，可能会导致术后出现严重的胃排空问题。

图 27.1　保留胃右血管及血管弓

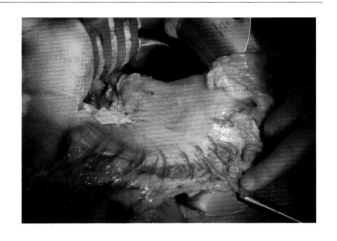

2. 淋巴结整块切除

电凝钳或双极电凝剪（bipolar scissors）是很好的腹部淋巴结解剖工具，可以电凝周围小血管。建议从肝总动脉淋巴结开始解剖，用无创抓钳提起淋巴结，一直分离至与脾动脉连接处。近脾淋巴结清扫方法与此类似。解剖至胃左血管，将其结扎后离断。沿胃左动脉向上游离至食管裂孔并清扫胃左动脉周围淋巴结。这部分解剖过程中建议将胃往患者头部方向提，可增加暴露（图 27.2）。

图 27.2　腹腔淋巴结整块切除

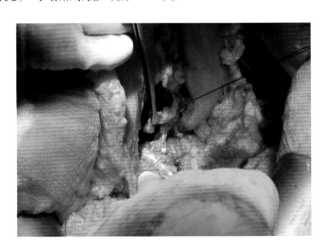

3. 食管裂孔解剖

这部分解剖沿主动脉前平面进行，同时整块切除术野胸膜和心包脂肪。肾静脉牵开器可提供良好暴露。切除双侧膈肌脚的一部分，可使管状胃无张力输送进入胸腔。若从胸腔可将手通过食管裂孔触及十二指肠，提示食管裂孔空间足够，管状胃活动度良好。

4. 幽门成形术

幽门成形术用于预防术后胃引流问题。可用电刀将幽门括约肌离断。用镊子打开幽门括约肌前壁，可使用 Gambee 型缝线减少黏膜下血管出血。必须确认缝线中是否含有少量黏膜，同时检查缝线是否与后壁吻合（图27.3）。

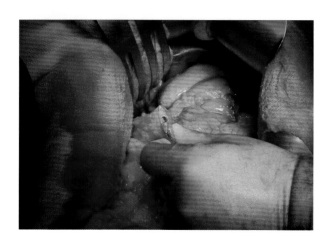

图 27.3 幽门成形术

5. 空肠造口术

空肠造口术主要为术后提供营养支持。若术后出现并发症，不能进食或需要额外补充营养，空肠造口将显得异常重要[14]。然而，它本身也易引起并发症，因此需要小心操作。

笔者使用了一个14Fr MIC 营养管在腹壁做一穿孔口，将营养管从腹腔穿过腹壁并修剪至适当的长度（距顶端球囊约30 cm）。将顶端球囊置入近端空肠，使用2.0 Vicryl™线做荷包缝合，再将该线两端绕在管子上，将管子固定，防止滑出。使用2.0 Vicryl™线做隧道缝合包绕管壁，然后使用3~4针缝线将其固定于壁层腹膜。在将球囊拉回到腹壁并系紧之前，先缝两侧缝线，再缝球囊周边缝线，这样更容易操作。在适当处切开横结肠网膜，将其围绕空肠造口，再将近端和远端固定空肠造口于腹壁的缝线打结，将此处腹膜、网膜及空肠固定在一起。这些固定于壁层腹膜的缝线可防止空肠造口处扭曲，而网膜包扎将减少腹腔肠管从食管裂孔疝出的可能。向球囊注入2~4 ml无菌水，并冲洗空肠造口管，以确保其通畅。

6. 胸部切口

建议从右胸后外侧切口第4肋间进胸，离断肋骨颈部，可充分撑开肋间隙且不易损伤肋骨。我们的手术经验为，切除一段肋间神经可减轻术后切口疼痛。可使用Omni-tract® 或 Finochieto 牵开器撑开肋间。

7. 奇静脉结扎

当游离奇静脉弓时，鉴别支气管血管的分支很重要，因为这些分支会引起出血。奇静脉弓上结扎处的结需要垂直打结，以避免静脉扭曲或结扎处滑动而导致严重出血。

8. 胸导管解剖和结扎

应沿奇静脉进行解剖寻找胸导管。笔者选择双极电凝剪用于解剖。需要一直解剖到主动脉前平面。在食管裂孔处识别胸导管，并将其结扎在奇静脉和主动脉的间隙中。不要撕扯胸导管，以防将其分支损伤（图 27.4）。

图 27.4　在食管裂孔处识别胸导管

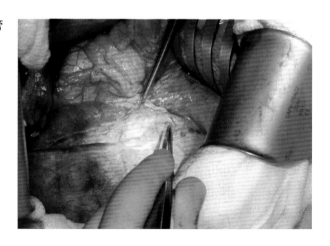

9. **主动脉旁游离**

从主动脉前平面一直向患者头部方向解剖直至隆突，用左手牵拉暴露，使用双极电凝剪将食管周围组织从主动脉旁游离。对于从主动脉发出的小血管，在离断前应进行丝线结扎或电刀凝结。不要从主动脉左侧游离组织，此侧一旦从主动脉发出的小血管出血，将很难控制。将食管前后游离打通后，就可以使用尼龙带将食管吊起，向患者头侧游离。

10. **气管支气管淋巴结切除术**

这部分解剖的最佳方法是从心包后部开始解剖。需要仔细识别两侧支气管软骨环的上下边缘，以避免损伤。气管插管内球囊应能在左主支气管触及。可使用牵引（Wangensteadies 或 Babcock 镊子）将隆突下淋巴结提起，以彻底切除。在隆突顶端和每个支气管淋巴结的边缘都有血管供应淋巴结，这些血管应结扎处理以防出血（图 27.5）。

图 27.5　纵隔解剖后外观，包括整块切除支气管周围淋巴结

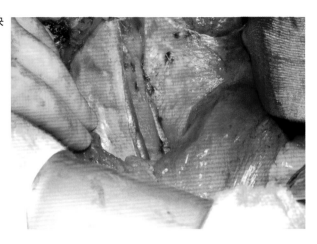

继续解剖气管右侧旁组织。不使用电刀将迷走神经离断，以避免能量传导损伤喉返神经。食管游离完成后，使用 0 号 Prolene 线将食管行荷包缝合，将抵钉座置入近端食管，在抵钉座置入食管前可用 Foley 导管球囊（25 或 28 mm）将食管适当扩张，然后将荷包线拉紧打结（图 27.6）。

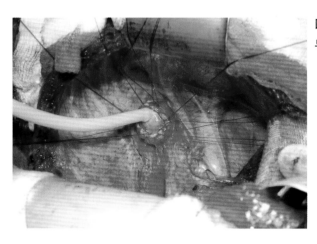

图 27.6 在荷包缝线缝好后使用 Foley 导管扩张近端食管

11. 管状胃牵引

在食管游离完成后再打开食管裂孔，以防止腹腔内液体进入胸腔污染术野，食管裂孔打开后将管状胃沿胃大弯轻轻牵引，幽门成形处缝线应位于食管裂孔处或食管裂孔以上。需要注意在胃牵引入胸腔时胃不能扭曲。

12. 吻合与引流

管状胃制作应从小弯侧胃左动脉和胃右动脉连接处开始，同时需要确认胃的最高点，使其能与食管吻合。吻合口应位于奇静脉弓上方。使用食管夹来标记管状胃制作进度，使用 Babcock 钳夹持管状胃边缘。吻合的位置与管状胃边缘距离不应太短，管状胃不应制作太窄（笔者建议最小为 5 cm），否则易损坏胃壁内血管弓，使管状胃面临缺血坏死的风险[15]。

吻合器长端置入胃壁后，应再次检查其与管胃边缘的距离，以确保足够长（至少 2 cm）。吻合器钉穿过胃壁时，用手指按住钉两侧，以防止胃壁裂开。吻合器钉和抵钉座接合后，应进行检查以确保没有其他组织卡在中间，同时检查两侧组织的完整性。吻合后，移除吻合器。将鼻胃管放置于胃远端，并用胶带固定在鼻上。尽管胃造口瘘可以用吻合器缝合，但笔者常规会使用连续缝线将缝合钉包裹在胃壁组织内。

将胃大弯网膜置于气管旁，使用网膜包裹吻合口和管状胃边缘，可缝合固定。胸腔顶胸膜及其脂肪可以覆盖在吻合口上。

笔者一般使用两条 24Fr 软性胸腔引流管引流右胸的顶部和底部（图 27.7）。

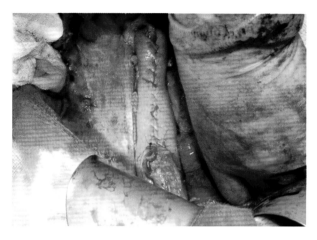

图 27.7　将缝合钉包埋后的管状胃

27.3　避免与处理术中常见与罕见并发症的要点和技巧

27.3.1　脾损伤

腹部解剖的第一步操作应是游离胃脾韧带直到脾下极，以防止意外牵引损伤和出血。患者处于头高右侧倾斜位可以增加术野暴露。脾脏有少量撕裂出血时，可以使用球形电刀头或组织胶来控制出血。

27.3.2　出血

在结扎和离断血管或在使用能量装置凝结血管前，应确保胃血管充分游离。暴露不足可能导致血管在离断前仅部分凝结，从而引起较难处理的出血。使用能量装置并不意味着无需充分游离血管。

在食管和主动脉间游离时，会遇到直接从主动脉分支出来的小血管，这些血管会导致严重出血。可用手指牵拉食管将食管主动脉间隙充分暴露，以免无意中损伤分支血管。使用双极电凝剪游离时，每次应夹持一层组织，分次游离。处理主动脉分支最安全的选择是结扎，对于小分支也可使用电刀烧灼。应确保血管留在主动脉壁上的残端足够长，以方便必要时结扎。

靠近主动脉弓的起始处有一个特别粗的血管，在大多数情况下可以避开此血管。如果需要处理该血管，应该结扎后离断。

27.3.3 乳糜漏

有时会遇到 3 根甚至 2 根（很少）胸导管，尤其是女性患者。在这种情况下，2 个导管都需要结扎。经常有主胸导管的侧支，特别是在远端，需要单独结扎。

在腹部游离食管裂孔过程中，也有可能损伤乳糜池，特别是较瘦的患者。因此，在主动脉前平面游离时，应注意避免损伤乳糜池。腹部淋巴结周围的小淋巴管很少引起显著的乳糜漏，但在清扫淋巴结时最好将淋巴管结扎。

27.3.4 淋巴结破损

淋巴结很容易破损，因此最好的做法是尽量避免抓持淋巴结。如果没有其他的选择，可以使用 Wangensteens 无创伤镊子，不易造成破损。Babcock 钳可完整抓持淋巴结，在淋巴结切除术中作用较大。处理肝总动脉前淋巴结时，通常需要在适当水平结扎，以免损伤门静脉。

27.3.5 气道损伤

气管和支气管的膜部比较脆弱，因此应将其边缘清楚暴露出来，以避免损伤。建议避免在靠近这些结构时使用电刀，双极电凝剪是不错的选择。将手指放在气道上暴露气管，并沿气道方向游离更安全。

胃网膜应置于气道和管状胃之间，再覆盖管状胃边缘和吻合口。这为吻合口瘘供了多一层保护（图 27.8）。

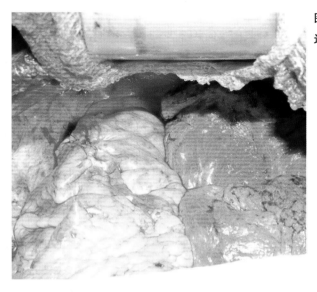

图 27.8 用网膜包裹吻合口及管状胃边缘，隔开管状胃和气道

27.4　替代方法

内镜下切除术是治疗 T1a 期（仅累及黏膜层）食管癌患者的一种替代方法[16]。这些病例仍应像其他食管癌一样充分检查并分期，且在行内镜切除术前应在 MDT 中进行讨论。内镜下黏膜切除术应在镇静和静脉镇痛下进行，由内镜检查专家负责。可以在内镜下切除病变周切缘和底部切缘。对于病变累及黏膜下层的食管癌，不应使用内镜下黏膜切除术，因为存在淋巴结转移的风险[17]。

在英国，越来越多的食管癌患者接受微创手术[18]。如果采用微创手术进行食管癌切除，其切除范围同开放手术。切口的选择至关重要，否则会使操作困难，尤其在游离远端胃及进行幽门成形术时。离断胃左血管后，可使用 Nathanson 牵开器提起整个胃，有助于将十二指肠从肝十二指肠韧带和 Kocherisation 韧带游离。向左侧延长脐上切口，使处于直视视野，可使空肠造口更容易。

腹腔镜游离胃时，不易显露胃大弯血管弓，尤其是在肥胖患者。胃血管弓容易误伤，导致胃不适合做管状胃，若手术时没有意识到血管弓已损伤，会导致胃坏死[19]。管状胃过窄也会显著增加胃壁坏死的风险[12,15]。将患者手臂外展并高于其头部，可更好地选择胸腔镜切口，方便操作。

27.5　结构变异

有时会遇到 2 根甚至是 3 根胸导管。如果未能发现这种变异的存在，可能会导致术后乳糜漏。

27.6　术后管理

应提前做好准备对患者进行术后管理。快速康复可改善食管癌术后恢复并缩短住院时间[20]。早期、定时理疗和运动对于降低肺不张、呼吸道感染和静脉血栓栓塞至关重要，也有助于快速恢复肠道功能。可以通过空肠造口进行肠内营养支持治疗，逐步使用肠内营养支持可有效防止恶心、肿胀和疼痛。常规使用泻药也有助于加快肠道功能的恢复。

27.7　术后并发症处理要点和技巧

食管切除手术患者出现术后并发症可导致病情迅速恶化。预防是最好的策略，包括术前优化、精细手术操作和术后活动及理疗。对有不适的患者应仔细检查，不应轻易放过。

在大多数吻合口瘘患者中，可以通过积极保守处理成功治疗[21]，包括静脉注射抗生素和抗真菌药物、静脉注射质子泵抑制剂、肠内营养支持、胸腔引流和禁食。应放置鼻胃管。患者应接受内镜检查，以确定破裂程度。一般不需行二次手术。如果需要行手术治疗，一般考虑使用 T 型管造瘘并修补缺损，或使用肋间肌修补缺损。很少需要切除吻合口行食管造口术。一般不常规推荐使用食管支架治疗吻合口瘘，因支架放置可出现包括死亡在内的严重并发症[22]。

乳糜漏可导致免疫抑制和营养不良。它通常是由于主胸导管或一个大的侧支损伤引起，有时也可能由乳糜池损伤引起。如果胸管引流出乳糜微粒或三酰甘油样液体，可以确认乳糜漏，应检查血清淋巴细胞计数。乳糜漏处理包括减少乳糜量，将乳糜胸引流干净，保持营养状态和防止机会性感染。肠内营养更换为中链三酰甘油类。静脉注射复方曲美唑可预防机会性感染。严格监控液体和电解质平衡。若引流量 >1000 ml/24 小时且持续 48 小时，则应行手术治疗。术中若无明显可识别的胸导管或其分支可以结扎，可放置胸管充分引流。

27.8　小结与展望

食管癌手术困难，管理复杂，需要相应专家参与治疗。手术需要仔细注意细节。本章重点介绍了一些可用于实践的预防术中及术后并发症的技术。

（蔡磊　译，徐小方　校）

参考文献

1. Cancer Research UK oesophageal cancer incidence statistics. http://www. cancerresearchuk. org/cancer-info/cancerstats/types/oesophagus/incidence/.
2. Coupland VH, Allum W, Blazeby JM, Mendall MA, Hardwick RH, Linklater KM, Moller H, Davies EA. Incidence and survival of oesophageal and gastric cancer in England between 1998 and 2007, a population-based study. BMC Cancer. 2012;12:10.
3. Pennathur A, Gibson MK, Jobe BA, Luketich JD. Oesophageal carcinoma. Lancet. 2013;381(9864): 400 - 12.

4. Lagergren J, Bergstrom R, Lindgren A, Nyren O. Symptomatic gastroesophageal reflux as a risk factor for esophageal adenocarcinoma. N Engl J Med. 1999;340(11):825-31.

5. Rubenstein JH, Taylor JB. Meta-analysis: the association of oesophageal adenocarcinoma with symptoms of gastro-oesophageal reflux. Aliment Pharmacol Ther. 2010;32(10):1222-7.

6. Allum WH, Blazeby JM, Griffin SM, Cunningham D, Jankowski JA, Wong R, British Assoc Surgical O. Guidelines for the management of oesophageal and gastric cancer. Gut. 2011;60(11):1449-72.

7. Shapiro J, Van Lanschot JJB, Hulshof MCCM, van Hagen P, van Berge Henegouwen MI, Wijnhoven BPL, van Laarhoven HWM, Nieuwenhuijzen GAP, Hospers GAP, Bonenkamp JJ, Cuesta MA, Blaisse RJB, Busch ORC, ten Kate FJW, Creemers G-JM, Punt CJA, Plukker JTM, Verheul HMW, Bilgen EJS, van Dekken H, van der Sangen MJC, Rozema T, Biermann K, Beukema JC, Piet AHM, van Rij CM, Reinders JG, Tilanus HW, Steyerberg EW, van der Gaast A, CROSS Study Group. Neoadjuvant chemoradiotherapy plus surgery versus surgery alone for oesophageal or junctional cancer (CROSS): long-term results of a randomised controlled trial. Lancet Oncol. 2015;16(9):1090-8.

8. Allum WH, Stenning SP, Bancewicz J, Clark PI, Langley RE. Long-term results of a randomized trial of surgery with or without preoperative chemotherapy in esophageal cancer. J Clin Oncol. 2009;27(30):5062-7.

9. Cunningham D, Allum WH, Stenning SP, Thompson JN, Van de Velde CJH, Nicolson M, Scarffe JH, Lofts FJ, Falk SJ, Iveson TJ, Smith DB, Langley RE, Verma M, Weeden S, Chua YJ, Participants MT. Perioperative chemotherapy versus surgery alone for resectable gastroesophageal cancer. N Engl J Med. 2006;355(1):11-20.

10. Di Franco F, Lamb PJ, Karat D, Hayes N, Griffin SM. Iatrogenic perforation of localized oesophageal cancer. Br J Surg. 2008;95(7):837-9.

11. Griffin SM, Raimes SA, Shenfine J. Oesophagogastric surgery: a companion to specialist surgical practice. 5th ed. Philadelphia: Saunders; 2013.

12. Ndoye JM, Dia A, Ndiaye A, Fall B, Diop M, Ndiaye A, Sow ML. Arteriography of three models of gastric oesophagoplasty: the whole stomach, a wide gastric tube and a narrow gastric tube. Surg Radiol Anat. 2006;28(5):429-37.

13. Takeda FR, Cecconello I, Szachnowicz S, Tacconi MR, Gama-Rodriguez J. Anatomic study of gastric vascularization and its relationship to cervical gastroplasty. J Gastrointest Surg. 2005;9(1):132-7.

14. Couper G. Jejunostomy after oesophagectomy: a review of evidence and current practice. Proc Nutr Soc. 2011;70(3):316-20.

15. Luketich JD, Alvelo-Rivera M, Buenaventura PO, Christie NA, McCaughan JS, Litle VR, Schauer PR, Close JM, Fernando HC. Minimally invasive esophagectomy - outcomes in 222 patients. Ann Surg. 2003;238(4):486-94.

16. Pech O, May A, Manner H, Behrens A, Pohl J, Weferling M, Hartmann U, Manner N, Huijsmans J, Gossner L, Rabenstein T, Vieth M, Stolte M, Ell C. Long-term efficacy and safety of endoscopic resection for patients with mucosal adenocarcinoma of the esophagus. Gastroenterology. 2014;146(3):652.

17. Griffin SM, Burt AD, Jennings NA. Lymph node metastasis in early esophageal adenocarcinoma. Ann Surg. 2011;254(5):731-7.

18. National Oesophago-Gastric Cancer Audit - 2013. http://www.hscic.gov.uk/catalogue/PUB11093.

19. Berrisford RG, Wajed SA, Sanders D, Rucklidge MWM. Short-term outcomes following total minimally invasive oesophagectomy. Br J Surg. 2008;95(5):602-10.

20. Markar SR, Karthikesalingam A, Low DE. Enhanced recovery pathways lead to an improvement in

postoperative outcomes following esophagectomy: systematic review and pooled analysis. Dis Esophagus. 2015;28(5):468 - 75.

21. Dent BM, Wahed S, Jones R, Immanuel A, Hayes N, Griffin SM. Outcomes following anastomotic leak in patients undergoing oesophagectomy. Br J Surg. 2016;103(8):1033 - 8.

22. Schweigert M, Dubecz A, Stadlhuber RJ, Muschweck H, Stein HJ. Risk of stent-related aortic erosion after endoscopic stent insertion for intrathoracic anastomotic leaks after esophagectomy. Ann Thorac Surg. 2011;92(2):513 - 9.

第 28 章
食管狭窄

David C. van der Zee

摘要

先天性食管狭窄较为罕见，通常与软骨环有关。先天性狭窄的手术治疗是有益的，效果非常好。儿童后天性食管狭窄与严重的胃食管反流、食管吻合和误食腐蚀性漂白剂或纽扣电池有关。大多数食管吻合术都需积极随访监测狭窄与胃食管反流。提倡早期诊断和治疗。只有顽固性狭窄可能需要手术治疗。后天性食管狭窄需长期随访治疗才能获得良好效果。我们建议，在最初的强制扩张后，在狭窄处留置一个球囊，每天用 15～20 ml 的空气充气三次扩张食管。这很容易教会患儿父母，这样他们可以在家里操作，持续扩张直到狭窄完全愈合。我们在这方面的经验使我们在处理困难腐蚀性和抵抗性狭窄时获得了良好效果，避免了食管置换手术。

关键词

食管狭窄；球囊扩张；食管闭锁；碱烧伤；反流性食管炎

28.1 引言

食管狭窄可分为先天性或后天性。先天性狭窄可由肌肉肥大、软骨环或食管网引起。后天性狭窄可能是由胃食管反流、腐蚀物吞食、嗜酸性食管炎、食管闭锁后修复、失弛缓症以及其他引起[1]。对于持续性狭窄，治疗方法包括扩张直至切除等不同方法。

D. C. van der Zee, M. D. , Ph. D.
Department of Pediatric Surgery, University Medical Center Utrecht,
Utrecht, The Netherlands
e-mail: d. c. vanderzee@ umcutrecht. nl

28.2 诊断与综合管理

食管狭窄的诊断通常通过食管造影和内镜检查来确定。先天性肌肉肥大或食管网主要通过球囊扩张来治疗。如果是软骨环,扩张效果欠佳,手术是必要的。当怀疑有食管反流时,我们将采用反流问卷、酸碱度/阻抗和压力测定法以及^{13}C呼吸测试法进行进一步检查。狭窄通常通过球囊扩张和抗反射手术(腹腔镜)进行治疗,这在大多数情况下都能解决问题。应特别注意嗜酸细胞性食管炎,易与反流性食管炎混淆,从食管下、中、上活检能明确诊断。除扩张外,还需要其他治疗。

食管闭锁修复术后,食管反流、循环受损、瘘或各种因素混合易导致食管狭窄。少量反流可通过食管扩张和抗反流药物治疗。如果狭窄持续存在,需腹腔镜下行抗反流手术。若治疗后狭窄仍然存在,则强制扩张,然后留置球囊扩张,直至破损愈合[2]。

在腐蚀性狭窄中,预防腐蚀发生非常重要。建议在腐蚀愈合期内使用预防性留置球囊,这种处理需在碱液摄入后24小时内开始。在1周后重新进行内镜检查,评估烧伤程度,并确认是否继续进行留置球囊治疗。如果腐蚀发生后处理过晚,狭窄已形成,需要强有力的探条进行首次扩张,直到取得足够直径,然后用留置球囊继续治疗,使食管保持在所需的直径,直到完全愈合。这可能需要几个月的时间。在留置球囊治疗期间,可通过球囊内导管作为进食通道,也可在腐蚀急性期过后在球囊不充气下进食半流或固体食物。

目前有几种长度的球囊导管可选择,也可放置两个球囊。

对于失弛缓症患儿,Heller肌切开术是首选。在复发的情况下,球囊扩张可取得良好结果。丝裂霉素或肉毒杆菌毒素注射也可用于治疗失弛缓症或反复狭窄,但需注意注射后出现脓毒症和纵隔炎而导致的并发症和死亡可能。

28.3 留置球囊导管治疗持续性食管狭窄的技术要点和技巧

本文之前曾描述过如何在食管持续狭窄时使用留置球囊导管[2]。需要在全身麻醉下使用球囊导管或探条扩张食管。若一次扩张不能达到所需直径,可多次扩张,直到达到可以放置球囊导管的直径,然后每天用15～20 cm^{3}的空气给球囊充气3次,这对父母来说很容易学会,可以在家里进行,持续扩张直到狭窄完全愈合。

28.3.1 技术

全身麻醉下行胃镜检查。确定诊断后,通过导丝将带有球囊的导管放置到狭窄处。通常使用 4 cm/10 mm 球囊，将球囊放置到在狭窄的上方。在内镜下，向球囊内充入 20 cm³ 的空气，可以看到球囊扩张后狭窄处的改变。如果狭窄不太牢固，狭窄处就会破裂。取出球囊后，内镜可以稍微向前越过狭窄和食管远端，进入胃腔进行观察或活检。如果狭窄太硬，应进行有力的扩张。我们通常使用 Savary-Gilliard 探条进行扩张，可以从导丝引入，这样做的风险很小。将导丝稳定在固定的水平面上，以避免导丝伸出或进入太深。由于导丝头端较长，应防止头端刺穿胃。我们可以用手在腹部感受到导丝的头端，从而防止损伤胃。在扩张到所需直径后，在内镜下将导丝穿过鼻子进入食管。将球囊导管除球囊以外的部分每 2~3 mm 弯曲一次，可使导管更加柔软。Instillagel® 可用于球囊，使其更容易通过鼻子。在直视下，将球囊放置在狭窄水平并充气，使其在狭窄的水平面上保持稳定，同时收回导丝，随后在鼻孔处弯曲导管，使其不会牵拉鼻孔，然后贴着脸颊将导管固定到耳朵下面。首先将一条薄的 DuoDERM 固定在脸颊上以保护皮肤，然后将导管固定到 DuoDERM 上。如果导管仍然牵拉到鼻翼或儿童试图将导管拔出，可以使用带子脐状缠绕管子向对侧鼻子牵拉并固定在脸颊上（图 28.1）。最后，用注射器抽出空气，断开注射器并排空，然后再用力将球囊内最后一点空气抽出，使其处于真空状态。

图 28.1　若导管明显牵拉鼻翼，可以使用带子脐状缠绕管子向对侧鼻子牵拉并固定在脸颊上

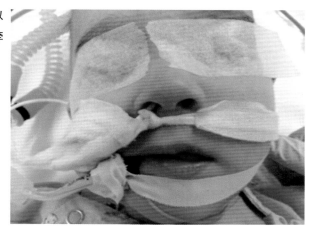

在急性期，根据可能发生的并发症，需要更密切的随访，第 1 次全麻下内镜检查应在 1~2 周完成。一旦病情稳定，内镜检查可延长至每 4 周 1 次。对于碱液烧伤，随访时间需延长到 6~12 个月，直到碱液烧伤的影响完全消失。对于食管闭锁后狭窄，由于边缘循环，可能需 3~6 个月新生血管才能形成直到完全愈合。

28.4　其他可以使用的方法

有几种不同类型的扩张器可用于治疗食管狭窄，但在本章我们不展开讨论。

之前提到过丝裂霉素和肉毒杆菌毒素的使用。

另一种方法是放置支架。过去我们使用过不同类型的支架，使用螺纹把它们固定好。然而，它们仍然很容易移位或造成阻塞。现在有带或不带涂层的自膨胀支架。除了移位外，移除支架时也会造成很多伤害。球囊导管固定好后比较稳定，很少移位，当然球囊也可能破裂，需要更换。

更换球囊导管可在 X 线透视下进行，无需麻醉。可以很容易地将导丝穿过鼻孔，新的球囊导管也可以通过导丝到达正确的位置。球囊上有两个不透射线的标记，可以使用口服或注射造影剂确定球囊的位置。

28.5　避免和处理常见与罕见并发症的要点和技巧

1. 不要试图将内镜强行通过狭窄，因为这样会损坏或剥离黏膜。

2. 使用导丝穿过狭窄处时，如果有阻力，不要强制用力，因为可能会戳破食管壁。

3. 通过内镜向左或向右扭转有助于改变导丝尖端方向，使其无阻力地通过吻合口。

4. 如果无法沿内镜推进导丝，可以尝试通过内镜引入导丝，但这样就不易感知到导丝碰到食管壁的阻力。

5. 在膨胀过程中，我们可以透过球囊看到膨胀的效果。

6. 如果狭窄对球囊扩张有抵抗力，可以使用更硬的扩张器，如 Savary-Gilliard 扩张器。但其尖端很长，需注意其尖端不能损伤胃壁，特别是当狭窄位于食管的远端时。

7. 当狭窄很硬且凹凸不平时，可以逐步扩张，以防止穿孔。

8. 在获得所需的直径后，可以将导丝穿过鼻孔，将球囊固定在狭窄处（使用新球囊时，导管前端 5 cm 需每隔 2 mm 进行弯曲使其更加柔软）。

9. 球囊充气后，将导丝取出。

10. 在鼻孔出口处，弯曲导管，使其更容易固定在脸颊上，同时也不会过度牵拉鼻孔。

11. 如果管子仍然过度牵拉鼻翼，可以使用带子脐状缠绕导管，将其向对侧鼻孔方向牵引并固定在脸颊上。

28.6 罕见病理和手术所见时的处理讨论

如果狭窄处有软骨，扩张就会失败，需要手术切除狭窄和软骨。

当发生穿孔时，治疗取决于穿孔的程度。如果孔很小，可以置入鼻胃管，禁食，给予抗生素 5 天，过 5 天后行食管造影查看穿孔是否自行愈合。当穿孔较大且与胸腔相通时，需放置胸腔引流管，引流胸腔积液及气胸。当引流量很少时，可以进行食管造影检查查看穿孔有无愈合。在穿孔偏大时，建议急诊缝合，避免长期后遗症。

28.7 术后并发症的处理要点和技巧

1. 如果球囊导管移位，可在 X 线透视下通过导丝更换球囊导管（图 28.2），无需麻醉。

2. 如果球囊破裂，父母在充气时感觉不到阻力，也不能从球囊抽出气体，此时，需要按第 1 点更换球囊导管。

3. 当通过导管鼻饲时，每次使用后都须冲洗导管，以防导管阻塞，可以使用起泡水冲洗，效果更佳。

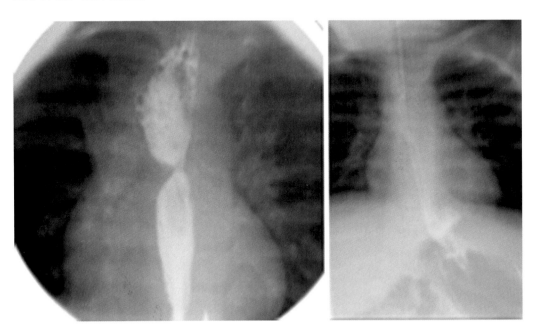

图 28.2 食管狭窄造影检查（左图），球囊导管留置保持食管处在合适的直径

28.8　讨论

　　食管狭窄时常见并发症通常可以通过扩张治疗。如果狭窄持续存在或为食管腐蚀性损伤，则需要长期治疗。对于持续性食管狭窄，使用留置球囊导管可有效解决这一问题，从而避免大手术。一项回顾性研究显示，使用留置球囊导管则不再需要手术切除狭窄并用胃、空肠或结肠替代食管。

（蔡磊　译，徐小方　校）

参考文献

1. Ade-Ajayi N. Esophageal dilatation. In：Spitz L，Coran AG，editors. Operative pediatric surgery. New York：CRC Press；2013. p. 90 − 6.
2. van der Zee D，Hulsker C. Indwelling esophageal balloon catheter for benign esophageal stenosis in infants and children. Surg Endosc. 2014；28(4)；1126 − 30.

第 29 章
胃代食管

Emma L. Sidebotham and David C. G. Crabbe

摘要

食管通常是将食物从口腔输送到胃肠道的最佳管道。当原有的食管缺失或严重病变时,可能需要更换食管。自 20 世纪 80 年代以来,胃置换术已成功地用于重建儿童胃肠道的连续性。一些长期随访研究表明,这些患者的预后和生活质量优于其他手术,尤其是结肠代食管。本章针对术中和术后存在的各种问题与挑战,提供了相应的技术要点和技巧。

关键词

长间隙食管闭锁;腐蚀性损伤;食管闭锁修复失败狭窄;胃置换;生活质量

29.1 引言

食管是将食物从口腔输送到胃的理想管道。但如果食管没有形成,或因损伤或疾病而受到无法修复的损害,则必须进行食管置换。在发达国家,食管置换的最常见指征是长间隙食管闭锁或修复食管闭锁的尝试失败。摄入腐蚀性食物或异物的撞击可能会导致广泛的损害,因此需要进行食管切除术。很少有肿瘤或失弛缓症手术失败需要切除食管(表 29.1)。

E. L. Sidebotham, M. D. , F. R. C. S. (✉) · D. C. G. Crabbe, M. B. Ch. B. , M. D. , F. R. C. S.
Department of Pediatric Surgery, Leeds General Infirmary, Leeds, UK
e-mail: emma. sidebotham@nhs. net; david. crabbe@nhs. net

表 29.1　食管置换术治疗食管闭锁的适应证

长间隙食管闭锁	反流相关狭窄
食管闭锁一期修复失败	以往的食管替代手术失败
腐蚀性损伤	异物撞击：特别是电池或长时间撞击
肿瘤，如弥漫性平滑肌瘤	贲门失弛缓症

一个功能良好的原有食管是理想的导管，功能不良需要反复扩张的瘢痕性食管通常最好被替代[1-3]。

1948 年，根据治疗成人食管肿瘤的经验，Sweet 首次提出胃置换作为食管闭锁的治疗方法，最初的吻合并没有成功[4]。然而，直到 30 年后，Spitz 和同事们才将这项技术作为结肠代食管术的替代手术进行介绍[5]。距这篇关于 4 名食管长间隙闭锁儿童的报告已 30 年，胃置换已被广泛用于食道置换。短期和长期随访研究已证实该技术是安全有效的[6,7]。

结肠间置可能是全世界最流行的儿童食管置换术。由于移植物梗塞，吻合口漏，狭窄和胃食管反流，该手术在短期内具有较高的并发症发生率。从长期来看，结肠移植物趋向于曲折和冗长，由于进行性吞咽困难常常需要进行翻修。空肠置换具有合适的管道口径替代食管和肠蠕动活跃的理论优势，但由于血管蒂供血不足，手术在技术上具有挑战性。管状胃代食管也会导致胸部和腹部的长缝线泄漏的高发生率，以及胃食管反流和吻合口狭窄的问题。组织工程为在实验室构建替代性食管提供了希望，但距离实际临床应用仍需要很多年。

29.2　胃置换的流程：技术要点和技巧

29.2.1　术前规划

根据食管置换的指征，术前规划的细节会有所不同。我们的做法是，当使用胃置换治疗食管闭锁时，一旦一期修复明显失败或不可能，则行食管切除术，并建立假经口服喂养。这些婴儿必须进行支气管镜检查，以排除气管食管瘘。当婴儿体重为 6~8 kg 时，我们更愿意进行胃置换，尽管其他并发症（如先天性心脏病、慢性肺病）的处理可能需要推迟置换。对于其他适应证，如腐蚀性损伤、多次复发的气管－食管瘘、肿瘤，病变的食管切除和食管置换可能同时进行。有报道称，体重小于 3 kg 的新生儿进行胃置换，部分原因是为了解决发展中国家在食管切除术和胃造口术后院外管理方面的问题。一组患者的围手术期死亡率很高（15%），部分反映了手术时婴儿的一般状况[8]。

胃置换应是一种择期手术，在手术前应尽一切努力优化营养和心肺功能。一些作者建议，胃置换应推迟到儿童能行走时再进行，这时胃代食管可以更有效地以直立姿势排空[9]。我们认为这不必要地延长了胃造口喂养的时间，延迟了正常的口腔喂养。

29.2.2　手术技术

根据食管置换术的适应证和既往手术的不同，胃置换术的技术也有所不同。该手术在全身麻醉下进行，气管内插管，最好通过鼻道。中心静脉通路和有创性动脉血压监测必不可少，理想情况下通过股血管。置入导尿管也是必需的。

患者仰卧位，肩部下方置一个方枕，头部转向远离食管切开术侧（如有）。必要时通过延长的上腹中线切口游离胃。许多患者将采用一个胃造口术，应采取两层闭合。胃左动脉在其起点附近被离断。重要的是要沿着胃小弯和胃右动脉的保留血管弓。然后将离断胃短血管，在胃的大弯侧留下一个较窄的网膜边缘，以确保胃的血管弓完整无缺（图 29.1）。大网膜的其余部分被切除。十二指肠可游离，使胃幽门上提位于横膈膜食管裂孔的水平。

远端食管必须切除。两条迷走神经亦要游离。在长间隙食管闭锁或一期性吻合术失败已行食管造口术的情况下，通常可以经膈肌中的食管裂孔安全地钝性游离远端食管。如果有严重的跨壁腐蚀性损伤、先前的食管置换失败或因吻合口瘘造成的广泛瘢痕，可能需要开胸手术，以安全地游离食管，因为它和气管或纵隔内的主要血管可能存在粘连。如果证明这是必要的，我们通常会重新给患者固定体位，并通过右侧开胸手术游离胸段食管。其他作者报道使用一种胸腹联合切口：这需要从一开始就计划好，患者处于半侧位而不是仰卧位，中线切口不延伸向剑突，而是偏向肋缘。

在胃水平截除远端食管。我们使用闭合器［GIA™ 或 Endo GIA™（Covidien）］切除食管残端并闭合胃（图 29.2）。然后可以通过将胃底从切口中取出来放在胸前，来证明移植物的游离度否足够胃底很容易到达颈部底端（图 29.3）。

以这种方式游离胃切断了迷走神经的胃支。因此，必须进行胃引流术。我们采用 Heineke - Mikulicz 幽门成形术（图 29.4）。其他作者进行了幽门切开术：在正常幽门使用这项技术较困难，而且可能不会长期持续有效。胃置换术后放射性核素胃排空研究表明，幽门切开术后胃排空时间延长，而幽门成形术后胃排空相对较快[10]。

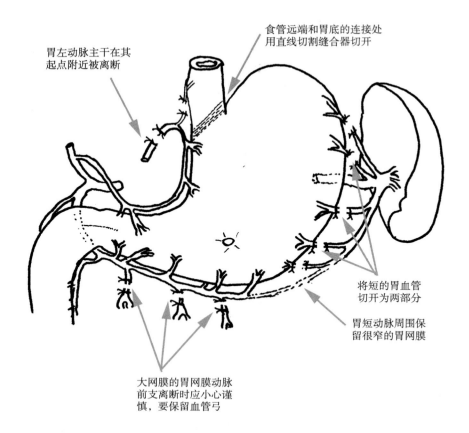

食管远端和胃底的连接处
用直线切割缝合器切开

胃左动脉主干在其
起点附近被离断

将短的胃血管
切开为两部分

胃短动脉周围保
留很窄的胃网膜

大网膜的胃网膜动脉
前支离断时应小心谨
慎，要保留血管弓

图 29.1　胃的血液供应

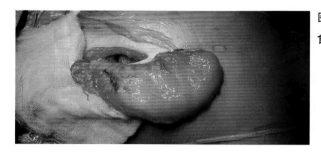

图 29.2　胃游离，旧胃造瘘口闭合，
食管远端残端切除

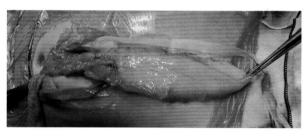

图 29.3　保留胃右血管和胃网膜右血
管的游离胃很容易到达颈部

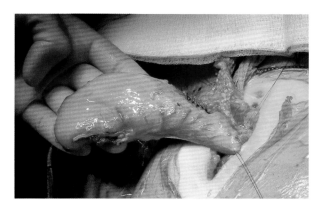

图 29.4 为幽门成形术保留缝线

准备好移植后，需要在颈部游离近端食管。最常见的是，我们在已经进行了食管造口术的食管闭锁患者身上进行胃置换术。在已进行食管造瘘术的皮缘开始游离，然后切开一条路径至胸腔入口并向下进入后纵隔。解剖过程中必须格外小心，以免损伤喉返神经，其位置可能因先前手术留下的瘢痕而被遮盖或扭曲。如果患者没有行食管切开术，在下颈部皮肤皱褶处做切口。将胸锁乳突肌后向外侧牵拉，沿着颈动脉鞘内侧解剖，向下到达气管后面的颈段食管。

我们倾向于在颈部左侧进行食管造口术，因此通过颈部左侧进行上纵隔解剖。另有作者报道说从右侧游离颈段食管[11]。

上纵隔是在气管后壁后通过钝性解剖进入的。这样就在纵隔后部至隆凸处形成了一个空间。同样通过横膈膜食管裂孔在后纵隔下部形成一条通路（图 29.5a，b）。最后，外科医生插入颈部和食管裂孔的手指会互相接触，然后用 Hagar 扩张器从上方和下方依次通过，逐渐扩大隧道，注意不要偏离后纵隔脊柱前方的中线。

现在是把胃从后纵隔拉上来的时候了。我们通常会在这时稍作休息，让麻醉师来解决纵隔解剖后患者出现的状况，这时患者通常会有短暂的通气障碍和低血压。

两种不同颜色的缝线缝在拟吻合口两侧胃底最高点，以确保胃从后纵隔向上拉时不会扭转。用一种长而钝的器械，如海绵夹持钳，经过从颈部切开穿过后纵隔通道，抓住膈肌食管裂孔中的留置线。缓慢地将胃从后纵隔拉上来，将胃底拉出颈部切口（图 29.6）。切开胃的顶部，使用单层的 4/0 Vicryl™缝线（Ethicon）将胃与颈段食道残端间断吻合。大口径鼻胃管在完成前壁缝合前通过吻合口进入胸腔内胃（不通过幽门）。在闭合颈部伤口之前，可以在吻合口旁留一个软的引流管。

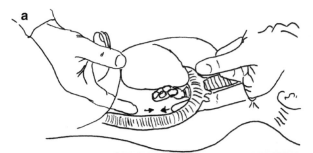

图 29.5（a，b）　穿过后纵隔的钝性经裂孔解剖

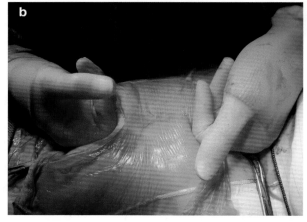

图 29.6　胃被拉到需要的位置，胃底在颈部清晰可见

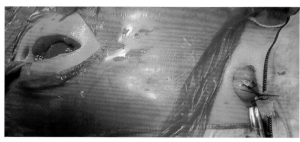

在腹部切口闭合之前，需要考虑肠内营养。我们的做法是用大约 10cm 长，尾端弯曲 10～15cm 的 DJ 管行 Roux-en–Y 空肠造瘘术喂养代替胃造口术。空肠环通常被放到先前行胃造口术的皮肤处。另有外科医生使用 Witzel 技术进行空肠造瘘术。大多数需要更换食管的儿童需要一段时间来建立完整的口腔喂养，即使他们以前假饲喂养良好。一系列文献中报道提示，有在置换手术后迅速建立全口喂养的儿童，但在实践中，患儿在进行食管置换手术后很快就能建立口腔喂养的情况很少见。

29.2.3　术后管理

所有患儿术后均转移到儿科重症监护室。我们的做法是在术后 24～48 小时内使患儿麻醉，以帮助通气，然后恢复麻醉并减轻镇静，直到患者在术后 3～5 天准备拔管。术后由于大量液体转移和液体损失，患儿情况变得复杂。患儿可能会出现水肿。在患儿首次拔管后，吻合术后的鼻胃管必须保持在原位，因为在此期间，吞咽空气引起的胃膨胀可能影响通气。

空肠喂养在术后第 2 天开始，并在接下来的 48 小时内形成完整的空肠喂养。患者拔管并且从麻醉中充分清醒可以进行安全吞咽后，可进行口腔喂养。患儿在手术后的头几个月甚至几年内通常很少进食，而不是正常进食[12]。

食管闭锁患儿胃置换后可能会发生气管软化。这通常可以解决，但偶尔需要长时间的通气或 CPAP 呼吸支持。手术后很少需要主动脉固定术。

颈部食管吻合口渗出唾液并不少见。软管引流几天后可以安全地移除，唾液通常会从伤口排出。如果没有纵隔感染，渗出会自动消失。明智的做法是推迟口腔喂养，但这一点需要口腔喂养对照组研究来证实。随后发生的吻合口狭窄比较罕见。

29.3　替代方法

目前已有几篇文献报道了腔镜下腹部和胸部解剖进行胃置换。在这些系列报道中，随访时间相对较短，但报告的结果与开放手术相当，腔镜入路未造成明显并发症[11,13]。所述流程与上述开放手术方法基本相同。那些作者认为，在腔镜下通过横膈膜食管裂孔可以更安全地解剖胸腔食管，并确保置换胃没有扭转，但是在后纵隔狭窄空间内置换胃的视野质量必然是一个问题。

29.4　随访和结果

所有接受过食管置换手术的儿童都需要长期随访，以确保他们能够健康成长，并有良好的生活质量。在这些患者中，胃代食管需要使用几十年，因此外科医生有责任了解婴儿期大手术的长期后果。迄今为止，对接受胃置换治疗的婴儿的长期随访研究表明，胃作为食管替代物具有良好的功能，总体生活质量良好[2,7,10,12,14,15]。

29.4.1　营养

我们的做法是继续空肠喂养，直到患者通过口腔喂养达到足够良好的营养维持。置换后可能需要 18 个月至 2 年的空肠喂养。随着口服量的增加，空肠喂养的持续时间减少到隔夜喂养，然后逐渐减少一周内的天数，最后停止喂养。一旦发现患者在没有辅助空肠喂养的情况下茁壮成长，应切除 Roux 环以防止其周围肠扭转的风险。多学科的随访以及儿科营养师的密切关注对于过渡到完全口腔喂养是至关重要的。

缺铁性贫血在胃置换后的儿童中相对常见，尽管文献中尚不清楚这与食管闭锁一期修复后贫血的发生率相比如何。一些作者推荐铁补充剂。叶酸和维生素 B_{12} 的作用尚不清楚，尽管在成人胃置换后维生素 B_{12} 缺乏已被证实[10,14]。

29.4.2 生长情况

研究对比了儿童胃置换后的生长情况，发现患儿的体重和身高均低于平均水平，尽管 Davenport 等发现患儿身高 76% 高于第三百分位，体重 65% 高于第三百分位[10]。在亚组分析中，这些作者观察到因顽固性食管狭窄而接受胃置换术的患儿恢复了原来的百分位数并正常生长，这表明食管闭锁是生长不良的独立危险因素。尚无已发表的研究比较食管闭锁患儿胃置换术与一期吻合术后的生长情况。

29.4.3 吻合口瘘/狭窄

食管吻合术后吻合口瘘并不罕见，而且几乎总是自限性的。在回顾自己的经验时，Spitz 报道了 12% 的吻合口瘘发生率，其中 20% 的患者在某个时间点需要扩张吻合口。虽然在建立经口喂养方面存在问题，胃置换后的吻合口狭窄往往是自限性的，对有限的扩张反应良好。这与以难以处理的结肠代术后形成的狭窄相比还是很好处理的[16]。

29.4.4 胃排空

胃的活动涉及两条迷走神经。因此，必须采取某种形式的胃引流手术。尽管有些作者认为幽门切开术令人满意，但多数情况还是进行了幽门成形术。有学者认为迷走神经切断术会使胃蠕动和分泌胃酸的功能受损，使置换的胃成为惰性管道。

压力测量研究没有显示蠕动，但确实显示有间歇性的收缩，似乎对充盈有反应，因此置换的胃不仅仅是一个惰性的管道[14,17]。胃排空研究显示了相互矛盾的结果。电阻抗断层扫描显示排空非常慢[18]，而放射性核素研究显示排空速率从正常到非常快不等[10,14]。

对于大多数患者来说，置换胃功能良好（图 29.7a，b）。少数患者出现胃排空不良和胃扩张问题。不充分的幽门成形术是一个可能的原因，偶尔需要翻修引流手术——翻修幽门成形术或胃肠造口吻合术。尽管偶尔可见胃排空正常，但仍存在持续性胃胀[12]。至关重要的是，通过后纵隔提起胃时，不要使其扭转。确保后纵隔解剖保持在中线可能对防止胃在上胸部扩张以及在主动脉弓和左主支气管旁扭转方面很重要。

尽管胃换位后高渗葡萄糖摄入可引起倾倒，但大多数儿童没有出现临床症

状[10,18]。如果倾倒是有症状的，这通常可以通过饮食调整、不过多摄入碳水化合物
来控制。

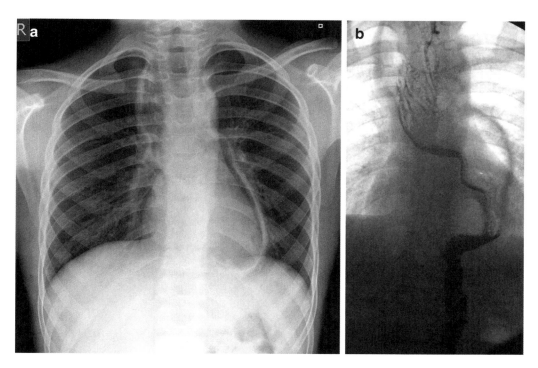

图 29.7（a，b）　一名因食管闭锁而在婴儿期接受食管置换术的十几岁男孩进行胸部 X 线和造影剂吞咽检查

29.4.5　胃酸缺乏症/胃食管反流

尽管 Jain 等人进行了 pH 监测，并在 24 小时的测试期间发现平均 pH 值为 1.7，中值 pH 值为 1.4，但迷走神经切断术仍会导致胃酸缺乏[14]。对成人胃置换术后的研究显示了矛盾的结果。基于这些发现，酸抑制可能对有症状的患者或复发性吻合口狭窄有所帮助。在幽门成形术后胆汁回流到胃中很常见，但其意义尚不清楚[14,18]。从长期结果来看，胃酸缺乏症可导致萎缩性胃炎，这在成人患者中很常见。这对胃健康状况的长期意义尚不确定，但长期随访是必要的，应考虑内镜检查监测。

少数患者报告胃置换后出现反流症状。与在胸内食管胃吻合术后通常存在的严重问题相比，该症状发生的相对频率较低归因于颈部食管胃吻合术。

29.4.6 Barrett 食管

慢性反流性食管炎被认为是 Barrett 食管的病因，它与食管腺癌发病率增加 40 倍有关[23]。一般人群通常在 50 岁之后发生 Barrett 化生，经历过食管闭锁手术的成年患者发生 Barrett 化生的年龄比这个时间早得多，这是一个令人担忧的问题[24]。Lindahl 等报道，在初次修复食管闭锁后平均随访 6.3 年，Barrett 改变的发生率为 8.5%，这在随后的许多研究中得到了证实[19-21]。虽然在婴儿期矫正食管闭锁后的患者成年后有腺癌和鳞癌的病例报道，但没有系统证据表明食管恶性肿瘤风险增加[22,23]。

长期以来，人们一直认为胃置换颈部食管胃吻合术可以避免胃食管反流，但这可能是乐观的。D'Journo 及其同事研究了在各种良恶性食管置换术后 84 例成人患者 Barrett 食管的发生情况。他们比较了其中 48 例颈部吻合和 36 例胸内吻合。两组食管上皮的柱状化生发生率均较高（37% 的颈部吻合，66% 的胸内吻合）[24]。

Lindahl 等报道了婴儿时期用管状胃替代食管后近端食管的 Barrett 食管化生，总结出胃酸的产生是主要原因[25]。婴儿期胃置换食管术后的情况尚不清楚。有报道认为 Barrett 变化可能会发生[26]，并且认为这些患者的颈部食管残端不会发生柱状化生是幼稚的想法。显而易见的是，长期随访对所有食管患者的重要性应得到高度重视。

29.4.7 呼吸功能

功能研究和生活质量评估表明，多达 50% 的儿童在食管置换术后出现慢性呼吸系统问题。在胃置换术后对患者进行的正式肺功能测试表明，与正常对照组相比，FEV_1 等参数显著降低[10,14]。呼吸系统症状的潜在原因包括影响肺部扩张的胃胀，气道软骨上的压力和胸内胃反流引起的反复轻微误吸。值得注意的是，接受初次置换手术的患者的肺功能明显好于那些一期修复失败或吻合口瘘后将食道置换术作为挽救性手术的患者，提示胸膜腔瘢痕形成是呼吸系统问题的重要促成因素。

29.4.8 生活质量

客观地看待胃置换术后生活质量的研究报道了良好的总体结果[10,14,15]。尽管与正常健康的食管相比，胃置换可能并不理想，但决意保留功能不良的食管几乎肯定不符合患者的最佳利益[2]。

29.5　小结与未来

30 多年来，胃置换术被广泛应用于儿童食管置换，主要是长间隙食管闭锁、食管闭锁一期修复失败和腐蚀性狭窄。现在有足够的证据表明这种方法在患儿术后至成年，可以得到良好的结果和良好的生活质量。研究结果表明，胃置换作为食管置换的一种策略，优于结肠代食管和管状胃代食管。相较于随访时间较短的空肠代食管的这部分患者，具体结果还不是很清楚。

尽管有许多文献中报道对长间隙食管闭锁进行吻合的探索进行了不懈的努力，但仍有一些中心坚持认为永远不需要替代策略。尽管天然食管是最好的，结构也是最合理的，但重要的是不要忽视与食管功能不良相关的并发症。食管置换无疑将改善其中一部分有食管功能不良的儿童的生活质量。

（徐小方　译，蔡磊　校）

参考文献

1. Conforti A, Bagolan P. Re: Which is better for esophageal substitution in children, esophagocoloplasty or gastric transposition? A 27-year experience of a single center. J Pediatr Surg. 2007;42(9):1633 – 4; author reply 4.

2. Hunter CJ, Petrosyan M, Connelly ME, Ford HR, Nguyen NX. Repair of long-gap esophageal atresia: gastric conduits may improve outcome-a 20-year single center experience. Pediatr Surg Int. 2009; 25:1087.

3. Tannuri U, Maksoud-Filho JG, Tannuri AC, Andrade W, Maksoud JG. Which is better for esophageal substitution in children, esophagocoloplasty or gastric transposition? A 27-year experience of a single center. J Pediatr Surg. 2007;42(3):500 – 4.

4. Sweet RH. A new method of restoring continuity of the alimentary canal in cases of congenital atresia of the esophagus with tracheo-esophageal fistula not treated by immediate primary anastomosis. Ann Surg. 1948;127(4):757 – 68.

5. Spitz L. Gastric transposition via the mediastinal route for infants with long-gap esophageal atresia. J Pediatr Surg. 1984;19(2):149 – 54.

6. Cowles RA, Coran AG. Gastric transposition in infants and children. Pediatr Surg Int. 2010;26(12): 1129 – 34.

7. Spitz L. Gastric transposition in children. Semin Pediatr Surg. 2009;18(1):30 – 3.

8. Gupta DK, Sharma S, Arora MK, Agarwal G, Gupta M, Grover VP. Esophageal replacement in the neonatal period in infants with esophageal atresia and tracheoesophageal fistula. J Pediatr Surg. 2007; 42(9):1471 – 7.

9. Tannuri U, Tannuri AC. Should patients with esophageal atresia be submitted to esophageal substitution before they start walking? Dis Esophagus. 2011;24(1):25 – 9.

10. Davenport M, Hosie GP, Tasker RC, Gordon I, Kiely EM, Spitz L. Long-term effects of gastric transposition in children: a physiological study. J Pediatr Surg. 1996;31(4):588-93.

11. Ure BM, Jesch NK, Sumpelmann R, Nustede R. Laparoscopically assisted gastric pull-up for long gap esophageal atresia. J Pediatr Surg. 2003;38(11):1661-2.

12. Spitz L, Kiely E, Pierro A. Gastric transposition in children—a 21-year experience. J Pediatr Surg. 2004;39(3):276-81;discussion -81.

13. Ng J, Loukogeorgakis SP, Pierro A, Kiely EM, De Coppi P, Cross K, et al. Comparison of minimally invasive and open gastric transposition in children. J Laparoendosc Adv Surg Tech A. 2014;24(10): 742-9.

14. Jain V, Sharma S, Kumar R, Kabra SK, Bhatia V, Gupta DK. Transposed intrathoracic stomach: functional evaluation. Afr J Paediatr Surg. 2012;9(3):210-6.

15. Ludman L, Spitz L. Quality of life after gastric transposition for oesophageal atresia. J Pediatr Surg. 2003;38(1):53-7;discussion -7.

16. Dunn JC, Fonkalsrud EW, Applebaum H, Shaw WW, Atkinson JB. Reoperation after esophageal replacement in childhood. J Pediatr Surg. 1999;34(11):1630-2.

17. Gupta DK, Charles AR, Srinivas M. Manometric evaluation of the intrathoracic stomach after gastric transposition in children. Pediatr Surg Int. 2004;20(6):415-8.

18. Ravelli AM, Spitz L, Milla PJ. Gastric emptying in children with gastric transposition. J Pediatr Gastroenterol Nutr. 1994;19(4):403-9.

19. Lindahl H, Rintala R, Louhimo I. Failure of the Nissen fundoplication to control gastroesophageal reflux in esophageal atresia patients. J Pediatr Surg. 1989;24(10):985-7.

20. Ijsselstijn H, van Beelen NW, Wijnen RM. Esophageal atresia: long-term morbidities in adolescence and adulthood. Dis Esophagus. 2013;26(4):417-21.

21. Sistonen SJ, Koivusalo A, Nieminen U, Lindahl H, Lohi J, Kero M, et al. Esophageal morbidity and function in adults with repaired esophageal atresia with tracheoesophageal fistula: a population-based long-term follow-up. Ann Surg. 2010;251(6):1167-73.

22. Jayasekera CS, Desmond PV, Holmes JA, Kitson M, Taylor AC. Cluster of 4 cases of esophageal squamous cell cancer developing in adults with surgically corrected esophageal atresia— time for screening to start. J Pediatr Surg. 2012;47(4):646-51.

23. Sistonen SJ, Koivusalo A, Lindahl H, Pukkala E, Rintala RJ, Pakarinen MP. Cancer after repair of esophageal atresia: population-based long-term follow-up. J Pediatr Surg. 2008;43(4):602-5.

24. D'Journo XB, Martin J, Rakovich G, Brigand C, Gaboury L, Ferraro P, et al. Mucosal damage in the esophageal remnant after esophagectomy and gastric transposition. Ann Surg. 2009;249(2):262-8.

25. Lindahl H, Rintala R, Sariola H, Louhimo I. Cervical Barrett's esophagus: a common complication of gastric tube reconstruction. J Pediatr Surg. 1990;25(4):446-8.

26. Hamza AF, Abdelhay S, Sherif H, Hasan T, Soliman H, Kabesh A, et al. Caustic esophageal strictures in children: 30 years' experience. J Pediatr Surg. 2003;38(6):828-33.

第 30 章
食管置换术：空肠间置

Janet McNally and Eleri L. Cusick

摘要

自 20 世纪初以来，空肠就被用于食管替代物。几十年来，手术技术的改进和调整，以及术前评估和术后护理的改进，使空肠成为儿童和成人食管替代品的可靠选择。它被广泛用作游离或带蒂移植物，或这些移植物的组合，如在增压带蒂空肠间置。最常见的食管置换指征是：对于婴儿来说，为长间隙食管闭锁的治疗；对于年龄较大的儿童来说，为较不常见的严重腐蚀性狭窄或抗反流性狭窄。空肠的好处在于，它的口径与食管相似，保持了固有的蠕动，与结肠相比，随着时间的推移，形成多余管腔的可能性要小得多，而且通常没有病变。空肠间置术的另一个好处是保留了原有的远端食管袋，包括食管胃交界处，从而消除了反流性食管炎的长期风险，这是关于儿童患者的一个重要考虑因素。

关键词

食管闭锁；长间隙；空肠间置术；食管置换；回肠间置术

30.1 引言

自 20 世纪初以来，空肠被用作食管替代物。1907 年，Roux 首次使用空肠替代食管。1982 年，Ring 等发表了一篇针对 32 名儿童的研究报告，这些儿童进行了空肠间置术，取得了相当好的长期疗效[1]。随后 Saeki 等公布了 19 名儿童的研究结

J. McNally (✉) · E. L. Cusick
Department of Pediatric Surgery, Bristol Royal Hospital for Children, Bristol, UK
e-mail: janet. mcnally @ uhbristol. nhs. uk; eleri. cusick @ uhbristol. nhs. uk

果，这些儿童在保留下食管括约肌的情况下进行了空肠间置术，并取得了良好的效果[2]。最近，Bax[3]在欧洲推广了这一手术，报道 24 例患者并发症发生率低，长期预后良好。几十年来，外科技术的改进和调整，以及术前评估和术后护理的改进，使空肠成为儿童和成人食管替代物的可行选择。它被广泛用作游离或带蒂移植物，或这些移植物的组合，如用于增压带蒂空肠间置[4]。

30.2　适应证

最常见的食管置换指征是：对于婴儿来说，为长间隙食管闭锁的治疗；对于年龄较大的儿童来说，为较不常见的严重腐蚀性狭窄或抗反流性狭窄。"自身食管永远是最好的"这句古老的格言不一定能解决因食管极度僵硬或食管远端极度紧张导致的儿童反流性食管炎和食管功能障碍等相关问题。在这种情况下，空肠间置是最接近自身食管的替代物，因为它具有相似的口径，保持固有的蠕动，并且随着时间的推移比结肠更不可能形成多余管腔。使用这种移植物的另一个优点是保留了自身的远端食管袋，包括食管胃接合处，从而消除了反流性食管炎的风险。空肠相对丰富，且病变率较低，是儿科人群的一个重要考虑因素。

如果必要的话，空肠的肠系膜血管可以被解剖和移动到足够长的长度来替换整个食管。通常，使用 Merendino 手术[5]替换包括食管胃交界处的远端食管，使用带蒂的空肠间插管置换胸中段食管，或使用游离的空肠移植物并在颈部进行微血管吻合术置换颈段食管。可以使用增压带蒂的空肠间置来替换整个食管，这是应用于成人食管癌切除后置换食管的一种手术[4]。

30.3　技术要点和技巧

对于长间隙食管闭锁症，目前尚无普遍接受的定义，大致的定义为，食管近、远端相距 3 个椎体的长度，有 3 cm 长的两端无法相通的间隙。在单纯食管闭锁的胃造瘘过程中，当处理远端袋瘘或使用金属（Hegar 或 Bakes 扩张器）时，直接在手术中从胃逆行进入远端袋，在这种情况下，用荧光镜测量上下之间的间隙（图30.1）。如果通过困难，可以使用新生儿内镜。

图 **30.1**　经胃用 **Hegar** 扩张器测量间隙的荧光图像

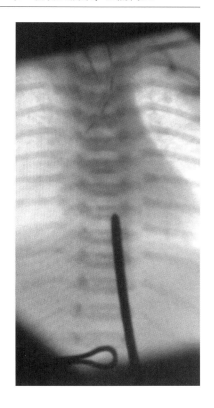

30.3.1　术前评估

长间隙食管闭锁患者上袋瘘的发生率较高，必须通过支气管镜评估上袋。如果出现瘘，应尽早修复，以避免与瘘相关的呼吸系统并发症。可以在空肠间置术前单独进行手术或与空肠间置术同时进行。一般来说，最好避免进行食管造口术，因为在食管造口术的进行和取下过程中，喉返神经受损的风险增加，取下时可能会损失宝贵的近端长度。如果空肠间置因其他更紧迫的并发症的治疗而延迟，对少数患者来说食管造口术可能是必要的。

在某些情况下，近端袋可能很高，最初从胸部看不到。根据我们的经验，在接下来的几个月里，这种情况下近端袋确实有所延长，在这段时间推迟空肠手术可能是有益的。

排除旋转不良这个原因是很重要的，因为它可能会排除空肠作为食管替代物的使用。我们发现一个患者旋转不良，但能够通过固定盲肠和临时剖腹手术，以防止以后的肠扭转发展。

30.3.2　空肠间置

带蒂空肠间置术从右后外侧肌保留（前锯肌）的胸廓切开术开始，通过第 6 肋间隙评估食管的两个盲端是否可以合并。切开肋骨的中间部分，可以改善进入胸腔的通道，肋骨断端在几个月内又会愈合。

如果食管近端或远端袋较短，则很难识别，使用 Hegar 或 Bakes 扩张器或新生儿内镜有助于识别。迷走神经也可以是指向远端袋位置的有用标志，应尽可能保留。如果原位吻合术明显是不可行的，则无需广泛游离食管袋，这样做可能会导致术后食管运动障碍。

测量两个盲食管末端之间的间隙，以评估修复间隙所需的移植长度。在测量间隙之前，确保远端食管袋是开放的，否则移植物会太短。在这一阶段，打开食管远端后方食管裂孔处的胸膜，用彩色环吊起食管，因为这将有助于在手术过程中从腹部识别右胸腔和将移植物从腹部运送到胸部。

然后暂时关闭胸部，进行上中线开腹手术。通过肠系膜透照仔细检查肠系膜血管至空肠近端。保留十二指肠空肠弯曲远端的第一空肠分支，以确保近端空肠充分灌注。然后，通过尽可能靠近肠系膜上血管截取第二条和第三条空肠动脉分支和伴随的静脉，进一步完成空肠蒂。第四个，或者在某些情况下第五个（如果期望更长的蒂）空肠分支被保留下来，并将形成空肠移植物血管蒂的基部。结扎之前可以用血管微钳暂时封闭血管，以确保近端空肠保持充分的灌注。一些外科医生更偏向于在胃造口形成时进行两阶段手术的第一部分，几个月后再回来继续手术，期望蒂血管可以增生。仔细切开肠系膜上的腹膜有助于识别空肠血管弓（图 30.2）。

当血管被定位后，近端空肠在第一和第二空肠分支之间被切断，距离十二指肠空肠弯曲约 10 cm。在这一阶段，将空肠移植物提升到胸部，有助于评估蒂的长度是否足够。移植物应该到达颈部的底部。如果没有，可以再做一个空肠分支。一旦有一个蒂达到近端食管袋的高度，空肠将被第二次切断，位于形成血管蒂基部的空肠分支的远端，完成空肠移植物，通常长 20～30 cm。

不需要完全游离空肠管，在空肠的远端开始进行血管烧灼，弃用远端的空肠部分，从而获得正确长度的直的空肠移植物用于食管间隙修补 。血管蒂由大约 2 cm 宽的腹膜覆盖的肠系膜脂肪带支撑，移植物位于近端。可能难以识别移植物的近端和远端，建议将其推入胸腔前就用小缝线标记移植物的近端，确保手术移植物的放置方向正确很重要。移植物应始终保持湿润，肠管不应被夹持，移植物和蒂的处理应保持在最低限度，以避免干燥和减少缺血的风险。

通过在蒂的基底部前方进行空肠空肠吻合术来恢复空肠的肠连续性，闭合肠系膜缺损。然后为移植物创建一条路径，通过横结肠系膜到结肠中血管左侧，进入小网膜囊、胃后、食管交界处和远端食管，并通过食管裂孔进入胸部。一旦食管裂孔处的腹膜被切开，就必须用食指或大型 Hegar 扩张器扩张裂孔。然后移植物可以在胃后无损伤地进入右半胸腔，而不影响移植物或蒂。必须特别小心，首先通过移植物的近端部分，避免在此操作过程中扭曲蒂。胃造口术后关腹。

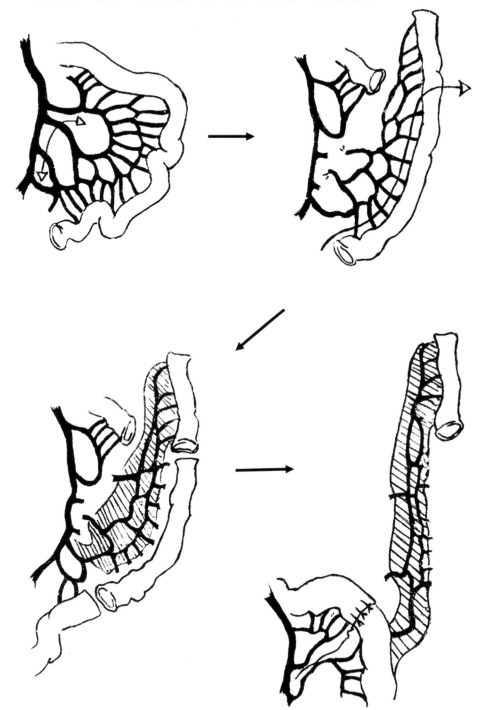

图 30.2 原位带蒂空肠间置制作血管蒂和肠移植物

再次转换患者体位以允许重新打开胸腔。可能需要调整空肠移植的长度以避免多余的环。通常先进行近端吻合，最后在远端吻合完成前修整移植物。在吻合术上，可以单层间断吻合近端和远端食管空肠，吻合术可以是端 – 端或端 – 侧，无论哪一个方向都要求无张力或扭转。放置肋间引流管，以标准方式关闭胸腔。术后通过造影剂来确定管腔的连续性（图 30.3）。

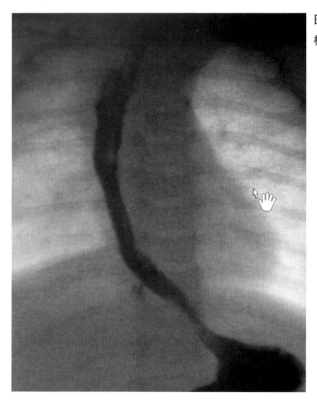

图 30.3　原位空肠间置术后造影剂检查

30.3.3　替代手术技术

空肠有时会受到严重的压力。有许多不同的技术描述使用空肠作为食管替代。不同的手术在技术难度、并发症或手术结果方面都不具有可比性[6,7]。Cusick 等人描述的带蒂空肠移植[8]和 Cauchi 等描述的游离空肠移植[9]，微血管吻合和空肠远端吻合的移植物坏死率、反流相关并发症和术后死亡率均较高。其原因是多方面的，包括术后液体管理、麻醉药、绕过原发性食管胃交界处的远端空肠吻合术和用于移植的路径。由于绕过食管交界处和下食管括约肌并将远端盲袋留在原位而引起的反流与 Barrett 食管炎的发生有关。食管炎和化生易使这些儿童在之后的生活中患上恶性肿瘤[10]。进行小血管吻合时，婴幼儿的血管比较细小可能也是一个因素。与带蒂空肠间置移植相比，此手术没有优势。

在极少数情况下，当远端食管病变或缺失，且远端移植物必须与胃吻合时，空肠逆向连接胃底，形成一种类型的胃底折叠可防止呕吐、反流、溃疡和呼吸并发症[11]。

Saeki 等将幽门成形术常规作为他们空肠间置术的一部分，但我们认为这会使患者易发生倾倒综合征，并且没有发现有必要这样做，我们致力于在手术过程中保留迷走神经[2]。

在过去 10 年中，我们治疗过长间隙食管闭锁患者 15 例（图 30.4）。

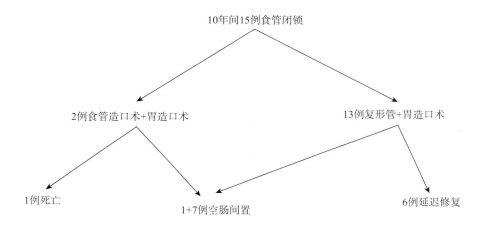

图 30.4　Bristol 的原位带蒂空肠间置术的结果（作者报道的系列病例）

30.3.4　罕见病例

一个位置非常高的近端食管袋可能需要在颈部通过横颈切口进行吻合，就像修复 H 型气管食管瘘一样。患有腐蚀性狭窄的儿童可能会影响到长段的天然食道，也会出现类似的情况。在这种情况下，如 Foker[12] 和 Saeki[2] 所述，通过取第四个甚至第五个空肠分支可以形成更长的移植物和蒂。如果预计基于空肠的蒂太短而无法达到目标，则近端袋回肠是另一种选择，血管蒂的制作方式与上述空肠血管蒂类似，利用回肠末端和升结肠与右结肠相连的血管一起形成蒂的基底，弃用盲肠和升结肠部分的血管蒂，保留末端回肠作为肠道移植物[13]。

30.3.5　术后管理

所有这些患者术后都应在重症监护室进行管理，以最大限度地增加氧合，并确保液体平衡，因为脱水可能会导致移植物缺血。任何移植性缺血的迹象都应特别警惕，包括无法解释的心动过速、早期呼吸衰竭、白细胞计数增多或吻合口瘘[14]。5天的广谱抗生素治疗是常规的，术后7天进行造影剂吞咽，评估吻合口的通畅性和有无吻合口瘘。如果没有发现吻合口瘘，首先开始经胃造口喂养，之后转换为全胃造口喂养，最后转换为经口进食。食管镜检查通常在第6周进行。随访筛查的内窥镜检查与标准的食管闭锁手术相同，每5年进行一次食管镜检查和食管活检（图30.5）。

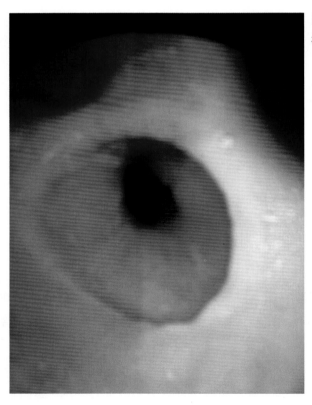

图30.5　空肠食管远端吻合的内镜检查

30.4　术后并发症

30.4.1　早期并发症

　　术后早期并发症包括吻合口瘘、移植物缺血和吻合口狭窄。小的临床上不明显的吻合口瘘可能需要行保守治疗即可，但严重的吻合口瘘则需要手术干预，恢复吻合或放弃植入物。移植物完全坏死的情况非常严重，但在带蒂空肠间置中非常罕见（见表 30.1）。如果怀疑，可通过早期透视或直接手术进行查证。如果证实移植物已坏死，则对胸腔进行清创，对近端食管进行挽救性造口，并关闭远端食管，直到患者恢复到可以尝试另一种替换技术的状态。Saeki 等描述患有低 PaO_2 的紫绀型心脏病患者的移植物坏死情况，并建议在空肠手术前彻底纠正紫绀型心脏病，以最大限度地提高移植物成功率[2]。吻合口狭窄仅通过食管扩张来处理即可。

表 30.1　小儿原位蒂空肠间置术中的移植物坏死

作者（出版年份）	空肠间置次数	移植物坏死
Ring 等[1]	16	0
Saeki 等[2]	19	1
Bax 等[3]	24	0
作者（个人系列）	8	0

30.4.2　远期并发症

　　带蒂空肠间置的远期并发症并不常见，包括肠管冗长、呼吸系统并发症、胃食管反流、运动障碍和口腔疾病。如果需要移植的肠管比较短，肠管冗长很少见，但是当需要替换更长的食管段时，这可能是一个问题。解决这一问题的方法包括对空肠多余节段进行切除，严格限制肠管的迂曲程度，保持血管蒂完整[11]，如 Foker 等所述，小心地打开二级空肠血管弓[12]，或切除移植物远端的另一段[3]。带蒂空肠间置术后的呼吸系统并发症和胃食管反流很少。在上袋瘘或食管造口术的修复过程中，喉返神经可能受损并导致呼吸系统并发症。Bax 报道在任何食管远端和食管胃交界处留在原位的患者均无反流，这与我们的经验相吻合[15]，并且与修复常见反流的标准食管闭锁相比具有优势。尽管空肠保持蠕动活动，但蠕动速度较慢，成年人的压力测量研究表明，空肠段顺应性收缩与食道蠕动不一致[4,5]，这在少数患者中可导致轻度吞咽困难[2]，尽管这通常没有临床意义。少数患者会出现口腔疾病，这可能是许多因素的继发作用结果，包括在建立食管连续性的时间太久、吻合口狭窄、吻合口渗漏、长时间使用口胃管或鼻胃管或先前已存在的合并症。如果空肠间置术延迟进行，那么通过食管造口术假饲可以防止口腔疾病的发展。Bax 的系列研究中的一名患者出现功能性短肠综合征，Saeki 的研究报道，与正常对照组相比，患儿体重增加比较慢[2]。

小结

尽管带蒂空肠间置术是一项具有挑战性的手术，但自 20 世纪初以来，许多人都进行了这项手术，且长期的功能效果非常好，长期并发症的风险也很低。而其他类型的食管替代手术则长期并发症风险高。尽管带蒂空肠间置术早期并发症的发生率相对较高，其中吻合口瘘和狭窄最为常见，但这些通常不具有临床意义，且很容易修复。带蒂空肠间置术移植物的特殊优点是其口径、蠕动活性、原位途径、与远端食管袋的连续性以及保留食管下括约肌，所有这些都有助于取得出色的功能效果，带蒂空肠应被视为一种可靠的替代物，也许未来会有更好的选择，例如用干细胞填充组织工程支架材料，已可以用于气管的再生和生长[16]。

（徐小方　译，蔡磊　校）

参考文献

1. Ring WS, Varco RL, L'Heureux PR, Foker JE. Esophageal replacement with jejunum in chil-dren—an 18 to 33 year follow-up. J Thorac Cardiovasc Surg. 1982;83(6):918−27.

2. Saeki M, Tsuchida Y, Ogata T, Nakano M, Akiyama H. Long-term results of jejunal replace-ment of the esophagus. J Pediatr Surg. 1988;23(5):483−9.

3. Bax NMA, van der Zee DC. Jejunal pedicle grafts for reconstruction of the esophagus in children. J Pediatr Surg. 2007;42:363−9.

4. Blackmon SH, Correa AM, Skoracki R, Chevray PM, Kim MP, Mehran RJ, Rice DC, Roth JA, Swisher SG, Vaporciyan AA, Yu P, Walsh GL, Hofstetter WL. Supercharged pedicled jejunal interposition for esophageal replacement: a 10-year experience. Ann Thorac Surg. 2012;94:1104−13.

5. Gaur P, Blackmon SH. Jejunal graft conduits after esophagectomy. J Thorac Dis. 2014;6(Suppl 3): s333−40.

6. Gallo G, Zwaveling S, Groen H, van der Zee D, Hulsher J. Long-gap esophageal atresia: a meta-analysis of jejunal interposition, colon interposition and gastric pull-up. Eur J Pediatr Surg. 2012;22(6):420−5.

7. Loukogeorgakis SP, Pierro A. Replacement surgery for esophageal atresia. Eur J Pediatr Surg. 2013;23(3):182−90.

8. Cusick EL, Batchelor AAG, Spicer RD. Development of a technique for jejunal interposition in long-gap esophageal atresia. J Pediatr Surg. 1993;28(8):990 – 4.

9. Cauchi JA, Buick RG, Gornall P, Simms MH, Parikh DH. Oesophageal substitution with free and pedicled jejunum: short-and long-term outcomes. Pediatr Surg Int. 2007;23:11 – 7.

10. Shamberger RC, Eraklis AJ, Kozakewich HPW, Hendren WH. Fate of the distal esophageal remnant following esophageal replacement. J Pediatr Surg. 1988;23(12):1210 – 4.

11. Wright C, Cushieri A. Jejunal interposition for benign disease. Ann Surg. 1987;205(1):54 – 60.

12. Foker JE, Ring WS, Varco RL. Technique of jejunal interposition for esophageal replacement. J Thorac Cardiovasc Surg. 1982;83(6):928 – 33.

13. Bax MNA, Van Renterghem KM. Ileal pedicle grafting for esophageal replacement in children. Pediatr Surg Int. 2005;21:369 – 72.

14. Wormuth JK, Heitmiller RF. Esophageal conduit necrosis. Thorac Surg Clin. 2006;16(1):11 – 22.

15. Bax NMA, Rovekamp MH, Pullter Gunne AJ, van der Zee DC. Early one-stage orthotopic jejunal pedicle-graft interposition in long-gap esophageal atresia. Pediatr Surg Int. 1994;9:483 – 5.

16. Gonfiotti A, Jaus MO, Barale D, Baiguera S, Comin C, Lavorini F, Fontana G, Sibila O, Rombolà G, Jungebluth P, Macchiarini P. The first tissue-engineered airway transplantation: 5-year follow-up results. Lancet. 2014;383(9913):238 – 44.

第 31 章
贲门失弛缓症

Oscar Crespin and Carlos A. Pellegrini

摘要

　　随着对贲门失弛缓症理解的不断深入，当今在压力测量范畴上将该疾病定义为与食管体部蠕动减弱相关的食管下括约肌松弛障碍。

　　我们认为外科治疗贲门失弛缓症获得良好结果需要两个重要的因素：患者选择和手术技术。

　　因此，本章将阐述在这两个方面的一系列要点和技巧。因为本章主要针对外科医生，我们将遵循患者在诊疗中的顺序，先从各方面的诊断（或者患者选择）开始，然后进行手术。

　　在过去 20 年中 Heller 最初描述的手术已经历了多次改进，因为我们认识到腹腔镜（而不是胸腔镜）的重要性，扩大肌切开术（贲门下切开超过 3 cm）的优势，以及部分抗反流术的优点。

　　我们还将讨论"巨食管"的治疗以及肌切开术相对于食管切除术的作用，最后将讨论我们之前描述过的新的内镜手术。

关键词

　　贲门失弛缓症；腹腔镜；标准；扩大；Heller 术式；肌切开术；要点；技巧；外科；治疗

O. Crespin，M. D. ・C. A. Pellegrini，M. D. ，F. A. C. S. (✉)
Department of Surgery，University of Washington，Seattle，WA，USA
e-mail：pellegri@uw. edu

31.1　引言

300 多年前，人们认为贲门失弛缓症是由于食物通过食管转运延迟而造成吞咽能力损伤的一种疾病。当时有人提出用鲸骨扩张胃食管连接部可能是有效的[1]。目前已经提出了关于食管神经节细胞的病毒、炎症和自身免疫过程等多种理论，但其病因仍然未知。随着对贲门失弛缓症理解的不断深入，现在，在压力测量范畴上将该疾病定义为与食管体部蠕动减弱相关的食管下括约肌松弛障碍。因此，目前贲门失弛缓症的治疗旨在降低食管下括约肌的压力，从而减轻患者症状，特别是吞咽困难。多年来，贲门失弛缓症的主要治疗方法是内镜扩张术或外科肌切开术。第一次成功的贲门失弛缓症手术是 Ernest Heller 在 1913 年完成的，他描述了通过剖腹手术进行食管下肌前部和后部切开术[2]。随后，该技术演变成单一的前肌切开术，通常取左后胸廓切口进胸，症状缓解率为 60% ~ 94%。然而，这种方法相对较高的并发症发生率使其不如扩张技术具有吸引力，直到 20 世纪 90 年代早期微创手术方法的出现[3,4]。

目前，腹腔镜下 Heller 肌切开术（LHM）是美国大多数中心治疗贲门失弛缓症的金标准。

鉴于准确诊断对患者选择的重要性，以及患者选择对良好疗效的重要性，我们将首先描述外科医生必须考虑的诊断方面。

31.1.1　诊所就诊

首次咨询的患者通常已经出现症状很长时间了，有的甚至数年。大多数情况下，这是由于疾病的隐匿和缓慢进展造成的。另一种情况是，最初的症状被诊断为一种常见的疾病——胃食管反流，这导致患者被误诊，并行长时间的抗反流治疗[5]。

31.2　症状

1. 吞咽困难：是其典型症状。通常首先是固体食物的吞咽困难，导致患者不能吃肉，但接下来可出现多叶蔬菜、面包、意大利面以及液体食物的吞咽困难。通常患者可出现进食时焦虑或情绪不安。用液体"冲洗食物"来减轻饭后胸骨后饱胀感通常是无效的，只有通过打嗝和未消化食物反流才能缓解。这个过程可能会变得比较尴尬而导致患者不愿在公共场合进食。

要点：患者学会了通过某些技巧进食，如拱起背部、抬起手臂、抬起脖子或向后甩肩膀来帮助食物团的推进。如何引发吞咽困难这个症状是需要注意的。通常患者会说，"我可以咽下去"（当被问及时），却发现"东西卡在这里了"，并指向胸骨后区域。

2. 反流：76% ~ 91% 的贲门失弛缓症患者可出现部分未消化食物或唾液的反流[6,7]。未被消化的食物颗粒可能在摄入后几小时内被带出。患者经常抱怨早上醒来时嘴里还含着前一夜晚餐的残留物。

3. 胸痛：40% 贲门失弛缓症患者伴胸痛。贲门失弛缓症患者至少会经历两种不同类型的胸痛。梗阻型胸痛与吞咽食物团有关，并随食物进入胃而消退。第二种类型与饮食无关，常见于精力旺盛的贲门失弛缓症患者。其病因尚不清楚，因为它与影像学或测压结果无关[6]。这种情况在年轻患者中更常见，通常外科治疗无效，但在几年内会逐渐减轻。

要点：当希望用 Heller 肌切开术治愈或减轻疼痛时需要小心。我们劝告我们患者"虽然吞咽困难会有实质性的改善，但疼痛不太可能得到解决"。

4. 胃灼热：患者经常诉有胸骨后灼烧感。这可能是由于胃食管反流病或更有可能是食物、药片或残留糖类中的细菌发酵产生的乳酸盐直接刺激食管内层导致的[8]。

5. **要点**：在诊断贲门失弛缓症之前许多患者接受胃食管反流病治疗。对于常规抗反流药物治疗无效的患者，应该通过测压法测试食管酸性物质暴露情况以及食管功能，以排除失弛缓症以及其他运动功能障碍。

6. 其他症状：患者可能因远端食管阻塞而打嗝。

在极少数情况下，患者可能会出现咽部异物感。

体重减轻：贲门失弛缓症患者通常会有轻微体重下降，但随着患病时间延长，这种情况会加重。需要认真评估体重减轻，因为①它可能会被误诊为神经性厌食症或精神症状；②胃食管接合部或其附近的恶性肿瘤可能存在贲门失弛缓症症状。

要点1：对于体重减轻和反流的少女，必须排除贲门失弛缓症。

要点2：近期有吞咽困难和体重减轻的年轻患者，在接受最终治疗之前应进行内镜检查以及任何可疑病变的活检。

31.3 术前检查

1. 测压法：用于诊断贲门失弛缓症，其特征是食管下括约肌无蠕动收缩以及不完全松弛。测压法是诊断该疾病的金标准，应该在每个患者计划手术前进行。

2. 胸片：胸部平片可显示食管扩张而导致的纵隔增宽。正常的胃泡可能因食管下括约肌松弛障碍阻止空气进入胃而消失。这个检查通常不能提供有用的信息，在大多数怀疑患有贲门失弛缓症的患者中应避免。

3. 食管钡剂造影：以下征象可提示贲门失弛缓症：超过 90% 贲门失弛缓症患者最常见的发现是存在提示排空不良的液气平；持续收缩的食管下段括约肌可引起食管扩张、狭窄的食管 – 胃结合部出现鸟嘴征，以及食管蠕动停止，均对诊断有帮助。

晚期或终末期贲门失弛缓症患者的食管可能出现明显扩张（巨食管）、成角和弯曲，形成乙状结肠形状。

要点：膈下憩室可能伴随在以下征象中。在大多数贲门失弛缓症病例中，胃食管连接处变窄，形成典型的鸟嘴状，仅允许非常少量的造影剂通过胃。

4. 内镜检查：以下发现可提示贲门失弛缓症——食管扩张伴有食物或分泌物，收缩不足或多次同时收缩，食管黏膜出现红斑、糜烂甚至溃疡。

要点 1：当内镜穿过胃食管连接处时，有一种紧绷但相对有弹性的感觉，这是贲门失弛缓症的特征。但如果不进行专门诊断，这种感觉很容易被忽视。

要点 2：尽管压力适中，但无法通过内镜检查，这很可能是炎症或肿瘤性狭窄。

5. 鉴别诊断：贲门失弛缓症的诊断是通过上述检查所确定的，但也要考虑到其他一些疾病可导致与原发性（特发性）贲门失弛缓症相似或相同的食管运动异常：胃癌、查加斯（Chagas）病、淀粉样变性、结节病、神经纤维瘤病、嗜酸性胃肠炎、多发性内分泌肿瘤、伴有贲门失弛缓症和胃分泌过多的 2B 型少年干燥综合征、慢性特发性假性肠梗阻和安德森 – 法布里（Anderson-Fabry）病。

贲门失弛缓症偶尔可能由寄生虫感染、查加斯病引起。这在南美洲的一些地区是地方性的。假性贲门失弛缓症是一种具有贲门失弛缓症测压和临床特征的综合征，由涉及胃食管连接处而不是管腔内的浸润性（通常为肿瘤性）病变引起。

原发性贲门失弛缓症可通过临床、测压、影像学特征以及上消化道内镜活检与贲门失弛缓症样运动障碍相区别。但是，恶性肿瘤引起的假性贲门失弛缓症可能更难通过常规检查与原发性贲门失弛缓症鉴别。

要点：症状持续时间短（少于 6 个月）、60 岁后出现、与症状持续时间相比体重过度减轻以及内镜难以通过胃食管接合部，应引起假性贲门失弛缓症的警惕。在这些情况下，CT 扫描和（或）超声内镜可显示疾病的证据，并可避免行不必要的肌切开术。

31.3.1　患者准备

患者准备行标准术式，要求午夜以后禁食禁饮。

要点：如果食管扩张 >4 cm 和（或）食管长或弯曲，我们建议患者在术前 4 ~ 5 天停止固体食物摄入，进高能量的液体饮食。其目的是尽可能清除食管中的固体残渣，以防止麻醉诱导时误吸，并减少黏膜撕裂时的污染。

31.3.2 手术技巧

1. 患者体位：患者取截石位，并以填充物如外科手术用豆袋调整位置。这个位置提供了最佳人体工程学并进入间隙的途径。患者取较陡的头高脚低位，这可使胃和其他脏器远离食管裂孔。

2. 进入食管：下段食管和胃食管连接处可以通过腹腔镜或胸腔镜检查。对于普通患者来说，腹腔镜手术比胸腔镜手术效果好。胸腔镜手术时需要肺萎陷，使其更难接近近端胃。相反，腹腔镜手术耐受性更好，可以更好地进入关键区域（食管胃连接部和上段胃），并能很好地暴露远端食管。在一项涉及 168 名采用微创技术进行肌切开术的贲门失弛缓症患者的研究中，我们发现腹腔镜手术能更有效地缓解吞咽困难，缩短住院时间，并降低术后反流的发生率[9]。

要点：对于因各种原因导致不能通过腹腔镜安全完成手术的患者，可选择胸腔镜手术。

3. 腹部进路和开孔位置：腹部进路取左上象限，紧挨肋下缘。气腹是根据标准腹腔镜技术建立的。四个手术操作孔［外科医生 2 个 5 mm（S），助手 1 个 5 mm（A），观察孔 1 个 10 mm（SC）］置于直接可视状态下，利用其他装置通过腹部开孔将肝脏悬吊起来（图 31.1）。

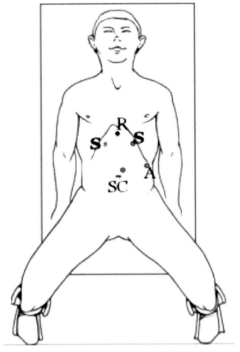

图 31.1 患者体位及开孔位置

4. 胃底及纵隔食管的游离：我们从左侧开始，首先切开膈胃韧带并暴露出左膈肌脚（图 31.2）。沿着胃大弯在距离食管胃连接部约 1/3 处选取一个点，用超声刀离断胃短静脉并游离胃底，从而避免肌切除术后抗反流过程中的张力（图 31.3 和图 31.4）。接下来暴露右膈肌脚，在无血管平面上切开肝胃韧带（图 31.5），并沿圆周分离食管膜。利用 Toupet 胃底折叠术建立食管后间隙，期间要注意识别和保护后方的迷走神经（图 31.6）。

适当游离食管远端，可较好地暴露食管胃连接处以上 4～6 cm 的食管前表面。一旦食管被暴露，切开食管胃连接处脂肪垫，暴露出食管胃连接处以及迷走神经（图 31.7）。该手术要求准确识别出食管肌层到胃的过渡，从而准确测量胃部肌切开的程度。其解剖需要足够远，使胃食管接合部近端 5～6 cm 可行肌切开术。

图 31.2　膈胃韧带的分离

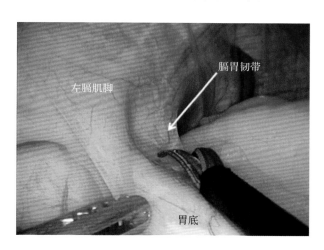

图 31.3　胃短血管的分离

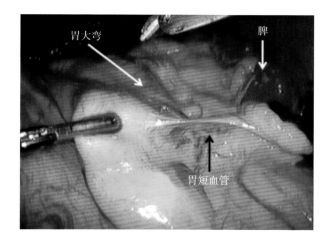

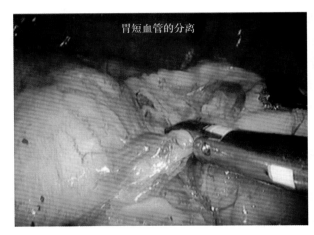

图 31.4   胃短血管的分离

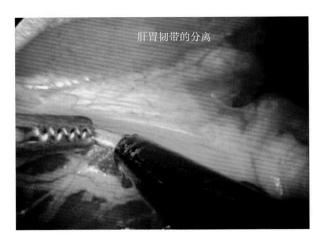

图 31.5   肝胃韧带的分离

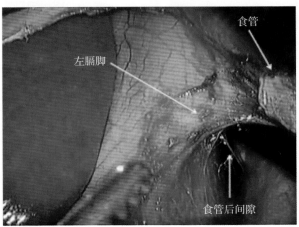

图 31.6   食管后间隙的建立

技巧：尽管在大多数患者中上述操作可以相对容易地完成，但在一些患者中，远端食管的游离可能会比较困难。在这种情况下，将胃食管连接处向下悬吊可能会有一定的帮助。将 1/2 英寸的 Penrose 引流管环绕放置于胃食管接合部对胃食管接合部的收缩以及完成食管解剖有帮助，并使远端食管更容易进入手术区（图 31.8）。

图 31.7　切开食管胃连接处脂肪垫

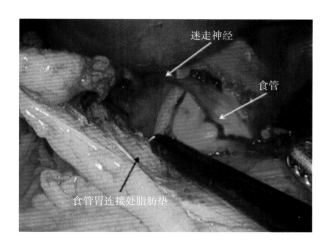

图 31.8　Penrose 引流管牵拉食管

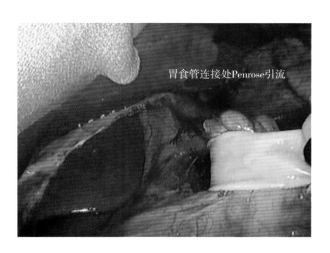

5. 肌切开术：目前普遍的共识是 Heller 肌切开术应该延伸至胃食管接合部以上 6～7 cm。标准肌切开术仅延伸至胃食管接合部下方 1.5～2 cm 处。2003 年我们提出扩大胃肌切开术（胃食管接合部以下 3 cm）可更加彻底地清除肌纤维，并促进食管排空。我们发现术后吞咽困难评分具有显著改善[10,11]。

要点 1：将肌切开术延伸至贲门上 3 cm 是缓解吞咽困难的关键。

技巧 1：我们使用一个 50Fr 的发光探条作为进行胃肌切开术的平台。它由麻醉师经口腔放置，并且往里推进至胃靠近胃小弯处。这个探条可使肌切除术延伸至距胃食管接合部 3 cm 远的地方，并在其上方 5～6 cm 都是安全的。

要点2：有一名熟悉此种外科手术的麻醉师很重要，他应该对放置探条很有经验，放置在一个舒适的位置，这样才能更好地避免食管穿孔。否则，可由外科团队成员执行这一重要的步骤。

技巧2：利用张开的抓钳或 Babcock 钳在探条上回拉，以完全暴露食管的前表面，并产生轻微张力（图 31.9）。

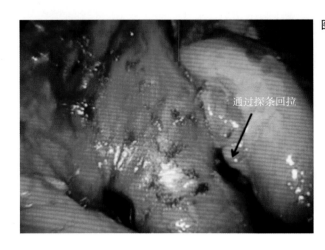

图 31.9　通过探条回拉胃

我们更偏向于从胃开始，虽然其黏膜下层平面更难识别，但我们发现向头侧进行比向尾侧进行更容易操作。

如果出现出血，应该耐心地进行压迫止血，因为烧灼法止血可引致无法识别的损伤和（或）食管穿孔。肌切开术是通过单独切开食管和胃的肌纤维直到到达胃的黏膜下层和食管的黏膜层来进行的。纵向肌肉首先被切开，而暴露出下面的环形肌肉（图 31.10）。切开环形层后显露出一个膨出的光滑且略带粉色的黏膜平面。外部纵向和内部环形肌层都必须被识别并切开（图 31.11）。

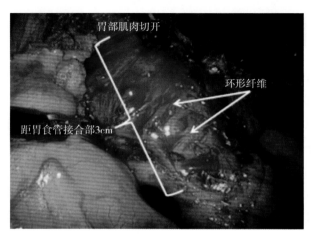

图 31.10　肌切开术过程

图 31.11 完全肌切开术

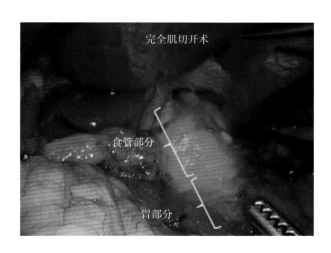

6. 胃底折叠术：腹腔镜肌切开术与高反流发生率有关。另一方面，完全的胃底折叠术可能会引起胃食管接合部过多的阻力，阻碍食物通过重力作用从食管胃开口处进入胃进行排空，最终导致持续或反复的吞咽困难。无论是 Dor 前胃底折叠术还是 Toupet 后胃底折叠术，部分抗反流手术的增加使反流相关主诉减少，同时使大多数患者的吞咽困难得到了良好甚至极好的缓解。

在近期一项多中心、前瞻性、随机对照试验中我们发现，在 Heller 肌切除术后 6～12 个月接受 Dor（36）或 Toupet（24）胃底折叠术的 60 名患者中，其远端食管的酸暴露没有显著差异。Dor 组 24 例患者中有 10 例（41.7%）出现异常酸反流，Toupet 组 19 例患者中有 4 例（21%）出现异常酸反流（$P = 0.152$）。相同的是，与术前评分相比，两组患者的吞咽困难、反流和生活质量指标均有显著改善。因此，无论部分胃底折叠术的类型如何，腹腔镜下 Heller 肌切开术都能显著改善贲门失弛缓症患者的吞咽困难和反流症状[12]。

我们更偏向于进行 270°后胃底折叠术，其方法为将胃底顶部后方穿过胃食管接合部，并用 2-0 丝线将其固定在右膈肌脚，用三根缝线将胃底远端缝合到肌切开术的右缘。同样，将胃底近端缝合至肌切开术的左缘以及左膈肌脚（图 31.12）。

技巧：在食管黏膜穿孔的患者中通常选择 Dor 胃底折叠术，以加固黏膜闭合（图 31.13 和图 31.14）[13]。

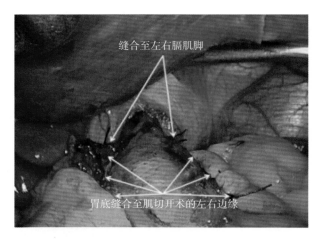

缝合至左右膈肌脚

胃底缝合至肌切开术的左右边缘

图 31. 12　Toupet 胃底折叠术和肌切开术

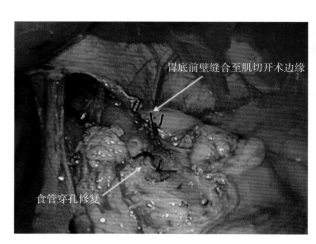

胃底前壁缝合至肌切开术边缘

食管穿孔修复

图 31. 13　食管穿孔以及 Dor 胃底折叠术过程

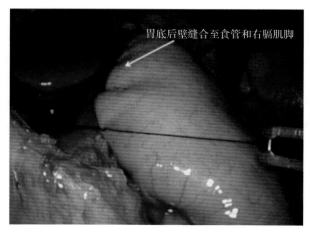

胃底后壁缝合至食管和右膈肌脚

图 31. 14　利用 Dor 胃底折叠术加固食管穿孔

31.4 其他技术问题

1. 出血：要点——食管壁内血管的出血更令人担忧，随着肌层或血管外膜的分离而出血（后者在巨食管中更常见，血管位于肌层的表面）。

这些血管可以用电凝技术来控制，确保电凝在肌肉表面而不与黏膜接触，若出血更多，可用超声刀、夹子（附着有一小块肌肉）或缝线来控制。

2. 穿孔：在进行肌切开术时，黏膜可能被撕裂。黏膜撕裂/损伤通常很明显。可用一个带有 4-0 或 5-0 丝线的小弯曲针进行缝合（我们更偏向于不可吸收缝线，如细丝线）。大多数情况下只需要一针（图 31.15）。

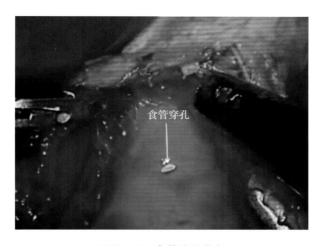

食管穿孔

图 31.15 食管穿孔修复

要点 1：缝合撕裂伤之前经常要将探条取出，因为它会拉伸组织，增加缝合和打结的难度。如果探条一直存在，很容易将探条外层缝合在一起。在这种情况下一般行 Dor 胃底折叠术，在缝线上覆盖一个血管丰富的组织瓣。

一些作者报道称在内镜扩张之前行 Heller 肌切开术效果并不理想[14,15]。我们报道了 57 例接受食管肌切开术治疗的患者，15 例术前接受一次或多次注射肉毒杆菌毒素，42 例未接受注射。15 例患者中，8 例（53.3%）黏膜下平面解剖困难，2 例黏膜撕裂。而没有接受过治疗的患者中只有 3 例（7%）存在类似困难。所有黏膜损伤均用腔镜修复，患者痊愈，无明显后遗症[16]。

要点 2：肉毒杆菌注射后进行肌切开术，必须格外小心黏膜，因为黏膜下层通常被损坏了。

要点 3：另一个识别穿孔的有用工具是在肌切开术结束后立刻打开发光探条检查（图 31.16）。

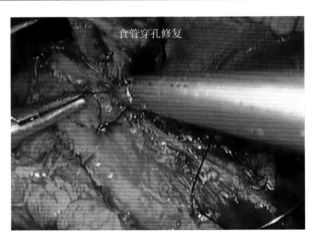

食管穿孔修复

图 31. 16　食管穿孔

3. 疾病阶段：随着时间的推移，贲门失弛缓症患者食管变宽并最终延长。食管延长导致食管底部形成"乙状结肠"的形状，使食物和液体潴留，影响排空。与有些人的预期相反，我们已经在疾病进展期患者中看到 Heller 肌切开术和固定在膈肌脚的"拉直"的远端食管取得了极好的结果。在这些患者中食物潴留很常见，即便是那些报道肌切除术后症状有所改善的患者[17]。

要点： 由于晚期贲门失弛缓症患者对简单的肌切开术反应良好，并且肌切开术与随后的食管切除术不发生冲突（如果需要的话），我们建议对这些患者采用肌切开术作为初始外科治疗。

贲门失弛缓症的其他治疗方法如下。

（1）门诊进行内镜肉毒素注射（EBTI）是一种安全的方法，可立即缓解或改善60%～70%患者的症状。然而在反复注射肉毒素后其效果也逐渐下降[18]。与食管气囊扩张术和 HLM 相比，这种治疗方式复发率高[19,20]。另外，EBTI 会使肌切开术更具挑战性，其结果更难预测[21]。因此，该方法仅限于老年和外科高危患者。

（2）食管气囊扩张术（PD）是贲门失弛缓症最有效的内镜治疗方法，但也是并发症风险最高的治疗方法[22]。长期随访发现，LHM 比 PD 更有效，80%～90%的患者在治疗后症状消失，相比之下，即使多次扩张，也只有50%的患者症状消失[23,24]。如今，在不适合手术的患者或 LHM 术后吞咽困难复发的患者中该疗法起到了重要作用。

（3）经口内镜肌切开术（POEM）是最近被引入作为治疗贲门失弛缓症的一种新方法[25]。随访时间相对较短的研究显示该方法症状缓解效果较好。该方法需要熟练的内镜技术（治疗性内镜检查），并导致了较高的胃食管反流发生率（高达50%），与没有胃底折叠的情况下进行微创肌切开术时获得的结果相似[26,27]。该方法需要进行长期随访的随机试验，并与 LHM 进行比较，以确定这种新技术在食管失弛缓症中的作用。

（梁津逍　译，王长春　校）

参考文献

1. Willis T. Pharmaceutic rationalis：sive diatriba de medicamentorum；operatimibus in humano corpore. London：Hagae-Comitis；1674.

2. Heller E，Mitt G. Extra mucous cardioplasty in chronic cardiospasm with dilatation of the esophagus （Extramukose Cardiaplastik mit dilatation des oesophagus）. Med Chir. 1913；27：141.

3. Vaezi MF，Richer JE. Current therapies for achalasia：comparison and efficacy. J Clin Gastroenterol. 1998；27：21 − 35.

4. Pelligrini C，Wetter LA，Patti M，et al. Thoracoscopic esophagomyotomy. Initial experience with a new approach for the treatment of achalasia. Ann Surg. 1992；216：291 − 9.

5. Eckardt VF，Köhne U，Junginger T，Westermeier T. Risk factors for diagnostic delay in achalasia. Dig Dis Sci. 1997；42：580.

6. Eckardt VF，Stauf B，Bernhard G. Chest pain in achalasia：patient characteristics and clinical course. Gastroenterology. 1999；116：1300.

7. Fisichella PM，Raz D，Palazzo F，et al. Clinical，radiological，and manometric profile in 145 patients with untreated achalasia. World J Surg. 2008；32：1974.

8. Spechler SJ，Souza RF，Rosenberg SJ，et al. Heartburn in patients with achalasia. Gut. 1995；37：305.

9. Patti MG，Pellegrini CA，Horgan S，Arcerito M，Omelanczuk P，Tamburini A，Diener U，Eubanks TR，Way LW. Minimally invasive surgery for achalasia an 8-year experience with 168 patients. Ann Surg. 1999；230（4）：587 − 94.

10. Oelschlager BK，Chang L，Pellegrini CA. Improved outcome after extended gastric Myotomy for achalasia. Arch Surg. 2003；138：490 − 7.

11. TatumRP，Pellegrini CA. How I do it：laparoscopic Heller Myotomy with Toupet fundoplication for achalasia. J Gastrointest Surg. 2009；13：1120 − 4.

12. Wright AS，Williams CW，Pellegrini CA，Oelschlager BK. Long-term outcomes confirm the superior efficacy of extended Heller myotomy withToupet fundoplication for achalasia. Surg Endosc. 2007；21：713 − 8.

13. Rawlings A，Soper NJ，Oelschlager B，Swanstrom L，Matthews BD，Pellegrini C，Pierce RA，Pryor A，Martin V，Frisella MM，Cassera M，Brunt LM. Laparoscopic Dor versus Toupet fundoplication following Heller myotomy for achalasia：results of a multicenter，prospective，randomized-controlled trial. Surg Endosc. 2012；26：18 − 26.

14. Smith D，Stival A，Howell DL，Swafford V. Endoscopic therapy for achalasia before Heller myotomy results in worse outcomes than heller myotomy alone. Ann Surg. 2006；243：579 − 86.

15. Schuchert MJ，Luketich JD，Landreneau RJ，Kilic A，Gooding WE，Alvelo-Rivera M，Christie NA，Gilbert S，Pennathur A. Minimally-invasive esophagomyotomy in 200 consecutive patients：factors influencing postoperative outcomes. Ann Thorac Surg. 2008；85：1729 − 34.

16. Horgan S，Hudda K，Eubanks T，McAllister J，Pellegrini CA. Does botulinum toxin injection make

esophagomyotomy a more difficult operation? Surg Endosc. 1999;13:576 - 9.

17. Zaninotto G, Costantini M, Rizzetto C, Zanatta L, Guirroli E, Portale G, Nicoletti L, Cavallin F, Battaglia G, Ruol A, Ancona E. Four hundred laparoscopic myotomies for esophageal achalasia a single centre experience. Ann Surg. 2008;248:986 - 93.

18. Allescher HD, Storr M, Seige M, Gonzales-Donoso R, Ott R, Born P, Frimberger E, Weigert N, Stier A, Kurjak M, Rösch T, Classen M. Treatment of achalasia: botulinum toxin injection vs. pneumatic balloon dilation. A prospective study with long-term follow-up. Endoscopy. 2001;33(12):1007 - 17.

19. Vaezi MF, Richter JE, Wilcox CM, Schroeder PL, Birgisson S, Slaughter RL, Koehler RE, Baker ME. Botulinum toxin versus pneumatic dilatation in the treatment of achalasia: a randomised trial. Gut. 1999;44(2):231 - 9.

20. Zaninotto G, Annese V, Costantini M, Del Genio A, Costantino M, Epifani M, Gatto G, D'Onofrio V, Benini L, Contini S, Molena D, Battaglia G, Tardio B, Andriulli A, Ancona E. Randomized controlled trial of botulinum toxin versus laparoscopic Heller myotomy for esophageal achalasia. Ann Surg. 2004;239(3):364 - 70.

第 32 章
抗反流手术

Simon Paterson-Brown,Graeme W. Couper and Peter J. Lamb

摘要

胃食管反流的外科治疗涉及多种技术，需要根据不同的潜在问题而采用不同的解决方法。因此，相关并发症需要根据最初的潜在情况进行处理。这里主要讨论手术决策和所需手术类型，需要手术治疗的不同潜在问题以及潜在并发症的识别和治疗。

关键词

胃食管反流；手术；术后并发症

32. 1 引言

在过去的 20 年里，抗反流手术发生了翻天覆地的变化，从开放手术转为腹腔镜手术，这也使得胸部手术，至少是早期手术几乎绝迹。现在患者接受胃底折叠术可作为日间手术，最多住院不超过 1 天，不需要在医院呆几天，也不需要痛苦且长时间的恢复过程。这也导致更多的患者考虑接受手术，并且被胃肠病学家转诊。然而其风险仍然存在[1]，人们永远不应忘记食管或胃穿孔带来的灾难性后果，特别是在第一次手术时没有被注意到。如果要将风险保持在最低限度并使患者从"主要"的

S. Paterson-Brown,M. S. ,M. Phil. ,F. R. C. S(Ed) (✉) · G. W. Couper,M. B. Ch. B. ,M. D. ,F. R. C. S(Ed)
P. J. Lamb,M. B. B. S. ,M. D. ,F. R. C. S(Ed)
Department of General and Upper GI Surgery,
Royal Infirmary of Edinburgh,Edinburgh,UK
e-mail:spb@doctors. org. uk;graeme. couper@nhslothian. scot. nhs. uk;
Peter. lamb@nhslothian. scot. nhs. uk

手术中获得最大益处，必须一丝不苟地关注细节，轻柔而仔细地解剖并在手术结束时仔细检查结果。

32.2 外科手术的选择

32.2.1 胃食管反流病（gastro-oesophageal reflux disease,GORD）

仔细评估包括一个准确的病史，以确保其症状实际上是反流，而不是潜在的运动障碍或恶性吞咽困难。对于可能存在胃排空问题且伴随常见的食管外症状的患者须特别小心。患者优先要解决的问题和期望与外科医生的一致是至关重要的。反流是一种常见症状，如果其他功能性症状占主导地位，胃底折叠术可能会加剧这些症状。

检查应评估手术的潜在困难（如先前手术留下的瘢痕、肥胖等）。高质量的胃镜检查至关重要，它可以排除 Barrett 食管，评估任何大小潜在的食管裂孔疝，观察任何食管炎/狭窄，并明确没有其他可以提前诊断的病变（如恶性肿瘤或胃十二指肠溃疡）。如果存在 Barrett 食管，需要多次活检来评估其潜在的异常，在决定进行抗反流手术前必须进行治疗[2]。所有考虑接受抗反流手术的患者都应接受测压，以排除其他运动障碍，如贲门失弛缓症（胃底折叠术对其是一种灾难！）。虽然对腐蚀性食管炎患者来说并不重要，但酸碱度和越来越多的阻抗研究有助于反流的确诊及其严重程度的评估，特别在非典型症状患者中。它们也适用于术后出现复发症状或术后效果不佳的患者。如果既往有消化性溃疡手术史，特别是迷走神经切断术和幽门成形术，有反流、食管炎和酸暴露时间延长病史都可能是由于胃动力下降。这些患者可能需要进行胃排空测试。

如同外科所有领域一样，在正确的时间为正确的患者进行正确的手术，就可以获得最佳的结果。

32.2.2 巨大食管裂孔疝/胸内胃伴胃扭转

较大的食管旁裂孔疝相对常见，尤其是在老年患者中，并且越来越多地因其他心肺问题而进行影像学检查时被发现（图 32.1）。患者若伴有棘手的机械性症状（胸痛、吞咽困难和反流）或急性肠扭转发作可考虑外科手术治疗[3]。虽然术后呼吸急促通常会改善，但需仔细排除其他心肺疾病，尤其是那些没有其他症状需要手术治疗的患者。继发于裂孔处卡梅伦病变的缺铁性贫血并不罕见，也是做出手术决定时需要考虑的另一个因素。尽管胃扭转伴缺血危及生命的潜在风险很小，但笔者不建议对影像学完全无症状的老年患者进行常规修复，这也得到了文献和长期观察研究的支持[4]。我们的经验是，如果不进行手术，因胃肠梗阻急诊入院并行胃肠减压的患者几乎表现出相同的症状。如果急诊入院，建议行胃肠减压并持续 48 小时，以减少因梗阻产生的胃水肿并增加腔镜修复的机会。

图 32.1　常规胸部 X 线提示心脏后方胸腔胃内有大量气平

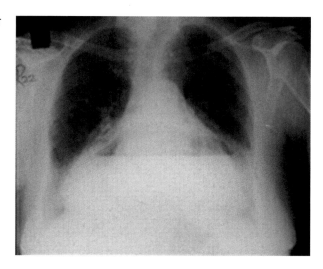

用于评估的选择性检查包括胃镜检查和 CT（图 32.2）或食管造影（图 32.3），以准确描述其解剖关系。对于伴有气短或体重下降的患者，首选 CT 检查以排除其他重要病变。一般不需要行食管测压或酸碱度检测。

图 32.2　胸内巨大胃伴扭转的 CT 表现

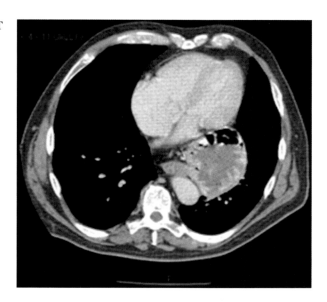

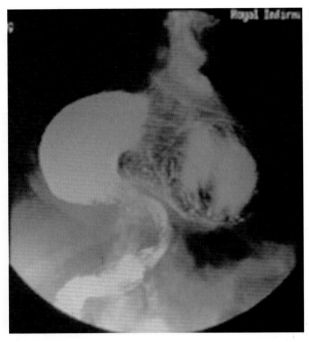

图 32.3　钡餐显示食管裂孔内胃扭转

32.3　腹腔镜胃底折叠术

1. 开孔位置及外科医生站位

腹腔镜胃底折叠术基本上有两个位置：外科医生站在左边，扶镜助手站在右边，或者外科医生站在患者两腿之间，扶镜助手站在左边或右边。开孔位置各不相同，但大多数外科医生喜欢观察孔位于中线左侧，肋下缘和脐连线中点处，这取决于患者体型大小。笔者对不同位置的开孔都有应用。

2. 肝脏牵引

这是一个必要的操作，笔者都是使用 Nathanson 牵引器，其具有多种尺寸，可固定在手术台右侧一个牢固的结构中（图 32.4）。

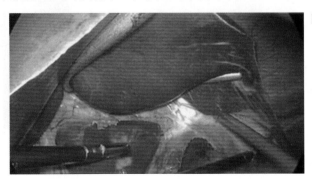

图 32.4　Nathanson 肝脏牵引

3. 大网膜和小网膜的脂肪缝线

这些都非常有用，尤其对于腹腔内脂肪含量很高的患者。脂肪含量很高的患者可能需要 3～4 根缝线（图 32.5）。它们通常通过最左边的开孔取出，并夹放在皮肤边缘。

图 32.5　脂肪缝合牵引 （a） 大网膜和 （b） 小网膜

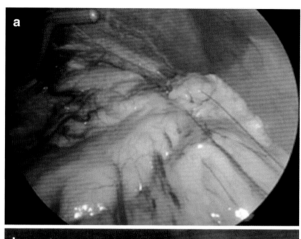
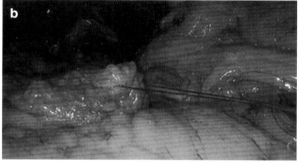

4. 游离食管裂孔

食管裂孔解剖的关键是识别其中一个膈肌脚，然后继续解剖另一个。膈食管韧带的辨认是一项非常有用的技术，有助于避免食管损伤，并利于进入食管裂孔内的无血管平面。一些证据表明关闭或修复左侧膈食管韧带降低了再次手术的机会。这可以用连续的不可吸收缝线来完成（图 32.6）。笔者对电切法并保留迷走神经，术中将后迷走神经与食管合并在一起的方法持谨慎态度。食管后部必须在直视下切开，然后利用牵开器或吊带从后方向前牵拉食管。这是首先通过移动左侧的 His 角来实现的。在可能的情况下，迷走神经肝支也应该保留。如果需要使用后包裹物，保留这种结构有助于防止远端滑动。

5. 包裹位置：后部/前部和部分/全部

胃底折叠的类型有很多，前部或后部，部分或全部，哪种类型最佳仍有争议。同一个作者最近两篇 Meta 分析得出了不同的结论[5,6]，但大部分问题与是否将所有

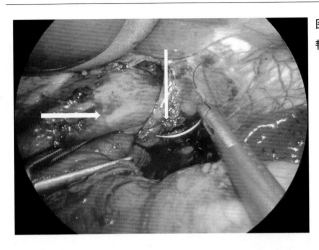

图 32.6　胃底折叠前左膈肌脚与食管韧带缝合

的后胃底折叠术与前胃底折叠术归为一组有关[7]。总的来说，Nissen 胃底折叠术的长期控酸效果优于前胃底折叠术，但其代价是吞咽困难和胀气。也许更重要的是外科医生的熟练程度，选择术者擅长的方法。

6. 胃短血管的处理

Nissen 胃底折叠术要求离断胃短血管（SGV）。在 Nissen-Rossetti 胃底折叠术中，360°的包裹可在不离断胃短血管的情况下完成，尽管在这种情况下，包裹物包括胃底的前部，但没有 Nissen 胃底折叠术中的较大的弯曲。缝线牵拉大网膜极大地促进了胃短血管的解剖和分离。当进行后胃底折叠术时确保有一个足够的无张力的包裹物，是为了在食管后方形成一个良好的后间隙（图 32.7），然后确保包裹物在卷起后方向可自由变换（图 32.8）。

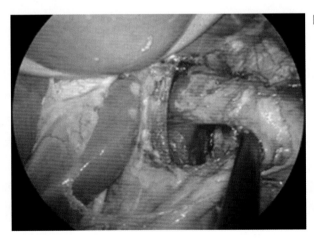

图 32.7　良好的食管后间隙

图 32.8　食管后无张力的后包裹（箭头）

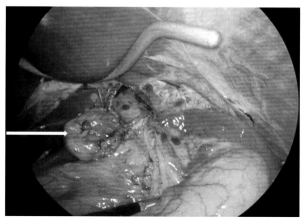

7. 膈肌脚修复

这大部分是在后部实施的，但有一些前部缝合也是有用的，尤其是在缺损较大和后部膈肌脚开始撕裂的地方。笔者推荐使用 0 号不可吸收缝线（单丝线或编织线）进行缝合，缝合时多带一点膈肌组织。食管裂孔应该被调整，以使食管周围有约 1 cm 的间隙。这可以用仪器或探条来测量。尽管有些报道称探条提供了更好的一致性，特别是 Nissen 管，但这必须与医源性食管损伤的极小风险相平衡。在巨大裂孔修补术中讨论了网状补片的作用。

32.4　翻修胃底折叠术

32.4.1　翻修胃底折叠术的评估

由于翻修手术风险更高且其效果不明确（约 70% 效果较好，而初次胃底折叠术为 90%），因此这些患者需要仔细评估。重要的是要确定患者的复发症状是否与反流复发相关，以及是否存在解剖异常需要纠正。内镜检测需要由手术外科医生进行，并结合酸碱度、测压以及胃排空试验（如果需要）的结果。其结果是多变的，但腹腔镜手术和开腹手术都可以获得良好的结果。反流复发的治疗效果要比吞咽困难好[8]。

其基本原则是拆除现有的胃底折叠，修复所有裂孔性缺损，并重建一个新的包裹物，但在某些情况下，可以使用更适合的方法。

1. 前一次腹部开放胃底折叠术后

关键提示——肝左叶通常附着在胃或者包裹物上，在开始解剖前应充分游离。左膈肌脚和右膈肌脚都需要准确解剖以降低食管损伤风险。柔软的探条或内镜的插入通过食管胃连接处有助于在困难情况下识别食管，但必须小心插入。通常需要转为开放性手术。

2. 前一次开胸手术后

其困难在于食管裂孔内，经腹入路通常可以相对容易地进行腹腔镜检查。决定什么类型的包裹物显然取决于之前的胸部手术，这通常是众多 Belsey 手术种类之一。

3. 前一次腹腔镜 Nissen 手术（如胃短血管分离术）或其他类型后包裹术后

这里潜在的问题通常是滑动的包裹物，必须将其在裂孔内切开，或是包裹物的破裂，这将需要将其取下，重新成型或转换成一些其他的包裹物。先前的胃短血管分离会使翻修手术变得更加困难，因为包裹物右侧通常会紧密附着于肝左叶和右膈肌脚。在这种情况下，若解剖结构不能通过仔细的解剖来辨别，外科医生可转为开放手术（当解剖通常不太容易时），或将包裹物的右侧留在原位，移动左侧并对其进行修复，这基于食管胃连接处和右膈肌脚可能被固定的假设。如果包裹物的两个边缘难以识别，若可以，在食管和包裹物之间建立一个安全间隙，内镜切割器可以用来将包裹物向前分开。

4. 前胃底折叠术后

缺损通常是左侧或前方的食管旁疝。通常情况下，取下包裹物，缩小疝囊，然后修复膈肌裂孔的缺损是比较简单的。在这里生物补片也可能有助于促进愈合，但仍有争议。而合成的不可吸收补片在食管周围没有任何作用。

5. 翻修手术失败后

在少数患者中，尽管进行了翻修手术，但仍会出现食管裂孔破裂和反流。这很少见，如果需要进一步手术，可以进一步尝试修正胃底折叠和修补任何复发的食管裂孔疝。但是这通常极其困难，并且比较危险。然而，如果其症状需要进一步手术，并且某种形式的修复看起来太困难或太危险，采用 Roux-en-Y 重建的胃大部切除术是一种解决方案。在这些患者中，食管裂孔周围的粘连基本上"固定"了食管裂孔内的食管胃连接处，并通过胃大部切除术减少胃容量，从而减少了脱位的体积，Roux-en-Y 胃大部切除术通常可以解决这个问题。在许多这类患者中，胃短血管之前都已离断。因此，重要的是不要结扎胃左动脉，以确保残胃有充足的血供，否则将需要进行近全胃切除术。

6. 短食管

笔者认为通过充分的游离，很少再出现真正的"短食管"，也不相信 Collis 胃成形术的实践。在食管不能获得足够长度的情况下，如儿童时经历多次反流手术的患者，可以选择在横膈膜上方做包裹，或进行更进一步手术如胃次全切除术。

32.5 巨大食管裂孔和胃扭转

1. 重要的是完全解剖整个腹膜囊，忽略内容物。可能需要多根缝线牵拉脂肪来帮助暴露裂孔和内容物。尽可能保护两条迷走神经，尽管其中一条神经受损并不少见。脂肪垫是右膈肌脚底部胃食管连接处的良好标志物。重要的是充分减少存在的后囊。

2. 在膈肌脚前方和后方附近通常需要几根缝线。生物补片可以用来支撑缝线，但不应用来修补任何缺损。这种方法注定会失败。在不能充分接近膈肌脚的情况下，裂孔周围胃底折叠某种形式的固定将有助于防止复发。当膈肌脚条件不好时，Teflon棉条支撑缝线会有所帮助。在手术困难的情况下，可中转开放手术，但打开切口和关闭切口可能会比较困难。这类患者的主要目的是缩小纵隔中的胃并防止其复发，控制反流在很大程度上是次要目标。笔者通常进行前胃底折叠或后胃底折叠，在这些情况下胃底通常是活动的。根据我们的经验，有些患者永远无法恢复正常的胃功能，并保持一定程度的胃潴留。这是由于胸腔胃的慢性扭曲/伸展造成的，还是由于在解剖过程中迷走神经损伤造成的，目前尚不清楚。

3. 生物补片的使用

越来越多的人对使用生物补片来帮助促进修复膈肌脚周围纤维化的形成和减少缺损复发感兴趣。它们通常是由猪的某些部位或其他类似的材料制成，这些材料提供了可能发生纤维化的基质，并可在几个月内被"再吸收"。不管有没有补片，其复发率都很高，但有证据表明有生物补片时其复发率较低[9]。显而易见的是，合成的不可吸收补片在食管周围任何地方都不起作用，并且不应该在尝试闭合后用于填补膈肌脚之间空隙中的任何缺损。将补片放置在膈肌脚附近，缝合到位，使用的缝线与前包裹缝合时用于进行胃底折叠的缝线相同（图32.9）。

注意——要小心食管，尤其是老年女性，因为在剥离疝囊时有撕裂的风险。在这种情况下，将下方1~2 cm的疝囊留在食管前部可能比冒着受伤的风险更好。

32.6 术后并发症

1. 早期并发症

（1）包裹物滑脱——前胃底折叠后很少发生，但Nissen折叠后可能会出现危及生命的早期并发症。它不太可能发生在Toupet折叠术后，因为这通常是在裂孔周围缝合的。急性上腹部/胸骨后疼痛伴吞咽困难是其标志。立即进行内镜检测、食管造影和再次探查对防止食管胃结合部/包裹物缺血坏死至关重要。包裹物应取下来并进

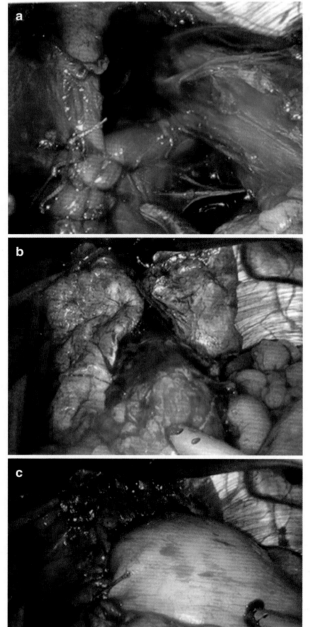

图 32.9　生物补片的使用。(a) 膈肌脚的关闭。(b) 在食管周围的膈肌脚修复处放置 U 形补片。(c) 用缝线将补片缝在适当位置，用于前包裹。根据局部解剖结构和外科医生的偏好，补片可用作 U 形或 C 形。

行评估。如果可行的话，需要仔细决定接下来做什么：什么都不做，在裂孔下固定后包裹物，还是构建前包裹物？显然，如果出现缺血且无法修复，切除和重建是必需的，根据下层组织的生存能力其可分为两个阶段进行（24 小时后再次手术使得对下层组织的评估更加清晰）。

（2）食管损伤——这种罕见但危及生命的并发症可能发生在早期术中"错过"的食管损伤，或者后期呕吐后出现的局部缺血或缝线牵拉。在最初48小时内，有时可以通过腹腔镜修复并重建包裹物。但后期经常需要开放手术，如果存在缺血，可用局部引流管进行引流。这种情况下恢复时间会延长，因此在修复时应考虑插入空肠造瘘管。

2. 晚期并发症

（1）反流复发——由于包裹物破裂/松动。

从长期来看症状复发并不少见，30%～50%的患者在手术后5～10年接受某种形式的抗酸治疗。胃镜检查、酸碱度研究、测压以及吞钡造影等进一步检查可明确诊断。在许多患者中，这些调查没有证实出现反流复发和症状复发与某种形式的运动性问题有关。在大多数患者中，症状通过药物治疗得到相对较好的控制，只有少数（在大多数研究中约5%[5]）需要进行翻修手术。如前所述，接受前胃底折叠术的患者复发率似乎更高，但他们的长期并发症可能比接受后包裹术的患者略低。

（2）吞咽困难——包裹物移动到近端胃的裂孔或疝出处。这里的诊断需要内镜检查和吞钡造影，且几乎肯定需要修复手术。

（梁津逍　译，王长春　校）

参考文献

1. Rantanen TK, Salo JA, Sipponen JT. Fatal and life threatening complications in anti-reflux surgery: analysis of 5502 operations. Br J Surg. 1999;86:1573 – 7.

2. Fitzgerald RC, di Pietro M, Ragunath K, Ang Y, Kang JY, Watson P, Trudgill N, Patel P, Kaye PV, Sanders S, O'Donovan M, Bird-Lieberman E, Bhandari P, Jankowski JA, Attwood S, Parsons SL, Loft D, Lagergren J, Moayyedi P, Lyratzopoulos G, de Caestecker J. British Society of Gastroenterology guidelines on the diagnosis and management of Barrett's oesopha-gus. Gut. 2014;63(1):7 – 42.

3. Kohn GP, Price RR, DeMeester SR, Zehetner J, Muensterer OJ, Awad Z, Mittal SK, Richardson WS, Stefanidis D, Fanelli RD, SAGES Guidelines Committee. Guidelines for the management of hiatal hernia. Surg Endosc. 2013;27(1222:24409 – 28. https://doi. org/10. 1007/s00464 – 013 – 3173 – 3. Epub 2013 Sep 10

4. Stylopoulos N, Gazelle GS, Rattner DW. Paraesophageal hernias: operation or observation. Ann Surg. 2002;236(4):492 – 501.

5. Joris A, Broeders JA, Roks DJ, Ali UA, Draaisma WA, Smout AJ, Hazebroek EJ. Laparoscopic anterior versus posterior fundoplication for gastroesophageal reflux disease systematic review and meta-analysis of randomized clinical trials. Ann Surg. 2011;254:39 – 47.

6. Broeders JA, Roks DJ, Ahmed Ali U, Watson DI, Baigrie RJ, Cao Z, Hartmann J, Maddern GJ. Laparoscopic anterior 180 – degree versus Nissen fundoplication for gastroesophageal reflux

disease:systematic review and meta-analysis of randomized clinical trials. Ann Surg. 2013;257(5):850 − 9. https://doi. org/10. 1097/SLA. 0b013e31828604dd.

7. Thompson AK, Watson DA. What is the best anti-reflux operation? All fundoplications are not created equal. World J Surg. 2015;39:997 − 9.

8. Lamb PJ, Myers JC, Jamieson GG, Thompson SK, Devitt PG, Watson DI. Long-term outcomes of revisional surgery following laparoscopic fundoplication. Br J Surg. 2009;96:391 − 7.

9. Lidor AO, Kawaji Q, Stem M, Fleming RM, Schweitzer MA, Steele KE, Marohn MR. Defining recurrence after paraesophageal hernia repair: correlating symptoms and radiographic findings. Surgery. 2013;154:171 − 8.

第 8 部分

膈疾病

第 33 章
先天性膈疝

Ingo Jester

摘要

先天性膈疝（congenital diaphragmatic hernia，CDH）见于新生儿，一般在胎儿期便得以诊断，并在极大程度上增加了胎儿出生后的管理难度。手术只是挑战之一。手术流程为：以柔和手法将腹腔脏器复位，然后直接修补或以补片修补膈肌缺损。与幸存患儿病情严重程度相关的因素包括持续性肺动脉高压、影响喂养的胃食管反流以及复发性膈疝。与死亡事件相关的因素包括肺动脉高压的严重程度和与膈疝相关的心血管及染色体异常。本章将介绍开放及微创径路下的膈肌修补手术。肺动脉高压的处理不在本章论述范围之内。

关键词

先天性膈疝；胸腹膜裂孔疝；胸骨后疝；食管裂孔疝；胸腔镜；持续性肺动脉高压；肺发育不良

33.1 引言

先天性膈疝（congenital diaphragmatic hernia，CDH）是一种常伴随着不同程度肺发育不良的后外侧缺陷。CDH 包括一系列解剖学或发育学的缺陷：前部疝（胸骨后疝）、后外侧疝（胸腹膜裂孔疝）和食管裂孔疝。胸腹膜裂孔疝占所有膈疝的

I. Jester，F. R. C. S.（Paeds），M. D.
Department of Pediatric Surgery，Birmingham Children's Hospital NHS FT，
Birmingham，UK
e-mail：Ingo. Jester@ bch. nhs. uk

80%，其中绝大部分发生在左侧（78%），约20%发生于右侧，剩余患者同时发生于双侧[1]。胸骨后疝仅占所有膈疝的2%，在新生儿期往往无临床表现。

出现CDH的原因尚不明确。肺发育不良以及由此造成的异常增厚的肺动脉壁导致了继发性的肺动脉高压。如何应对患儿出生后的肺发育不良和持续性肺动脉高压，以维持重要器官足够的循环和供氧是处理的难点[2]。

平均在每3000例新生儿中会发生1例CDH，这一疾病占所有先天性畸形疾病的8%，大部分病例可通过孕期常规超声检查而确诊[3]。然而，有部分患儿表现为出生后的呼吸困难，在进一步检查中发现膈疝的存在。出现于新生儿期或婴幼儿期的迟发性膈疝非常少见，常表现出腹痛、反复性肠梗阻或反复性胸部感染等症状[4]。CDH常伴有心血管畸形及染色体异常，这些都可能造成患儿死亡。增加对肺发育不良和持续性肺动脉高压病理生理过程以及患儿出生后临床管理的了解，能够改善患儿的存活情况[5-7]。

CDH死亡病例与以下情况相关：
- 心脏和染色体异常[8]。
- 膈肌缺损面积大小[9]。
- 肺发育不良程度。
- 升至膈肌上方部分的肝脏体积[10]。
- 肺动脉高压严重程度（围生期或慢性）。
- 右侧膈疝较左侧膈疝更易导致死亡事件的发生[11]。

下列情况在存活的CDH患者中常见：
- 终生性的肺部症状：活动耐量受损，需要支气管扩张剂缓解的呼吸道梗阻症状。
- 消化道症状：对进食厌恶，需要医疗干预的胃食管反流。
- 生长发育迟缓。
- 胸部畸形：漏斗胸，脊柱侧凸。
- 感觉神经性听力缺陷。

33.2 CDH修补手术的要点和技巧

CDH处理的关键在于术前稳定呼吸和循环状态。

33.2.1 开放手术

1. 膈肌缺损可采取腹部肋下切口或正中切口径路。将膨出部分的内脏轻柔地回纳入腹腔，然后使用不可吸收缝线，采用间断缝合关闭缺损的膈肌。不必在胸腔留置引流管。

2. 由于胸腔引流管会导致肺部过度膨胀或发育不全的肺持续性漏气，所以尽可能避免术后胸腔闭式引流。当术后胸腔积液过多，或存在乳糜胸而导致呼吸困难时，再考虑留置胸腔引流管[12]。

3. 当缺损过大，无法直接缝补肌肉组织时，可考虑使用补片修补。有学者建议使用聚四氟乙烯材质的补片（PTFE 或 Gore-Tex®），因为这类补片比生物材料补片、可吸收性补片和其余合成材料补片的术后疝复发率更低，可取得更好的修补效果[13,14]。

4. 根据文献报道，使用补片的 CDH 修补术术后复发率高达 10%[15]。

5. 大多数复发病例发生于术后 2 年内，通常不伴症状。因此建议在这一期间定期复查胸部 X 线。

33.3　使用 Gore-Tex® 补片的大型胸腹膜裂孔疝开放修补术的手术技巧

1. 在手术过程中，常见的问题是由脏器回纳以及补片无张力修补膈疝导致的腹部手术空间狭窄。这一问题可以通过将 Gore-Tex® 补片卷成圆锥形来解决（图 33.1 a－c）。这一形状使腹腔空间至少可以增加 20 ml，同时缩减了胸腔空间，减少了发育不全的肺过度复张的风险。在实践中，我们在缝合圆锥形 GoreTex® 补片与膈肌时，常使补片与组织间有至少 1 cm 的重合区域，从而扩大受力面（图 33.2）。这一细节能够使术后复发率降低约 3%[16]。

2. 为了避免缝线撕裂膈肌，使用不可吸收缝线缝合，再以聚四氟乙烯材质补片加固是很重要的。绝大多数复发性膈疝都发生在膈肌的后内侧面。从后胸壁发出的肌肉强度往往较前方的肌肉薄弱。Gore-Tex® 补片可以减少缝合后的张力。当修补后外侧膈肌缺损时，建议通过不可吸收线将补片固定于第 12 肋骨周围。

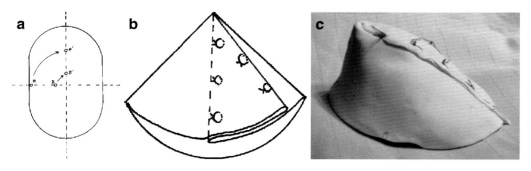

图 33.1　圆锥形 Gore-Tex® 补片：补片的水平形状如 a 所示，使用不可吸收缝线缝合（b）。当修剪完边缘后，最终效果如 c 所示

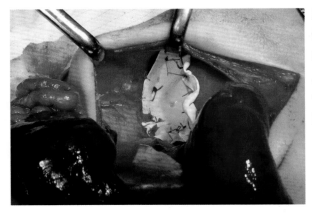

图 33.2　右侧先天性膈疝，通过正中切口径路行开放修补术。使用不可吸收缝线（绿色部分）将 Gore-Tex® 补片与膈肌边缘缝合，其边缘有部分重合。补片边缘以可吸收缝线与腹膜固定

33.4　使用或不使用 Gore-Tex® 补片胸腔镜胸腹膜裂孔疝修补术的手术要点和技巧

越来越多的 CDH 患者开始接受胸腔镜或腹腔镜等微创手术治疗。早期研究认为腔镜下 CDH 修补术后复发率更高；这一结论延缓了外科医生接受并采用微创操作的脚步[17,18]。随着技术的进步以及手术技巧的提高，腔镜手术的治疗效果不断改善，并由于其切口美观、康复快速以及不易引起腹腔内脏器粘连等特性，得到了越来越普及的应用。

1. 实施胸腔镜下膈疝修补术，要求患儿体重在 1500 g 以上，且病情稳定。

2. 患儿取侧卧位，患侧朝上。医生位于患儿头侧，麻醉师位于患儿足侧，显示器位于手术台上方。手术台取头高足低位，有助于肠管在重力和胸腔正压作用下，有自然向腹腔滑落的趋势。

3. 观察孔（5 mm，30°）位于肩胛骨后端，另分别在观察孔前方和后方各做一操作孔（>3 mm）。三孔呈三角形。

4. 建立气胸时，使用尽可能低压力的二氧化碳（5~6 mmHg）以及最小的流量（1L/min），以减少高碳酸血症的风险[19]。

5. 可以使用两个 Yohan 抓钳以达到充分暴露。对于左侧膈疝，手术中最需要小心处理的是脾脏，避免脆弱的脾脏出血，迫使手术中转开放。可以考虑使用一截肠管盘成环状覆盖于脾脏表面，当移动脾脏时可起到缓冲作用。

6. 在发现疝囊之后，可以使用止血钳夹闭疝囊后予以切除。

7. 胸腔镜手术过程中的难点在于关闭膈肌时的张力调整。开放手术中的经验提示，当张力较大或缝线存在切割可能时，使用 Gore-Tex® 补片能起到好的效果。所以，当缝合张力较大补片在置入体内时出现破损时，我们都会使用 Gore-Tex 补片。

8. 将 Gore-Tex® 补片自操作孔之一置入患者胸腔。我们已经成功地在胸腔镜下使用锥形补片对膈疝进行了修补（图 33.3）。

图 **33.3**　**Gore-Tex®** 补片经观察孔置入体内

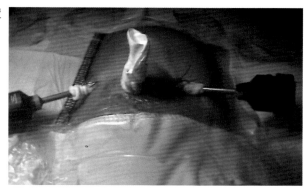

9. 补片应尽可能先与肋骨相固定，然后再与肌肉缝合。为了实现腔镜下补片与肋骨的固定，可以使用缝合固定装置（Ranfac），从皮外穿刺入胸腔，在皮肤表面打结后将结埋入皮下（图 33.4 a-c）。

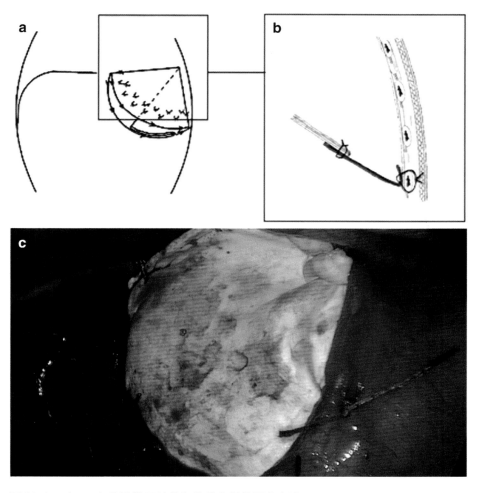

图 **33.4**　（**a – c**）胸腔镜下补片和肋骨之间的固定方法

33.5　使用或不使用 Gore-Tex® 补片腹腔镜胸骨后膈疝修补术的手术要点和技巧

胸骨后膈疝往往是在腹腔镜手术中偶然发现的（胃底折叠术、脾切除术和胆囊切除术）。

1. 对于所有被诊断为胸骨后膈疝的患者，腹腔镜是行修补术的最佳选择。

2. 为了减少复发，必须控制缝合时膈肌的张力。当认为张力过高时，可以考虑使用 Gore-Tex® 补片。补片与前腹壁使用间断缝合固定。使用缝合固定装置（Ranfac）可以使这一操作更简便，术后效果也更好（图 33.5 a-c）。

33.6　避免和处理术中意外情况的要点和技巧

1. **出血**：左侧膈疝修补术中，小心处理肠和脾脏；右侧膈疝修补术中，小心处理肝脏，以避免大出血的发生。

2. **胸导管损伤**：手术过程中，胸导管的医源性损伤通常难以被发现。一般都是在术后开放饮食之后，患者出现乳糜胸才得以诊断。胸导管损伤的发生机制尚未明确，是否与肺发育不全导致纵隔移位有关也有待商榷。在肺动脉高压、肺发育不全等非膈疝患者中，也会发生乳糜胸的情况，表明 CDH 修补术后的乳糜胸不一定是由于手术损伤胸导管造成的。对于前述患者，通常采用保守等待治疗，只有当需要解除呼吸困难时才考虑胸腔穿刺置管引流。患者需要禁食 3 周，期间仅摄入肠外营养，然后摄入中链脂肪酸配方饮食。

3. **胃食管反流**：对于 CDH 修补术中是否需要同时施行胃底折叠术或其他形式的防反流措施以减少术后胃食管反流的发生仍存在争议。一项随机回顾性研究提示，预防性胃底折叠术无法使患者长期获益，并不建议[20]。

4. **复发**：在绝大部分的复发病例中，导致复发的原因是选择了不合适的补片（生物补片）、缝合材料（不可吸收缝线）或缝合时张力过大。我们已成功地通过胸腔镜手术对复发性膈疝进行了修补，并使用补片对缺损处进行了修补。开放性手术也能取得同样的治疗效果。严重肺或膈肌发育不全的患者，常会在术后多次复发，这种情况下建议使用大张的补片，以减少补片的张力。

5. **积液**：术后积液的情况比较常见。仅当积液引起纵隔移位或呼吸困难时，才考虑引流。尽量考虑抽取液体，因为留置胸腔引流会导致肺过度通气和漏气的发生。

图33.5　大型胸骨后疝的腹腔镜修补（a）；切断镰状韧带，使用 Gore-Tex® 补片修补膈疝（b）；补片与前腹壁通过穿刺固定，固定满意

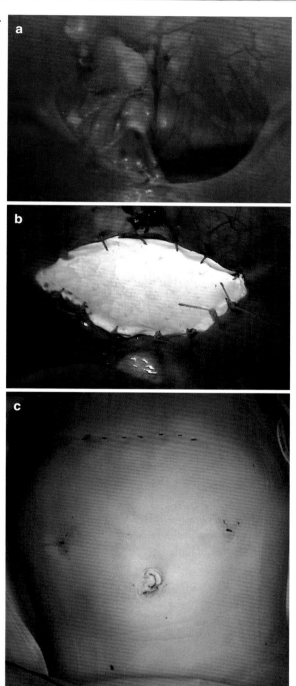

　　6. 慢性胸壁畸形和脊柱侧凸：对于严重肺发育不良和明显呼吸窘迫的患者，呼吸时胸骨牵引会导致漏斗胸畸形。膈肌缺损侧发育不良的胸壁会牵扯肋骨和脊柱，导致肋骨畸形和脊柱侧凸的发生。

小结

CDH 是一种复杂的、需要多学科团队干预以改善预后的疾病。手术并不紧急，应该在患儿呼吸循环稳定的情况下进行。对于较大的缺损而言，不论是开放性手术还是腔镜手术，均可以通过应用锥形补片降低复发风险。迟发性 CDH 是腔镜手术的理想指征。对于麻醉过程中可能出现的高碳酸血症，仍然需要通过更多的研究来建立最合适的通气模式。

（骆涛波　译，魏为添　校）

参考文献

1. Clark RH, et al. Current surgical management of congenital diaphragmatic hernia: a report from the Congenital Diaphragmatic Hernia Study Group. J Pediatr Surg. 1998;33:1004 − 9.

2. Keijzer R, Puri P. Congenital diaphragmatic hernia. Semin Pediatr Surg. 2010;19:180 − 5.

3. Matsuoka S, et al. Comparison of magnetic resonance imaging and ultrasonography in the prenatal diagnosis of congenital thoracic abnormalities. Fetal Diagn Ther. 2003;18:447 − 53.

4. Baglaj M, Dorobisz U. Late-presenting congenital diaphragmatic hernia in children: a literature review. Pediatr Radiol. 2005;35:478 − 88.

5. Colvin J, Bower C, Dickinson JE, Sokol J. Outcomes of congenital diaphragmatic hernia: a population-based study in Western Australia. Pediatrics. 2005;116:e356 − 63.

6. Dott MM, Wong LY, Rasmussen SA. Population-based study of congenital diaphragmatic hernia: risk factors and survival in Metropolitan Atlanta, 1968 − 1999. Birth Defects Res A ClinMol Teratol. 2003; 67:261 − 7.

7. Javid PJ, Jaksic T, Skarsgard ED, Lee S. Survival rate in congenital diaphragmatic hernia: the experience of the Canadian Neonatal Network. J Pediatr Surg. 2004;39:657 − 60.

8. Cohen MS, et al. Influence of congenital heart disease on survival in children with congenital diaphragmatic hernia. J Pediatr. 2002;141:25 − 30.

9. Lally KP, et al. Defect size determines survival in infants with congenital diaphragmatic hernia. Pediatrics. 2007;120:e651 − 7.

10. Mullassery D, Ba'ath ME, Jesudason EC, Losty PD. Value of liver herniation in prediction of outcome in fetal congenital diaphragmatic hernia: a systematic review and meta-analysis. Ultrasound Obstet Gynecol. 2010;35:609 − 14.

11. Skari H, Bjornland K, Haugen G, Egeland T, Emblem R. Congenital diaphragmatic hernia: a meta-analysis of mortality factors. J Pediatr Surg. 2000;35:1187 − 97.

12. Wung JT, Sahni R, Moffitt ST, Lipsitz E, Stolar CJ. Congenital diaphragmatic hernia: survival treated with very delayed surgery, spontaneous respiration, and no chest tube. J Pediatr Surg. 1995;30:406 − 9.

13. Jancelewicz T, et al. Long-term surgical outcomes in congenital diaphragmatic hernia: observations from a single institution. J Pediatr Surg. 2010;45:155 − 60; discussion 160.

14. Jawaid WB, Qasem E, Jones MO, Shaw NJ, Losty PD. Outcomes following prosthetic patch repair in newborns with congenital diaphragmatic hernia. Br J Surg. 2013;100:1833 − 7.

15. Nagata K, et al. Risk factors for the recurrence of the congenital diaphragmatic hernia report from the long-term follow-up study of Japanese CDH study group. Eur J Pediatr Surg. 2015;25:9 − 14.

16. Loff S, et al. Implantation of a cone-shaped double-fixed patch increases abdominal space and prevents recurrence of large defects in congenital diaphragmatic hernia. J Pediatr Surg. 2005;40:1701 − 5.

17. Nam SH, Cho MJ, Kim DY, Kim SC. Shifting from laparotomy to thoracoscopic repair of congenital diaphragmatic hernia in neonates: early experience. World J Surg. 2013;37:2711 − 6.

18. Vijfhuize S, Deden AC, Costerus SA, Sloots CE, Wijnen RM. Minimal access surgery for repair of congenital diaphragmatic hernia: is it advantageous? − an open review. Eur J Pediatr Surg. 2012;22: 364 − 73.

19. Bishay M, et al. Hypercapnia and acidosis during open and thoracoscopic repair of congenital diaphragmatic hernia and esophageal atresia: results of a pilot randomized controlled trial. Ann Surg. 2013;258:895 − 900.

20. Maier S, et al. Preventive antireflux surgery in neonates with congenital diaphragmatic hernia: a single-blinded prospective study. J Pediatr Surg. 2011;46:1510 − 5.

第 34 章
膈膨出

Dakshesh Parik

摘要

膈膨出的患儿常被转诊至外科医生而非重症医学医生处，因为患儿在接受机械通气后往往无法脱管。透视和超声下可见的膈肌持续性抬高和异常活动是膈膨出的典型表现。胸腔体积减小、膈肌异常活动、下肺萎陷和萎陷肺叶反复感染是手术指征。一般而言，患儿生长发育迟缓，呼吸困难，萎陷肺叶反复感染。手术可以采用胸腔镜膈肌折叠术。除了发病时有症状，存在肌肉疾病或肌力较弱的患儿，膈膨出在术后极少复发。

关键词

膈膨出；胸腔镜；折叠术；膈肌起搏；膈疝与疝囊

34.1 引言

膈膨出，或膈肌向胸腔内异常膨出，可以是先天性或后天由于膈神经受损后发生的。膈膨出在心脏术后或分娩时臂丛神经受损的新生儿中并不罕见。在某些情况下，膈膨出是特发性的，而且在患者有先天性肌病或骨骼肌普遍性肌无力的情况下，膈膨出的情况会随着时间而进展。在少数情况下，膈膨出会继发于颈部脊髓外伤或压迫性脊髓肿瘤。膈膨出的患者，一旦开始采用机械通气，则很难有机会拔除气管

D. Parikh, MBBS, MS, FRCS（Ped.），MD
Department of Pediatric Surgery, Birmingham Women's and
Children's Hospital NHS FT, Birmingham, UK
e-mail: dakshesh. parikh@ nhs. net

插管。因此,早期诊断膈膨出能够有助于呼吸衰竭的患儿减少接受机械通气的时间[1]。

有史可查的首例膈肌折叠术施行于1954年,但这一疾病最早在1790年即被报道[2,3]。不仅在19世纪,即便是到了当下,在医疗水平较差的发展中国家,分娩损伤和臂丛神经损伤(Erb瘫痪)也非常常见。

34.2 胸腔镜膈肌折叠术的手术要点和技巧

对于需要机械通气以维持呼吸的患儿,均需要警惕膈膨出的可能。由于会伴有患侧上肢肌肉的瘫痪,臂丛神经麻痹比较容易识别。膈膨出在透视下可表现为呼吸时膈肌异常活动,在超声下可表现为呼吸时膈肌异常活动以及膈肌厚度异常。一些病情较重的患儿可表现为患侧胸腔的反复感染、呼吸困难以及生长发育迟缓。对于处于机械通气状态下的患儿,由于呼吸机的正压会掩盖膈肌的异常活动,膈膨出的诊断相对困难。若患儿可以耐受,可考虑在透视或超声检查时临时移除呼吸机。

手术指征取决于患儿的症状。出现呼吸困难的新生儿毫无疑问必须接受手术治疗。在某些情况下,继发于臂丛神经损伤、心脏手术和纵隔肿瘤手术的膈膨出患儿,在严密的观察下可以自行愈合。

在现代,外科医生已较少采用开放性膈肌折叠术,但由于许多地区缺少腔镜手术的条件,这一手术方式仍有其价值。不可吸收缝线连续缝合,伴或不伴切除膈肌膨出的部分都可以取得满意的结果。当需要在保留膈神经分支的情况下将前膈肌与后膈肌缝合时,可以采用补片修补[1,4]。

胸腔镜膈肌折叠术和开放状态下手术有着相同的原则,即在折叠膈肌的情况下扩大胸腔空间。折叠术使肺泡能够容纳更多氧气,新生儿可以通过自主呼吸来满足对氧气的需求,从而移除机械通气。手术过程中,患者取侧卧位,经肋间隙进胸。腔镜镜头(30°)经由腋前线至腋后线之间的第5肋或第6肋肋间隙进胸,另取直径3 mm或5 mm操作孔,以减少损伤。使用5~6 mmHg,1~1.5 L/min流量的二氧化碳以使肺萎陷。

手术结束后,若二氧化碳能够充分排出,且无明显出血,可无须留置胸腔引流管。本中心实施的胸腔镜膈肌折叠术,术后从未留置胸腔引流管(图34.1和图34.2)。部分患儿在通过胸部正位片确认肺膨胀完全后,在手术当天出院。术后需要常规应用镇痛药物。

在置入胸腔穿刺装置前,为了避免装置损伤抬高的膈肌,造成出血及腹腔内脏器损伤,我们可以使用工具(Kelly钳)进行协助。穿刺点应远离肋骨边缘,以避免在后续操作过程中误切断膈肌上的缝线。若肋间血管在穿刺过程中被损伤,则尽量通过按压止血。

可选方法：通过肋间置入穿刺针，间断缝合膈肌，并与肋骨固定，可以在狭小的空间中减少一个穿刺孔。这一过程难以用文字描述。使用腔镜下持针器将缝合针引入胸腔，以穿刺针将需要缝合的膈肌聚拢以便于缝合；缝合过程结束后，将线末端穿入缝合针以带出。第二针缝合与第一针相似，缝线的另一端也通过缝针带出。在直视情况下，在体外打结，并将线结埋入皮下。这一方法的不足在于，线结在皮下是可触及的，易导致术后肉芽肿形成及疼痛。

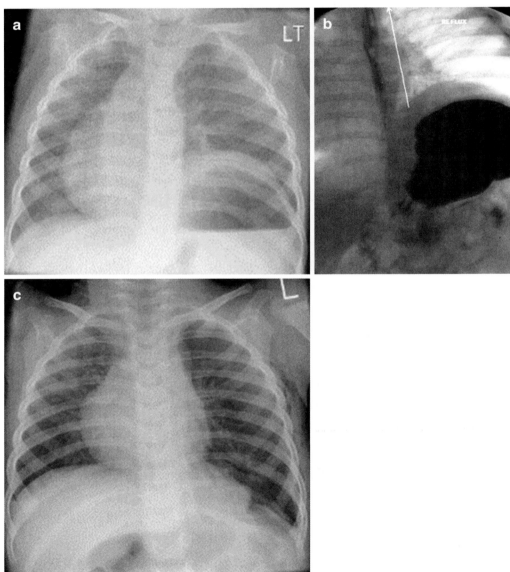

图 34.1 （a）X 线胸片示膈肌膨出；（b）造影提示明显的反流；（c）术后 X 线胸片提示膈肌被折叠，患儿可能需要后续接受胃底折叠术以处理顽固性反流

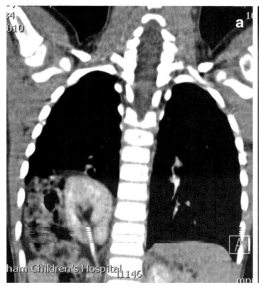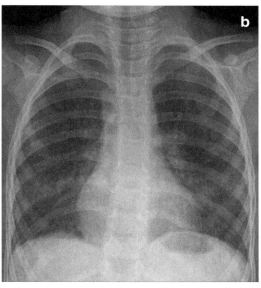

图 34.2 一名出现临床症状的患儿，胸片提示膈膨出，超声提示膈肌异常活动，肾脏位置异常；随后进行的 CT 扫描（a）提示肾扭转，并位于膨出部位。（b）为三孔胸腔镜下膈肌折叠术后胸片图像

34.3 术后并发症

1. 复发：这在伴有神经肌肉疾病的患儿中比较常见。术中使用了可吸收缝线或单丝缝线的患者也较易复发。复发的患者可通过开放性手术或二次腔镜手术，使用不可吸收缝线再次折叠膈肌。对于初次手术造成的粘连，应小心游离，避免造成胸腔/腹腔内脏器损伤。

2. 腹腔脏器损伤：可使用钳子尽量将膈肌提起，然后对提起部分的膈肌进行缝合[5]。若胃膨胀明显，应通过留置胃管排出胃内容物。若患者既往有腹部手术史，行折叠时应更为小心，因为膈肌可能与结肠或小肠粘连。对于此类患者，许多外科医生倾向于施行经腹开放性手术以充分游离粘连。我们曾对纵隔巨大畸胎瘤、术中膈神经损伤的患者行二次胸腔镜手术进行膈肌折叠术。

3. 持续性呼吸衰竭：大部分情况下，这是慢性肺部疾病控制不良的结果。新生儿专家建议，容许患儿存在一定水平的高碳酸血症，处理好肺动脉高压和逐渐脱去呼吸机支持是处理这种情况的要点。脱机过程应逐步进行，因为对于病变的肺而言，压力损伤会影响预后。当患者反复出现气胸，且有局限性肺间质性肺气肿时，可考虑切除部分肺组织，以促进剩余肺组织的复张。对于长期机械通气的患儿，还应重视营养支持，以避免营养不良的发生。对于此类患儿而言，胃食管反流也是常见并发症，应妥善处理。

小结

　　膈肌折叠术可以经胸或经腹，通过开放或腔镜途径完成。对于需要机械通气的患者，折叠术使患者有脱离呼吸机的机会。折叠术的远期预后良好，在大多数情况下很少复发。

（骆涛波　译，魏为添　校）

参考文献

1. Crabbe DCG. Diaphragmatic eventration. In：Parikh DH，DCG C，Rothenbergh S，Auldist A，editors. Pediatric thoracic surgery. New York：Springer；2009. p. 501 − 9.

2. Bingham JAW. Two cases of unilateral paralysis of diaphragm in the newborn treated surgically. Thorax. 1954；9：248 − 52.

3. Bisgard J. Congenital eventration of diaphragm. J Thorac Surg. 1947；16：484 − 91.

4. Schwartz MZ，Filler RM. Plication of the diaphragm for symptomatic phrenic nerve paralysis. J Pediatr Surg. 1978；13：259 − 63.

5. Becmeur F，Talon I，Shaarschmidt K，et al. Thoracoscopic diaphragmatic eventration repair in children：about 10 cases. J Pediatr Surg. 2005；40：1412 − 5.

第 9 部分

其他疾病

第 35 章
自发性气胸

Maninder Singh Kalkat

摘要

气胸既可以是原发性的，即肺实质正常，也可以是继发性的，伴有潜在的病理因素。原发性自发性气胸是发生在健康年轻成人和青少年的特发性气胸；如果在较年幼儿童中发生或在外科手术后复发，则应怀疑病因。在老年人中，它总是继发于慢性阻塞性肺疾病（COPD）。尽管一般认为，在健康年轻人中行胸部 X 线检查后不需要行进一步的放射学检查，但可能有必要对部分病例和儿童进行胸部 CT 扫描。胸腔镜手术既是诊断方式也是治疗手段，如果再结合壁层胸膜切除，能提供更良好的结果。

关键词

自发性气胸；胸膜下出血；胸膜下肺大疱；张力性气胸；马方综合征；肺气肿；胸膜炎；胸膜切除术；囊性纤维化；获得性免疫缺陷综合征

35.1 引言

1803 年和 1826 年，两名法国医生分别使用了形容胸膜腔中存在游离空气的"气胸"一词。Boerhave 描述了一名食管自发性破裂的患者，其胸膜腔中有大量的空气伴有肺萎陷。过去，肺结核是气胸最常见的原因，至今仍是世界许多地区的病因之一。少量发生在外观健康的个体中，被称为单纯性气胸。

M. S. Kalkat, MBBS, MCh, FRCS(CTh)
Birmingham Heartlands Hospital, Birmingham, UK
e-mail: Maninder. kalkat@ heartofengland. nhs. uk

35.2　病理生理学

气胸可以是自发性的，也可以继发于创伤、诊断或治疗事件。自发性气胸可以是原发性的，即不伴有潜在肺部疾病的证据，也可能是肺部疾病发生发展过程中出现的继发性气胸。

相对于大气压而言，胸膜内压力呈负压，变化范围在 $-3 \sim -8$ cmH$_2$O。由于肺的弹性回缩，支气管内压力会高于胸膜内压力，压力变化于 $-1 \sim +5$ cmH$_2$O。这种压力差异使肺实质紧密地依附于胸壁，在整个呼吸周期中，壁层胸膜都和脏层胸膜保持相对固定。

脏层或壁层胸膜的破坏导致空气进入潜在的胸膜腔并使胸腔内负压丧失，这导致肺实质萎陷和气胸发生。空气继续泄漏到胸膜腔中，直到两个空间之间的压力均衡或泄漏处被封闭为止。胸膜疱或大疱破裂导致脏层胸膜破裂，而壁层胸膜破裂继发于胸壁、食管和气道损伤。

气胸降低了肺容量、肺顺应性和气体扩散能力。病理生理结果取决于气胸的大小和潜在肺实质的状况。随着半个或更多正常肺的衰竭，会发生动脉低氧血症，但这一情况往往随着衰竭肺的血流灌注减少而消退。然而，在有潜在肺部疾病和肺弹性回缩能力被破坏的患者中，气胸发展缓慢，范围较小，但生理作用和症状更为明显。

有时，在胸膜破裂部位可能发生止回阀效应，导致空气单方向进入胸膜腔而没有任何出口。这可能导致胸腔内压力逐渐增加，并伴有呼吸困难、焦虑和咳嗽。胸腔内正压的增加改变了纵隔位置，干扰了静脉回流和心输出，导致张力性气胸——一种危及生命的紧急情况。

35.3　临床表现

症状和体征取决于气胸的原因、肺塌陷的程度和是否存在潜在的肺部疾病。胸痛和呼吸困难的典型症状可能很轻微或不存在，尤其是在原发性自发性气胸患者中。在继发性气胸患者中，临床症状会比较严重，大多数患者的呼吸困难与气胸大小不成比例。空气可以进入皮下组织，表现为皮下气肿。偶尔，漏出的空气可以沿着支气管周围组织进入纵隔，表现为纵隔气肿，而没有典型气胸的迹象（图35.1）。张力性气胸患者会伴严重呼吸困难和心力衰竭。

图 35.1　CT 扫描示无气胸的皮下气肿和纵隔气肿

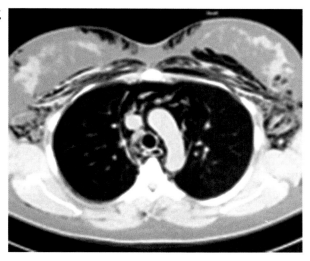

气胸的体征包括胸式呼吸减弱，叩诊过清音，触觉语颤减弱，受影响侧呼吸音减弱等，可能是不易察觉的。纵隔气肿的存在可通过听诊——Hamman 征的特征性嘎吱声来诊断。此外，发绀、出汗、心动过速和低血压可能表明存在张力性气胸。患者的气管和肺尖可能会偏移到未受累侧。

动脉血气测量通常能显示异常，特别是在继发性气胸患者中，表明动脉低氧血症和二氧化碳潴留程度。

气胸的诊断一般通过深吸气状态下的标准后前胸片来确诊。影像学特征是胸膜间隙内的空气使脏层胸膜从壁层胸膜移位，在图像上表现为高透光区，患侧胸廓周围没有肺纹理。脏层胸膜被视为分隔胸腔和肺实质中空气的细白线（图 35.2）。

图 35.2　气胸的胸部 X 线表现

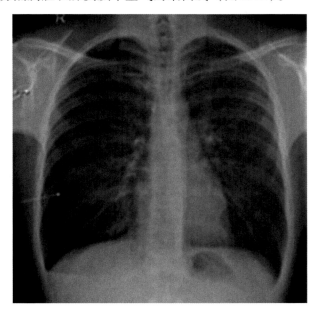

　　如吸气片未见异常，仍怀疑气胸，应摄呼气时胸片。随着肺部体积的减小和影像学密度的增加，不易察觉的气胸变得明显。

　　从大疱性肺气肿患者、手术性肺气肿患者或仰卧/半卧位危重患者的影像中可能难以识别气胸。特别是气胸与肺大疱的鉴别，这是一个常见问题，鉴别失误经常导致胸腔引流管插入肺大疱。在这种情况下，建议进行 CT 扫描以识别穿过高透光区的大疱间隔。它还可以定位局部气胸并引导胸腔引流管准确插入。

　　CT 扫描可作为诊断小气胸、判断气胸大小和评价肺部情况的金标准。建议对所有继发性气胸患者都进行胸部 CT 检查。

　　气胸并不常与由于血管粘连撕裂、壁层胸膜或肺实质边缘出血引起的血胸相关。

　　当患者出现胸腔大量液体快速积聚，出现纵隔气肿和患者临床一般情况恶化时，应考虑食管破裂诊断（图 35.3）。

　　气胸范围表现为胸膜周边的小边缘时，存在的气胸体积可占胸膜腔的 30%。胸片上提示气胸范围为 2 cm 时，气胸体积接近胸膜腔总体积的 50%。

　　当使用便携式胸部 X 线对仰卧位患者进行检查时，由于空气将聚集在前内侧或下半部胸腔，所以可能不会明确显示气胸。

　　因手术、感染或外伤造成胸膜粘连的患者，可能出现易漏诊的局限性气胸。

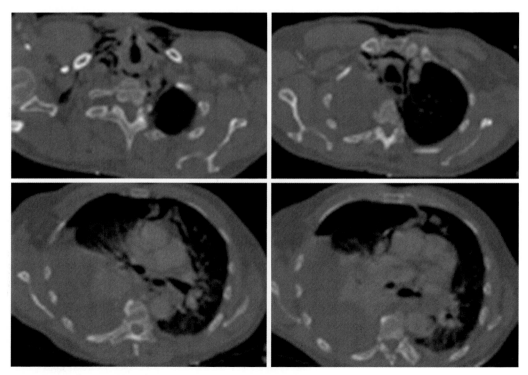

图 35.3　食管破裂的 CT 扫描表现

气胸与肺大疱的鉴别通常较困难，可能导致引流管无意中插入大疱。

胸部 CT 扫描可能有助于识别难以诊断的气胸和检测潜在的肺部异常状况。气胸可能由胸膜下出血、大疱、肺气肿和间质性肺病导致；是否存在胸膜粘连、胸腔积液或出血情况也可以通过 CT 判定。

如果在插入引流管后肺未能扩张，则有必要进行支气管镜检查以排除支气管内阻塞。

有潜在肺部疾病的患者可能气胸范围较小，但足以增加呼吸负荷并导致更严重的症状。

35.4　原发性自发性气胸

原发性自发性气胸是发生于没有潜在肺部疾病的健康年轻人的气胸。与女性 1.2～6/10 万人的发病率相比，男性发病率更高，为 18～28/10 万人[1]。吸烟者发病率显著增加（12%∶0.1%）[2]。它通常是由胸膜下出血或大疱破裂引起的，手术时 90% 的患者或 CT 扫描时 80% 的患者会出现这种情况。在高个子人群中更常见，一般发生在肺尖，与肺泡顶端较大的扩张压力有关。

气胸的临床特征是典型的胸部不适和呼吸短促。偶尔需要排除心肌缺血、夹层、食管破裂和胆囊炎的可能。

原发性气胸第一次发作后复发率为 20%～50%，此后呈指数增长。大多数复发发生在同一侧[3]。

35.5　继发性自发性气胸

在 20% 的患者中，肺部潜在疾病是继发性气胸的原因。中老年（50～65 岁）发病率最高，并与潜在的肺实质疾病有关。男性每年发病率为 6.3/10 万人，女性每年发病率为 2.0/10 万人[4]。与继发性自发性气胸相关的最常见肺部疾病是慢性阻塞性肺疾病，发病率每年上升 26/10 万人。在极少数情况下，继发性气胸可能与潜在的先天性肺损伤或弹性组织疾病（如马方综合征）有关。

这些患者的体征往往很轻微，并被肺部原发疾病所掩盖。即使气胸范围较小，呼吸困难也可严重，通常会出现严重的低氧血症和高碳酸血症。

与原发性气胸不同，继发性气胸症状不会自动缓解，并发症发生率更高。这可能是危及生命的事件，严重慢性阻塞性肺疾病继发的气胸的死亡率达到 16%～17%。

恶性肿瘤，尤其是转移性肿瘤偶尔会导致自发性气胸。肺结核在世界上一些地区是继发性气胸的常见原因。2%～3% 的原发性自发性气胸患者随后发展为活动性肺结核，这意味着他们在气胸发生前可能有活动性隐匿性肺结核。

35.6　自发性气胸的处理

该治疗旨在改善症状和预防复发。治疗基于症状的严重程度，是否存在潜在疾病，先前的发作史和患者的职业。各种选择包括观察、抽吸、置管引流、胸膜固定术和手术。

35.6.1　观察

一个稳定的小气胸（20%或更少），特别是在一个相对无症状的患者的原发性自发性气胸，可以观察。患者可以入院或在门诊随访，24 小时后复查胸部 X 线。应明确指示患者限制活动，如果症状出现或恶化，应向医院报告。如果有进行性气胸或延迟消退的放射学证据，应考虑置入胸腔引流管。

胸膜腔内大约每天有 1.25% 的气体被吸收。

35.6.2　胸腔穿刺术

简单抽吸是所有需要干预的原发性气胸的一线治疗。针吸法（14～16 G）与大口径（>20 Fr）胸腔引流一样有效，与住院率和住院时间缩短有关[5]。

抽吸的缺点包括难以抽出所有胸腔内的气体，因此可能延迟气胸的恢复。

35.6.3　胸廓切开术

如果抽吸不能解决气胸，仍存在持续漏气，患者伴有症状，应置入肋间引流管。没有证据表明较大的胸腔引流在治疗气胸方面是否更有效。理想情况下，该管应放置在第 4 或第 5 肋间隙内，位于腋前褶后面的安全三角区内。或者，可以使用锁骨中线的第 2 肋间间隙。这些导管可以使用 Seldinger 技术插入，也可以使用手指推送的开放方法插入，以确保肺部不受伤害。

置入引流管后，肺部会重新扩张，低压大容量抽吸可进一步帮助肺部扩张。一旦两个胸膜表面并置，漏气就被密封。继发性气胸后长时间漏气更为常见。漏气停止后，引流管应继续留置至少 24 小时。

与留置胸腔引流管相关的并发症很少，包括肺、膈肌或腹部内脏损伤。CT 扫描显示 3% 的导管位于胸外，6% 位于肺实质内[6]。肋间血管损伤出血、感染和脓胸是罕见的并发症。

引流管不得夹闭。

随着时间的推移，只要胸膜空间得到充分的减压，肺部得到充分的扩张，大部分的漏气就会停止。

35.6.4 自发性气胸的手术治疗

多达 1/4 的自发性气胸患者需要手术。手术适应证见表 35.1。

表 35.1 自发性气胸手术适应证

严重漏气，肺扩张失败
持续漏气 5 天以上
复发性气胸
第二次同侧气胸
首次对侧气胸
双侧同步气胸
气胸并发症
血胸
脓胸
有风险的职业
航空公司飞行员
戴水肺的潜水员
存在导致气胸的潜在肺部疾病
怀孕

35.7 胸腔镜下大疱切除及壁层胸膜切除术的要点和技巧

手术包括切除含气泡或大疱的肺实质，然后进行胸膜固定。约 85% 的患者有气泡，而在其他患者中可以看到清晰的大疱。它们通常出现在肺的顶端，偶尔也存在于下叶的顶端部分。罕有肺实质未见明显异常的情况，对这类患者应给予适当的胸膜固定以预防复发。

该手术通常使用电视胸腔镜方法进行，使用单个或最多 3 个端口。插入 12 mm 吻合器的大切口应放置在前面，因为肋间隙向前扩展，减少了无意间损伤肋间神经的风险。术后神经痛是胸腔镜肺大疱切除术后最常见的并发症。使用吻合器进行肺尖切除术，去除上叶尖或肺大疱切除，确保肺的健康区域结合在吻合线中。在插入第一个端口时应使用光学端口或通过开放方法避免肺实质损伤。使用开放的端口插入方法用于复发。使用肋间管后或先前施行过胸腔镜或开放手术。

胸膜固定术是通过从胸壁剥离壁胸膜进行的——壁层胸膜切除术。进行大范围的胸膜切除术是很重要的，尤其是切除肺尖处壁层胸膜，以防止气胸复发。为达到胸膜粘合的效果，胸膜摩擦也被推荐，但这一处理后的气胸复发率更高（达3%），而胸膜切除术后气胸复发率仅为0.4%。剥除顶叶胸膜时应避免肋间神经损伤和交感系统损伤。

在继发性气胸患者中，胸腔镜治疗可能很困难，可以进行开胸术来评估胸腔。在这种情况下，肺部更脆弱，需要精细处理。在弥漫性肺病中，胸腔镜检查可能很难辨别漏气的部位。

由于存在肺部疾病或一般状况不佳，一些继发性气胸患者可能不适合手术治疗。对这些患者建议采取保守治疗，包括留置较大口径的胸腔引流管、胸腔积气抽吸和化学性胸膜固定术，以实现良好的肺扩张。有学者还建议使用血液为介质行胸膜粘连术，结果令人满意。

35.8　针对特定病因学的要点和技巧

1. 获得性免疫缺陷综合征：继发性气胸可能发生在与卡氏肺囊虫肺炎（PCP）继发感染相关的艾滋病患者，或与巨细胞病毒、肺结核或非典型分枝杆菌感染相关的感染患者。慢性间质性炎症可导致艾滋病患者胸膜下出血和自发性气胸的形成。坏死性肺炎可导致胸膜下间隙的气腔形成。可在胸腔镜下或开胸施行胸膜下出血的外科切除术与顶叶胸膜切除术，使肺实质重新扩张。应使用适当的抗生素积极治疗相关感染。

2. 囊性纤维化：囊性纤维化继发的自发性气胸反映了严重的潜在实质损害。提高对疾病的认识、积极的物理疗法、体位引流和及时处理继发感染能够降低严重实质损害的风险。然而，医生不规范的管理和患者自我忽视易致终末期呼吸衰竭。在某些病例中，肺移植可能是唯一的治疗选择。如果患者选择移植，最好保守治疗，在移植前避免使用硬化剂治疗胸膜粘连。继发感染的处理与物理治疗密切相关。在一些局部病例中，大疱切除术和胸膜切开术可能会成功并降低复发风险。

3. 恶性肿瘤：继发性转移，特别是软组织肉瘤、成骨肉瘤或原发性肺部肿瘤会引起自发性气胸。通过手术切除处理这些疾病可以进行病理学检查，从而进行原发性隐匿性病变的调查。存活率取决于潜在肿瘤的病理学。在骨髓移植中，移植物抗宿主病患者偶尔会出现自发性气胸。以胸管引流为主的非手治疗结合对感染和排斥反应的适当处理可带来较好的预后。

4. 儿科和新生儿病例：通常在瘦高的十几岁男孩中出现原发性自发性气胸。有马方综合征和肋骨外生骨疣偶尔也能诱发儿童气胸。幼儿自发性气胸提示先天性肺气道畸形存在的可能性（图 35.4）。在这种情况下，应进行胸部 CT 扫描[7]。

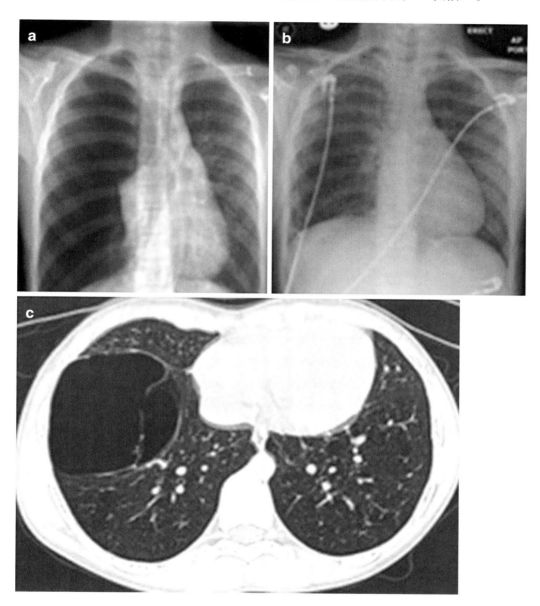

图 35.4　（a）胸部 X 线示 6 岁儿童自发性气胸；（b）最初用肋间胸腔引流管进行治疗；（c）CT 扫描示局部囊性病变，经胸腔镜切除，组织学证实为囊性腺瘤样畸形

　　儿童原发性自发性气胸单用胸腔置管引流非手术治疗有很高的复发率（高达30%），而胸腔镜大疱切除术和胸膜切除术的复发率低于 5%。
　　因患有表面活性物质缺乏和肺发育不全（原发性和继发性肺发育不良）而需要

长期机械通气支持的早产儿，患气胸的可能性较高。早产儿相关的复发性气胸是新生儿重症监护管理的挑战。

为了改善肺扩张和组织氧合，采用了多种保守策略。根据病例的具体情况，可以对婴儿进行侧位管理、高频通气、合并管理、单肺通气（如果可能）和其他操作。少数情况下尽管采用了保守策略，但复发和漏气可能是显著且持续的，可能需要进行 CT 扫描等检查。肺间质性肺气肿（PIE）是高压通气的结果，可能是早产儿持续漏气和反复气胸的原因。局部 PIE 可以通过手术治疗（图 35.5），并能改善患儿的预后和氧合。全身性和双侧性 PIE 不适合外科手术，临床管理困难，如果不能获得有效的氧合，可能导致患儿死亡。血液性胸膜硬化和聚维酮碘性胸膜硬化可用于控制困难病例的空气泄漏。

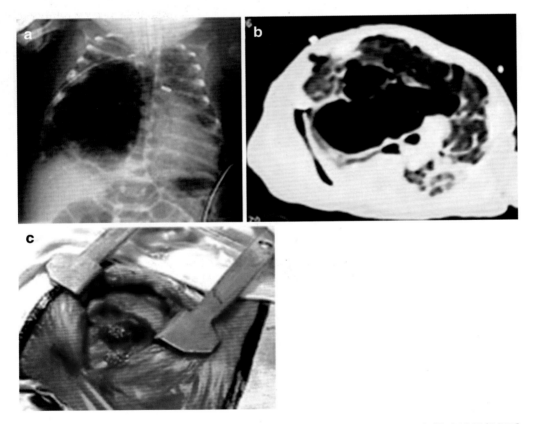

图 35.5　（a）胸部 X 线片示早产儿单侧反复气胸的肺气肿病变；（b）CT 扫描确认局部间质性肺水肿；（c）切除前间质性肺气肿的手术图像

小结

气胸在青春期前的儿童中并不常见，如果儿童出现与成人相似的气胸表现，应使用 CT 对相似的相关肺实质性疾病进行检查。最近一项涉及两个儿科中心的研究建议进行包括手术前 CT 扫描在内的手术处理和检查。原发性自发性气胸采用胸腔镜探查和肺大疱切除术、壁层胸膜切除术治疗，结果良好，复发率低。

（魏为添　译，骆涛波　校）

参考文献

1. Melton LJ Ⅲ, Hepper NG, Offord KP. Incidence of spontaneous pneumothorax in Olmsted County, Minnesota：1950 to 1974. Am Rev Respir Dis. 1979；120：1379 － 82.

2. Bense L, Eklund G, Wiman LG. Smoking and the increased risk of contracting. Spontaneous pneumothorax. Chest. 1987；92：1009 － 12.

3. Gobbell WG, Rhea WG, Nelson IA, Daniel RA. Spontaneous pneumothorax. J Thorac Cardiovasc Surg. 1963；46：331.

4. Gupta D, Hansell A, Nichols T, et al. Epidemiology of pneumothorax in England. Thorax. 2000；55：666 － 71.

5. Davies HE, Davies RJ, Davies CW, BTS Pleural Disease Guideline Group. Management of pleural infection in adults：British Thoracic Society pleural disease guideline 2010. Thorax. 2010；65（Suppl 2）：ii41 － 53.

6. Baldt MM, Bankier AA, Germann PS, et al. Complications after emergency tube thoracostomy：assessment with CT. Radiology. 1995；195：539 － 43.

7. Soccorso G, Anbarasan R, Singh M, Lindley RM, Marven SS, Parikh DH. Management of large primary spontaneous pneumothorax in children：radiological guidance, surgical intervention and proposed guideline. Pediatr Surg Int. 2015；31（12）：1139 － 44.

第 36 章
多汗症

Peter B. Licht

摘要

原发性多汗症是一种常见的病因不明的疾病，最常影响手掌、腋下或面部，以至于其成为许多患者的职业、心理和社会负担。皮肤科医生的非手术治疗是首选治疗方法，但如果药物治疗失败，交感神经切除术是有效的，并且是唯一的永久治疗选择。手术一般通过横切、消融、切除或剪断交感神经链来阻断神经脉冲向小汗腺的传导，而手术技术对经验丰富的微创外科医生来说并不困难。交感神经切除术中最困难的部分，也是成功最重要的关键，是细致的患者选择，包括关于常见副作用的全面信息告知。代偿性出汗最常见，但阵发性出汗和心动过缓也很常见。有些患者的副作用严重到足以使其后悔手术。大多数人认为手术是不可逆的。目前，因为其在理论上具有可逆性，金属夹片在交感链上的应用很有潜力，但是否真正可逆仍然存在争议。接受交感神经切除术治疗的患者，几乎都是胸外科医生认为疗效最满意的一类患者。

关键词

多汗症；脸红；手术；交感神经切除术；交感神经切开术；交感神经干；副作用；代偿性出汗；麻醉并发症

36.1 引言

原发性多汗症是一种病因不明的病理生理疾病，其特征是超出生理需要的出汗。

P. B. Licht, M. D. , Ph. D.
Department of Cardiothoracic Surgery, Odense University Hospital, Odense, Denmark
e-mail: peter. licht@rsyd. dk

经过几十年的研究，我们对这种疾病仍没有很好的病理生理学解释。多汗症患者的汗腺数量和大小均正常，但似乎有异常的交感神经皮肤反应。普通人群中原发性多汗症发病率约为3%[1]，而且最常影响手掌、腋下或面部，以至于成为一种严重的职业、心理和社会负担。面部皮肤发红通常被认为是这一疾病症状中的一种，治疗方式是相同的，但像原发性多汗症一样，我们对脸红没有更深的理解。很少有人认识到，原发性多汗症的症状对公众来说似乎微不足道，但在某些患者中会造成非常多的社会尴尬，以至于生活质量降低到与终末期肾病、类风湿关节炎或多发性硬化相当的水平[2]。

原发性多汗症的药物治疗效果常常令人沮丧，其效果通常是暂时的[3]，但它应该始终作为首选治疗方法。基于阻断交感神经节向小汗腺的脉冲传导的交感神经手术是有效的。在过去30年中，学界发表了1000多篇关于交感神经切除术的论文。就目前而言，很明显交感神经切除术是唯一的永久治疗选择，因此如果非手术治疗失败的话，胸腔镜交感神经手术是较好的治疗选择。因各中心具体情况而异，普通外科医生、神经外科医生、胸外科医生和血管外科医生每年对数千名患者施行手术。

36.2 电视胸腔镜交感神经切除术的要点和技巧

胸腔镜交感神经手术在技术上而言对胸外科医生来说并不困难。它只是针对交感神经链位于胸部的部分，根据各中心习惯性做法，采取横切、消融、切除或剪断。细致的患者选择是交感神经手术中最重要和最具挑战性的部分，也是成功的关键。手术之前来进行充分的信息沟通和治疗选择提示，使少数患者后悔接受交感神经手术，而且这一比率似乎随着时间的推移而增加[4]。

36.3 患者选择

尽管大多数寻求手术治疗的原发性多汗症患者因其症状而导致社会功能受损，但这些症状毕竟是良性的。因此，在手术前讨论可能的副作用是非常重要的，因为这些副作用很常见，而且往往成为患者失望、抱怨甚至主诉的原因。

多汗肯定是患者的主要关注点，大量的代偿性出汗是几乎所有患者最常见的症状。它可以影响身体的所有部位，但最常见于背部。人们普遍认为这是一种体温调节机制，据报道交感神经切除的程度会影响其症状出现频率，但已发表的报道中有些结果是矛盾的。大多数作者发现在30%~70%的患者中出现了这一情况，但还有很多人报道这一症状出现率超过90%，当然正如症状出现率可能会受到地理位置、工作环境、湿度、温度和季节的影响一样，调查的强度和随访的彻底性会影响这些结果。其他常见的副作用包括阵发性出汗和心动过缓，但霍纳综合征很少见。

　　掌部多汗症患者治疗效果最好，95%以上可达到良好的长期控制效果，腋窝（69%）或面部多汗症和脸红（74%）患者的治疗效果较差[4]。治疗效果最理想的患者是苗条健康的（一般为女性），患者在儿童期或青春期早期发生孤立性掌部多汗症，并有掌部多汗症家族史。这样的患者非常适合通过交感神经切除术治疗，而且对治疗效果最容易满意，她们觉得如果能让手变得干燥且温暖，自己可以忍受术后代偿性的背部大量出汗，当然她们之中有些只是术后表现为轻度的腋窝出汗，有些则表现为背部轻度出汗。许多外科医生会通过交感神经手术治疗孤立的腋窝多汗症，但局部手术治疗，如皮下刮治术甚至皮肤切除的效果会更好，且副作用更少[5]。交感神经手术治疗腋窝多汗症成功率较低的一个可能的解释是腋窝有小汗腺和顶泌汗腺。小汗腺分布在整个皮肤表面，由交感纤维支配，但顶分泌腺主要对肾上腺素起反应。它们产生乳白色的汗液，含有脂肪和胆固醇，可能有强烈的气味。因为顶泌腺不受交感纤维支配，所以在交感神经切断后，它们继续发挥作用。因此，如果患者主要抱怨腋窝多汗症有难闻的气味，则不太可能从交感神经切除中获益。同样，抱怨全身多汗症的患者也不应接受交感神经手术，因为这只会影响手、腋下、面部，而躯干的大面积出汗在手术后很可能加重。大多数外科医生不愿为症状表现为脸红的患者行交感神经切除手术，但只要严格把握手术指征，绝大多数患者都会满意[6]。脸红症状应该与导致脸红的常见原因相鉴别，包括运动后的发热、饮酒和酒渣鼻。部分脸红的原因是情绪化导致的。这是一种不可控的快速发展的脸红，通常是由于受到他人的关注而引起[7]。

36.4　麻醉注意事项

　　大多数外科医生认为单腔插管麻醉伴有短暂的呼吸暂停是可以接受的。为了降低造成损伤的风险，麻醉师在引入套管针期间应在呼吸暂停时将气管内导管与呼吸机断开。经验不足的外科医生可能更偏向双腔插管的单肺通气，但这一方式会增加二氧化碳的吸入，尽管暴露效果更好，但也没有必要。双腔插管对于曾有过胸外科手术史的患者特别重要，因为通常在二次手术时会出现胸腔粘连，需要仔细解剖，避免损伤星状神经节。双腔插管也有助于病态肥胖患者的手术，因为肥胖患者术中膈肌容易抬高，可能在简单的呼吸暂停期间影响充分的暴露。

　　大部分患者通过术后局部浸润止痛结合口服非甾体抗炎药和扑热息痛，术后当天即可出院。用于镇痛的硬膜外导管不适用，但在手术结束时进行胸膜内镇痛，正好在肺膨胀之前，可以显著减少术后疼痛[8]。

36.5　手术技术

在过去的 30 年里，数百个回顾性的单中心随访系列研究已经发表，关于哪种手术技术更好还没有明确的共识。文献描述了超过 30 种不同的手术方法，它们的主要差异是在对交感神经链的不同层次进行切除、消融、横切或剪断等操作。

多年来，切除一段交感神经链是首选，因为它能够保留组织学证据，但无法证明正确的部分或水平已被切除。大多数外科医生现在更偏向简单的横切术，这被准确地命名为交感神经切开术，因为它操作更容易，速度更快。大多数外科医生认为两种术式的效果是相同的，但切除术的长期效果略好[9]。有些人使用烧灼；另一些人更偏向使用超声波能量装置，特别是当交感神经链靠近第二根肋骨时，人们担心烧灼产生的热量会扩散，并对星状神经节造成热损伤，导致霍纳综合征。在过去的 10 年中，有医生使用钛夹来阻断神经信号传导，因为理论上如果患者出现不可忍受的副作用，就有可能进行手术取掉钛夹。然而，是否能够真正实现可逆性仍然存在争议，因为实验研究发现，在取出夹子 6 周后，患者仍然存在严重的神经损伤迹象[10]。最近观察期较长的数据表明，这些损伤迹象有所减少，这表明理论上金属夹的应用可能是一个可逆的过程。目前尚不清楚这种细胞水平的组织学可逆性是否转化为生理可逆性，而且可逆性手术后仅有很少的临床结果报告，但他们认为结果是乐观的[11-15]。显然，如果手术是可逆的，所有的交感神经外科医生都应该改用夹闭法。相反，如果不是，他们应该完全放弃夹闭法，因为有些患者如果被告知手术是可逆的，很可能会在错误的提示下接受了交感神经夹闭手术。

仍然有少数人认为每次应该只进行单侧手术，但绝大多数外科医生认为在同一次麻醉过程中进行双侧手术是安全的。患者取仰卧位，并稍微头高脚低位，可允许在肺萎陷的状态下协助提高肺尖部的可视度。大多数外科医生使用两孔操作，但也可以单孔，简单情况下不需要两孔以上。第一个切口通常在腋前线的位置，因为美容效果更好，但也可以使用较低的切口。在进入胸膜腔之前，麻醉师短暂断开气管插管，使肺放气，以避免损伤肺实质。为了使用 0° 或 30° 电视胸腔镜，引入一个 5 mm（甚至更小，取决于胸腔镜的直径）钝头套管针，并且在腋后线上再切一个 5 mm 的切口，用于引入超声仪器或第二个 trocar 用以烧灼和（或）使用金属夹。交感神经链可在穿过肋头端的地方被识别（图 36.1）。如果使用金属夹，通过烧灼打开平行于所需的交感链水平的壁层胸膜（钩子更容易，因为它允许同时牵引和烧灼）。在使用金属夹之前，交感链在背面也被完整游离，以确保整条神经被阻断。有些外科医生更偏向用烧灼、超声波或简单的剪刀切除带有神经节的交感神经链，但绝大多数外科医生只是在交感神经链横穿肋骨处进行横切（交感神经切断），此处为横切提供了良好的坚实背底，如果以肋间软组织为背底来切除可能很困难。这也让我们能方便地找到目标交感神经链的位置，因为胸外科医师协会专家共识建议采用切断肋骨附近的交感神经链来治疗多汗症[16]。胸膜切口通常在第 2 和第 3 肋上横向延伸约 2 cm，包括其他副神经纤维（Kuntz 神经纤维）。手术可在同一麻醉过程中双侧先后进行。最近的数据表明，如果从右侧开始手术，对血流动力学的影响会更小[17]。在任何一侧的手术过程中，在手术结束时，肺部在直视下重新充气，直到完全扩张并紧贴壁层胸膜。当麻醉师手动给患者通气，持续施加正压几秒以防止气胸时，一个小的 4 mm 胸管可留在 trocar 内，以便在取出之前排出空气，但套管本身就足以作为引流。外科医生的拇指可以当作一个单向阀，在呼气时关闭。5 mm 手术伤口可以缝合，也可以用胶带闭合皮肤。

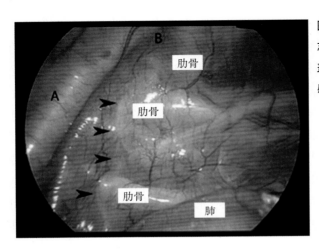

图 36.1　交感神经手术顶点的解剖标志（左侧）。A，锁骨下动脉；B，覆盖星状神经节的脂肪垫；箭头，交感链

36.6　针对交感神经链的水平问题

从数百份关于这一主题的临床报道中可以清楚地看到，长期以来，对于手掌、腋窝或面部多汗症的交感神经链的目标处理水平还没有达成共识，但随机临床试验的数量正在缓慢增加。目前，"胸外科医师学会关于多汗症外科治疗的专家共识"提出的建议被最广泛接受[16]，其建议对于孤立的手掌多汗症，应在第 3 和（或）第 4 肋骨［R3 和（或）R4］水平处理交感神经链。对于兼有手掌和腋窝多汗症者，他们建议以 R4 和 R5 水平为目标。对于颅面多汗症，尽管许多人仍然认为需要处理到 R2 水平，但专家共识建议在 R3 水平进行处理。

36.7　避免和处理术中预期与意外并发症的要点和技巧

交感神经手术很少出血，但锁骨下动脉和肋间血管损伤，甚至心脏直接撕裂，都会发生严重的灾难性出血。大多数病例都可以通过紧急开胸手术来处理，但是如果已经造成了致命的损伤，正在进行交感神经手术的外科医生应该优先处理这些并发症。对于经验不足的外科医生，在通过第二个 5 mm 腋下皮肤切口置入电凝钩或超声刀时应特别小心，因为在患者身材矮小和（或）肺没有萎陷而暴露不理想的情况下，器械很容易触及纵隔。

根据文献报道，5%～8% 的患者在术后会出现复发，但在对于症状表现为面部发红的患者，在交感神经链简单横断后 30% 的患者会出现轻微复发[6]。单纯横断术后长期复发更为常见[9]。应将复发与从未经历过任何手术的原发性"无反应者"区分开来。如果进行单侧交感神经手术后没有治疗反应，则应将其视为手术失败；当交感神经链仅仅是被横断或应用金属夹处理时，这种情况更可能发生。在这种情况下，患者应进行单侧再次手术[18]。为了避免初次手术失败，重要的是仔细观察，确保整条神经被完整切断（图 36.2）或被夹闭在金属夹中。有时向任意方向推动切割端，会发现一些纤维保持完好。

图 36.2　以肋骨为背底的交感神经链横断（交感神经切断术）是最常见的手术；端部（箭头）通常被推开，以确保所有交感纤维完全分开

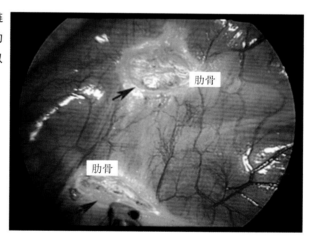

36.8　多汗症处理的替代方法

皮肤科医生应先对所有寻求手术帮助以解除原发性多汗症的患者进行评估。非手术治疗的选择也很丰富，尽管这些选择的疗效并非永久，但其效果可令许多患者满意。非手术方法已通过了广泛审查[19]，包括外用药物（含铝盐的止汗剂）、重复离子导入或肉毒杆菌毒素注射和系统性药物治疗（抗胆碱药）。

如前所述，主诉腋窝多汗症的患者，由于局部手术治疗效果明显较好，副作用较少，因此最好采用如皮下刮除或皮肤切除等局部手术治疗，而不是交感神经手术。

36.9　术后会遇到的解剖变化和复杂情况

年轻和其他健康的患者很少出现胸膜粘连，但在第 1 个 5 mm 套管针插入过程中可发生肺实质损伤。它很容易在随后的腔镜介入后被发现，此时应进行胸腔镜修补手术。对于允许单肺通气的严重病例，可能需要用双腔管重新插管，并且加上第 3 个 5 mm 端口，清除紧密的附着物，以便充分暴露胸顶。

交感神经链可能会被如奇静脉瓣等解剖变化所遮盖[20]。在这种情况下，可将奇静脉瓣向下牵拉，并解剖将该叶与上叶分开的胸膜，以暴露交感神经。不需要分离奇静脉。如果患者用双腔管重新插管，所有的解剖都很容易进行。

奇静脉周围一些较粗的肋间静脉分支有时可横穿或平行于交感链，如果采用简单的横切（交感神经切断术），则可用低振幅的超声刀轻松将静脉与交感链分开而不会发生出血。如果发生静脉出血，用工作器械或内镜海绵棒按压 5 分钟通常足以确保完全止血。

胸膜下脂肪可能覆盖整个交感神经链，因此即使胸膜腔和胸膜顶是游离的，也不容易发现交感神经。在这些情况下，侧面最上方的肋骨可被确定为第 1 肋，上面没有肋间肌肉组织，只有覆盖星状神经节的黄色脂肪垫。锁骨下动脉穿过第一根肋时，其走行也可能有帮助。第 2 和第 3 肋可使用器械在第 1 肋下方识别出来，在骨性肋骨的内侧触诊时，交感神经链通常摸起来像一个单独的非常小的可移动的组织。由于颈长肌位于内侧，通过简单的触诊，可能会误认为是交感神经链，所以在分离前可能需要打开胸顶壁层胸膜才能看到这条链。

（魏为添　译，骆涛波　校）

参考文献

1. Strutton DR, Kowalski JW, Glaser DA, Stang PE. US prevalence of hyperhidrosis and impact on individuals with axillary hyperhidrosis: results from a national survey. J Am Acad Dermatol. 2004;51 (2):241 −8.

2. Cina CS, Clase CM. The illness intrusiveness rating scale: a measure of severity in individuals with hyperhidrosis. Qual Life Res. 1999;8(8):693 −8.

3. Vallieres E. Endoscopic upper thoracic sympathectomy. Neurosurg Clin N Am. 2001;12(2):321 −7.

4. Smidfelt K, Drott C. Late results of endoscopic thoracic sympathectomy for hyperhidrosis and facial blushing. Br J Surg. 2011;98(12):1719 −24.

5. Heidemann E, Licht PB. A comparative study of thoracoscopic sympathicotomy versus local surgical treatment for axillary hyperhidrosis. Ann Thorac Surg. 2013;95(1):264 −8.

6. Licht PB, Pilegaard HK, Ladegaard L. Sympathicotomy for isolated facial blushing: a random-ized

clinical trial. Ann Thorac Surg. 2012;94(2):401 −5.

7. Rex LO, Drott C, Claes G, Gothberg G, Dalman P. The boras experience of endoscopic thoracic sympathicotomy for palmar, axillary, facial hyperhidrosis and facial blushing. Eur J Surg Suppl. 1998; 580:23 −6.

8. Assalia A, Kopelman D, Markovits R, Hashmonai M. Intrapleural analgesia following thoracoscopic sympathectomy for palmar hyperhidrosis: a prospective, randomized trial. Surg Endosc. 2003;17(6): 921 −2.

9. Assalia A, Bahouth H, Ilivitzki A, Assi Z, Hashmonai M, Krausz MM. Thoracoscopic sympathectomy for primary palmar hyperhidrosis: resection versus transection − a prospective trial. World J Surg. 2007;31(10):1976 −9. discussion 80 −1

10. Loscertales J, Congregado M, Jimenez-Merchan R, Gallardo G, Trivino A, Moreno S, et al. Sympathetic chain clipping for hyperhidrosis is not a reversible procedure. Surg Endosc. 2012;26 (5):1258 −63.

11. Chou SH, Kao EL, Lin CC, Chang YT, Huang MF. The importance of classification in sympathetic surgery and a proposed mechanism for compensatory hyperhidrosis: experience with 464 cases. Surg Endosc. 2006;20(11):1749 −53.

12. Kang CW, Choi SY, Moon SW, Cho DG, Kwon JB, Sim SB, et al. Short-term and intermediate-term results after unclipping: what happened to primary hyperhidrosis and truncal reflex sweating after unclipping in patients who underwent endoscopic thoracic sympathetic clamping? Surg Laparosc Endosc Percutan Tech. 2008;18(5):469 −73.

13. Lin CC, Mo LR, Lee LS, Ng SM, Hwang MH. Thoracoscopic T2 − sympathetic block by clipping − a better and reversible operation for treatment of hyperhidrosis palmaris: experience with 326 cases. Eur J Surg Suppl. 1998;580:13 −6.

14. Sugimura H, Spratt EH, Compeau CG, Kattail D, Shargall Y. Thoracoscopic sympathetic clipping for hyperhidrosis: long-term results and reversibility. J Thorac Cardiovasc Surg. 2009;137(6):1370 −6. discussion 6 −7

15. Whitson BA, Andrade RS, Dahlberg PS, Maddaus MA. Evolution of clipping for thoracoscopic sympathectomy in symptomatic hyperhidrosis. Surg Laparosc Endosc Percutan Tech. 2007;17(4): 287 −90.

16. Cerfolio RJ, De Campos JR, Bryant AS, Connery CP, Miller DL, DeCamp MM, et al. The Society of Thoracic Surgeons expert consensus for the surgical treatment of hyperhidrosis. Ann Thorac Surg. 2011;91(5):1642 −8.

17. Kharbanda M, Prasad A, Malik A. Right or left first during bilateral thoracoscopy? Surg Endosc. 2013;27(8):2868 −76.

18. Licht PB, Clausen A, Ladegaard L. Resympathicotomy. Ann Thorac Surg. 2010;89(4):1087 −90.

19. Walling HW, Swick BL. Treatment options for hyperhidrosis. Am J Clin Dermatol. 2011;12(5):285 −95.

20. Kauffman P, Wolosker N, de Campos JR, Yazbek G, Jatene FB. Azygos lobe: a difficulty in video-assisted thoracic sympathectomy. Ann Thorac Surg. 2010;89(6):e57 −9.

第 37 章
乳糜胸

Dakshesh Parikh

摘要

　　无论是先天性、特发性、病理性还是医源性乳糜胸，均可发生在所有年龄段。先天性乳糜胸的病因和发病机制尚不清楚。已知一些先天性畸形和异常状态与乳糜胸有关。先天性膈疝在矫正后可能会出现乳糜胸，这是一个持久且具有挑战性的问题。胸导管在手术过程中可能会意外受损，或者因肿瘤堵塞或上腔静脉血栓形成而发生泄漏。在成人中，乳糜胸可以找到明确的病因。但是在婴儿和儿童中，却很难通过影像学找到具体的病因。乳糜胸会危害呼吸功能，往往需要胸腔引流甚至呼吸支持治疗。通过减少肠内营养并提供全肠外营养，可以减少乳糜的产生。经久不愈的乳糜胸患者可考虑手术治疗。其预后因病因、相关的遗传和先天性畸形等因素而不同。

关键词

　　乳糜胸；胸导管；先天性乳糜胸；医源性乳糜胸；上腔静脉血栓形成；先天性膈疝；先天性淋巴管畸形；产前胸腔积液

37.1　引言

　　胸膜腔内的乳糜汇集形成乳糜胸。乳糜是一种乳白色的淋巴液，含有由小脂肪

D. Parikh, MBBS, MS, FRCS（Ped.）, MD
Department of Pediatric Surgery, Birmingham Women's and
Children's Hospital NHS FT, Birmingham, UK
e-mail: dakshesh. parikh@nhs. net

颗粒、蛋白质和淋巴细胞组成的乳糜微粒。含有长链必需脂肪酸的肠道乳糜和下肢淋巴管的乳糜汇入位于第 2 个腰椎前方的乳糜池，然后再经由胸导管进入胸腔。胸导管往往是单根的。医源性胸导管损伤可能发生在心脏、脊柱和食管外科手术中。纵隔肿瘤切除术后乳糜胸亦不少见。自发性乳糜胸的原因有时需要放射学检查乃至组织病理诊断来确定。先天性乳糜胸的发病机制和病因尚不清楚，其治疗主要是保守治疗[1]。先天性乳糜胸的治疗可能具有挑战性，因为它与早产、肺发育不全和肺动脉高压有关[1]。此外，遗传和先天性畸形使临床多系统管理变得复杂。对于外科医生来说，处理乳糜胸的主要手段是结扎胸导管，所以了解胸导管的解剖关系是必不可少的。

37.2　典型的胸导管解剖[2]

胸导管起源于第 2 腰椎水平腹主动脉中线附近的乳糜池，然后从主动脉和奇静脉之间穿过膈肌进入胸腔。通常，我们能在右胸腔找到胸导管，它位于奇静脉、主动脉之间，食管后方。胸导管继续向上走行，在第 4 胸椎水平越过正中线到左侧，然后胸导管向颈部上行，从颈内静脉后方穿出，在左锁骨下静脉与左颈内静脉交界处汇入左锁骨下静脉。胸导管收集下半身、左胸部、左上肢以及左侧头部和颈部的淋巴液。右侧胸腔连同右侧上肢和头颈部的淋巴独立或通过右侧胸导管汇入右侧头臂静脉。值得注意的是，胸导管的解剖结构存在变异，仅 65% 的人群可见典型的胸导管解剖[3]。据文献报道，胸导管解剖学变异有 9 ~ 12 种[3,4]。

37.3　手术要点和技巧

37.3.1　诊断

胸腔引流液中存在乳状液必须怀疑是否存在乳糜胸，肠内营养患者利用生物化学方法确定引流液存在乳糜微粒即可确诊为乳糜胸。在产前诊断的胸腔积液中，对胸腔引流液进行生化分析，若显示三酰甘油含量超过 1.2 mmol/L，蛋白质含量大于 2.5 g/dl，乳酸脱氢酶高于 110 IU/L，细胞计数主要为淋巴细胞大于 1000 个细胞/ml 即可诊断为先天性乳糜胸。

为确定乳糜胸的病因，影像学检查是必需的。胸部 X 线检查只能描述胸腔积液的存在，或显示纵隔增宽提示存在病变。在一些获得性自发性病例中，在没有纵隔或颈部病理性原因和顽固复发性先天性原因的情况下，诊断为先天性乳糜胸前必须进行特定检查以排除任何病理性原因。MRI 在诊断任何软组织错构畸形（囊性水肿、淋巴管瘤和淋巴静脉畸形）（图 37.1）、淋巴结疾病（感染性或恶性）和上腔静脉阻塞（原发或继发）方面具有优势。放射性核素的淋巴管造影可以显示泄漏区域和淋巴管畸形。若淋巴造影提示淋巴液持续性渗漏，可能需要手术干预。疑似恶性疾病需行组织病理活检明确。

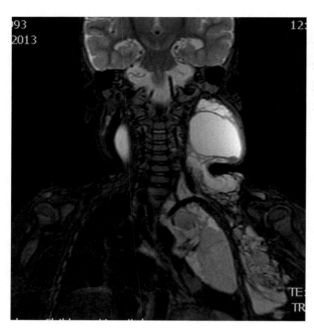

图 37.1　MRI 扫描示左腋窝和颈部广泛的淋巴管畸形并延伸至纵隔，严重地影响了呼吸。因为注射硬化剂会导致严重的呼吸窘迫，需要行气管切开术，并切除颈部囊性淋巴管畸形

37.3.2　治疗

* 产前干预：产前检测到持续性胸腔积液时，可能需行胎儿胸腔穿刺或胸膜羊膜分流术。这种产前干预能改善肺发育不全和肺动脉高压等情况。

* 产后管理：非肠内喂养新生儿的乳糜胸初步诊断，是基于生化分析和胸膜抽吸液的细胞含量。一旦新生儿开始喂养，胸膜腔积液将含有乳糜微粒，胸膜腔积液通常变成乳白色。值得注意的是，几乎所有先天性脊柱裂患者都采用保守措施处理。其死亡通常与先天性、遗传性心脏病有关，而另一些则归因于败血症[5]。

* 大多数产前和产后早期乳糜胸一般都伴有一定程度的呼吸功能损害，其中许多还有持续性肺动脉高压（persistent pulmonary hypertension，PPH），而这在乳糜胸治疗过程中往往需要谨慎对待。大多数患者需要插入肋间引流管和呼吸机支持治疗[5]。禁食并行全肠外营养（total parenteral nutrition，TPN）已被证实是治疗乳糜胸的有效手段之一[5,6]。一旦 3～6 周内乳糜消失，可开始使用中链三酰甘油的肠内营养并持续至少 3 个月。其他支持措施包括应用白蛋白、免疫球蛋白、预防性抗生素

和新鲜冰冻血浆/血液制品等[5]。静脉注射奥曲肽/生长抑素对于一些婴儿可能会有帮助[5,6]。常用的奥曲肽给药方式可以有多种方案，但一般的用法是从小剂量开始，并在必要时逐渐增加剂量[7,8]。

- 监测：必须定期监测这些婴儿的血细胞计数、肝功能、血清白蛋白和免疫球蛋白。患儿容易并发暴发性败血症，因此除了预防性抗生素外，常规血液炎症标志物的趋势有助于预测败血症的发生，并在败血症暴发之前应用适当的抗生素进行预防。

- 在大多数先天性乳糜胸和先天性膈疝修复术后的病例中，采用支持性治疗可获得成功。

37.3.3　手术干预

1. 胸膜腹膜转流术：据报道，在中链脂肪酸（medium chain triglyceride，MCT）饮食治疗中限制了长链脂肪酸饮食，高达75%的患者行乳糜腹膜腔转流取得了良好的效果[9]。对于难治性病例来说这是一种有效的治疗方法，同样对于无法治愈的恶性疾病这也是一种姑息性的治疗手段。在婴儿中，乳糜的丢失会导致暴发性败血症，因此将其转入腹膜腔是一种不错的选择。管道穿过胸膜腔和腹膜腔，含有单向阀门的泵位于胸壁中间的皮下，通过按压泵室以将乳糜转移到腹腔[10]。

2. 胸导管结扎术：经过足够长时间包括全肠外营养和肠道休息等保守治疗，胸腔引流仍未见显著减少是胸导管结扎的指征。胸导管结扎部位应选择在下胸腔膈肌上方，这样疗效会更确切[6,11,12]。胸导管结扎后的效果存在不同的报道，这可能与患者选择有关，而且胸导管结扎往往作为病情较重患者的最后手段。解剖变异和胸导管异常也可能是手术后效果不佳的原因。

通过识别右侧奇静脉和主动脉之间的胸导管，可以在胸腔镜下进行胸导管结扎。在手术前 6~8 小时给予儿童或婴儿或成人全脂牛奶或高脂浓奶油可以使胸导管更容易识别。外科胸导管结扎术治疗先天性乳糜胸的疗效尚不确定。在头颈部手术后乳糜泄露严重且难以识别和结扎颈部泄漏点时，在右胸膈肌上附近进行胸腔镜下胸导管结扎是非常有效的。

3. 胸膜固定术：我们不建议婴儿和儿童使用这种方法。然而，许多人已尝试胸膜固定术治疗乳糜胸，并取得了不同程度的成功。各种不同的化学药物曾用来行胸膜固定术。其困难和缺点在于这是一个盲目的过程。因此，持续的乳糜漏可导致包裹性积液，最终需要经皮穿刺引流。最近，一些作者在顽固性乳糜胸患者中通过胸管灌入稀释的碘伏来行胸膜固定术。

4. 胸导管栓塞：这种微创介入放射性技术最近成功应用于成人乳糜胸的治疗。该技术包括淋巴造影识别乳糜池和经皮导管插入术以及胸导管栓塞[13,14]。该技术也在幼儿中取得了成功[15]。

37.4   先天性膈疝修复术后乳糜胸

先天性膈疝（congenital diaphragmatic hernia，CDH）修复术后乳糜胸的发生率为
10%～15%。术后乳糜胸显著增加了与CDH相关的并发症，并且不可避免地增加了
对机械通气依赖性、对氧气的需求和感染风险，并延长了住院时间[16]。其在CDH
中发生的机制尚不清楚，一般认为与肺动脉高压有关。CDH患者的乳糜胸可行保守
治疗，如为婴儿提供足够的呼吸支持，引流胸腔积液，以及禁食、肠外营养等。对
于难治性病例，除了其他支持性和保守性措施外，可考虑应用奥曲肽。

37.5   先天性淋巴管畸形和纵隔囊肿乳糜胸

先天性淋巴管畸形及其异常和扩张的淋巴管道会导致淋巴液与乳糜渗漏到胸膜
或腹膜腔。纵隔里扩张的囊状水瘤阻碍了乳糜引流，甚至可能在手术前就产生乳糜
胸（图37.2）。当然切除手术后亦可发生乳糜漏。手术意外损伤可能是由于淋巴管
畸形或胸导管走行异常。肺部淋巴管扩张症不适合手术治疗。在这些情况下，保守
治疗更具有优势。当然在部分患者中，胸导管根部结扎可能是有价值的。

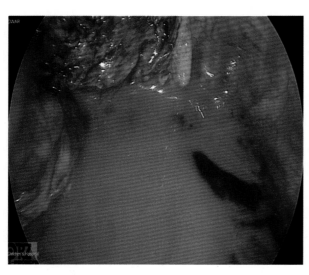

图 37.2   切除纵隔淋巴畸形前的胸腔
镜下乳糜图像

小结

乳糜胸的处理具有挑战性。大多数病例需要明确其病因学诊断。无论是成人还是儿童，都可以相应地制定治疗策略。保守治疗对大部分婴幼儿有效。乳糜的持续丢失会导致免疫球蛋白和淋巴细胞的损失，这可能使绝大多数婴儿和儿童易患败血症。当保守治疗无效时，抑制乳糜丢失便显得更加迫切。基于胸导管的微创介入栓塞是治疗难治性乳糜胸的未来趋势。

（胡育前　译，骆涛波　校）

参考文献

1. Guitierrez JCL, Tovar JA. Chylothorax and chylous ascites. Management and pitfalls. Semin Pediatr Surg. 2014;23(5):298 – 302. https://doi. org/10. 1053/j. sempedsurg. 2014. 09. 011

2. Parikh DH. Applied anatomy. In:Parikh D, DCG C, Auldist AW, Rothenberg SS, editors. Pediatric thoracic surgery. London:Spinger;2009. p. 3 – 17.

3. Davies MK. A statistical study of the thoracic duct in man. Am J Anat. 1915;171:212.

4. Anson BJ. An atlas of anatomy. Philadelphia:WB Saunders;1950. p. 336 – 7.

5. Bialkowski A, Poets CF, Franz AR. Congenital chylothorax:a prospective nationwide epidemiological study in Germany. Arch Dis Child Fetal Neonatal Ed. 2015;100(2):F169 – 72.

6. Lasko D, Langer JC. Chylothorax. In:Parikh D, DCG C, Auldist AW, Rothenberg SS, editors. Pediatric thoracic surgery. London:Springer;2009. p. 573 – 88.

7. Das A, Shah PS. Octreotide for the treatment of chylothorax in neonates. Cochrane Database Syst Rev. 2007;9:CD006388.

8. Helin RD, Angeles ST, Bhat R. Octreotide therapy for chylothorax in infants and children. A brief review. Pediatr Crit Care Med. 2006;7:576 – 9.

9. Wolff AB, Silen ML, Kokodka ER, Rodgers BM. Treatment of refractory chylothorax with externalized pleuroperitoneal shunts in children. Ann Thorac Surg. 1999;68:1053 – 7.

10. Azizkhan RG, Canfield J, Alford BA, Rodgers BM. Pleuroperitoneal shunts in the management of neonatal chylothorax. J Pediatr Surg. 1989;18:842 – 50.

11. Lie CS, Tsai HL, Chin TW, Wei CF. Surgical treatment of chylothorax caused by cardiothoracic surgery in children. J Chin Med Assoc. 2005;68:234 – 6.

12. Milsom JW, Kron IL, Rheuban KS, Rodgers BM. Chylothorax:an assessment of current surgical management. J Thorac Cardiovasc Surg. 1985;89:221 – 7.

13. Itkin M, Kucharczuk JC, Kwak A, et al. Nonoperative thoracic duct embolization of traumatic thoracic duct leak:experience in 109 patients. J Thorac Cardiovasc Surg. 2010;139:584 – 9.

14. Nadolski GJ, Itkin M. Thoracic duct embolization for nontraumatic chlous effusion:experience in 34

patients. Chest. 2013;143:158 −63.

15. Itkin M, Krishnamurthy G, Naim MY, et al. Percutaneous thoracic duct embolization as a treatment for intrathoracic chyle leaks in infants. Pediatrics. 2011;128:e237 −41.

16. Mills J, Safavi A, Skarsgard ED. Chylothorax after congenital diaphragmatic hernia repair: a population-based study. J Pediatr Surg. 2012;47:842 −6.